国家卫生和计划生育委员会“十二五”规划教材
全国高等医药教材建设研究会“十二五”规划教材
全国高等学校教材

供卫生管理及相关专业用

国际卫生保健

International Health Care

主　编　马　进

副主编　任　苒　盖若琰

编　者（以姓氏笔画为序）

王培刚（武汉大学）
宁　岩（大连医科大学）
吕艳霞（南京中医药大学）
任　苒（大连医科大学）
刘莉云（浙江中医药大学）
李向云（潍坊医学院）
杨善发（安徽医科大学）
吴耀民（第二军医大学）
张璐莹（复旦大学）
岳　琳（四川大学）
孟　开（首都医科大学）
徐晓阳（重庆医科大学）
黄成礼（北京大学）
黄奕祥（中山大学）

人民卫生出版社

图书在版编目（CIP）数据

国际卫生保健/马进主编.—北京：人民卫生出版社，2013.8
ISBN 978-7-117-17338-4

Ⅰ.①国… Ⅱ.①马… Ⅲ.①卫生保健-高等学校-教材
Ⅳ.①R197.1

中国版本图书馆 CIP 数据核字（2013）第 106055 号

国际卫生保健

主　　编：马　进
出版发行：人民卫生出版社（中继线 010-59780011）
地　　址：北京市朝阳区潘家园南里 19 号
邮　　编：100021
E - mail：pmph @ pmph.com
购书热线：010-59787592　010-59787584　010-65264830
印　　刷：北京虎彩文化传播有限公司
经　　销：新华书店
开　　本：787×1092　1/16　　印张：20　　插页：8
字　　数：424 千字
版　　次：2013 年 8 月第 1 版　2019 年 8 月第 1 版第 2 次印刷
标准书号：ISBN 978-7-117-17338-4
定价（含光盘）：48.00 元
打击盗版举报电话：010-59787491　E-mail：WQ @ pmph.com
（凡属印装质量问题请与本社市场营销中心联系退换）

全国高等学校卫生管理专业
第二轮规划教材修订说明

我国卫生管理专业创办于1985年，第一本卫生管理专业教材出版于1987年，时至今日已有26年的时间。随着我国卫生事业的快速发展，卫生管理专业人才队伍逐步壮大，卫生管理专业教材从无到有，从少到多。为适应我国卫生管理专业的发展和教学需要，人民卫生出版社于2005年2月出版了第1轮全国高等学校卫生管理专业规划教材，其中单独编写教材10种，与其他专业共用教材5种，共计15种。这套教材出版八年来，为我国卫生管理人才的培养，以及医疗卫生管理事业科学化、规范化管理做出了重要的贡献。

当前，随着我国医疗卫生体制改革的不断深入，国家对卫生管理专业人才的需求量增加，卫生管理专业有了日新月异的发展，知识更新越来越快速，专业设置越来越细化，使得第1轮的教材已不能适应目前国内卫生管理专业发展和人才培养的需要。2012年在原卫生部领导的支持和关心下，全国高等医药教材建设研究会、人民卫生出版社开始组织第二轮规划教材的编写工作。全国高等医药教材建设研究会在2011年9月成立了“第二届全国高等学校卫生管理专业教材评审委员会”，经过会上及会后的反复论证最终确定本次修订工作出版31种教材，并计划作为2013年秋季教材和2014年春季教材在全国出版发行。此次教材的修订工作是在贯彻党的十八大关于“深化教育领域综合改革”精神的背景下，在落实教育部、原卫生部联合下发的《关于实施临床医学教育综合改革的若干意见》的前提下，根据《国家医药卫生中长期人才发展规划（2011—2020年）》的任务要求，并结合国家卫生和计划生育委员会的总体要求，坚持“三基、五性、三特定”的原则，组织全国各大院校卫生管理专业的专家一起编写。

第二轮教材的修订工作从2012年7月开始，其修订和编写特点如下：

1. 教材编写修订工作是在教育部、国家卫生和计划生育委员会的领导和支持下，由全国高等医药教材建设研究会规划，卫生管理专业教材评审委员会审定，院士专家把关，全国各医学院校知名专家教授编写，人民卫生出版社高质量出版。

2. 教材编写修订工作是根据教育部培养目标、卫生管理部门行业要求、社会用人需求，在全国进行科学调研的基础上，借鉴国内外医学人才培养模式和教材建设经验，充分研究论证本专业人才素质要求、学科体系构成、课程体系设计和教材体系规划后，科学进行的。

3. 在全国广泛、深入调研基础上，总结和汲取了第一轮教材的编写经验和成果，尤其是对一些不足之处进行了大量的修改和完善，并在充分体现科学性、权威性的基础上，更考虑其全国范围的代表性和适用性。

4. 教材编写修订工作着力进行课程体系的优化改革和教材体系的建设创新——科学整合课程、淡化学科意识、实现整体优化、注重系统科学、保证点面结合。继续坚持"三基、五性、三特定"和"多级论证"的教材编写原则，以确保教材质量。

5. 教材内部各环节合理设置，含有丰富的内容和活跃的版式设计。包含章前案例、知识拓展、知识链接、本章小结、关键术语、习题、教学建议等，从多方面、多角度给予知识的讲授，促进知识的理解，深化内容的记忆。

6. 为适应教学资源的多样化，实现教材系列化、立体化建设，每种教材都配有配套光盘，方便老师教学和学生自主学习。

本轮卫生管理专业规划教材共计31种，全部为核心课程，单独编写教材，不再与其他专业共用。其中"管理基础课程部分"7种，"专业课程部分"20种，"选择性课程部分"4种。

本套教材所有31种书均为国家卫生和计划生育委员会"十二五"规划教材，计划于2013年秋季和2014年春季全部出版发行。

说明：2013年2月本套教材基本完稿，2013年3月"中华人民共和国卫生部"（简称"卫生部"）更名为"中华人民共和国国家卫生和计划生育委员会"（简称"国家卫生和计生委"）。本套教材的编委会已经考虑到此类问题，并把教材中相关名称作了修改，但是许多法规和文件还在沿用以前的名称，为了保持学术的严谨性，此类地方出现的名称不做修改。由于时间紧张，如有修改不到位的地方还请广大师生批评指正！

全国高等学校卫生管理专业
第二轮规划教材目录

书 名	版 次	主 编
1. 管理学基础	第2版	冯占春　吕　军
2. 经济学原理		刘国恩　李　玲
3. 组织行为学	第2版	刘　毅
4. 公共事业管理概论		殷　俊
5. 公共关系学		王　悦
6. 人际沟通及礼仪		隋树杰
7. 公文写作与处理	第2版	邱心镜
8. 管理流行病学		毛宗福　姜　潮
9. 卫生管理统计及软件应用		贺　佳
10. 卫生管理运筹学	第2版	秦　侠
11. 卫生管理科研方法		王　健
12. 社会医学		卢祖洵　姜润生
13. 卫生事业管理学		张　亮　胡　志
14. 卫生服务营销管理	第2版	梁万年
15. 卫生经济学		孟庆跃
16. 卫生法学		黎东生
17. 医疗保障学	第2版	姚　岚　熊先军
18. 卫生政策学	第2版	郝　模
19. 药品管理学		张新平　刘兰茹
20. 卫生监督学	第2版	樊立华
21. 医院管理学	第2版	张鹭鹭　王　羽
22. 卫生保健伦理学		佟子林
23. 卫生财务管理		程　薇
24. 卫生人力资源管理		毛静馥
25. 卫生信息管理学	第2版	胡西厚
26. 卫生项目管理		王亚东
27. 卫生技术评估		陈　洁　于德志
28. 卫生应急管理		吴群红　杨维中
29. 国际卫生保健		马　进
30. 健康管理学		郭　清
31. 公共卫生概论		姜庆五

全国高等学校卫生管理专业
第二届教材评审委员会名单

主编简介

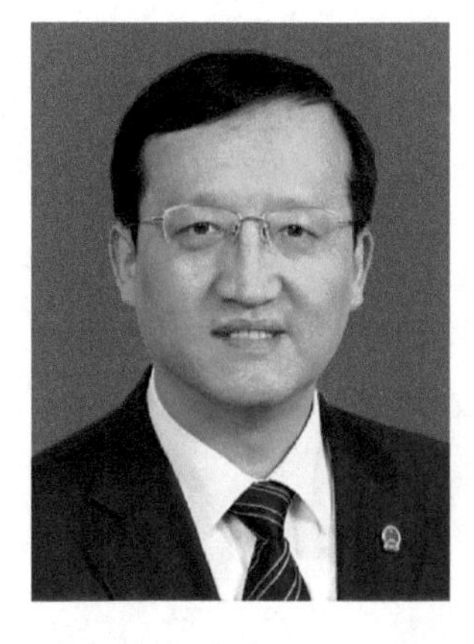

马　进

男，上海交通大学公共卫生学院执行院长、教授、博士生导师。早年曾留学美国哈佛大学、加拿大卡尔加里大学和菲律宾大学等。历任哈尔滨医科大学公共卫生学院助教、讲师、副教授、教授，卫生经济学教研室主任，卫生干部培训中心副主任，硕士研究生导师。2002 年作为人才引进，任上海第二医科大学公共卫生学院教授、卫生政策与管理教研室主任、副院长，上海第二医科大学人文与卫生管理学院执行院长。长期从事卫生经济与政策研究。兼任致公党上海市委副主任委员，黄浦区主任委员，交大医学院主任委员。上海市第十四届人民代表大会常务委员会委员，政协上海市第十一届委员会委员，政协上海市卢湾区第十二届委员会副主席，政协上海市新黄浦区第一届委员会副主席。

马进教授为我国著名的卫生经济与政策专家，学术兼职 SCI 收录期刊《BMC Health Services Research》发展中国家卫生服务研究专栏主编、《中国卫生资源》杂志副主编，《中国卫生经济》、《中国卫生政策》、《医学与社会》、《中国预防医学杂志》、《上海交通大学学报(医学版)》等学术期刊编委，国家卫生和计划生育委员会深化医药卫生体制改革专家咨询组专家，国务院深化医药卫生体制改革中期评估组专家，国家“健康中国 2020”战略规划研究专家。

近年来，在国际卫生政策学术期刊《Health Affairs》、《Plos One》、《BMC Health Services Research》、《中华医院管理杂志》等国内外学术期刊上发表论文百余篇。曾主编全国高等医药教材建设研究会、国家卫生和计划生育委员会规划教材《卫生管理信息》和《国际医药贸易》。

副主编简介

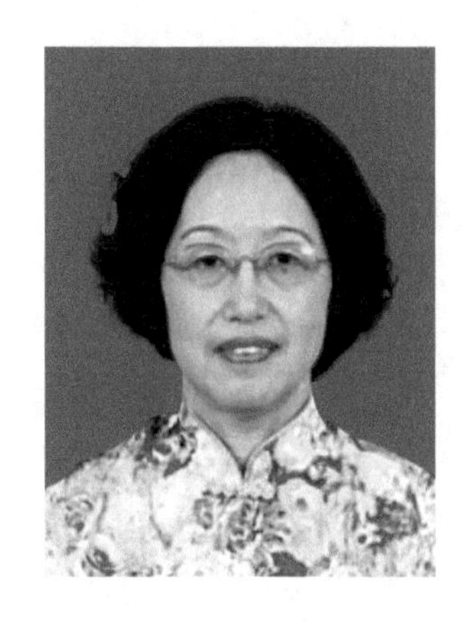

任　苒

女，大连医科大学公共卫生学院教授。从事卫生事业管理教学28年。现任大连市社科院特邀研究员，辽宁省卫生发展研究中心研究员；中国卫生事业管理学会、中国医学与哲学学会常务理事；曾任中国卫生经济学会、中国农村卫生协会常务理事。担任卫生部、高等医药院校卫生管理规划教材专家委员会委员（第一届、第二届），《医学与哲学》杂志编委，《中国卫生经济》杂志编委。出版专著《中国医疗保障制度发展框架与策略》，参编卫生部、高等医药院校规划教材《医疗保障》（第一版，2005）副主编、《卫生经济学》（第一、二、三版）、《全科医学概论》。担任 UNICEF、AusAID 和 WHO 项目顾问；主持原卫生部、WHO 和 DFID 资助中国卫生政策扶贫项目、省社科规划基金重点项目等，获省社科成果二等奖、三等奖，省科技进步三等奖、市社科进步一等奖和二等奖等。

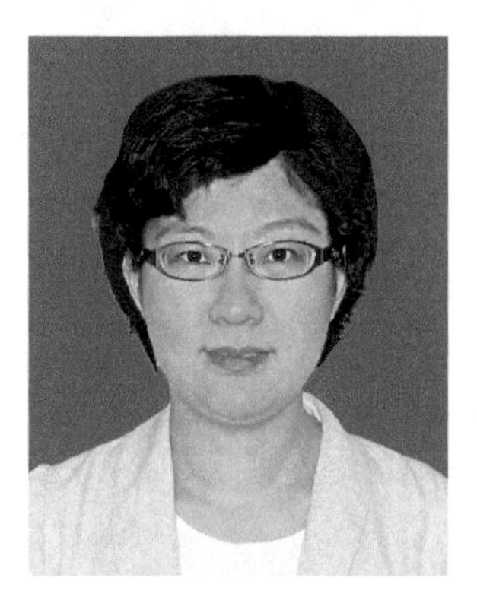

盖若琰

女，山东大学公共卫生学院副教授，社会医学教研室副主任，硕士研究生导师。曾毕业于东京大学医学院，取得国际卫生学专业博士学位，并留校任教。2011 年 12 月作为海外优秀人才引进，任现职至今。主要从事社会医学、妇幼保健和国际卫生政策方面的研究，在日本工作期间曾经作为负责人主持日本国家级科研项目 2 项，学术团体科研项目 2 项。回国后承担国家自然科学基金项目（81202225）“我国农村学龄前留守儿童的身心健康及干预模式的探索性队列研究：基于人类发展生态理论的探讨”。迄今在 SCI 收录期刊上发表论文 20 余篇。

前 言

随着我国社会经济的高速发展，完善我国卫生系统的意愿越来越成为社会的普遍共识。学习、了解他国卫生系统的组织、筹资和监管做法，同时注意分析他国做法的特定外部适宜环境，如政治、经济和社会环境等，有针对性地吸收、借鉴，有利于促进我国卫生系统的不断优化。为此，我们在全国高等学校卫生管理专业规划教材专家委员会的倡导下，为了拓宽卫生管理专业本科生的国际视野，了解各国或地区卫生系统的组织运行，以适应今后从事卫生事业管理工作和研究的需要，组织编写了这部适用于卫生管理专业本科教学用的《国际卫生保健》教材。

本教材分为上下两篇。上篇为总论，共有五章。第一章为绪论，系统介绍了国际卫生保健的概念、研究对象、基本特点以及发展。第二章介绍了卫生系统与健康的关系。第三章介绍了卫生系统与伦理价值取向的关系。第四章介绍了卫生系统与政治的关系。第五章介绍了卫生系统的组织与监管。第二章实际上阐述了卫生系统的重要产出或目标。第三章和第四章实际上论述了卫生系统生存的外部环境。第五章主要介绍了卫生系统自身关键子系统以及运行规律。下篇为各论篇，共有十二章，分别介绍了典型的高收入、中等收入和低收入国家的卫生系统的组织、筹资、监管和绩效，以及其所处的政治与社会伦理环境。通过以上各章的学习，学生能够比较清楚地掌握卫生系统运行的基本规律，为今后从事的卫生管理工作奠定扎实的理论基础与丰富的案例知识。

本教材以公共管理专业卫生管理本科生为主要对象，也可以作为研究生以及各级行政管理干部岗位培训和研究的参考书。

参与本教材编写的老师来自国内 17 家著名高校。它们是北京大学、复旦大学、上海交通大学、山东大学、四川大学、中山大学、武汉大学、首都医科大学、安徽医科大学、第二军医大学、大连医科大学、重庆医科大学、潍坊医学院，以及浙江中医药大学和广东中医药大学。来自大连医科大学的任苒教授和来自山东大学的盖若琰副教授担任本书的副主编，她们为本书最终成稿作出了巨大贡献。她们审阅了全部书稿，并提出了许多具有建设性的修改意见。任苒教授的范例章，为统一各论篇各章风格起到了引导性作用。借此机会，对她们的辛勤工作与无私奉献表示由衷的感谢。来自复旦大学的张璐莹博士担任本书的秘书,详细记录了三次编委会对各章的修改意见,为各章的修改完善提供了重要指导。在此衷心地感谢她的认真工作和无私奉献。在此还要感谢所有作者为本书的编写所作出的贡献。我的研究生陶婧婧同学作为联络人,在教材的编写过程中做了大量的联络与召集工作,在此衷心地感谢她。

《国际卫生保健》作为独立的教材进行编写在我国还是第一次。该教材涉及政治、经济、伦理、社会保障以及卫生事业管理等广泛的知识领域,内容十分丰富,由于编者的理论水平和实践经验有限,书中错误及不成熟之处在所难免,诚恳希望国内外读者、学者、同道们批评指正,以便再版时进一步补充与完善。

马　进

2013 年 4 月

目 录

上篇 总 论

下篇 各 论

上篇　总论

第一章

国际卫生保健概述

学习目标

通过本章的学习，你应该能够：

掌握：国际卫生保健的定义、研究对象和研究范畴。

熟悉：卫生系统的职能、系统思维以及卫生系统绩效。

了解：国际卫生保健发展的关键事件。

章前案例

近期的一项对比研究结果显示，在日本，女婴的期望寿命是85岁，而同一时期出生的塞拉利昂女婴其期望寿命仅为36岁。在日本，女孩在生长发育期能够获得充足的营养、完善的免疫接种程序以及良好的学校教育；当其成长为成年女性进入生育期时，可以得到优质的妇幼保健服务；随着年龄的增长，她可能患有慢性疾病，在患病期间将获得有效的治疗和康复服务；她每年能获得价值约550美元的药物，如有需要，还将得到更多。

与之相对的是塞拉利昂女婴在成长阶段几乎无法获得上述卫生保健服务。她几乎不能享有免疫接种，在儿童时期很有可能因为食物匮乏而营养不良，甚至导致死亡。她可能在青春期就结婚，并在未经过常规培训的接生员的帮助下先后产下6个或更多的孩子。而这些孩子中，至少有1个在幼儿期就夭折，她自己本身也很可能死于难产。如果有幸活至中年，该女性同样有患慢性病的可能，但却不能在患病期间得到适当的治疗，平均每年所能获得的药物价值不到3美元。

为什么在塞拉利昂出生的女孩无法得到基本的卫生保健服务？是什么导致日本和塞拉利昂两国的卫生保健服务有如此大的差距？经济的发展可以保证每一位居民得到其所需的卫生服务吗？

第一节　国际卫生保健概述

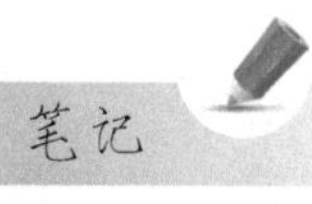

为了维护和促进人类健康，各国或地区都结合自己的经济发展水平以及政

治文化传统,建立了相应的卫生系统(health system),或称卫生保健系统(health care system,或 healthcare system)。这里的卫生系统是指由以满足目标人群健康需要或需求为目的,提供卫生保健服务的人员、机构和资源组成的组织。例如英国基于税收的国家卫生服务系统;德国、日本的以社会医疗保险为筹资方式的卫生系统;美国的以市场手段为核心的卫生筹资和医疗服务提供体系等。各国的卫生系统不仅在组织上存在差异,其卫生系统的绩效也同样存在较大的差异。例如英国用了占其国内生产总值(GDP)9.6%(2010 年)的卫生总费用建立起了覆盖全民的卫生服务系统,保障全体国民的健康;而美国用了占其国内生产总值 17.6%(2010 年)的卫生总费用,其政府却仍未能担保全国国民获得医疗保险的保障。哈佛大学医学院 2009 年发布的研究结果显示,美国每年约有 44,800 名美国国民死于缺乏医疗保险。那么为什么有些国家用比较少的卫生投入,保障了全体国民的健康需要;而有些国家尽管投入了高额的卫生费用,却没能实现保障全体国民的医疗服务可及性呢?本书将运用卫生经济学、卫生管理学、政治学和伦理学等相关学科的理论,构建相应的卫生系统分析框架,并应用这一分析框架对各国或地区的卫生系统、卫生系统绩效以及卫生系统所处的政治和伦理价值取向进行全面、系统的分析,进而为未来的卫生保健系统研究奠定基础。

一、国际卫生保健的基本概念

为了能够全面系统地分析各国或地区的卫生系统、卫生系统绩效以及导致相应绩效的原因,我们首先需要对所学习的国际卫生保健的概念予以定义。国际卫生保健(international health care)是研究国家或区域卫生系统的组织与管理、卫生系统绩效、系统所处政治环境和伦理价值,并应用这一框架介绍各国或区域卫生保健系统,分析相应系统绩效、产生原因以及运行规律的学问。

从以上定义可见,国际卫生保健的核心内容包括三个部分:一是国家或地区卫生系统绩效分析;二是国家或地区卫生系统的伦理价值取向以及政治决策环境分析;三是国家或地区卫生系统的组织与管理。国家或区域卫生系统绩效分析将着重于卫生系统导致的结果,即人群健康状况的分析。国家或区域卫生保健系统的伦理价值取向主要从功利主义、自由主义和社群主义三个主流伦理取向着手分析。卫生保健系统所处的政治决策环境主要将从利益相关者理论以及政治决策过程方面进行分析。国家或区域卫生系统的组织与管理是国际卫生保健的研究重点,将着重从卫生保健的筹资、服务提供和监管等方面进行阐述。

国际卫生保健的研究对象为国家或区域的卫生保健系统。其目的是为了优化国家及区域卫生保健系统的组织、提高卫生保健系统对当地人口健康的贡献,进而实现改善人口健康的目的。

卫生系统是一个复杂的系统,它包括多重目标。世界卫生组织《2000 年世界卫生报告》指出:卫生系统的目标或结果(outcomes):是以具有反应性的、公平筹资的,最优、最有效率的方式利用可获的资源,改善人群健康和健康公平性。为

笔记

实现上述最终目标，卫生系统还必须追求一系列的中间目标：有效健康干预的可及性和覆盖率；确保医疗卫生服务提供的质量和安全。所有的卫生系统无论其如何组织都必须执行一些基本的功能，以确保卫生系统目标的实现。卫生系统必须提供医疗卫生服务；培养卫生人才，开发其他关键资源；筹集和分配资金，以及确保卫生系统的领导力（leadership）和治理（governance）。这里的治理是指对系统的监督与指导。

二、学习国际卫生保健的目的

国际卫生保健是通过研究分析卫生系统所处的外部环境以及内部运行规律，进而实施有关干预，提高卫生系统运行绩效，改善人群的健康和健康公平性。国际卫生保健有其自身的内涵、外延、研究对象和研究范畴。因此，学习国际卫生保健的目的是：

（一）增进对国际卫生保健的共同理解

分析比较各国或地区的卫生系统绩效和导致的原因，需要大家对什么是卫生系统、什么是卫生系统的绩效目标、什么是影响卫生系统运行绩效的主要因素，不同的国家、不同伦理价值取向、不同的政治决策环境如何作用于卫生系统，以及什么样的活动有利于促进卫生系统绩效的改进等有共同的语义和理解。

（二）迎接新挑战的需要

各国或区域的卫生系统都是随着社会经济环境发展变化而变化的。随着人口老龄化、城镇化以及疾病模式的转变，我们需要有与其相适应的卫生系统；政治上，随着社会政治治理结构的变化，地方与中央政府权力的重新划分，以及公立部门、私立部门和非政府组织在社会中发挥作用的变化，我们需要调整卫生系统以适应这种变化；技术上，随着新技术的应用，特别是电子诊疗设备和计算机网络系统的应用，极大地提高了诊断的准确性和治疗的有效性、安全性和效率，相应地也需要卫生系统的优化与提升。

（三）资源优化配置的需要

为了改善卫生系统绩效，需要筹集卫生资源，但卫生系统的哪个部分更需要资源？谁应该优先获得资源、应该获得多少资源？如何监督与评价新增资源所带来的效益或效果等都属于国际卫生保健的研究范畴。

（四）有利于维护和促进人群健康

对个人而言，健康是个体智力、体力、心理发育成长的基础，是劳动生产力的基础。对社会而言，良好的国民健康是促进经济发展和社会进步的重要保障。在现代社会中，劳动者在拥有较高的科学知识、掌握先进的劳动技能的基础上，具备健康的身体、心理素质和社会人际关系，才能在劳动生产过程中发挥更大的作用。如果卫生系统的发展滞后，无法提供优质、有效、可负担的基本卫生保健服务，人们的健康得不到基本保障，接踵而来的疾病将带来人力、物力和财力的巨大损失，不仅直接影响经济的发展，还会给社会不稳定埋下隐患。因此，保护和促进人群健康、提供居民所需的卫生保健服务，是经济发展、社会进步的重要

笔记

保障。

（五）卫生保健在现代社会，乃至国际社会上的地位和作用决定了学习国际卫生保健的重要性和必要性

从使用卡介苗保护儿童免受结核病的危害到首个基本药物目录的出版，从天花的消灭到严重急性呼吸道综合征（severe acute respiratory syndromes，SARS）的控制，这些成就的取得与高效的卫生系统和优质的卫生保健服务是分不开的，先进的医学科学技术，需要配以精心设计的卫生系统才能得以推广，而优质的卫生服务，更需要良好的卫生机构组织框架、有效的服务提供模式和全面的医疗保险才能提高服务的可及性，扩大其覆盖面，使更多的居民享有优质服务。

（六）国际卫生保健是推动我国卫生事业发展的重要学科

国际卫生保健作为一门独立的学科，以卫生系统为研究对象，研究卫生系统运行的政治、经济、人口、社会环境，探讨政治与伦理价值在卫生系统发展过程中所起的作用，了解国际组织在卫生系统发展进程所扮演的角色，研究卫生系统的筹资与补偿、提供和监管。此外，通过比较不同国家的卫生系统，辨析世界各国在筹资与补偿、提供和监管领域的异同，了解各国卫生系统的发展变迁，学习经验、吸取教训，可以更好地推动中国医药卫生系统的发展和改革。

因此，国际卫生保健是卫生管理专业和预防医学专业的重要课程之一，学习和掌握好这门课程对于在今后卫生事业管理工作中减少盲目性、增进科学性与预见性均有着重要的指导意义。

第二节 国际卫生保健的基本特点

国际卫生保健作为一门课程有其自身的特点。国际卫生保健是用系统的观点去阐述和分析各国或地区卫生系统的内部运行规律和外部运行环境，进而试图加强卫生系统，提高卫生系统的运行绩效。

长期以来，我们对具体疾病的预防与治疗给予了充分的关注，无论是在研究上、人才培养上，还是在实际干预项目上都投入了大量的资源，例如结核病、疟疾和艾滋病的防治项目，但是缺乏对项目运行载体卫生系统的全面研究、分析与认识。大量围绕具体疾病防治的干预项目往往受到卫生系统运行能力的限制，未能达到预期的干预效果，有些项目即使短期有一定的效果，然而长期看仍然没有产生持续性的效果，这样的干预措施浪费了稀缺的卫生资源。

许多国家或地区的卫生系统缺乏对自身弱点与限制的了解和估计能力，往往仅根据政治家的意愿进行决策，而非基于科学的研究与测算决定做什么或应该做什么。在这种情况下，由于缺乏对卫生系统的了解，很多疾病防治干预措施，即使是很简单的决策经常也未能实现其预期要达到的目的。任何疾病防治干预措施，无论是小还是大，都将影响到整个卫生系统的运行，反之，卫生系统作为一个整体也必将影响到每一项干预措施的效果。随着卫生系统投资的增加，我们不仅需要知道什么是有效的干预措施，而且还要知道这些干预措施将影响

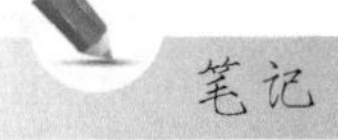

谁，以及在什么样的环境下运行。如果我们相信不存在简单的干预，那么任何干预措施都将对系统产生或多或少的影响，为了避免负面影响，尽可能扩大正面效应，当务之急是我们应该了解这些干预措施对整个卫生系统的影响。为了增强卫生系统，我们必须首先了解它，并基于此设计出更好的干预项目与评估措施，只有这样才能既实施好对特定疾病防治的干预措施，又能实现增强卫生系统的目的。

一、国际卫生保健的系统思维

国际卫生保健的核心目标是，优化各国或区域卫生系统的组织与管理、改善目标人群的健康状况。系统思维是国际卫生保健课程的基本特点。为了更好地了解各种健康干预措施以及卫生系统运行绩效，我们不仅要了解卫生系统所处的外部环境，如政治、经济、文化和人口，还要了解卫生系统内部的组织与监管。只有这种系统全面的思维，我们才能更好地理解各国卫生系统组织形式的不同、服务提供模式的不同、监管方式的不同、筹资方式的不同，以及运行绩效的不同。针对这种不同，我们可以设计出有相应的改善健康和健康公平性的干预措施与评价方案。系统思维提供的干预措施更符合真实世界的规律，干预措施也更科学、更有效。系统思维提供了识别和解决卫生系统挑战的有利途径。系统思维强调并揭示系统的特点，以及内外各个子系统的相互关系与影响。

（一）用系统论的思维看待健康

根据哲学的观点，健康是人类谋求发展的基本要素之一；经济学观点则认为，群体健康是在国家水平上实现经济增长的一个重要因素；同时研究表明，健康状况差与生活贫困相关联，即生活陷入贫困与不幸之中是导致急性病发作的主要原因之一。因此可以认为，作为人类全面发展的基础，健康既是经济发展和社会进步的根本目标，也是实现经济社会发展的基本条件。而国际卫生保健的重要性，既体现在其改善人群健康状况的推进作用上，也体现在其促进其他社会发展目标的实现上。而健全、完善的卫生系统是保护和促进居民健康、提高国民生活质量、合理开发和利用卫生资源、促进经济社会发展的重要保障。

需要注意的是，“改善世界人口健康状况”不仅强调人群的平均水平，而且也强调健康状况分布的公平性，减少分布的不公平性，尤其是改善贫困人群的健康状况，减少不同收入阶层间的健康差距。良好的健康是卫生系统的首要目标，同时也是社会经济发展的重要目的之一。

（二）医疗卫生服务提供作为卫生系统的子系统

卫生系统的首要目的是促进健康。因此，卫生系统的首要功能就是提供医疗卫生服务，维护和改善目标人群的健康水平。医疗卫生服务提供是卫生系统的一个子系统。一个好的医疗卫生服务提供系统应该能够以最小的成本，为需要的人们，在需要的时候、需要的地点，提供安全、有效、高质量的个人和非个人健康干预服务。医疗卫生服务提供子系统往往也会受到卫生系统其他子系统的

笔记

影响,如卫生筹资子系统会影响到医疗卫生服务提供的可及性和公平性。即使有充足的卫生资源和完全公平地分摊医疗费用,提供服务这一职能也常常会因为整个卫生系统结构的不合理而失败。

医疗卫生服务提供的服务包括个人医疗卫生服务和公共卫生服务。其中,提供公共卫生服务,更多的是政府的职责;而提供个人医疗卫生服务,经验表明,通过适度的竞争和有效的服务网络,可以提高提供个人服务的效率。

(三)卫生筹资作为卫生系统的子系统

适宜的筹资方式可以促进卫生系统的持续、公平的发展。一个好的卫生筹资子系统可以筹措充足的卫生资金,这些资金可以确保人们利用所需要的医疗卫生服务,确保支付者不会导致巨额的财政风险和贫困。卫生筹资是卫生系统重要的子系统之一。目前全球范围关于卫生筹来源的分析统计口径不尽相同,世界卫生组织倡导三分类,包括政府的税收(即狭义的政府出资)、社会保险和个人支出与私人保险。经济合作与发展组织国家则采用两分类,包括政府的一般性支出和个人支出。

目前,多数发展中国家尚未建立起以互助共济(solidarity)为基础的、预付制性质的、强制性医疗保险制度。患病人群未能得到健康人群的帮助、低收入人群未能得到高收入人群的帮助。越来越多的证据表明,在就医过程中,低收入人群的自付比例非常高,致使因病致贫、因病返贫的现象频频发生。因此,在筹资职能中,主要的挑战是建立一个以公共筹资或强制性筹资为基础的统筹基金,通过预付性质的医疗保障制度来防止因病造成的财务风险。

(四)行政监管(stewardship)作为卫生系统的子系统

行政监管是一个广义的概念,它包括了制定卫生政策、规定章程并确保按章行事、建立完善的卫生信息系统三大任务。其核心问题是探讨政府在卫生系统中的规划引领作用和执行中的监督作用。政府通过规划与监督确保医疗卫生服务提供子系统能够提供适宜的健康保健服务并落实其职责。21 世纪以来,各国的卫生改革都在积极寻求改变政府角色的途径,希望卫生主管部门的职能从提供卫生服务转向引导卫生系统改善工作绩效。

服务提供、筹资和监管是卫生系统重要的三个子系统。除此之外,世界卫生组织认为卫生人力、卫生信息以及医疗产品、疫苗和技术是另外三个卫生系统重要的子系统。由于篇幅原因,在各论部分中,本书将分别从筹资、服务提供、监管三个方面对各国卫生保健系统进行介绍。通过横向的区分和评价,了解各国卫生保健的组织与监管,探讨如何改善各项职能,从而更好地改善个人和群体的健康状况,更加有效地实现国家卫生保健的核心目标。

二、卫生系统的外部环境

社会的发展和人类的进步离不开卫生保健对居民健康的维护和保障,而卫生保健系统的发展与改革则离不开社会经济、政治环境和伦理价值这三个支柱的相互支撑。

笔记

随着社会经济的发展、生活质量的提高,居民对卫生保健提出了越来越高的要求、对健康给予了更高的期望值。在国际舞台上，政治民主化的推进使得国家政府需要对这些公众关注的问题作出回应，承诺通过卫生领域的改革满足公众的需求。政府又会通过不同的渠道直接或间接地影响卫生系统各项职能的设置，从而影响绩效、影响核心目标的实现。卫生系统改革就是一个典型的例子，改革本身是个政治过程，常常要面对各种政治挑战。那些与现行体系有利益关系的组织和集团（如制药企业等）通常会反对改革，而公众对改革的接受程度往往要考虑到政治承诺和政治意愿。

伦理价值的取向将对卫生保健改革目标和政策的形成、制定和实施具有指导意义，一定的社会伦理取向影响卫生改革优先考虑的范畴，而卫生政策的推行也反映了某些伦理价值。现阶段，主流伦理价值有功利主义、自由主义和社群主义。从其本质而言，各伦理相互排斥，然而实践中往往会发现国家和区域采取一种混合的伦理立场。例如美国是典型的功利主义国家，然而其对弱势群体推出了相应的医疗保障，如针对老年人的医疗照顾（medicare）和针对穷人的医疗救助（medicaid），确保弱势群体能够获得基本的卫生保健服务，保证健康公平性。

在后面的章节中，将对政治和伦理的基本理论及实践应用做进一步介绍，同时在各论部分中，本书在社会经济基础数据介绍的基础上，着重从政治、伦理两个部分介绍各位卫生保健的外部环境，从而了解外部环境在国家和区域卫生保健形成和发展过程所起到的作用，了解外部环境在卫生保健系统运行过程中所扮演的角色，了解外部环境在卫生改革中所拥有的地位。通过横向的对比和评价，呈现各国的经验和教训，给出优化国际卫生保健外部环境的可能途径，从而更好地保障个人和群体的健康状况。

三、改善卫生系统绩效

“绩效”，通常认为是对目标的实现程度。世界卫生组织《2000 年世界卫生报告》给出了一个卫生系统的绩效评估框架。在这一框架下，卫生系统有三个核心目标：良好的健康、对居民普遍合理期望的反应性、筹资的公平性。这三个目标既相互独立，又相互作用。

1. 良好的健康　不仅包括提高健康水平，提高健康期望寿命，减轻疾病负担，而且还包括改善人群的健康分布状况，减少分布的不公平性，尤其是要改善贫困人群的健康状况。良好的健康是卫生系统的首要目标。

2. 反应性（responsiveness）　指卫生系统在多大程度上满足了人群对“非健康方面（non-health aspect）”的普遍、合理的期望。这一概念强调了两个重点：①“非健康”领域，即考虑居民与卫生之间的相互作用，维护需方的基本人权，并为之提供快捷、舒适的服务等；②“普遍、合理的期望（universally legitimate expectations）”，个人的期望往往是建立在自身和社会经验的基础上，不同的人群，由于社会、经济环境的不同个人对产品、服务的期望是不同的。因此，世界卫生组织将“普遍、合理”界定为公众普遍接受或遵守的原则或标准。

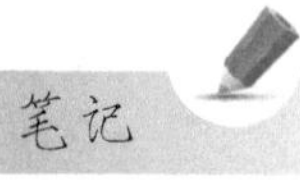

反应性目标分为两个维度，提高卫生系统反应性的平均水平和降低卫生系

统反应性的不公平性。而为了实现反应性,世界卫生组织将其划分为尊重患者(respect for person)和以患者为中心(client orientation)两个方面。被进一步细化后,“尊重患者”包括尊严、保密性、自主性和交流四个子类;“以患者为中心”包括即时关注、社会支持网络的可及性、基础设施的质量和选择医护人员的自主权四个子类。

3. 筹资的公平性 公正、合理的筹资模式,能够根据支付能力分散每个家庭因支付卫生费用而面临的财务风险,同时保护所有居民(包括贫困人口),不至于因病致贫、因病返贫。衡量卫生筹资的公平性,一是要看政府补贴如何分配和使用;二要看卫生服务项目或保险覆盖的人群;三是疾病风险的分担情况。其评价标准有横向公平性和纵向公平性两种,其中横向公平性指具有同等支付能力的人应对卫生保健给予同等的支付,而纵向公平指实际支付额度应与支付能力成正相关,高收入人群应当多支付。在实现公平性的过程中,包括两个关键因素:健康人群与非健康人群之间的风险分担,即健康者为患病者埋单,避免患病者遭受疾病和经济困难的双重打击,这也是建立风险基金的前提所在;不同经济收入水平人群之间的风险共享,即拥有较多的财力资源者承担更多的负担,是富裕人群向贫困人群的经济资助。

需要看到,筹资的公平性是所有社会系统共有的目标。但卫生系统在实现公平筹资和满足消费者合理期望方面又有其特殊性:一方面卫生保健可能会带来灾难性的花费;另一方面疾病本身及卫生保健可能会威胁居民的尊严和自控能力,当人们患病或接受卫生保健时,他们在此方面所受威胁要比面临其他情况时更为强烈。因此,可以认为后两个绩效目标带有一定的手段性,在实现的过程中可以促进健康状况的改善。

目前,世界卫生组织提出的卫生系统目标应用范围最广,世界银行根据其实践研究结果也提出了一套卫生系统目标,二者间有略微的差别,这里在介绍世界银行的目标时主要突出其与世界卫生组织目标体系的不同之处。

世界银行提出的卫生系统目标包括:

一是健康状况:指整个人群的健康状况水平。这一目标同世界卫生组织“良好的健康”目标相类似,强调人群的平均健康水平,也强调健康状况分布的公平性。世界银行的专家们认为对在人群中造成最大伤害的疾病给予优先关注,可以明显改善全人群的健康状况。然而,对于健康状况极差的这部分人群,如何提高他们的健康状况,世界银行的专家们提出了不一致的观点。诚然,对那部分人群给予特别的关注,拓展基本医疗服务,即可明显改善整体的健康水平,在这一构想下初级卫生保健符合成本-效果原则。然而,为这些健康水平最低的人群提供医疗卫生服务往往也是最难的。多数情况下,他们居住在偏远或者经济欠发达地区,如在尼泊尔,有些村民从居住地走到最近的卫生站可能要花几天的时间。因此,从政治决策者的角度来看,为这些居民提供服务远不及在城市地区进一步改善服务更有政治影响力,更具社会效益。

二是患者满意度:指患者对临床特定的、专门的卫生保健的健康和非健康结果的满意程度。这一目标的提出基于以下的假设“需要是可见的、人们从其已接

笔记

受的卫生服务中得出期望和评价”。可以看到,在这一目标下,卫生系统不仅对居民合理的卫生需求做出反应,同时关注患者对健康和非健康结果的满意度。事实上,衡量满意度并不是一件容易的事情,经济学家建议可以找出个人为了获得预期健康收益所愿意支付的价格,但这一方法在实践过程中暴露出实际行为与理论假设的理性选择并不相一致。现行一种较为常见的方式是进行消费者调查,通过询问需方对卫生服务的感受及偏好程度来衡量满意度,尽管这一方法并不能将患者满意度量化,不能给出患者偏好的货币价值,但却能给卫生决策者提供有益的指导。

三是财务风险保护:财务风险保护是众多卫生政策的主要目标,也常常是卫生改革的政治焦点,受到筹资的影响。疾病的财务风险不仅表现为经济损失,而且也会造成健康水平的降低。如果繁重的经济负担使得患者有病不治,那么严重的疾病将得不到充分的治疗。另外,提供财务风险保护并非要使居民避免卫生服务的所有花销。事实上,这也是不可能办到的。不考虑国际援助,一个国家所有的卫生费用最终都是由居民直接或间接支付的。因此,提供财务风险保护,是帮助居民避免不可预测的严重疾病所带来的灾难性支出,即提供风险分摊、保险的功能,将公民所缴纳的钱建成基金库来为患者支付医疗费用。财务风险的规模,依赖于风险发生的可能性及影响范围,也依赖于风险客体的经济地位(包括其收入和资产)。

除此之外,世界银行的专家还给出了一套中间绩效目标。经验表明,卫生系统本身特征不是造成绩效不良的根本原因,同时也不是反映最终绩效不佳的表征。但它们却是根本原因和最终绩效目标之间的关键环节,因此卫生系统改革相关者热衷于对系统特征进行分析。这些反应系统特征的数据往往被称为中间绩效指标。近年来,中间绩效指标被多数文献讨论过,各国学者根据其所在国家的政治经济发展及卫生状况,从因果关系上讨论在根本原因和最终绩效目标之间的中间变量。

第一,效率:“效率”一词广泛出现于经济学、管理学、工程学等学科的理论实践研究中,各领域学者根据自身学科特点给出“效率”的定义,这些定义的一个核心思想就是在有限资源的约束下,尽可能实现最大的目标,即让稀缺资源的产出最大化。卫生保健系统中,在既定的目标下,采用适宜的方式提供适宜的服务,即可以认为整个系统是有效率的。可以看到,效率的实现涉及:提供怎样的卫生服务?以什么样的方式提供服务?这就可以引申出两个具体的效率概念。

(1)技术效率(也称生产效率):指生产单位产品(提供单位服务)消耗的成本最低,或在一定的成本下生产最多的产品(提供最多的服务)。如在给定的预算下,医院每日耗用的成本是否达到最低值,或每日诊疗的患者数是否达到最大值。因此,这个概念涉及:是否配置了适宜的人力、材料、设备、设施,即如何生产。卫生服务成千上万,当每一种服务的提供成本达到最低值时(即技术上是有效率的),经济学家称为“生产可能性边界”,这意味着增加一种产品的生产要以减少其他产品的生产为代价。

(2)配置效率:指利用资源获得的结果与社会的优先重点相匹配。换言之,

笔记

它应在生产可能性边界上。经济学家常采用"配置效率"来说明能实现消费者满意度最大化的产出。因此,若想改善卫生系统使其获得最大产出,提高配置效率是必然要面临的问题。

技术效率是以最小的成本通过"正确的方式"获得产出,配置效率是以"正确的产出"实现最大的目标。如果卫生保健系统既没有技术效率又没有分配效率,那么它很难实现最终绩效目标,这也是为什么将其选作中间绩效目标的一个重要原因。

第二,可及性:可及性本身可以分为三个层次:

● 可获得性:指卫生资源供给能力,即资源的分配比例,是从卫生需求(demand)的角度来分析可及性。它通过比较人群中有效投入(病床、医生、护士)的分布,衡量卫生服务提供者向目标人群提供其所需要的基本卫生服务的能力。

● 有效可及性:指卫生服务需方是否有获得卫生保健的能力,是从患者需要(need)角度出发。包括距离可及性(即居民从住所到最近的医疗机构的距离或时间)和经济可及性(即居民对医药费用的支付能力和可得到的健康保障)。

● 实际利用率:反映卫生保健的覆盖面,如患者就诊率、住院率等。在可及性这一中间绩效目标中,"可获得性"和"有效可及性"容易被混淆,在实际应用中人们往往并未明确区分。从定义上看,可获得性可归于供方范畴,指卫生服务的存在状况,而有效可及性则可归于需方范畴,指卫生服务需方实际获取或利用卫生服务的能力。诚然,满足需方是多数可及性研究的出发点。因此,从这个意义上说,要保证需方的可及性,服务的可获得性是前提。区分可获得性和有效可及性的一个直观方法就是分析影响可及性的障碍。

第三,质量:同"效率"一样,"质量"广泛用于各领域,是各行各业都需要遵循的原则。同时,各不同人群(如医生、患者、监管机构、生产商)都会从自身的角度来界定并衡量质量,会对质量的不同维度给予不同程度的重视。

目前比较认可的观点是世界卫生组织提出的,认为卫生服务的质量是卫生服务部门及其机构利用一定的卫生资源向居民提供卫生服务以满足居民明确的和潜在需要的综合能力的特性,而这一特性也是卫生服务区别于其他服务的标志。尤其可以看到,质量包括两个类型:

● 临床质量:包括服务提供者的技术和正确的诊断,也需要使用适宜的医疗投入来开展正确的诊疗服务。临床质量的判断多依赖于医疗卫生人员。

● 服务质量:卫生行业是个知识密集型行业,供需双方之间存在着显著的信息不对称,患者发现其往往很难判断临床质量。因此,他们常从自己在接受服务过程中的社会-心理互动来判断质量,即服务质量。

在各论部分中,本书对部分国家的卫生保健系统的绩效进行了介绍。诚然,由于社会经济、政治环境、伦理价值的不同,每个国家和区域的卫生保健目标有所不同,衡量绩效的方法与指标也各有不同。本书在世界卫生组织和世界银行所给出的卫生系统绩效评估框架的基础上,对各国的系统绩效进行评析,旨在对

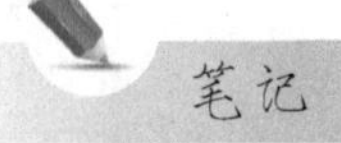
笔记

现状有个较为直观的了解。此外，现阶段世界各国都在进行不同程度上的卫生改革，衡量绩效，也是在一定程度上对改革的成效进行分析，有助于改革措施的不断完善和改进。而在对卫生保健的组织管理与规制、外部环境有了较为详尽的了解之后，有助于更好地优化绩效，不论是从卫生保健系统的内部还是外部，都能对绩效的改善创造良好的条件。

第三节 国际卫生保健的发展

随着人们试图保护自身健康、治疗疾病，卫生系统就开始存在了。但现代有组织的卫生系统不过近百年的历史，即使是在发达的工业化国家也是如此。各国或区域的卫生系统是与所在地区的政治、经济和社会的发展变化而不断发展变化的。这些变化受到国家以及国际社会的价值取向和目标影响。1978 年的阿拉木图宣言形成的初级卫生保健理念是世界上有关健康的第一次一致的构想。到目前为止，无论是在发达国家，还是在发展中国家，初级卫生保健仍然是有关卫生保健的重要原则。

一、全球卫生领域的里程碑事件

（一）人人享有卫生保健(health for all)

1977 年，世界卫生组织提出“2000 年人人享有卫生保健(Health for All in 2000,HFA/2000)”的全球性卫生目标，即到 2000 年，世界全体居民都应达到使他们的社会、经济、生活富有成效的那种健康水平。而这一思想的萌芽可以追溯到 20 世纪 50 年代。50 年代初，国际社会开始注意到人类的健康受到某些社会因素的影响，1953 年在第六届世界卫生大会上，世界卫生组织提出在考虑国家社会经济发展状况的基础上，首先加强国家基本卫生服务工作，以解决大多数居民的迫切需要解决的健康问题。世界卫生组织在随后的现场调研和实证研究中，逐步发现多数国家提供的卫生服务不论在质量还是在数量上无法有效地满足居民的健康需要、无法有效地适应卫生事业的不断变化。同时，这一阶段全球的社会经济经历了高速的发展，某些传染性疾病跨越地域边界，成为区域乃至全球共同面对的挑战，在这种变革之下，有必要将国家、区域和全球力量统一起来，共同应对不断涌现的健康问题。由此，2000 年人人享有卫生保健的思想逐步形成。这是国际卫生保健具有重要影响的事件之一。

这一战略目标的主要内容包括：①世界各国的全体居民至少已经使用基本卫生保健；②所有居民在可能范围内积极参与对本人及家庭的保健工作，并积极参与社区健康干预活动；③社区能够同政府共同承担对其辖区内居民的健康职责；④政府对其人民的健康负有全部责任；⑤全体居民都有安全的饮水和环境卫生设施；⑥全体居民能够获得足够的营养；⑦所有儿童都接受儿童主要传染病的免疫接种；⑧发展中国家对传染病的重视程度达到发达国家 1980 年的重视程度；⑨使用一切可能方法，通过影响生活方式、自然与社会心理因素，来预防和控

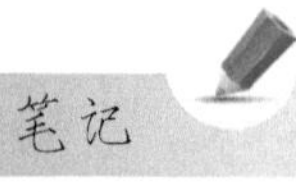

制传染性疾病，并促进精神卫生；⑩人人获得基本药物。

1998年的世界卫生大会提出“人人享有卫生保健(Health for All)”的口号，它是2000年人人享有卫生保健思想的延续与发展，在充分考虑过去20年全球环境的变化和卫生领域取得的成就的基础上，指导地方、国家、区域和国际范围内的健康行动和卫生政策，并确定21世纪第一个20年中全球卫生领域的发展目标和行动重点。

(二) 阿拉木图宣言

1978年9月，世界卫生组织与联合国儿童基金会在哈萨克斯坦的阿拉木图联合主办了国际初级卫生保健会议，会议通过了《阿拉木图宣言(Declaration of Alma-Ata)》(后称“宣言”)，提出了“初级卫生保健(primary health care，PHC)”的概念，并认为初级卫生保健是实现“人人享有卫生保健”目标的基本策略和关键途径。宣言进一步指出，初级卫生保健基于切实可行的、学术上可靠的、符合社会伦理道德的技术与方法，通过居民个人与家庭的广泛参与，以社区和国家可承受的价格水平，提供基本卫生保健，从而实现全面覆盖。它是个人、家庭、群体与国家卫生保健系统接触的第一环，使卫生保健尽可能接近于居民的居住及工作场所，也是卫生保健进程的起始一级。

自此，2000年人人享有卫生保健和初级卫生保健两者之间就建立起了密切的联系：前者是全球卫生战略目标，后者是实现此战略目标的基本途径和基本策略。随后，世界各国建立起不同形式的初级卫生保健网络，以提供各种基本卫生服务项目，并建立多元化的卫生筹资模式，以对初级卫生保健优先分配稳定且可持续的卫生资源。尽管世界各国会因社会经济发展进程、本国卫生事业发展、居民疾病谱的不同，会对初级卫生保健的范畴有着不同的界定，但都需要囊括以下八个基本要素：

(1)对当前流行的健康问题及其预防及控制方法的宣传教育；

(2)保证食品供应和适当的营养；

(3)供应充足的安全饮水和基础卫生设施；

(4)妇女儿童保健，包括计划生育；

(5)针对主要传染病的免疫接种；

(6)预防和控制地方病；

(7)常见病和外伤的妥善处理；

(8)提供基本药物。

1981年，第34届世界卫生大会在上述八项内容的基础上，新增“使用一切可能的方法，通过影响生活方式和控制自然、社会及心理环境因素来防治非传染性疾病和促进精神卫生”的内容。可以看到，初级卫生保健反映了“社会公平性”的核心价值观，认为“健康是居民的基本权利”；所追求的战略目标是人人享有卫生保健。

(三) 千年发展目标

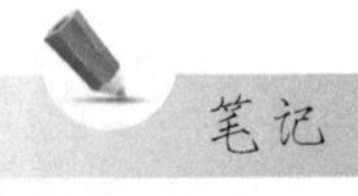

2000年9月，189个国家元首及代表在纽约通过《联合国千年宣言》，确定了指导21世纪国际关系的原则和价值，《宣言》要求各国领导人在发展与消除贫

穷、保护人类的共同环境等领域作出一系列特定承诺,商定一套有时效性的、可测量的目标和指标,这些目标统称为"千年发展目标(millennium development goals,MDG)"。MDGs包括8项大目标、18个具体目标和48个指标,其中8项大目标分别为消灭绝对贫困和饥饿;普及初等教育;促进男女平等,并赋予女性权力;减少儿童死亡率;改善孕产妇健康;抗击AIDS/HIV、疟疾和其他传染病;确保环境的可持续发展;推动全球伙伴关系,并共同致力于发展。这些目标是朝着"人人享有卫生保健"目标前进的重要里程碑,千年首脑会议要求到2015年实现这些目标。

千年发展目标可以被视为是21世纪重振联合国承诺的一步。众所周知,健康是实现这些目标的关键。各项MDG或多或少与卫生工作相关,其中3个目标与健康、卫生保健直接相关,分别是:

目标1:降低儿童死亡率,将5岁以下儿童死亡率比1990年降低三分之二;

目标2:改善孕产妇健康,将孕产妇死亡率比1990年降低四分之三;

目标3:抗击AIDS/HIV、疟疾和其他传染病,特别是遏制并扭转AIDS/HIV、疟疾等主要疾病发病率的增长速度。

(四)2000年世界卫生报告——卫生系统提高绩效

世界卫生组织《2000年世界卫生报告》对卫生系统的概念、目标、主要功能进行了更为全面而深刻的探讨,提出了卫生系统的3个目标、4个功能、5个技术评价指标,同时,为世界各国提供了一个全新的卫生系统绩效评估框架,并应用这一框架对191个成员国的国家卫生系统绩效进行评估和排序。尽管排序结果遭到不少国家的质疑,但该框架为比较不同国家间卫生系统绩效的差异提供了理论基础,为世界各国改进和完善卫生系统绩效指明了方向。继《2000年世界卫生报告》发布之后,部分国际组织和各国的专家学者积极探讨如何进一步发展和完善评价方法,从理论研究和实证评价两方面着手建立适合于本国的卫生系统绩效评价指标体系。

世界银行分别从健康状况、财务风险保护、满意度三个方面确立了卫生系统绩效评价的结果指标体系,从筹资、支付、组织、规制、行为五个方面确立了绩效评价的过程指标体系。经济合作与发展组织(简称经合组织,Organization for Economic Co-operation and Development,OECD)则认为卫生系统的三个主要目标为:健康促进和结果、反应性和可及性、财务贡献和卫生费用,并分别从平均水平和分布这2个维度对其进行评估,平均水平反映了系统效率,分布则反映了公平。

这一阶段是国际卫生保健快速发展、逐步形成系统思维的重要阶段,也是国家卫生保健走向成熟的阶段。

二、国际卫生保健学科在国外的发展

(一)约翰霍普金斯大学

约翰霍普金斯大学(Johns Hopkins University)公共卫生学院开设的国际卫生保健,旨在了解健康问题、探求减少疾病、促进健康的有效途径,尤其是解决弱势

笔记

群体的疾病健康问题的有效途径。该门学科将公共卫生的知识应用到全球范围内，尤其是融合了流行病学、卫生系统、营养性、社会医学的知识与方法。主要研究领域包括如何制定和实施旨在有效促进国际卫生保健提供的相关政策、如何为弱势群体提供健康促进干预活动、如何有效地控制传染性疾病、如何客观评价居民的营养状况和治疗营养代谢疾病等。

50~60年代，公共卫生逐步将注意力扩展到全球范围内的、威胁人类健康的问题（尤其是发展中国家存在的问题），国际机构和部分国家的中央政府就这些问题开展了相关研究，1961年约翰霍普金斯大学第一次正式开展了此类研究，从此国际卫生保健成为约翰霍普金斯大学公共卫生学院下设的一门独立学科。早期的国际卫生保健聚焦于国际卫生保健的提供（尤其是在社区、基层的卫生保健提供）和发展中国家的卫生服务规划。50年的发展，现如今的国际卫生保健关注疾病的预防和控制、疫苗的研发和评估、营养、健康干预、卫生系统规制、人道主义援助，并发展成为一门知名的综合学科，在全球范围内的卫生研究、政策分析和项目实施领域起着举足轻重的作用。

（二）乔治敦大学

乔治敦大学（Georgetown University）所开设的国际卫生保健专业关注公共卫生和卫生系统管理，尤其关注环境、文化、经济和政治等外部环境如何影响全球健康状况，以提高全人类的健康状况、降低日益扩大的不公平性、减少不利于健康的社会影响因素。所涉及的相关学科包括儿少和妇幼健康、国际法和公共卫生、热带病、全球健康、卫生保健经济学等。

随着全球进程的推进，发展中国家某些健康问题（如AIDS/HIV、疟疾等）的日益突出，健康不公平性逐步成为国际机构和跨国合作项目的研究、探讨重点，顺应这一趋势，乔治敦大学开设了国际卫生保健这一学科。在该学科里，学生们同样将学习公共卫生的研究方法，如流行病学、统计分析等，并将这些方法应用到全球健康领域的诸多问题，了解环境、文化、健康发展的政治经济交互作用，以及这些交互关系如何影响全球的健康产出。

（三）波士顿大学

波士顿大学（Boston University）所开设的国家卫生保健学科，更多地关注如何提高中低收入国家弱势群体的健康和幸福。主要研究领域包括传染性疾病的预防和控制、卫生系统的筹资和管理、生殖健康、儿少和妇幼健康、卫生政策分析、项目研究和评估。

20世纪后半叶，随着现代公共卫生和临床医学的进步，全球范围内的发病率和死亡率都有了明显的降低，多数国家的人群健康有了显著的提高。进入21世纪，全球健康发展的进一步推进有赖于我们如何有效应对贫困、疾病和健康不公平性所带来的挑战。此外，诸如AIDS/HIV、吸烟、多耐药结核病、精神卫生等新出现的健康问题，给国际卫生保健提出了新的挑战。在这一背景下，波士顿大学的国际卫生保健学科提出，识别出影响健康的经济、临床、行为方面的因素，并积极有效地应对国内外范围内涌现的健康问题，以提高当地、本国、世界人口的健康状况。

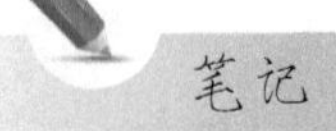

（四）班古里昂大学

1996年，以色列班古里昂大学（Ben-Gurion University）与美国哥伦比亚大学合作，开办了国际卫生保健这一学科。该学科融合了临床医学、预防医学、全科医学、卫生事业管理等知识和方法，主要研究不同范围内的健康问题，包括个人和群体的健康需求、区域健康问题和全球健康热点，以及经济、社会、文化、环境、政治等外部环境对个体和人群健康状况的影响。进而实现了以下基本目标：解决国际卫生保健领域涌现的健康问题、改善国际和区域的卫生保健系统，并能够以高文化敏感度、高成本-效益的方式为不同的人群提供卫生保健服务，从而最终实现预防疾病、促进个体和人群的健康的目标。

综上所述，国际卫生保健作为一门独立的学科体系，在国外已发展得初具规模，不同地域、不同国家、不同院校根据本国卫生事业发展的现状、区域疾病谱的变化，对这一学科的研究内容、基本目标、知识范畴有着不同的界定。但从总体而言，具有以下共同点：综合性学科；系统思维特点；涵盖理论研究和实证分析；关注弱势群体；认识到外部环境对卫生保健系统的运行、个人和群体健康收益的影响；最终的目标是在个人和人群范围内有效地预防疾病，促进健康。

本章小结

国际卫生保健是研究国家或区域卫生系统的组织与监管、卫生系统绩效、系统所处政治环境和伦理价值取向，并应用这一框架介绍各国或区域卫生保健系统，分析相应系统绩效、产生原因以及运行规律的学问。国际卫生保健的研究对象为国家或区域的卫生系统（health system）。卫生系统又称卫生保健系统（health care system，或 healthcare system），它是指由以满足目标人群健康需要或需求为目的，提供卫生保健服务的人员、机构和资源组成的组织。系统思维是国际卫生保健的基本特点，通过对卫生系统所处外部政治环境、社会伦理价值取向，以及内部的卫生筹资、服务提供和监管等各个子系统描述与分析，研究卫生系统导致的健康改善。

关键术语

班古里昂大学（Ben-Gurion University）
波士顿大学（Boston University）
初级卫生保健（primary health care）
国际卫生保健（international health care）
千年发展目标（millennium development goals，MDG）
乔治敦大学（Georgetown University）
世界卫生报告（world health report，WHR）
卫生保健系统（health care system）
卫生系统（health system）
卫生系统绩效（health system performance）
约翰霍普金斯大学（Johns Hopkins University）

笔记

讨论题

各国或区域卫生系统的异同有哪些?

思考题

1. 国际卫生保健的基本特点。
2. 卫生系统的主要绩效。

（马　进　陶婧婧）

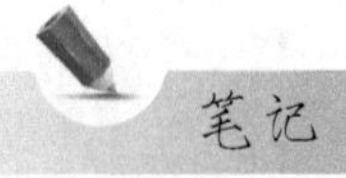

第二章

卫生保健系统与健康

学习目标

通过本章的学习，你应该能够：

了解：世界不同国家和地区人口健康和疾病现状。

熟悉：卫生保健系统及社会经济发展等诸多结构性因素对健康的影响。

认识：投资于健康的重要性。

章前案例

在爱尔兰，婴儿死亡率是2/1000，而这一数字在非洲的莫桑比克竟达120/1000。

在瑞典，母体在分娩中或分娩之后死亡的几率是17400分之一，而这一数字在阿富汗是八分之一。

在玻利维亚（南美洲国家），未受过教育的女性生育婴儿的死亡率超过100/一千活产儿，而至少接受过中等教育的女性生育婴儿的死亡率则降到40/一千活产儿以下。

糖尿病患者80%生活在中低收入国家，如果不采取紧急行动，未来10年里糖尿病死亡人数可能增加50%以上。

在澳大利亚，土著居民出生时预期寿命（男性59.4年，女性64.8年）要短于非土著居民（男性76.6年，女性82.0年）。

在80岁以上的欧洲男性中，受教育水平低的群体长期失能有病率为58.8%，高于受教育水平高的群体。

如何看待不同地区人群健康的差距？是什么原因导致了这种差距？如何缩小种差距？

第一节　世界人口健康状况及危险因素

世界上无论什么国家，卫生政策的最终目标是使良好的卫生保健系统覆盖所有人群并最大限度地满足人们的健康需要，弥合不同人群间健康水平的差距，实现社会健康最大化。对于决策者来说，人口的健康现状如何，有怎样的健康需要，什么样的因素影响了人口的健康水平，应该如何干预，需要优先考虑的健康问题是什么等，是卫生保健系统建设的关键问题。学习国际卫生保健，首先需要

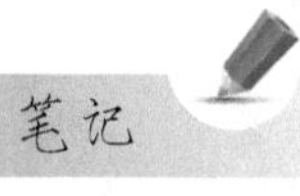

了解世界不同国家和地区人口的健康和疾病现状、健康危险因素,以及人口结构的变化趋势。

一、世界人口健康和疾病的现状

站在社会经济发展的角度,评价人口健康水平的常用指标有出生期望寿命和婴幼儿死亡率。一般来说,一个国家和地区的社会经济发展水平越高,这些指标就越好;反之则越差(图2-1)。

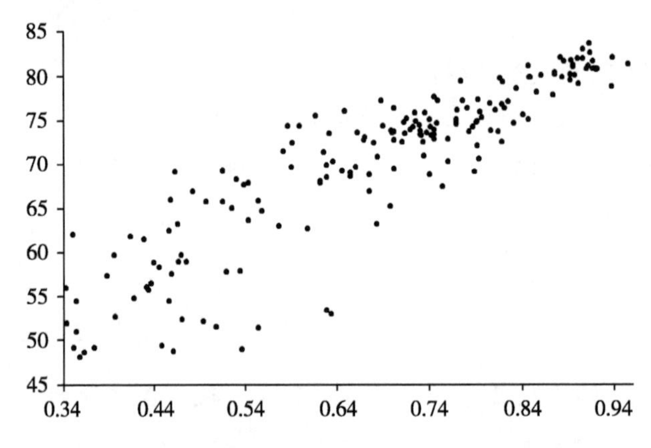

图2-1 世界各国的人口出生期望寿命与人类发展指数

世界银行1993年出版的世界发展报告《投资于健康》首次引入了全球疾病负担(global disease burden)这一概念,综合反映了健康的整体过程和疾病带来的负担。疾病对健康的影响既有死亡,还有残疾或失能。患病率/发病率只反映了疾病的流行程度,死亡率则只反映了死亡这个健康最坏极端状态给人的寿命带来的影响,两个流行病学的重要指标都不能反映患病生存,但健康状态不完整的患者的健康状况。有些疾病就其发展的过程来说从患病到死亡,或是从患病到康复需要相当一段时间,有些疾病本身并不致命,但对健康造成的危害却很大。人们因疾病部分丧失或全部丧失劳动力,甚至丧失生活能力,需要有人照料,这些由伤残或失能而造成的损失和负担也需要作为疾病的损失和负担的一部分评价。疾病负担的指标是伤残调整生命年(disability adjusted life years,DALYs),即由疾病造成的死亡和伤残/失能所损失的健康生命年。伤残调整生命年现在成为国际上综合衡量人口健康和疾病现状的重要指标。

根据世界卫生组织最新公布的全球疾病负担分析报告,全球有60%的伤残调整生命年(disability adjusted life years,DALYs)是由早逝造成的,另外40%是由非致死性健康结局造成的。世界人均疾病负担是每千人237 DALYs,非洲地区的人均DALYs比世界卫生组织其他区域高出2倍还多,人均死亡损失健康生命年(years of life lost,YLLs)比高收入国家高出7倍,人均伤残损失调整健康生命年(years lived with disability,YLDs)比高收入国家高出80%。

国际疾病分类标准ICD-10可把疾病划分成三大类:第Ⅰ类:传染性、围生期和营养不良性疾病;第Ⅱ类:慢性非传染性疾病;第Ⅲ类:伤害。在全球范围内,第Ⅱ类疾病已成为主要疾病负担。非洲地区是人均疾病负担最高的区域。在非

笔记

洲地区、东南亚地区和东地中海地区，第Ⅰ类疾病占人口疾病负担主要位置，这些国家由第Ⅱ类和第Ⅲ类伤害造成的疾病负担比例也非常高。欧洲中、低收入国家由第Ⅰ类、第Ⅱ类、第Ⅲ类疾病造成的疾病负担均高于高收入国家。第Ⅲ类疾病占全体疾病负担比例最高的地区是欧洲地区（欧洲中、低收入国家），其次是美洲地区（美洲中、低收入国家）。在中、低收入国家中，大约全体疾病负担的一半是由慢性非传染性疾病造成的（图2-2）。

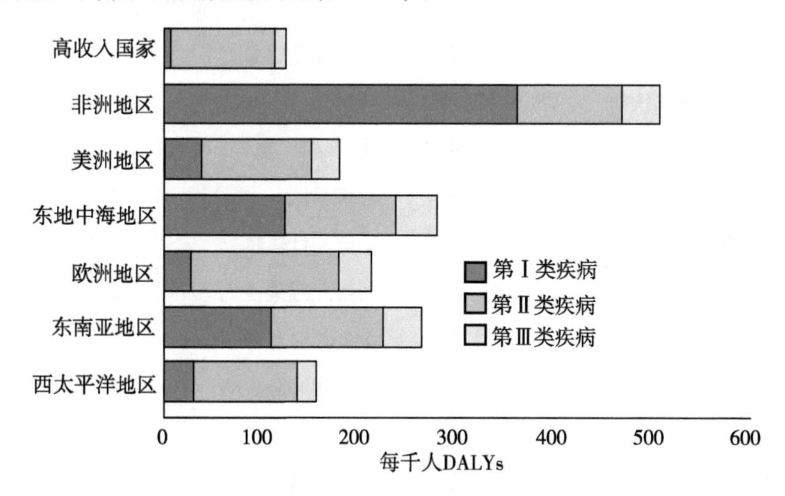

图2-2 世界卫生组织不同区域的疾病类别、疾病负担

在全球前20位造成疾病负担的疾病中，占据前2位的是下呼吸道感染和痢疾，其他第Ⅰ类疾病，例如艾滋病、结核、疟疾、早产及低体重、新生儿窒息和损伤、新生儿感染也出现在主要疾病负担中。第Ⅱ类疾病有缺血性心脏疾病、脑血管疾病、极性抑郁症。第Ⅲ类疾病，如交通事故造成的疾病负担也不可忽视（表2-1）。

表2-1 全球及世界不同国家排名前10位造成疾病负担的疾病

排名	全球			高收入国家		
	疾病或伤害	DALYs（单位：百万）	占全体疾病负担的比例	疾病或伤害	DALYs（单位：百万）	占全体疾病负担的比例
1	下呼吸道感染	94.5	6.2	单极性抑郁症	10	8.2
2	痢疾	72.8	4.8	缺血性心脏疾病	7.7	6.3
3	单极性抑郁症	65.5	4.3	脑血管疾病	4.8	3.9
4	缺血性心脏疾病	62.6	4.1	阿尔茨海默症和其他认知疾病	4.4	3.6
5	艾滋病	58.5	3.8	酗酒引起的疾病	4.2	3.4
6	脑血管疾病	46.6	3.1	成年发病的听力障碍	4.2	3.4
7	早产和低体重	44.3	2.9	慢性阻碍性肺病	3.7	3
8	新生儿窒息和损伤	41.7	2.7	糖尿病	3.6	3
9	交通事故	41.2	2.7	气管癌、支气管癌、肺癌	3.6	3
10	新生儿感染	40.4	2.7	交通事故	3.1	2.6

笔记

续表

排名	全球			高收入国家		
	疾病或伤害	DALYs（单位：百万）	占全体疾病负担的比例	疾病或伤害	DALYs（单位：百万）	占全体疾病负担的比例
	中等收入国家			低收入国家		
1	单极性抑郁症	29	5.1	下呼吸道感染	76.9	9.3
2	缺血性心脏疾病	28.9	5	痢疾	59.2	7.2
3	脑血管疾病	27.5	4.8	艾滋病	42.9	5.2
4	交通事故	21.4	3.7	疟疾	32.8	4
5	下呼吸道感染	16.3	2.8	早产和低体重	32.1	3.9
6	慢性阻碍性肺病	16.1	2.8	新生儿感染	31.4	3.8
7	艾滋病	15	2.6	新生儿窒息和损伤	29.8	3.6
8	酗酒引起的疾病	14.9	2.6	缺血性心脏疾病	26.5	3.2
9	屈光不正	13.7	2.4	结核	26	3.1
10	痢疾	13.1	2.3	新生儿感染	22.4	2.7

不同收入水平国家的疾病负担分布有很大的不同。在高收入国家，主要导致疾病负担的绝大部分为第Ⅱ类疾病；在中等收入国家，主要导致疾病负担和死亡疾病的大部分为第Ⅱ类疾病，而第Ⅰ类疾病，如下呼吸道感染、艾滋病、结核和痢疾，以及第Ⅲ类疾病交通事故也不可忽视，在榜单中占有重要位置；在低收入国家，占据主要疾病负担大部分的是第Ⅰ类疾病，而第Ⅱ类疾病，如缺血性心脏疾病、脑血管疾病、慢性阻碍行肺病也出现在主要疾病负担中。

随着时间的推移，在未来20年内，世界范围内第Ⅰ类疾病造成的死亡数预计将呈降低趋势，这一点会在中等收入和低收入国家尤其体现得明显；与此同时，第Ⅱ类疾病造成的死亡数将在不同收入水平国家均呈上升趋势，在低收入国家会逐渐取代第Ⅰ类疾病占据死因谱的主要位置；第Ⅲ类疾病，特别是交通事故造成的死亡数将有所增加(图2-3)。到2030年，假设世界经济增长速度如世界银行预测，全球疾病负担预计将减少10%。第Ⅰ类疾病将减少至占全球疾病负担全体的20%左右，而第Ⅱ类疾病将占到全球疾病负担的66%。单极性抑郁症、缺血性心脏疾病和交通事故将全球主要疾病负担的前三位。此外，糖尿病、慢性阻碍性肺病、成年发病的听力障碍、屈光不正、脑血管疾病在全球主要疾病负担中也会有上升趋势。现阶段在全球主要疾病负担中占有重要位置的某些第Ⅰ类疾病，如下呼吸道感染、艾滋病、结核、围生期症状和痢疾等带来的疾病负担将会下降。中等收入国家和低收入国家，特别是后者，将会同时面临第Ⅰ类疾病、第Ⅱ类疾病和第Ⅲ类疾病多重负担的挑战。

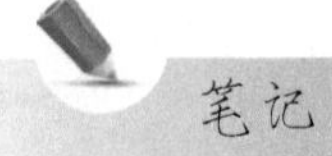

笔记

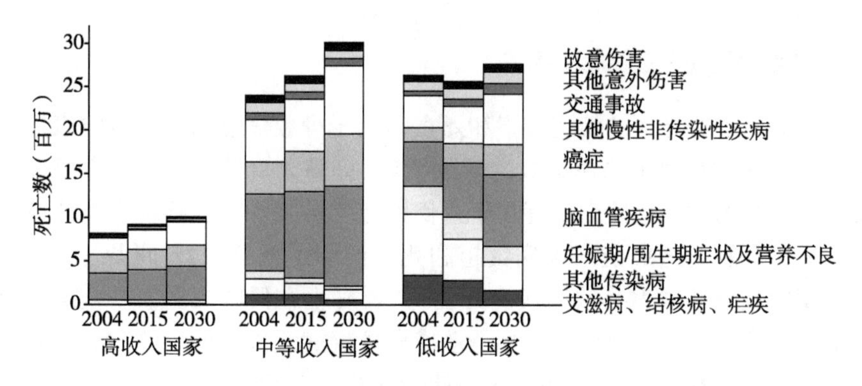

图2-3　不同收入水平国家死因分布情况

知识拓展

－5岁以下的婴幼儿死亡率从1990年的1240万人减少到2008年的880万人，降幅达30%，但每年因患痢疾和肺炎而死亡的儿童仍有300万之多。

－40%的婴幼儿死亡发生在出生后的第一个月，大多数在第一周。

－营养不良是大约三分之一的婴幼儿死亡的潜在诱因。

－99%的孕产妇死亡发生在发展中国家。

－在非洲和南亚，由专业人员接生的孕产妇不到全体人数的50%。

－在发展中国家，最富裕阶层妇女在生产过程中获得专业接生服务的几率是最贫穷阶层妇女的3倍。

－出血和妊娠高血压引起超过50%的在怀孕和生产过程中发生的死亡。

－在发展中国家，避孕措施的普及率从1990年的50%上升到2005年的62%。

－新增HIV感染从2000年到2008年减少了16%。

－在全球需要抗病毒疗法的950万艾滋病病毒感染者中，有500万尚未得到这种有效的治疗。

－获得抗病毒疗法预防艾滋病病毒母婴传播的妊娠妇女比例在2007年到2008年的期间内从10%上升到45%。

－在108个疟疾流行的国家中，有38个国家的疟疾症例从2000年到2008年减少了50%。

－全球结核病的发病率从2004年起减少，但多重耐药结核的症例到2008年已增至44万人。

－2004年，在发展中国家中因非传染性疾病和伤害死亡的人数约为3300万。

参考：世界卫生组织2010《促进健康关联联合国千年目标的实现》

笔记

二、疾病负担的主要危险因子

全球大约三分之一的疾病负担和死亡归因于少数危险因子。对健康危险因子的预测和评估有助于选择有效的干预措施，提高人口健康水平。主要导致疾病负担和死亡的健康危险因子存在于人们的行为方式和生活环境中。儿童低体重和高血压分别是造成全球疾病负担和死亡的罪魁祸首，每年世界上有约200万名儿童因儿童低体重导致的疾病死亡，主要发生在低收入国家。全球每年有13%的死亡数归因于高血压。吸烟是造成全球疾病负担和死亡的重要危险因子之一，在超过30岁的成人中，每8人中就会有1人死于吸烟。造成全球疾病负担和死亡的前10位主要危险因子中有一些环境因素，如不安全饮水和卫生设施、固体燃料引起的室内粉尘污染等，这些因素加在一起每年约导致200万名儿童死亡。排名前10位造成全球疾病负担和死亡的危险因子还有酗酒、高血糖、超重和肥胖。缺血性心脏疾病是造成全球死亡数最多的疾病，而吸烟、酗酒、缺乏体育锻炼、肥胖和超重、高胆固醇、高血糖、水果和蔬菜摄取不足造成了一半以上的缺血性心脏疾病的死亡。这些危险因子同样还是导致其他慢性非传染性疾病的主要因素。不安全性行为能够传播人乳头瘤状病毒，这是几乎所有子宫颈癌的致病源，而由子宫颈癌造成的死亡数约占不安全性行为导致的死亡总数的11%，并占非洲癌症导致死亡数的首位。在低收入国家，儿童低体重、不安全性行为、不安全饮水和卫生设施，是导致传染性疾病的主要原因(图2-4)。

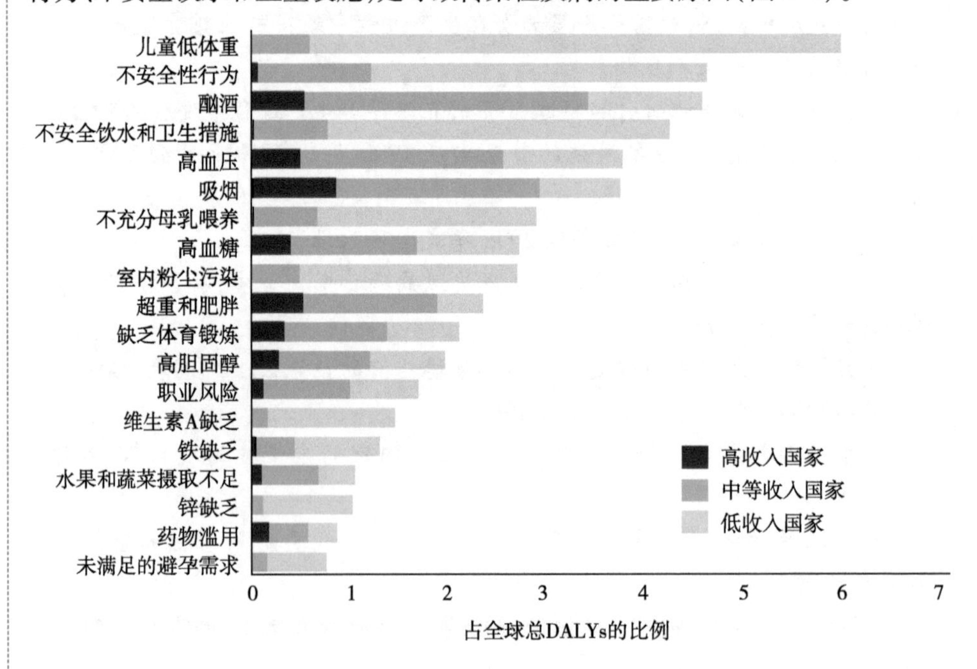

图2-4 不同收入水平国家疾病负担影响因素分布情况

疾病负担的影响因素在不同收入水平国家的分布大有不同。在高收入国家，危险因子的绝大部分都是存在于人们行为方式中导致第Ⅱ类疾病，如心脏疾病和癌症的因素。吸烟是占据高收入国家导致疾病负担和死亡危险因子的第一

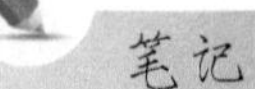
笔记

位，每年导致约18%的死亡。酗酒、高血压、超重和肥胖也是主要导致疾病负担的危险因子，各自导致约6%~7%的年死亡数。在中等收入国家，导致疾病负担和死亡的危险因子同样大部分都是导致第Ⅱ类疾病的因素，同时，如行为方式中的不安全性行为、不安全饮水和卫生设施，以及环境因素中的室内外污染等因素造成的疾病负担和死亡要远远高于高收入国家。而在低收入国家，导致疾病负担和死亡的危险因子在数量上要多于高收入和中等收入的国家，以第Ⅰ类疾病的致病/致死因素为主，也混入了第Ⅱ类疾病的致病/致死因素，如高血压、高血糖、吸烟等。其中儿童低体重是造成低收入国家疾病负担和死亡的罪魁祸首，每年约导致10%的疾病负担。而低收入国家因儿童低体重、微量营养素缺乏和不充分的母乳喂养导致的疾病负担是高收入国家所有疾病负担的总和（表2-2）。

表2-2 全球和世界不同国家主要导致疾病负担的危险因子

排名	全球			高收入国家		
	危险因子	DALYs（单位：百万）	占全体疾病负担的比例	危险因子	DALYs（单位：百万）	占全体疾病负担的比例
1	儿童低体重	91	5.9	吸烟	13	10.7
2	不安全性行为	70	4.6	酗酒	8	6.7
3	酗酒	69	4.5	超重和肥胖	8	6.5
4	不安全饮水和卫生设施	64	4.2	高血压	7	6.1
5	高血压	57	3.7	高血糖	6	4.9
6	吸烟	57	3.7	缺乏体育锻炼	5	4.1
7	不充分母乳喂养	44	2.9	高胆固醇	4	3.4
8	高血糖	41	2.7	药物滥用	3	2.1
9	固体燃料引起的室内粉尘污染	41	2.7	职业风险	2	1.5
10	超重和肥胖	36	2.3	水果和蔬菜摄取不足	2	1.3
	中等收入国家			低收入国家		
1	酗酒	44	7.6	儿童低体重	82	9.9
2	高血压	31	5.4	不安全饮水和卫生设施	53	6.3
3	吸烟	31	5.4	不安全性行为	52	6.2
4	超重和肥胖	21	3.6	不充分母乳喂养	34	4.1
5	高血糖	20	3.4	固体燃料引起的室内粉尘污染	33	4

笔记

续表

排名	全球			高收入国家		
	危险因子	DALYs（单位：百万）	占全体疾病负担的比例	危险因子	DALYs（单位：百万）	占全体疾病负担的比例
6	不安全性行为	17	3	维生素 A 缺乏	20	2.4
7	缺乏体育锻炼	16	2.7	高血压	18	2.2
8	高胆固醇	14	2.5	酗酒	18	2.1
9	职业风险	14	2.3	高血糖	16	1.9
10	不安全饮水和卫生设施	11	2	锌缺乏	14	1.7

三、全球人口结构的变化趋势

2011 年 10 月 31 日，一个女婴在菲律宾首都马尼拉出生，至此世界人口总数已达到 70 亿。世界人口的特点有如下几个方面：

1. 人口总数增加迅速　从 20 世纪 50 年代起，随着社会经济的发展和发展中国家死亡率的下降，世界人口以前所未有的速度增长，到 2000 年已达到了 61 亿，约为 1950 年的 2.5 倍。

2. 人口出生预期寿命提高　世界人口平均出生预期寿命逐渐提高，从 1950 年的 46 岁增加到 2011 年的 69 岁，这一数字预计到 2050 年会增加到 76 岁。人口出生预期寿命的提高成为人口老龄化的因素之一。

3. 人口生育率降低　据预计，世界平均人口生育率将由 2010 年的 2.52 降低至 2050 年的 2.17。而不同地区的人口生育率存在很大差异，人口生育率最高的非洲平均达到 4.64，而最低的欧洲只有 1.53，远远低于维持人口总数平衡和社会生产力发展的人口生育率 2.1。除了高收入国家，一些工业化进展迅速的中等收入国家人口生育率的下降趋势也十分明显。

4. 人口结构趋向老龄化　发达国家已普遍进入老龄社会，其 60 岁以上老龄人口比例已占到总人口数的 22%，这一比例到 2050 年将会增长到 32%。发展中国家的人口老龄化虽然不如发达国家严重，但在一些工业化进展迅速的发展中国家，人口老龄化的趋势也日趋明显。据估计，发展中国家 60 岁以上老龄人口的比例将由 2010 年的 9% 增加到 2050 年的 20% 左右。

5. 上述因素导致了世界人口分布和结构存在着很大的不平衡　世界总人口的 82% 生活在发展中国家，由于人口增长速度上的差异，未来发展中国家人口占世界总人口的比例还会继续增加。从年龄结构上来看，发展中国家，尤其是低收入国家人口的年龄结构相对年轻，人口生育率较高，老龄化程度远不及发达国家。

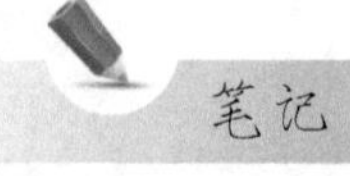

世界不同国家的人口结构和人口问题不同，健康状况和卫生服务需求也就

各不相同。在高收入国家和那些随着工业化进展而生育率迅速下降的中等收入国家,人口增长速度缓慢,甚至出现零增长或负增长,同时人口出生预期寿命的提高、低死亡率和低生育率使人口老龄化问题加剧,一定程度上是社会生产力水平有所降低,并且高额的卫生费用和社会保障费用给社会经济带来了沉重负担。而人口生育率过高往往发生在低收入国家,探究其原因,除了一些传统文化因素之外,妇女受教育水平和社会地位低下、基本权益得不到保障、避孕措施和家庭计划得不到有效实施是重要的因素。伴随着这些因素,以及低下的社会经济发展水平,妇女和儿童的基本健康得不到保障,这些国家的婴幼儿死亡率和孕产妇死亡率常常居高不下。同时高生育率带来的人口过快增长与有限的社会经济发展水平和资源发生矛盾,增长的人口并不能有效地转移成为生产力,反而加剧了资源紧缺,造成贫困的增加,给社会经济发展带来负面影响。

四、人口结构和疾病图谱变化带来的挑战

人口结构的变化对全球疾病图谱的变化和人口健康状态带来了深刻影响,从而给卫生系统带来了巨大挑战。在高收入国家和工业化程度较高的中等收入国家,人口老龄化的增加必然会带来对慢性病保健需求的增加和卫生费用的增高;而在人口生育率高的低收入国家,保障妇女儿童健康、推行生殖健康和家庭计划、扩大基本卫生服务包的覆盖面、提高卫生筹资水平是亟须解决的问题。在世界范围内,慢性非传染性疾病已经取代传染性疾病占据疾病图谱的主要位置,随着社会经济发展水平的提高,传染性疾病在疾病图谱中的比例会逐渐下降,而慢性非传染性疾病会居于主导地位,同时伤害的比例也会有所增高。不同国家和地区的人口健康状况有着很大的差异。高收入国家造成疾病负担和死亡的绝大部分疾病为慢性非传染性疾病。中等收入国家和低收入国家,特别是低收入国家,则面临着慢性非传染性疾病、传染性疾病和伤害的多重负担。不同国家和地区的人口和健康问题不同,卫生保健系统所要应对和解决的具体问题也不同,但归根结底,卫生保健系统要最大限度地满足所有人群的卫生服务需要。

第二节　健康、发展和卫生保健系统

卫生保健系统的终极目标是健康,即最大限度地满足所有人群的卫生服务需要,获得健康效益最大化和社会经济效益最大化。良好的人口健康水平离不开良好运行的卫生保健系统。全球不同国家和地区,以及同一国家的不同人群之间存在着巨大的健康水平的差异,究其根源,在于卫生保健系统运行和能力的差异,以及更深层次的结构性的原因。社会经济发展能够促进卫生事业的健康发展和卫生保健系统更好地运行,带来健康水平的整体改善。弥合人群健康水平的差异,是卫生保健系统的长期课题,也是整个社会的长期课题。

一、健康不公平

笔记

世界卫生组织将健康不公平(health inequity)定义为“国家内部和国家之间

各人群之间可以避免的健康不平等现象。”一般来说,社会和经济状况决定了他们面临的患病风险、为防病或在患病时所采取的行动,以及获得和利用卫生保健的机会,从而造成了这种健康不公平现象。诸多现行研究表明,在当今世界无论是低收入、中等收入还是高收入国家,健康不公平是普遍存在的,其特点可以概括为:个人的社会经济地位越低下,其健康程度就越差,不同人群的健康水平随其社会经济状况呈阶梯状分布,贫困人群中的最贫者,健康水平最差。

国家内部以及国与国之间的人口健康水平差异的存在是由健康问题的社会决定因素(social determinants of health)决定的,即人们出生、生长、生活、工作和老年环境,包括卫生保健系统,这些环境受到政治和经济环境、社会伦理、文化方面一系列更广泛力量的影响。不同的人群具有不同的物质条件、心理、社会依托及行为举止,致使他们受到健康不良问题影响的程度不同;同时,不同的人群获得教育、就业和工作环境、住所和生活环境,以及在享受社会生活的机会不同,致使他们获得和利用卫生保健服务的机会、疾病的预防、治疗、康复和健康的改善等方面有着巨大差异。这种差异从根本上说是结构性的,即一个国家或地区的社会发展水平及再分配政策、伦理、政治环境、卫生保健系统的筹资和组织等因素对人群的健康带来的深刻影响。

(一)经济发展水平、公共投资及再分配政策与健康

健康问题与经济发展紧密相连,一个国家的经济发展对人口的健康水平有着重要影响。经济发展是社会发展的基础,是人口健康水平提高的先决条件。经济增长和国民收入的增加会使卫生保健等公共投资的扩大和政府再分配政策的顺利施行成为可能,国家才能有充足的财力和物力投资于健康,使国民能够获得必要的卫生保健服务,从而获得健康。

一个国家的经济发展是否能够最终带来人口健康水平的提高,取决于经济发展的成果是否通过政府公共投资的扩大和再分配政策促进社会发展,改善诸多健康问题的社会决定因素。公共投资包括投资健康,还包括能够改善人们的生活环境和社会机会的其他方面的投资,如提高国民教育水平、改善城市和农村居住环境、强化基础设施建设、提供公平就业机会、改善工作环境、提高社会保障水平、提高社会参与、保障公民权益等。再分配政策的目的是使经济发展的成果能够均等地惠及每一个人,特别是弱势和贫困人口,而不是局限于出于社会阶层顶端的少数精英阶层,使人们的社会环境和社会机会得到平等的改善,实现社会公平。社会公平,影响到健康公平和卫生保健系统的绩效。

(二)伦理与健康

伦理是对自愿性人类行为所设的道德规范或规则,是判断行为及决策的是非、利害的准绳。在某个社会文化中,伦理是长期形成,并随着时代的发展而发展的,左右着人们的行为、思想和生活,对大众舆论和政策决策起着重要的导向作用。正是因为如此,伦理才会对人们的健康行为、对卫生政策决策、对卫生保健系统,进而对健康产生影响。现代医学的飞速发展和现代卫生保健系统的建立,使人们获得必要的卫生保健服务成为可能,在这种条件下,健康是人的基本权利这一伦理价值逐渐深入人心,促进健康公平、实现卫生保健服务的全民覆

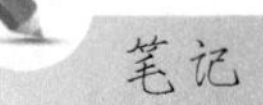

盖、提高卫生保健服务的质量等观念已经成为了世界各国卫生系统建设所追求的共同目标。不同的社会文化背景下，其伦理观和价值观有很大的不同，影响了卫生保健系统建设的政策导向，也在人口健康状况上有所体现。例如受宗教和文化的影响，一些伊斯兰国家对女性的伦理规定，如不能单独外出、不能见丈夫或直系亲属以外的异性等，影响了对于女性卫生保健服务的提供和利用，从而影响了健康结局。而同样是在一些伊斯兰国家，由于对于性行为的伦理规定，艾滋病和性病的发病率较之世界其他地区要低很多。

（三）政治环境与健康

政治环境主要包括政权组织和社会结构、政府的社会经济政策和公共管理、立法和法律等方面。政治环境决定了国家范围内权力、收入、资源、服务的分配，以及人们的社会参与和治理参与，成为人们的日常生活环境形成和变化的根源，对健康和卫生保健系统带来深刻影响。比如在非洲一些国家独裁的政治环境下，权力、金钱、资源，以及所有经济发展的成果往往集中于精英和富裕阶层，而将贫困人群排斥在外，同时政府的治理能力低下，公共投资和再分配职能薄弱，使占人口绝大部分的贫困人群获得卫生保健、教育、就业和工作环境、住所和生活环境等的机会严重受限。再如在一些实施了权力下放地方的国家，国内不同地区之间财政能力和资源分布的差异导致了经济状况较好和较差的地区之间卫生事业发展和人口健康状况的差距。政府作为政策决策者，不同的政策会对社会经济、卫生保健系统和健康带来不同的影响。如果过度强调公共投资和再分配政策，会使国家经济不堪重负，生产效率低下；而如果忽略了再分配政策，忽略了政府的宏观调控职能而过度强调市场的作用，则会加剧不同收入水平和社会阶层人群之间的不平等，包括健康不平等。决策者对健康问题的重视会促使其增加健康投资，出台有益于卫生保健系统建设和卫生事业发展的政策。

（四）卫生保健系统的筹资和组织与健康

卫生保健系统是卫生保健服务的提供者，是实现健康效益最大化的关键。卫生保健系统涵盖不同层次的卫生保健服务，如初级卫生保健、二级医疗服务、三级医疗服务，每个层次需要配备一定程度的资源，包括人力、物力、财力，以满足人们预防、治疗、康复、健康促进等不同层次的需要。由于卫生保健服务是带有一定公益性质的社会服务，服务的提供者往往以公立卫生机构为主，但在不同的国家政策有所不同，为了提高效率，满足多样需要，有不少国家鼓励发展私立卫生机构，作为公立卫生机构的有益补充。同时，对于卫生保健服务提供的监管，每个国家都设有不同区划的卫生行政部门，制定相关卫生政策、规划、法规，确保卫生事业健康发展。

世界卫生组织指出，世界上所有的健康不公平现象都不是自然现象，而是人为的，需要极力避免的。为了缩小国家之间以及国内不同社会阶层之间的健康水平差距，世界卫生组织健康问题的社会决定因素委员会基于大量实证分析得出了三个原则，这些策略广泛地涉及卫生保健领域及卫生保健以外，但对卫生保健领域带来深刻影响的诸多领域，如教育、公共管理、环境、社会保障、经济、政治、法律等。

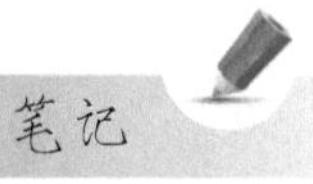

1. 改善日常生活环境,即改善人们出生、成长、生活、工作及老年环境,如改善儿童成长和教育、城市规划和居住条件、农村基础设施和服务、创造公平就业和体面的工作、建立完善的社会保障体系、实现全民卫生保健等。

2. 在全球、国家和地方改善造成这些日常生活环境的结构性因素,解决权力、金钱和资源分配不公等问题,如将健康公平纳入政府绩效指标,提高公共资金投入及再分配职能,加强公立部门在提供与卫生相关的必要物资及服务和控制危害健康的商品方面的领导作用,促进性别公平性,促进政策决策和社会参与的公平性等。

3. 掌握存在的问题并及时评估相关政策的影响力,包括建立和强化基本数据系统、培训专业人才、发挥官方和民间不同组织的作用等。

二、发展与健康

发展这一概念泛指改善人类生活水平的一系列社会生产活动,它是人类社会的永恒主题之一。传统意义上的发展主要是指经济发展,即国民生产总值和国民收入的提高。而对于发展1998年诺贝尔经济学奖获得者阿玛蒂亚·森(Amartya Sen)提出的人类发展理论有一个全新的诠释:“一个不断扩大人们选择的过程,最关键的选择包括拥有健康长寿的生命、受教育和享受高生活水准;另外选择还包括政治自由、有保障的人权及自尊。”相比传统的片面追求经济增长的发展理论,人类发展理论强调,发展的意义不再局限于经济增长,而在于扩大人们的选择空间,以获得更好的、满足自身价值的生活,即以人为本,提高人的可行能力(human capacities)。人的可行能力包括更加健康长寿,受到更好的教育,争取更多的资源和社会服务,以提高生活水平,更有能力参与社会生活和作出抉择等。

基于人类发展理论,1990年联合国开发计划署出版了《人类发展报告》,引入了“人类发展指数”(human development index,HDI),这是当前世界范围内公认的评价一个国家和地区社会综合发展程度的重要替代性多维度指标,主要涵盖人类发展的三个基本方面所取得的成就:①健康长寿的生活,即生命指标,用出生时预期寿命衡量;②知识的获取,即教育指标,用成人识字率(2/3权重)和初等、中等和高等院校的综合入学率(1/3权重)来衡量;③体面的生活水平,即经济发展指标,用人均GDP(PPP美元,取对数)来衡量。人类发展指数是三个指标值的等权平均数,计算公式为:一个国家或地区的HDI=(生命指标+教育指标+经济发展指标)/3,其中三个指标的公式为:分指标值=(一个国家或地区的该指标实际值-UNDP公布当年最小值)/(UNDP公布当年最大值-UNDP公布当年最小值),由此得到的HDI值介于0到1之间,HDI值越大,说明这个国家和地区的发展水平越高。

由此可见,发展的核心和终极目标在于人,在于使人能够获得更大的可行能力,去追求并享受富足、健康、有创造性、充分满足自身价值的生活。平等地获得健康是现代社会赋予人的基本权利。经济发展为社会发展提供了物质基础和先决条件,同时社会发展又会为经济发展注入活力,两者是相得益彰的。人口健康

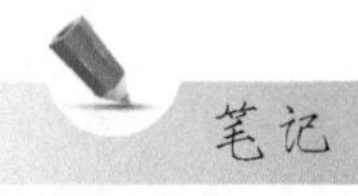

状况作为人的可行能力的一个重要组成部分，是评价社会经济综合发展的重要指标，也是发展的最终目标之一。

三、贫困与健康

自人类社会诞生以来，贫困就与发展以及健康问题有着密切的关系。人类发展理论不再片面强调经济发展和国家收入的提高，而是重视经济发展与社会发展之间的密切关系，以及发展过程中的公平问题。基于人类发展理论，贫困(poverty)的基本定义为：对人的基本可行能力的剥夺，而不仅仅是收入低下。

衡量贫困的常用方法是划定贫困线，生活在贫困线以下的人口即为贫困人口。目前国际上通常以世界银行的每人每日1.25美元作为衡量标准，收入低于此限度者即为贫困人口。在过去的十年里，世界上有大约50个发展中国家人均GDP增长超过5%，其人口总和超过40亿。经济发展使贫困较之以往减少得更加迅速。联合国千年发展目标中的第一项减贫目标，即全世界贫困人口比例与1990年的水平相比减少一半，已提前5年实现。另外，减贫工作的进展在世界范围内存在着很大的地区差距，比如在世界贫困人口最多的撒哈拉以南非洲和南亚，2015年联合国千年发展目标中的第一项减贫目标将很难实现。

发展中国家的贫困问题，往往是历史条件制约、经济基础落后、自然资源匮乏、生态环境恶化、人口过度增长、经济结构单一、发展战略不当、经济政策失误等内部因素，以及国际经济秩序不合理、债务负担沉重、贸易条件恶化、贸易地位不利等外部因素综合作用的结果。经济发展是减贫的重要因素，但不是唯一和最关键的因素。在社会高度不平等的背景下，权力、金钱、资源，以及所有经济增长的成果将集中于精英和富裕阶层，而将贫困人群排斥在外，政府部门经济政策的公共投资和再分配职能薄弱，贫困人群获得卫生保健、教育、就业和工作环境、住所和生活环境，以及在享受社会生活的机会严重受限，从而阻碍减贫的进程。减少贫困，需要提高人的可行能力，公平地赋予每个人追求使自身需求和价值获得满足的生活水平的能力和机会，从根本上消除贫困产生的结构性因素，即在全球和国家范围内权力、收入、资源和服务的分配不均衡。

贫困与健康不良往往形成恶性循环。宏观上，世界上一些贫困率高、社会平等指数较低的国家，往往其国民健康指标，如出生时预期寿命、婴幼儿死亡率、孕产妇死亡率等大都很差；而反之亦然。贫困会增加存在于日常生活环境和个人行为中的各种致病风险，并阻碍获得必要卫生服务的机会，从而导致健康不良；而健康不良引起的灾难性医疗费用支出以及劳动力的丧失也会将一个家庭推入贫困。所谓灾难性医疗支出，根据世界卫生组织的定义，是指一个家庭的强制性医疗支出大于或者超过家庭一般消费的40%。“因贫致病，因病返贫”是一个普遍存在的社会现象。世界每年大约有1亿人因患者直接支付被推到贫困线下，这在低收入国家影响最为显著。究其根源，是因为这些国家的卫生系统普遍缺少经济风险保护机制。另有研究表明，在一些低收入国家灾难性医疗支出后因病致贫在贫困人口中有时很少出现的原因是，他们根本没有钱去治疗。可以说，贫困人群对必需卫生服务利用能力的低下，是导致他们健康状况恶化的一个重

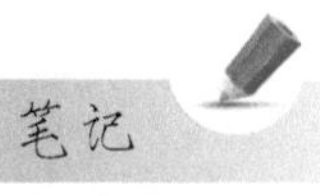

要原因。

就卫生保健系统而言，提高卫生系统筹资能力和水平，消除获取卫生服务的经济风险和障碍，使基本卫生保健服务公平地覆盖到每一个人，贫困人群能够和其他人群一样公平地享有获得和利用卫生服务的机会，是打破贫困与健康不良恶性循环的关键。卫生服务的全民覆盖，已成为当今世界各国卫生系统改革的重要课题。

第三节 投资健康

在过去的一个世纪，特别是第二次世界大战以后，世界人口的健康水平获得了前所未有的提高，这要归功于现代卫生保健系统的建立。无论在发达国家还是发展中国家，保护健康是政府的责任。随着人们对健康的期望在不断增高，健康作为一种政治问题成为各国政策中的一项重要内容。政府掌握着健康投资的主导权，强有力的国家卫生政策和策略将带来良好运行的卫生保健系统、行之有效的干预措施和人口健康水平的改善。卫生保健系统需要不断地改善健康投资的策略，使之能最大限度地满足所有人群不断变化的健康需要。所谓卫生保健系统改革(health sector reform)，就是政府为适应社会经济发展和人口健康的需要，制定新的与人口健康和卫生系统相关的政策，并对原有政策进行改进的政策过程。

2008 年金融危机后，全球经济普遍低迷，使得政府，特别是低收入国家政府能够用于卫生保健等公共投资的财政收入普遍减少。与此同时，伴随着疾病图谱改变和人口老龄化带来的对慢性病保健需求的扩大和卫生费用的增高，给各国卫生保健系统带来了前所未有的挑战，无论是高收入国家还是中、低收入国家，能够获得必要的卫生保健服务，是健康的重要保证。就卫生保健系统而言，提高筹资能力和水平，消除获取卫生服务的经济风险和障碍，才能使基本的卫生保健服务公平地覆盖到每一个人，实现健康效益最大化。

一、投资健康的重要意义

健康是人类发展的基础和目标。投资健康(investment in health)，顾名思义，就是通过对能够增进健康的人力、物力、财力和时间的投入，以取得未来健康收益和社会经济收益的活动。本章节所讲述的投资健康，从狭义上来说，是指卫生保健系统建设方面的政策和总支出；而从广义上说，则应包括所有能够作用于健康的社会决定因素从而带来人口健康水平改善的公共投资和相关政策。随着人们对健康期望的增高，以及人类发展理论逐渐成为国际发展战略的主导思想，投资健康在过去的 20 年中越来越为国际发展援助机构及各国政府决策部门所重视，并逐渐上升为一个政治问题。

投资健康的重要意义在于：

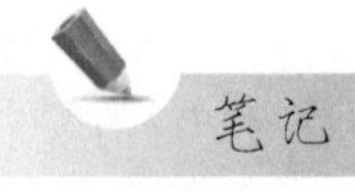

1. 投资健康能够提高人的可行能力　发展不仅仅是经济的发展，而且更是人可行能力的全面提高。健康是人的可行能力的重要组成部分之一，有了良好

的健康，人才能有足够的体力和智力去接受教育，参加生产劳动，参与社会生活；而接受教育，获得一定的收入，获得更广泛的社会网络，都会对健康水平的提高带来积极影响。这样，人们可以获得更高的生活质量，追求满足自身价值的生活。投资健康，改善人群健康水平，提高人的可行能力，是提高人类福祉，实现发展终极目标的重要途径。

2. 投资健康是促进经济增长的重要途径　健康作为人的基本权利，是促进经济发展的必要条件。经济发展从根本上说是生产力的发展，而生产力要素最重要的就是具有一定体力和智力的人。人的体力、精力、智力、健康状况及健康状态生命年的长短直接影响到人力资本的投资效率和收益率。良好的健康状况是发挥人力资本作用的根本保证和防止人力资本丧失的重要手段，而不良的健康状况会引起生产率的巨大损失和对经济活动的深刻影响。投资健康的目的在于预防和治疗疾病，减少和延缓死亡，提高生命质量，能够改善目前和未来的人力资本的质量和数量。儿童和劳动年龄人口死亡人数和伤残/失能人口的降低，以及人口健康状态生命年和平均预期寿命的增加可以延长人们的工作年限，提高人力资本投资收益率。健康还能通过对教育的影响间接地促进生产率的提高，比如儿童健康和营养状况的改善会提高他们的学习能力，掌握必要的知识和技能，从而对其未来的工作有积极的影响。疾病对经济增长和社会发展的负面影响是巨大的，疾病的治疗会伴随着大量的医疗费用，伤残和死亡会带来生产率的损失，此外，疾病的流行还会打击所在地区的外来投资信心，阻碍旅游、对外贸易、人员往来等经济活动的正常进行。投资健康可以减少疾病，从而减少由死亡和疾病造成的生产率和经济损失。

3. 投资健康是实现健康公平，减少贫困，促进社会经济发展的重要途径　各种社会和经济条件及其对人们生活的影响决定了他们面临的患病风险、防病或在患病时所采取的行动，以及获得和利用卫生保健的机会，从而造成了一个国家内或者国与国之间不同人群健康水平的差异。投资健康，就是从包括卫生事业在内的国计民生各个方面改变健康的社会决定因素，使良好的卫生保健系统公平地覆盖所有人群并最大限度地满足人们的健康需要，从而减少不同人群的患病风险、改善他们防病或患病时所采取的行动，使所有人公平地获得和利用高质量的卫生保健服务，提高人口健康水平，减少健康不公平。政府对卫生保健等公共投资的扩大能够提高人的可行能力，尤其是在社会上处于不利地位的弱势和贫困人群获得健康、接受教育、参加生产劳动、参与社会生活、获得满足自身需求和价值的生活能力，为其摆脱贫困，提高生活水平创造条件，从而促进社会经济的全面发展。

世界上无论是富国还是穷国，能够用于卫生保健的资源永远是有限的。投资健康，这些有限的资源如何才能获得最大的健康收益和社会经济收益，是卫生政策决策中的重要问题。政府掌握着健康投资的主导权，改善健康水平取决于由良好运行的卫生保健系统提供的有效的干预措施，以及连贯的政策和综合性措施能够有利于应对社会、环境和经济方面对人群健康带来负面影响的因素。卫生保健系统建设需要从人口的健康现状和健康需要出发，发挥政府的主导作

笔记

用，充分调动所有可以获得的资源，在所有能够有效解决主要健康问题的措施中，优先选择那些成本效益较好，带来的潜在健康收益和社会经济收益较大，且有利于实现健康公平和社会公平的措施，以便使卫生保健系统能够适应不断变化的人口健康的需要，实现健康效益最大化。

二、卫生保健系统面临的问题

当今世界各国卫生保健系统面临着诸多问题，主要有以下几个方面：

1. 人口结构和疾病图谱的变化和对慢性病保健需求的扩大　如前所述，世界人口老龄化趋势明显，尤其是在高收入国家和一部分中等收入国家。慢性病是老年人健康的主要疾病，人口老龄化带来了卫生服务需要的增加和疾病模式的改变。无论是在发达国家还是在发展中国家，慢性病在疾病谱和死因谱中的位置呈上升趋势，已经占据了首要位置。慢性病病程长，预后差，常伴有并发症和残疾，给个人及社会带来的经济负担很重。同时，慢性病的病因较为复杂，广泛地存在于人们的行为和生活方式、居住和工作环境中，干预的时间跨度和难度较大。人口结构和疾病图谱的变化使人口对慢性病保健的需求大大增加，也会带来预防、治疗和康复等卫生费用的增高。中、低收入国家需要面临慢性病、传染性疾病和精神疾病/伤害的多重负担。

2. 卫生费用的增高　世界各国都面临着有限的卫生资源与不断增长的卫生服务需求之间的矛盾。上述人口老龄化和疾病图谱的变化，以及医学技术的进步和先进医学技术的广泛应用，人们健康意识的提高和对不同层次卫生服务需求的增大，卫生服务的广泛覆盖和卫生系统运行成本的增加等因素，必然会带动卫生费用的增高，这一趋势在高收入国家十分明显。人口老龄化和卫生费用的居高不下，往往给发达国家的国民经济带来沉重的负担。很多发达国家的卫生系统改革，都是在探索解决这一问题的途径。

此外，卫生资源配置和利用的非效率问题，也是造成卫生费用增高和卫生资源浪费的因素之一。据世界卫生组织估计，世界上有20%～40%的卫生资源被浪费了，究其原因，如不合理用药及药价过高、医疗卫生产品和服务的过度使用、医务人员积极性低下、不合理的医院规模、卫生系统管理机制不健全造成的浪费和腐败行为、卫生干预措施组合的成本效益低等，是造成非效率的主要原因。

3. 全球经济危机的影响　全球经济危机加深了各国政府的财政困难，使卫生筹资的难度加大。政府为应对财政困难的一些对策，如增税、减少公共投资等往往会造成个人收入的减少、医疗卫生、教育、社会福利等政府公共职能的弱化和贫困的加剧。经济危机给人们生活的各个方面带来了深刻的影响，其中包括健康。世界银行估计，在世界发展中国家，2008年因经济危机带来的食品和燃料价格高涨而罹患营养不良的人数增加了4400万。贫困人口受到的负面影响最为严重，个人收入的减少和对卫生保健等公共投资的减少会降低卫生服务的可及性，加重获取和利用卫生服务的经济风险和障碍，贫困人口更容易被排除在卫生服务覆盖之外。

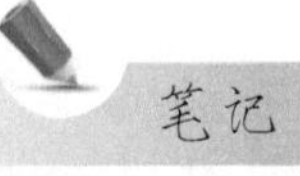
笔记

4. 健康不公平现象的普遍存在　在世界各国的卫生系统中广泛存在着卫生

资源配置的不公平、不同社会阶层人群患病风险差异、卫生服务的利用机会和质量上的不公平、健康水平的不公平，这些现象在发达国家时有发生，在发展中国家就更为普遍了。贫困人口和弱势群体（如土著居民）支付能力和抗经济风险能力弱是一个不争的事实。如果卫生系统不能给这部分人群提供足够的经济风险保护以充分保证他们获得和利用卫生服务的机会，那么贫困和健康不良的恶性循环将继续存在，制约社会经济发展，卫生系统对人口总体健康水平的改善作用就会大大削弱，最终影响到健康效益和社会经济效益最大化的目标。

三、卫生保健服务的全民覆盖

健康问题的社会决定因素广泛地存在于人们生长、生活、工作以及变老的环境中。健康不公平现象究其根源，是社会和经济条件及其对人们生活的影响决定了他们面临的患病风险、为防病或在患病时所采取的行动，以及获得和利用卫生保健的机会。就卫生保健系统而言，消除健康不公平现象，普遍提高人口的健康水平取决于一个完善的卫生筹资体系，以便使所有人群能够及时获得必要的卫生保健服务。为此，2005 年世界卫生大会上，世界卫生组织的成员国承诺建立本国的卫生筹资体系，从而保证其国民能够获取必要的卫生服务，同时不会因为支付这些卫生服务费用而遭受经济困难，这一目标被定义为全民覆盖（universal coverage），也称全民健康覆盖。换而言之，全民覆盖就是建设一个完善的卫生系统，兼顾公平与效率，以目前最大限度可以获得的健康投资实现健康效益和社会经济效益最大化的过程。世界卫生组织 2010 年出版的世界卫生报告《卫生系统筹资：实现全民覆盖的道路》再次强调了这个目标，结合不同国家的改革经验和世界最新的研究成果，为各个国家实现公平兼顾效率的卫生筹资提供了指导性建议和行动纲领。

对于每个国家来说，实现卫生服务全民覆盖有三大主要障碍，即：卫生服务的可获得性；过度依赖自付费用；卫生资源使用的效率低下和不公平。各国政府面临的三个主要问题是：①卫生系统如何筹资？②卫生系统如何保护人们因为疾病和支付卫生费用所导致的经济后果？③卫生系统如何促进可利用资源的最佳使用？政府发挥着重要的宏观调控作用，只有妥善解决这些问题，才能朝着全民覆盖的目标推进。

（一）为健康筹集足够的资源，提高卫生服务的可获得性

实现全民覆盖的第一步是为卫生系统筹集到足够的资源，这是当今无论富国还是穷国都要面临的严峻问题。随着卫生保健系统和医学技术的不断发展，对于更多服务、更高质量和更高水平经济风险保护的需求将源源不断地随之而来，这些给卫生筹资带来了压力。就发达国家而言，人口老龄化不断推动卫生需求的上涨以满足对老龄人口的卫生服务，以及新药、新疗法开发等技术研发的需要。另外，就业人口的减少，使个人所得税和基于工资的医疗保险扣除，使现规模的卫生筹资捉襟见肘，疲于应对。就低收入国家而言，要建立完善的卫生保健系统，顺利实现健康相关的千年发展目标，保证重要干预措施的可及性，同时加强对慢性非传染性疾病和伤害的控制，现有的筹资水平难以满足其需要，就必须

笔记

增加健康投资，而国内的经济实力却严重制约了卫生筹资。为了解决这些问题，使卫生保健系统能够筹集到足够的资源，需要增加国家征税的效率，保证健康投资在政府预算中的优先顺序，扩大卫生筹资途径（如向有害于健康的产品收税、消费税、外汇交易税等），对于低收入国家，还需要加强官方的发展援助、国际组织援助等卫生发展援助。无论是发达国家还是发展中国家，卫生筹资需要拓宽渠道，从经济上保障卫生保健服务的可获得性。

（二）实行统筹，消除获取卫生保健服务的经济风险和障碍

就个人而言，卫生保健服务可获得性的另一个障碍在于由于个人支付服务费用而使利用卫生服务遭受经济困难。个人支付服务费用中，包括直接支付费用和分担费用（即医疗费中除去报销额患者自己负担的部分）。国家越穷，或健康投资越少，卫生总费用中个人支付服务费用的比例就越高，卫生保健服务的经济风险和障碍就越大，全民覆盖就难以实现。减少对患者直接支付依赖的唯一方式是政府鼓励风险共担的统筹和预付机制，即在疾病发生前通过某种形式进行融资，并用于为每一个被覆盖的人支付卫生保健服务费用，包括患者和残疾人的治疗和康复以及所有人的预防与健康促进。只有当个人支付服务费用降低到卫生总费用的15%～20%，经济苦难和贫穷发生的机会才能降低到可以忽略的水平。统筹和预付机制成功的关键在于提高覆盖人群比例、扩大可提供卫生保健服务的范围以及承包更高比例的卫生保健服务费用，而提高覆盖人群比例，使其逐渐达到100%是首要任务，这里既有实现健康公平的因素，也有因为只有这样才能最大限度地平摊利用卫生保健服务带来的经济风险。各国都有一定比例的人群因为太穷而不能支付保费，他们的参保需要从统筹资金中得到补贴。参保必须采取强制方式以避免逆向选择，即富人和健康人可能选择不参加，这样将筹集不到足够的经费来满足穷人和病人的需求。从长远来看，实施覆盖全民的统筹和预付机制，并将社区和小额保险整合成统筹基金是中、低收入国家的改革方向。

（三）提高卫生保健服务利用效率和公平性

实现全民覆盖，除了提高健康投资水平、建立统筹和预付机制以消除获取卫生服务的经济风险和障碍外，提高卫生服务利用效率和公平性也势在必行。提高效率，需要消除卫生资源配置和利用中的浪费。世界卫生组织指出，减少药物方面不必要的开支，更合理地利用资源，加强质量控制，可以为各国节省最高5%的卫生费用。此外，解决效率低下问题的措施还有：发挥技术和卫生保健服务的最大功效、激发医务人员的积极性、提高医院的工作效率、减少医疗失误和过失、加强管理以消除腐败、评估卫生服务需求等。卫生保健服务的付费模式是一个有待探讨的问题，每一种付费模式都各有利弊，一些建立了综合支付体系的国家经验表明，多种付费模式并用要比单一的付费模式更能够提高效率，并实现公平。政府对卫生保健服务的购买也是提高效率和公平的关键问题。哪种干预措施和服务可以在现有的资源下最好地满足患者需求和期望？用哪一种方式来组合促进、预防、治疗和康复服务更合适？这些干预和服务如何购买？如何提供？向谁购买？谁来提供？只有认真评估和论证这些问题，卫生保健系统的效率才

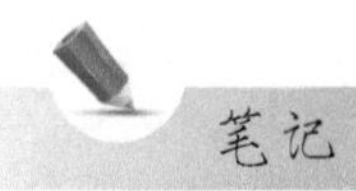

能提高。除了效率,公平性更是政府的责任所在。卫生保健服务的提供不能因为效率而将贫困人口、妇女、少数民族、移民和土著居民等弱势群体排除在外,因为失去了公平,这些人群的健康问题将会成为制约社会经济发展的瓶颈,最终造成卫生保健系统和社会层面的非效率。

知识链接

世界卫生报告(world health report)

世界卫生报告作为世界卫生组织的重要年度出版物之一,每年对全球卫生情况作出权威评估,包括了所有成员国的相关统计,并以一个特定的主题为重点。从1995年到现在,世界卫生报告已出版了15期,涵盖了不同的主题:

- 1995年《弥合差距》
- 1996年《抵御疾病,促进发展》
- 1997年《征服疾病,造福人类》
- 1998年《21世纪的健康和生活:一个全面的视角》
- 1999年《改变》
- 2000年《卫生系统:改善业绩》
- 2001年《精神健康:新理解,新希望》
- 2002年《减少风险,延长健康寿命》
- 2003年《塑造未来》
- 2004年《改变历史》
- 2005年《重视每一位母亲和孩子》
- 2006年《通力合作,增进健康》
- 2007年《构建安全未来:21世纪全球公共卫生安全》
- 2008年《初级卫生保健:过去重要,现在更重要》
- 2010年《卫生系统筹资:实现全民覆盖的道路》

本章小结

卫生系统建设的终极目标是健康,即最大限度地满足所有人群的卫生服务需要,获得健康效益最大化。从世界范围来看,随着社会经济发展水平的提高,疾病图谱和人口结构已发生了重大变化。然而,不同国家和地区,以及同一国家的不同人群之间存在着巨大的健康水平差异,高收入国家造成疾病负担和死亡的绝大部分疾病为慢性非传染性疾病;而中等收入国家和低收入国家,特别是低收入国家,则面临着慢性非传染性疾病、传染性疾病和伤害的多重负担。人们出生、生长、生活、工作和老年环境广泛地影响着健康,致使

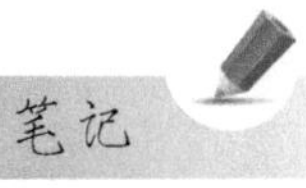

他们受到健康不良问题影响的程度，以及获得和利用卫生保健服务的机会、疾病的预防、治疗、康复和健康的改善等方面的巨大差异。人口健康水平的差异从根本上说是结构性的，即一个国家或地区的经济发展水平及再分配政策、伦理、政治环境、卫生保健系统的筹资和组织等因素对人群的健康带来的深刻影响。投资健康，能够提高人类健康和福祉，拉动经济增长，促进健康公平，减少贫困，促进社会经济发展。当今世界各国卫生保健系统受到疾病图谱和人口结构变化、卫生费用的增高、全球性经济危机导致的公共投资不足、健康不公平现象普遍存在等问题的冲击，而为了实现健康效益最大化和社会经济效益最大化的这一最终目标，卫生保健系统需要提高绩效，使卫生服务实现全民覆盖，让所有人群都能够及时获得必要的卫生服务。

关键术语

全球疾病负担（global disease burden）
伤残调整生命年（disability adjusted life year, DALY）
健康问题的社会决定因素（social determinants of health）
健康不公平（health inequity）
人类发展理论（theory of human development）
贫困（poverty）
投资于健康（investment in health）
卫生保健系统改革（health sector reform）
全民覆盖（universal coverage）
世界卫生报告（world health report）

讨论题

1. 为什么撒哈拉以南非洲一些国家的健康状况较之世界其他地区有很大差距？应如何改善这些国家的健康状况？

2. 请思考在过去的100年里人口结构和疾病图谱发生了哪些变化？卫生保健系统对这些变化的发生起了怎样的作用？

思考题

1. 全球疾病图谱变化趋势的基本特征是什么？
2. 请简述投资健康的重要意义。

（盖若琰）

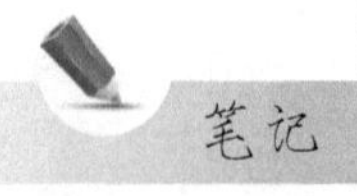

第三章

卫生保健系统与伦理价值

学习目标

通过本章的学习，你应该能够：

掌握：与卫生保健系统改革密切相关的伦理价值观。

熟悉：两大伦理体系，卫生资源配置与正义原则。

了解：主要的伦理价值观、主要的伦理原则，以及伦理的选择。

章前案例

各具特色的各国卫生保健系统

“国家卫生服务”(National Health Service，NHS)是英国卫生保健系统最大的特点，全体公民均享有免费医疗服务，政府通过税收筹集资金，并提供医疗卫生服务。但另一方面，在英国就医要面临非常长的等候时间，等候数月并不新鲜。

我们再来看美国，情况发生巨大的变化，在这里就医，速度非常快，医疗质量也是世界一流的。但有个前提，你是否享有健康保险，没有健康保险的患者很难负担得起昂贵的医疗费用。在美国，除了老人和穷人享有社会医疗保险外，大多数人要根据自己的支付能力购买商业健康保险，到目前为止仍然有较高比例的人口没有任何健康保险。

德国则是又一类型的卫生保健系统代表，德国是最早建立社会健康保险体系的国家，初衷是保障工人的劳动效率不受到疾病的影响，从1883年起在全国范围对雇员实行强制性健康保险，并逐渐扩展到覆盖全民。

如果进行简单分类的话，美国在发达国家中是一个特例，强调市场配置资源；德国则是社会健康保险体系的代表，这类国家还有比利时、法国、日本、加拿大、澳大利亚等。第三类国家以英国为代表，除了保证经济上的集中筹集以外，这类国家还在卫生保健服务提供方面做了较大的改动，政府角色增加，这类国家包括挪威、瑞典、芬兰、丹麦等北欧国家，以及意大利、希腊、西班牙等南欧国家。除此之外，还有一类社会主义国家，前苏联、变革前的东欧各国都属此类，社会主义国家除了免费医疗以外，各项卫生保健资源也是通过计划分配，因此又呈现出不同的特点，目前仅有古巴、朝鲜等少数国家属于此类。

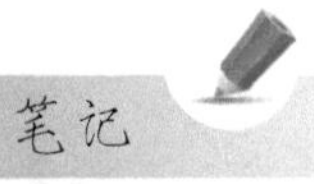

我们以发达国家为例，是因为这些国家的卫生保健系统框架已经形成超过半个世纪，甚至一个世纪，大的框架比较稳定。发展中国家大多在变革中，以中国为例，新中国成立以后，卫生保健系统呈现社会主义国家的特点，改革开放后则以市场配置资源为主，但又保留了较多的计划经济时期的干预政策，近10年社会健康保险体系逐步建立起来，但卫生保健服务体系仍在变革中。

目前来看，发展中国家的发展方向大体与发达国家类同，只是在具体细节上添加了自身的文化特色。泰国、菲律宾、韩国、南非等国家与美国的卫生保健系统相似；拉丁美洲、中东国家则大体向德国一类的社会健康保险体系发展。

第一节 伦理学及主要伦理价值观

为什么各国的卫生保健系统会出现形式的多样性，除了政治上的原因以外，文化方面的影响也较大，可以说各国的卫生保健系统组织和改革，都会受到社会伦理与道德观念的影响，这也是本章从伦理价值观角度探讨卫生保健系统的原因。

除了卫生保健系统的发展受到伦理影响以外，医疗卫生领域经常会受到社会的“伦理道德”评判。例如医生收红包、拿药品回扣现象；天价医药费事件；各种层出不穷的“见死不救”事件等等。医务工作者有“白衣天使”的赞誉，也背负“白狼”这样的污名。可以看出医疗卫生行业，这一关系人的健康，甚至生命的行业，是非常容易被放到伦理与道德的“审判台”上，接受社会舆论评判的，世界各国都是如此。通过本章内容的学习，可以从伦理的角度来理解和判断各国卫生保健系统的发展以及其中的卫生政策和事件等。

我们知道伦理价值观念在各个国家改革中的重要性，下面简要介绍伦理学的基本情况，以及主要的伦理价值观，为理解各国改革中的价值观倾向提供一个基础的辨识框架。

一、伦理学的范畴

人类在生活实践中不断地产生与道德有关的困惑和反思，加之人类对知识的好奇心，伦理观念开始萌发，并逐渐形成理论体系，在东西方社会各自独立发展。西方以苏格拉底、柏拉图、亚里士多德为代表，在中国，孔子、孟子的儒家学说影响最大，这些先贤们在东西方社会构建了各自的伦理体系，并对各自的社会产生长久深远的影响。

从字面意义来讲，伦理学是研究“伦理”，也就是“人伦之理”，“做人道理”，是有关人与人关系的学问。也有简单的定义，说伦理学就是研究“道德”的，将道德视为伦理学的研究对象。“伦理”与“道德”经常混用，中西文化都没有严格地对二者进行区分。它们都是关于人们行为品质的，也都涉及人的生活方式、生命

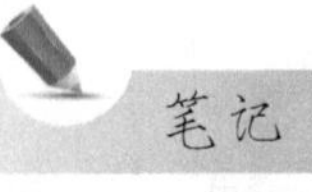

意义，甚至社会制度领域。这样的定义比较简单，不够明确。

更为明确地将“伦理”与“非伦理”进行区分，有两个判断条件。首先，它一定关乎他人和社会，而且一般是关乎对他人和社会利益的维护或损害。其次，它还必须是一种外在的、实际可见的、会对他人产生影响的行为方式。

二、伦理学的两大体系

伦理学的观点纷繁复杂，但总体可以归纳为两个体系或者说流派。第一，目的论(teleological theories)，现代学者经常用“结果论”(consequentialism)来取代“目的论”，内涵不变。第二，义务论或者说道义论(deontological theories)。也有书籍将这两个伦理体系称为“结果”导向伦理体系(consequence-oriented ethical systems)和“责任”导向伦理体系(duty-oriented ethical systems)，与上述的分类含义相同。在词语使用上，“目的”、“结果”是一类，“义务”、“责任”是另一类。

伦理学经常归纳为有关人类行为品性的“善恶正邪”的学问，这其中“善恶”是关于好坏的价值判断，属于目的论或者说结果论范畴；“正邪”强调的是责任和义务，关注行为的正当与不正当，或者应当与不应当。在现代伦理学中，这两种分歧构成了伦理学框架的基点，形成了两组伦理学范畴。目的论一组强调“好”、“善”(good)、“价值”(value)等；义务论一组强调“正当”(right)、“应当”(ought)、“义务”(duty)等。“好”、“善”主要是关注人们所欲的目标、品格、趣味、行为结果中有正面意义的东西、人们希望得到的东西。“正当”、“应当”则针对行为、及规则方面，强调过程的正当性。目的论强调变化的世界，个体处在不断变化的世界和人性的发展中；义务论强调不变的世界，从最开始就绝对建立，无论出于什么目的，人类都必须遵循特定的行为准则。

这二者各自独立，“好”的未必“正当”，“正当”的也未必是“好”的。例如劫富济贫的绿林好汉“目的”是“善”的，但行为却不是“正当的”，属违法行为。

从社会制度角度看，教育机构为了自身的生存，收取学费，这种行为没有“不正当”，但结果却面临教育资源分配不公，穷人上不起学的困境，这样不“善”的结果。在卫生保健系统也经常会出现类似的困境。

“目的论”在传统社会占据主要的支配地位。西方社会的苏格拉底、柏拉图、亚里士多德、斯多葛派，以及中国的儒家学说都属于“目的论”范畴，是广义的“完善论”，追求道德上的典范，重视人生精神和超越。与“功利主义”那种单一“功利目的”不同，传统的“完善论”包含更为广泛的“目的”，在人生的各方面都要做到卓越和优秀，达到近似“神”、“圣贤”一样的至善和人格上的完美。

近代西方思想领域经历文艺复兴，传统伦理观念受到冲击，以康德为代表的“义务论”得到大发展，在全球大融合的过程中，包括中国在内的不同社会群体都与西方社会主流价值体系发生了激烈的碰撞，转变与融合一直在持续，当下依然在进行中。

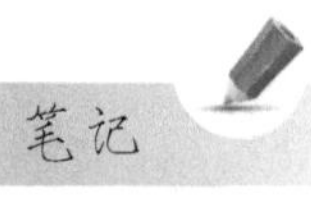

从世界的潮流来看，伦理学正从传统的以“人”为中心走向现代的以“行为”

为中心,从以德性、人格、价值、理想为其主要关注,走向以行为、准则、规范、义务为其主要关注。也就是从“目的论”、“结果论”体系为主导的伦理社会,逐渐转向以“义务论”为主导的伦理社会。

三、主要伦理价值观

在“目的论”与“义务论”两大体系下,又有多种伦理价值观,每种价值观都有各自的价值基础和重点或者强化某一方面。对于两种伦理体系有的偏重于“目的论”,有的偏重于“义务论”,也有的界限模糊。

(一) 功利主义(utilitarianism)

功利主义是以“结果”为基础的理论,属于“目的论”体系的理论。承认功利是道德基础的信条,也可称为最大幸福主义,主张行为的正当源自增进幸福的倾向,而行为的不正当则是产生不幸福的倾向所致。英国哲学家边沁用“最大多数人的最大幸福”作为功利主义原则的简明概括。在第二节讨论卫生系统改革与伦理价值观时会继续详细介绍这种价值观。

(二) 利己主义(egoism)

利己主义是以自我优先为其行为准则。利己主义价值观又可分为心理利己主义和伦理利己主义,心理利己主义认为所有人实际都是在谋求自己的利益,或者说追求自己的幸福。伦理利己主义则是作为一种价值规范提出来的,认为人不仅事实上追求自己的利益,人也“应当”如此去谋求自己的利益。

(三) 完善论(perfectionism)

完善论又可称为“至善论”、“至善主义”。它是一种综合的,甚至多元的目的论,主张道德应当帮助人们去实现完善的、全面发展的目的,去努力达到人生各方面的卓越与优秀,达到至善,达到人在道德和人格上的尽善尽美。虽然也强调行为的“正当”,但“善”比“正当”更根本,而且是用“善”来定义“正当”,而不是用“正当”来定义“善”,所以“善”的目的起主导作用。

(四) 康德主义(kantianism)

康德主义是指以“义务”(obligation)为基础的伦理理论,也用来指代“义务论”。这种价值观更关注行为正当的特性,而不是用结果来判定行动的正确或错误。康德坚持道德基于“纯粹的”原因,而不是基于传统、直觉、下意识、情感或者同情之类的态度。康德认为人类是理性的生物,理性的力量能够抵制欲望,有能力通过理性思考来行动。一个人行动的道德价值只依赖于行为准则的道德可接受性,道德义务依赖于决定个人意志的准则。一个行动的道德价值取决于行动者良好的意愿,这体现了正当的道德原因才能保证行动的合法性。

(五) 自由主义(liberalism)和自由个人主义(liberal individualism)

自由主义是以“权利”(right)为基础的价值观,此处的“权利”是指对生命、自由、言论和财产提供的重要保护。这种价值观反对压制、不平等对待、褊狭、对隐私的侵犯等。一些哲学家和政治人物认为“权利”是道德观念中最基本的词语。在第二节卫生系统改革中会继续讨论自由主义价值观。

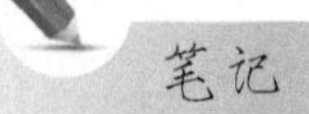

（六）美德伦理观（virtue ethics）

美德伦理观是以“美德”（virtue）为基础的理论，不像功利主义或者康德主义用义务或者权利的语言来表达，美德伦理观，也可以称为“品性”伦理观，强调采取行动和做出选择的人所具备的“品性”。善良的品性在美德伦理观里最为重要，但并不等同。此处的美德注重社会价值，与道德化的美德强调道德价值不同。例如“勇气”具有社会价值的特点，并不必然符合道德，有道德的“勇气”只发生于道德的行为中。只强调社会价值不重视道德上的美德可能会比较褊狭，例如在特定的社会价值里，善良的美德被贬低，但是在强盗和海盗的社会里，崇拜的却是卑鄙和粗暴。

（七）社群主义（communitarianism）

社群主义是以“社区”为基础的价值观，社群主义理论认为最基本的伦理源自于公共价值、公共利益、社会目标、传统实践，以及社会合作的美德。传统、习俗和社会稳固在社群主义中扮演最为重要的角色。在第二节卫生系统改革与伦理价值观中会继续讨论这种观念。

（八）决疑论（casuistry）

决疑论是以“案例”为基础进行推理的，关注具体案例中的实际伦理决策。决疑论者用怀疑的态度对待与历史、先例及环境脱节的规则、权利及理论。决疑论者认为恰当的道德判断源自于对历史记录中类似案例和具体情形的紧密联系和理解。

（九）“基于原则”（principle-based）**的理论及公共道德理论**（common-morality）

这两种理论不像功利主义或者康德主义那样强调某一个绝对的原则，而是认同两个或更多的原则和理论。基于原则的伦理理论寻找一般化的、众所认同的伦理原则，能够在大多数理论中接受的伦理原则。本章第三节将会介绍一般化的伦理原则。公共道德理论基于社会成员共同分享和信仰的道德，而不是通过理性、自然法则，或者道德感受来获取道德原则。

第二节　卫生保健系统改革中的伦理价值观

政府改革都会涉及价值观念的问题，各国所秉持的伦理价值观念对一个国家的政府改革、政策制定会产生广泛深远的影响。有时这些伦理观念并不会被明确提出，但却潜移默化地融入到整个社会制度发展和改革的过程，成为约定俗成，各方默认的伦理观念。

在卫生保健系统形成与改革过程中，伦理观念同样扮演举足轻重的角色，因为它涉及人类生存的最基本问题——“健康”问题，世界各国的卫生保健系统以及改革动向都会反映出该国依凭的伦理价值观念。

对于伦理价值观在卫生保健系统的应用，《通向正确的卫生改革之路》（2004），对卫生系统改革进行考量时，提供了一个较为清晰的伦理分析框架，用三种目前比较流行的伦理观念作为各国卫生改革伦理价值判断的基础。这三种主要的伦理观念为：功利主义（utilitarianism）、自由主义（liberalism）和社群主义（communitarianism）。

笔记

一、功利主义

前文已经提及功利主义是以"结果"为基础，代表一种"目的论"倾向的伦理价值观在卫生改革中的作用。这种观点强调卫生改革的效益和结果，通过检验政策对社会中个人福利的总体效果来评估政策。这种观念认为"目的决定手段"，通过询问政策如何影响社会中的个人福利来判断一项政策，选择那些能够最大限度改善个人总体福利的手段。批评者认为，过度强调结果的功利主义很可能会忽视一部分人的健康，甚至生命的权利。

功利主义又进一步分为主观功利主义和客观功利主义。这两种方法都寻求有效运用资源产生最大化的效益和结果，但在方法和含义上略有差异。

（一）主观功利主义

这种观念起自英国哲学家边沁，他强调个人是自身幸福的最佳判断者。引入"效用"（utility）概念，在经济学中得到广泛应用，效用是人们拥有的内在的幸福情感，个人和社会追求"效用"的最大化。

主观功利主义在卫生改革中，倾向于运用市场来配置卫生资源，当市场运作良好时，个人将会根据成本和收益判断生产和消费，经济将达到"帕累托最优状态"，也就是最有效率的状态，经济中不存在没被利用的收益。但市场的良好运作，需要消费者拥有完备的信息，并且市场处于完全竞争状态，现实中的市场无法获得这样的条件。

批评者认为在医疗市场中，医生与患者有着非常明显的信息不对称状态，患者依赖医生来做决策，医生成为患者的"代理人"。这种信息上的不足，会导致供方诱导需求的情况出现，一些不必要的医疗服务将被提供，因此不会达到"帕累托最优"。在竞争层面，医疗市场中垄断权力也较为普遍，这些都导致市场的"失灵"，因此需要政府干预。

主观功利主义者追求的"最优"状态，即使能够达成，也会面临"公平"问题的挑战，因为这种最优，建立在富人多得、穷人少得的基础上，这种观点与平等自由主义者形成鲜明的对比。

（二）客观功利主义

客观功利主义对个人选择的可信性和有效性表示怀疑，主张从客观角度通过专家来界定个人的福利水平，通过专家的"理性认识"构建福利组成要素的指数。

在卫生保健系统，"健康"的测量指标是这种福利的主要对象。其中，质量调整人年（QALY）和伤残调整人年（DALY）这两个指标被广泛用来测量疾病负担，世界卫生组织和世界银行经常使用这两个指标对世界各国的疾病负担状况进行比较。这种健康测量面临技术上的难题，对生活质量和伤残进行调整时，需要把健康状况从0（死亡）到1（完全健康）进行赋值，形成权重，对不同健康状况下的人年数进行调整。这其中包含了专家的价值判断，例如不同程度的智力残疾的权重怎么估计？青年人的权重高于老年人吗？如果从生产力的角度，可以说得通，但这与其他社会价值相冲突。有时婴儿死亡率、孕产妇死亡率这种更为客观

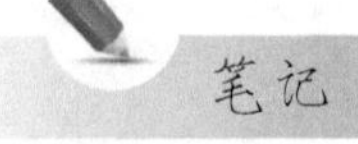

的指标被用来衡量健康状况。

无论是主观功利主义还是客观功利主义,都面临结果不易测定的困难,对于卫生保健系统,像健康这类结果的变化需要很多年才能体现出来,这就增加了测量的难度。对未来的健康收益还要有贴现率估计,贴现率的大小也会对政策产生影响。贴现率高则注重短期收益的政策,贴现率低则可以关注未来的长期收益。总体来讲,功利主义强调结果,不计较结果的公平与公正,只要总体有利,可以为了多数人的利益牺牲少部分人的利益。

二、自由主义

此处以自由主义作为“义务论”的代表,自由主义强调尊重每个人的权利,功利主义的那种为了整体利益牺牲部分人权利的观念是不被接受的。著名的德国哲学家康德是尊重个人自主权利最有影响力的人物,自由主义者是对康德哲学的继承。对于权利的解释分为两种方式:消极权利和积极权利。

(一)消极权利

消极权利强调个人自由,人们有充分的选择权,没有国家对个人选择的限制。在政治领域拥有基本政治权利和民事权利。而国家只承担保护个人财产权利和个人自由的有限职责。

(二)积极权利

与消极权利主张不同,积极权利强调公民拥有一定的资源基础是选择权的前提,对于处境不佳的人要给予一定的帮助,维持最基本的生存才能有机会享有自由选择的权利,这种观念又称为平等自由主义(egalitarian liberals)。

在卫生系统改革中,会涉及健康这一基本的权利。获得一定的基本卫生保健和公共卫生服务才能确保健康权利以及其他自由权利的享有。持有这一伦理观念,会对卫生改革政策和方向产生较大的影响。

根据阿玛蒂亚·森的观点,社会应当负责创造公民可以选择的机会,而不是替个人作出选择。因此政府能够提供基本的卫生保健机会就好,公民是否使用这些卫生保健,是个人选择的结果。因为健康状况更多的依赖个人生活方式,诸如吸烟、饮酒、锻炼身体、饮食营养,这些影响个体健康的行为,要靠个人的合理选择。

三、社群主义

自由主义与功利主义追求的是个人的权利或者个人的福利最大化,二者都是围绕个体来确定道德标准的,但一个社区的价值因过度强调个人的权利或福利而被忽视,这就引出社群主义(communitarianism)。社群主义观点认为,公共政策的价值在于其所要创造的社会和人类形态。可从集体主义角度来理解这种观念,强调社区或者社会的价值,而非个人的权利或福利,个体行为要符合整体社会形成的价值观。社群主义也可分为两种:普遍社群主义(universal communitarianism)和相对社群主义(relativist communitarianism)。

笔记

（一）普遍社群主义

这种观点认为存在普遍性的社会价值。在宗教层面，神论的宗教包括基督教和伊斯兰教，相信所有社会共用同样的社会道德。非宗教的，例如环境保护主义者和女权主义者也都强调所有社会要共同遵守的某种社会价值。儒家思想也属于这种普遍性的社群主义，从家庭到国家，个体要遵守符合社会整体价值的道德规范，最终形成一个对整体社会统治有利的等级秩序的社会，这在当时的历史时期是一种普世性的价值观，至今依然对东亚的很多国家产生影响。

（二）相对社群主义

相对社群主义认同每个社区可以有自己的道德规范和社会组织形式，道德规范是各个社区根据自己的处境所产生的，不能用普世的道德观念去评判特定社会的文化传统。

一些地区的习俗，如女性割除阴蒂，阿拉伯国家的"石刑"，中国古代社会的"浸猪笼"，这些习俗都是源自社区的整体价值，属于社群主义。相对社群主义者对这些社区价值表示尊重，强调任何社区价值都有其自身的形成根源，不能用自己的价值观去评判它们。这种价值观点存在的问题是，社区的边界怎么决定，很多种族或者少数民族都愿意脱离一个更大的社区规范，而创造单属于自己的社区价值，这就涉及一个社区的合理界限。

对于卫生保健系统，一些涉及健康的生活方式是从道德层面进行规定的，而不是为了追求健康这一目标。例如吸烟、吸毒在一些社会是受到道德谴责的，并非出于改善健康的目的。有的宗教反对流产；有的国家（例如奥地利）规定如果家庭不反对的话，死亡者就会成为器官捐献者；还有很多的社会试图通过信仰来祛除疾病，医疗指导规范能够对这些巫医适用吗？提出这些社区的价值观念，是希望强调在世界各国的卫生系统改革过程中，除了在"目的论"与"义务论"之间选择，或者在"功利主义"和"自由主义"之间选择外，要考虑各个国家所具有的传统社区价值。这些社区价值有时扮演较为重要的角色，这也是将社群主义在此讨论的初衷。

四、各国卫生保健系统与伦理价值观

目前在世界各国的卫生保健系统改革中，占主流的是平等自由主义，强调政府和社会在经济上提供保障，提供基本的卫生保健，保障健康权利的获得，重视公平与平等。这一伦理观念影响范围较广，多数国家秉持这一伦理观念，政府确保公民在公共卫生及基本医疗方面的可及性。

与之相抗争的另一方，则是强调市场配置资源的主观功利主义。这些伦理价值观念在各个国家都是同时存在的，只是受到政治、经济、文化环境的影响，最终表达出的决策有所差异。美国社会是各种伦理观念同时存在的典型代表，建立全民健康保险体系的议案多次提出，又多次被否定，政治力量的抗衡使得各种观念的对抗仍在进行中。中国作为大国，同样是多种伦理价值观并存，像美国一样，有"政府派"与"市场派"的纷争。

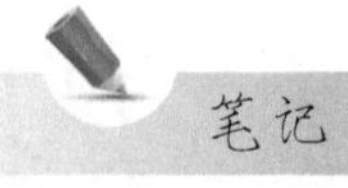

从目的论与义务论的角度来看，义务论是当今社会的主流发展方向。美国

是一个义务论占有绝对优势的国家，但偏偏美国卫生系统在发达国家中是一个另类，没有全民覆盖的社会医疗保险，相当比例的人没有医疗保险。这在强调健康权利的平等自由主义观念看来是无法接受的，这体现出持平等自由主义观念者又存在一些分歧。有部分观点认为，卫生保健并不属于保障选择权的基本权利，持这种观点的平等自由主义者，并不支持政府提供基本的卫生保健。

支持卫生保健作为基本权利者，有的认为应该免费提供全部的卫生保健，也有的认为只能保证最基本水平的卫生保健，另外有的则认为应该保证的是基本的健康水平。此外，选择什么样的最低健康水平，或者提供什么标准的最低卫生保健，也存在纷争，并受到政府经济承受能力的影响。

从各国卫生系统的发展来看，健康以及由健康派生出的卫生保健作为基本权利没有异议，所存在的差异在于对此项权利的理解不同，以及权利保障的程度不同。以美国为代表的卫生保健系统对于卫生保健权利的保障比较节制，仍然存在对贫困、老年等群体提供社会医疗保险；另一方是以英国代表的，对于卫生保健权利的保障则极大，全民免费医疗；其余的国家在卫生保健权利保障方面则介于美国与英国之间。当然对于一些经济不发达的国家，受限于经济发展水平，卫生保健权利保障的水平比美国还要低很多，但这些国家的卫生保健系统随着经济的发展、社会的进步，卫生保健系统也会逐步地得到发展。

第三节　伦理原则与卫生资源配置

伦理原则探求各种伦理观念在道德上的“共识”，任何一个社会都需要一种基本的道德共识才能维系，伦理原则就是那些具有共性的道德准则。前文提到的伦理价值观需要确定共性的伦理原则，并在各种伦理原则间找到平衡，每种伦理价值观对不同的伦理原则偏重不同。

伦理原则在卫生保健系统可用于微观层面的问题决策，例如流产、器官移植、安乐死等，用一个特殊的社会视角观察医生与患者之间的关系。另外，伦理原则也处理宏观资源分配方面的问题，这正是《国际卫生保健》教材关注的主要层面，这将引出正义和公平方面的问题。

一、主要伦理原则

下面是几种主要的伦理原则：

- 尊重自主权(respect for autonomy)
- 不伤害(nonmaleficence)
- 有利(beneficence)
- 正义(justice)
- 诚实(veracity)
- 保密(confidentiality)

在医学伦理学中经常使用伦理原则，较少提到某种伦理理论或者价值观，只有涉及宏观资源分配、卫生系统政策和改革时，伦理价值观的倾向才会显得特别

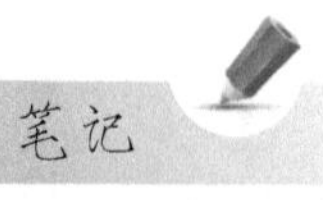

重要。在医学伦理学中主要论及医生与患者之间的伦理问题,其中不伤害原则和有利原则一直处于中心位置。随着社会的发展,尊重自主权原则和正义原则也越来越受到重视,其中正义原则在卫生保健资源配置及宏观政策方面较为重要。下面简要介绍几种伦理原则在卫生保健系统中的应用。

(一) 尊重自主权原则

尊重他人选择的自主权是最重要的伦理原则。在医疗领域包含医务人员要尊重病人及其做出的决定,宏观资源的配置同样要体现对他人自主选择权的尊重。

医生要帮助患者选择诊治方案,必须向患者提供正确、全面、易于理解的信息。当患者的自主选择有可能危及其生命时,医生要积极劝导患者做出最佳选择。当患者(或家属)的自主选择与他人或社会的利益发生冲突时,医生既要履行对他人、社会的责任,也要使患者的损失降低到最低限度。对于缺乏或丧失选择能力的患者,如婴幼儿和儿童患者、严重精神病和严重智力低下等患者,其自主选择权由家属或监护人代理。

在医学领域中,知情同意、知情拒绝、病情告知以及保密是对尊重自主权的有利保证。知情同意是一个在医生与病患(有时包括病患家属)之间相互沟通交换意见,协商的历程,有时包括耐心说服的过程。这个过程完成得好,能够维护病患的利益,尊重病患的自主权,同时也有利于医生履行他们的责任,促进医患关系。

(二) 不伤害原则

不伤害原则是指不能故意伤害责任,在医疗中是指在诊治过程中不使病人的身心受到损伤,是医务工作者应遵循的基本原则。如果诊治手段对病人是无益的、不必要的或者禁忌的,而有意或无意的强迫实施,使病人受到伤害,就违背了不伤害原则。

(三) 有利原则

道德要求不仅要尊重他人的自主权和限制对他人的伤害,更进一步还要对他人有利。有利原则与不伤害原则之间没有严格的界限,只是有利原则要求得更多,从积极的角度帮助他人。在医疗中有利原则是指医务人员的诊治行为以保护病人的利益、促进病人健康、增进其幸福为目的。医疗行为符合以下条件:病人的确患有疾病;医务人员的行动与解除病人的疾苦有关;医务人员的行动可能解除病人的疾苦;病人受益不会给别人带来太大的损害。

(四) 正义原则

在医患之间,正义原则是指医生对任何病患应该公平对待,不分性别、年龄、肤色、种族、身体状况、经济状况或地位高低,均平等重视每一个个体,不能歧视。古代大医家孙思邈说:“若有疾厄来求救者,不得问其贵贱贫富,长幼妍媸,怨亲善友,华夷愚智,普同一等,皆如至亲之想。”

在宏观卫生资源配置层面,正义原则是社会上的每一个人都具有平等合理享受卫生资源或享有公平分配的权利。在医疗实践中,公正不仅指形式上的公正,更强调公正的内容。如在卫生资源分配上,必须以每个人的实际需要、能力

笔记

和对社会的贡献为依据。

二、卫生资源配置与正义原则

在伦理原则中，正义原则对于卫生保健系统的形成影响最大，卫生保健与健康保险方面的不平等，以及快速增长的医疗费用引起各国卫生系统对于社会正义问题的讨论。卫生保健有一系列目标需要去平衡与和谐，例如对于卫生项目的自由选择权、卫生保健平等获得、健康促进、自由市场经济以及社会效率等，这些目标都需要考虑如何体现正义的原则。

资源分配到机构或某个团体包含三个层面。第一，社会将资源分配到各个大的类别，可以是教育，可以是福利，也可以是卫生保健等，每个类别保持一定的分配比例。第二，每个大类下的资源分布，卫生保健系统中诸如医院、卫生院、公共卫生机构等。第三，个体层面，宏观资源配置是针对一个群体下的所有个体，而不会满足每个人的特别“需要”。

下面从伦理角度对卫生保健系统中医疗卫生资源分配方面的相关问题进行讨论。

（一）公平的机会

这是一种社会分配的规则，试图减少或消除不公正的分配形式，公平机会规则强调没有人可以因不应得的个人特征优势获得社会利益，同样也没有人因为不应得的不利个人特征而被社会利益拒绝。虽然一些社会特征，如社会地位能够改变，但是种族、性别以及智商，这些特征是很难改变的。例如如果因为智力问题而使一些人分配到更少的资源是不公平的。如果不是个人责任获得的疾病，他们要获得与其他人相同的处置。也就是说，公平机会规则要求，如果人们在生命中的不利处境不是自己造成的，要给予他们公平的机会。这就要求，社会在卫生资源分配中，不能有性别、种族等方面的歧视。

（二）获得最基本卫生保健的权利

从公平的机会角度来看，社会制度的正义在于对机会缺乏的抵制，这些机会的缺少是由一些个人不能控制的，无法预知的不幸与厄运造成的。意外伤害、残疾和患病对个体功能良好运转产生不利影响。如果社会提供卫生保健资源给这些人，对抗不利影响，并恢复个体公平的获得机会的能力，正义就会得到伸张。一个社会强调公平的机会就不能推卸公平地分配卫生保健资源的责任，所有的公民有权利获得相关的卫生保健资源。

按照这一逻辑，那些严重的疾病与伤害，由于卫生保健费用无法控制，更加需要恢复公平的机会。鉴于卫生保健需要对公平的机会和身体功能有很强的影响，卫生保健的可及性缺乏管理就是不公正的。因此政府和社会有责任尽可能地为不同需要水平的人提供卫生保健。

反对的声音同样是存在的，这种强制性的资源分配，有可能干扰到其他人的权利，从折中的角度，保证最基本的卫生保健公平提供，更容易获得认同。

（三）按健康“需要”配置资源

卫生资源的配置，比较强调“需要”的概念，这是因为卫生保健产品与一般的

笔记

商品不同，牵涉到人的健康和生命，所以医生处置患者或者政府分配资源时都会触及“需要”的问题。“需要”反映的是人的健康状况，对于卫生保健的“需要”是由健康“需要”派生而来的。无论是否有支付能力，都将健康水平作为“需要”的依据来分配卫生保健资源。

对于卫生保健服务的“需要”属于确保享有“权利”的基本资源，这与前面讨论的“平等自由主义”观念相符，一种积极权利的态度，政府和社会要满足“基本需要”。这包含两层含义：首先，“基本需要”是指“一级必需品”，是那些维持人类生物层面的生存和目的，如空气、食物、温暖以及住所等。其次，“基本需要”也包括“二级必需品”，这是指确保一定的社会环境维持可以接受的生存，以便满足个体合理的目的，卫生保健和教育大体属于“二级必需品”，包含在“基本需要”的范畴，因此属于公平享有的范畴。

（四）“权利”与“特权”的争辩

“权利”与“特权”的争辩是对卫生资源分配方式的争论，如果享有卫生保健是“权利”，那么要按健康“需要”来分配卫生资源，或者政府保证基本的卫生保健提供。这是基于卫生保健是人类的基本需要，没有它人类无法维持正常的生存功能。前文自由主义伦理价值观的学习，将卫生保健视为“权利”似乎占有压倒性的优势。

“特权”在这里是指按照实际的购买力决定卫生资源的分配，如果想要获得医疗卫生服务，则必须靠自己赚钱来购买，也就是说富人可以获得更多的优质卫生资源，穷人只能按照的自己的支付能力选择卫生资源。

南京某三级医院的“奢华”建设，面临的就是这类问题的讨论。在这种观点下，卫生保健与其他商品没有什么不同，奢华的酒店和餐馆比比皆是，这些商品按照购买力分配，并未受到社会的评判。如果按照主观功利主义的观点，这种市场分配的结果，也将使社会的总效用达到最优。

如果享受高档的医疗卫生保健是有钱人的“特权”，那么南京某三级医院的发展无可厚非，但如果卫生保健是人人应该享有的“权利”，那么医院这种发展趋势则无法接受。折中来看，只有基本的卫生保健是“权利”，超过基本的卫生保健部分根据支付能力来分配，那么南京某三级医院的发展方向也是可以接受的。

案例3-1

南京某三级医院11亿元建新大楼引争议

2012年11月5日，地处南京闹市区的某医院新大楼全面投入使用，新大楼总投资11亿元，主体建筑由瑞士LEMEN建筑设计事务所设计，按照国际一流医院标准建设。作为当地一所集医疗、教学、科研为一体的综合性大型三级甲等医院，新大楼除了面积扩大、增添了现代化设备、人性化设施外，还有楼顶的停机坪、大厅内配备了价值700万元的钢琴、室内来回穿梭的电瓶车、即将开业的星巴克咖啡屋等，宛若五星级酒店。

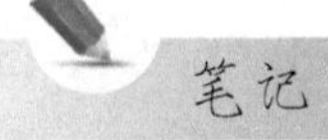
笔记

对于新大楼的“五星级”设计，引发了网友的热议：

“相较于外观设计，我关心的是收费和服务的态度。”

“通过钢琴音乐来缓解紧张，不如降低医药费来得实际。”

“收费低点是最好的心理按摩。”

“这医院平民百姓能看得起病吗？”

“豪华点没关系，只要不拒患者于千里之外，不将费用转嫁到患者身上就行。”

《人民日报》微博评论称，“作为公立医院，南京某三级医院是否有必要如此奢华？“高标准，是医院建设的方向，但公立不同于私立、豪华不等于奢华。”

三、伦理判断与选择

对于伦理理论及原则的选择，决策者可能会辨别哪种伦理理论是合适的。证明一种伦理价值观的正当性，存在多种方式。首先，古代社会依靠宗教信仰是较为常见的方式；其次，相信人类对于道德的直觉和感知能力，这是东西方传统社会道德规范的主要来源；第三种方法，强调逻辑和推理，道德要经过理性判断，而不是情感或直觉；第四，道德现实主义，相信道德真理是存在的，需要人类去发现，可以通过理解人性、分析人类需要和评估社会生活等途径发现道德真理（图3-1）。

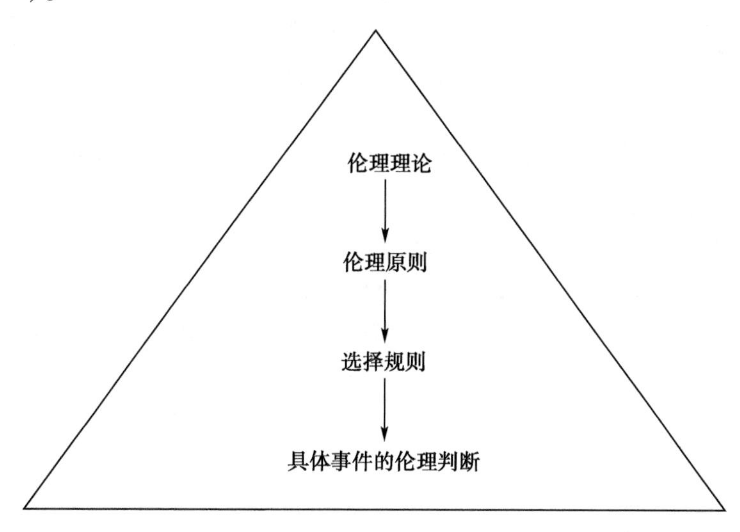

图3-1 伦理选择的四个层面

此外，还存在两种极端的看法。一种认为伦理不能通过任何方式证明是正当的；另一种则认为伦理是可以被人类创造的，什么样的形式都可能是正当的。

对于伦理原则的选择还可参考如下三个规则：第一，实质规则，例如病情告知、保密、隐私、知情同意等需要规定具体的行动细节，而不仅仅是抽象的原则。第二，授权规则，伦理决策授权于具体行动的人，例如专业授权、资源分配授权

笔记

等。第三,程序规则,即建立一定的选择程序,例如如果实质规则和授权规则不足以决定哪些病人获得稀缺的医疗资源,我们可以求助于程序规则,诸如先到先得、排队以及抽签等。

虽然存在多种不同的伦理价值观,但有时这些观念并不冲突,可以选择混合的伦理价值观,可以找到"目的论"与"义务论"的共同之处,例如功利主义者可以将尊重权利的观念引入,形成"权利限制的功利主义"。从伦理观念的选择到广泛接受是一个较长的过程,这期间会不断受到各种价值观的碰撞融合,产生具有各个社会自身特点的伦理观念。

本章小结

伦理价值观在卫生保健系统扮演非常重要的角色,因为这种"商品"能够影响到人的生存和发展,道德的评判在这个领域较为常见。

本章第一节介绍了两种主要的伦理体系——"目的论"和"义务论"。前者强调结果的"善",后者则强调行为的"正当性",这种分类有利于我们对社会中伦理问题的理解。在两种体系下,世界范围内又存在多种多样的伦理价值观,本章列举了功利主义、利己主义、至善论、康德主义、自由主义、社群主义等几种主要的伦理价值观。

本章第二节介绍了卫生系统改革中三种代表性的伦理价值观,功利主义、自由主义、社群主义,以主观功利主义为代表的"市场派"与以平等自由主义为代表的"政府派"成为卫生系统改革争议中最为主要的两方。各国的卫生系统改革会受到各国文化特点的影响,这就涉及社群主义的讨论,传统文化强势的国家,会更加强调公共道德和公共利益,而非个人的福利或权利的最大化。

在多种伦理价值观的背景下,哲学家试图找出各种观念在道德上的"共识",也就是伦理原则。本章第三节列举了几种主要的伦理原则,即不伤害原则、有利原则、尊重自主权原则、正义原则、诚实原则、保密原则。其中医学伦理中最重视前四种伦理原则,而正义原则又是卫生保健资源分配中影响最大的原则。伦理价值观的多样性,也使得道德的选择变成比较难的事情,各国政府、专家经常会在伦理问题上陷入选择上的困境。

关键术语

目的论(teleological theories)
结果论(consequentialism)
义务论、道义论(deontological theories)
功利主义(utilitarianism)
自由主义(liberalism)
平等自由主义(egalitarian liberals)
社群主义(communitarianism)
尊重自主权(respect for autonomy)
不伤害(nonmaleficence)
有利(beneficence)
正义(justice)

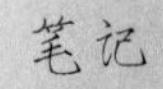
笔记

讨论题

文中提到卫生资源分配的“权利”与“特权”的争辩，请讨论代表性国家(例如中国、美国、英国的卫生保健系统)在分配卫生资源时，对于“权利”和“特权”的偏重，以及变化情况。

思考题

1. 功利主义内涵和分类是怎样的?

2. 平等自由主义强调的“积极权利”是否应该包括卫生保健？请说出支持或反对的理由。

(黄成礼)

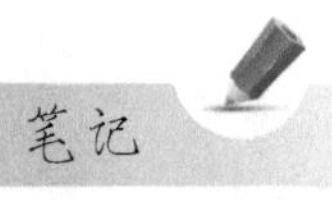

第四章

卫生保健系统与政治环境

学习目标

通过本章的学习，你应该能够：

掌握：政治在卫生保健系统中的作用，利益相关者分析方法。

熟悉：卫生保健系统的政治环境及政治环境对卫生政策过程的影响。

了解：卫生保健系统的利益相关者及其政治博弈。

章前案例

文森特·纳瓦罗(Vicente Navarro)是约翰·霍普金斯大学布卢姆博格公共卫生学院的教授和普姆蓓·费布拉大学(Pompeii Fabra University)政治社会科学的教授，并兼任《国际健康服务》杂志主编。在约翰·霍普金斯大学医学院2003级毕业典礼的演讲中，他指出："不平等就是不健康"，其原因除了不平等的加剧通常会伴随着贫困的加剧(它仅是部分正确的)外，更在于不平等本身就会产生这样的消极影响，即社会群体和个体间的差距以及这种差距导致的社会凝聚力不足，会对人们的健康和生活质量造成不利的影响。例如最高和最低阶层(企业家阶层和长期失业阶层)之间预期寿命的差距是10年，欧盟的平均差距是7年，美国的差距则是14年。

为什么会有这样的预期寿命差距呢？人们已经进行了大量的研究，试图对这个问题予以回答。我们有充足的理由给出如下解释：社会差距、人们如何看待这种差距以及由此带来的社会凝聚力的缺乏是产生此问题的根源所在。美国的穷人要比加纳的中产阶层更困难。美国穷人生存状况的悲惨，主要不在于物质资源的匮乏，而是其与社会其他阶层之间的社会差距。那些将自己看作主流社会之外者的挫折感，是疾病发生的根源之一。

尽管在一段时期里社会差距有损于人的健康众所周知，但忽视影响健康的社会政治因素并没有因此而得到改观。在欧洲和北美，公共卫生和卫生政策研究文献中令人惊讶的一个现象是：关于健康的经济、社会和文化因素的文献很多，但很少有文献是关于卫生保健的政治因素的。

从1989年开始，纳瓦罗就政治对卫生保健政策影响做了许多有价值的研究。研究表明，政治因素对健康结果影响的证据是强有力的，如在欧洲，承诺调整政策的政党比那些不承诺的政党在提高人群健康方面做得更成功。但

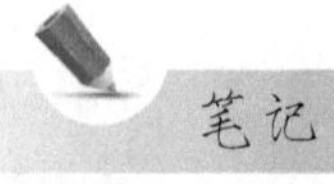

很少有明显的证据是关于政治力量对缩小健康不平等的影响的。有意义的研究正在进行,尤其是在《国际卫生服务》杂志上。这些研究开拓了新的领域,而且这些领域确实需要研究。卫生保健系统应该关注政治,研究民主社会的国家和政府并研究它们是如何做自己本该做的事情的。

第一节 卫生保健系统的政治环境

近几十年来,许多国家都在进行卫生保健系统改革,但成功的改革却很少见。卫生保健系统改革成为世界性的难题。1993年,克林顿在美国历史上少有的良好政治环境下启动卫生保健系统改革,而且他本人对卫生改革比其之前的任何一位总统都更具有热情和决心,结果也遭到失败。哈佛大学莱克教授认为,克林顿的失败是由于他忽视了卫生改革的政治性。奥巴马医改虽然取得了积极的进展,但其医改政策实施的政治环境错综复杂,医改若要见成效,势必任重道远。

可见,政治环境(political environment)对于卫生保健系统发展与改革具有十分重要的影响。政治环境提供给人们以现存的活动场所——即改革者必须在其中展开政策活动的具体"场域"。然而,在欧洲和北美,公共卫生政策研究文献中令人惊讶的一个现象是:关于政治因素、政治环境对卫生政策和健康绩效影响的研究较为罕见。人们在相关文献中发现,关于健康的经济、社会和文化因素的文献有很多,但很少有文献是关于卫生保健系统的政治因素的。有关于卫生保健系统改革的解释很少,甚至根本不谈政治环境问题,它们几乎将所有的注意力都集中于改革工具本身的特性——全面质量管理、以结果为导向的预算、业绩合同,等等。事实上,这些只是卫生保健系统的一些干扰因素,而这些干扰因素发生作用的环境变量却很少受到重视。然而,行政管理研究中大量的证据表明,特定"场域"和"实施习惯"会使得特定管理改革产生的效果产生很大的不同。因此,应重视卫生保健系统的政治性,关注特定卫生保健系统所处的政治环境。

一、政治环境

广义的政治环境,指一个国家或地区的意识形态或统治集团价值取向的统称,包括政治制度、政治体制、方针政策、法律法规等方面。而狭义的政治环境是指特定政治主体存在和从事政治生活所面对的各种现象和条件的总和,可相对地划分为政治体系内环境(包括政治资源、政治模式、政治局势等)和政治体系外环境(包括自然环境、社会环境和国际环境等)。

政治环境概念所关涉的中心事物应定位于政治主体现象。因此,政治环境实际上是特定政治主体从事政治生活所面对的各种现象和条件的总和,是为政治主体提供生存和发展的空间以及其中可以直接或间接影响政治主体活动的各种自然因素和社会因素的总体。但也有学者认为,政治系统主要指国家这一特

笔记

殊的政治实体。国家内部按照特定的体制、结构、功能和运行机制结成一个整体,是一个复杂的网络系统。凡是影响和作用于政治系统的背景和事物,都是政治环境的构成要素,主要有经济、地理、文化、民族、利益集团、宗教,等等。在政治环境诸要素中,经济是对政治系统产生决定性影响的要素。一个国家的经济状况和经济关系,不仅决定着国家政权的状况和性质,而且直接影响到统治阶级政治决策的整个过程以及国家政权的结构和实际运行。

总之,政治环境是指某一特定系统所处的,并对该系统产生重大影响作用的背景和周围事物的总和,是为政治主体提供生存发展和博弈空间,可以直接或间接影响政治主体活动成效的各种自然因素和社会因素的综合体。

二、政治环境对卫生保健系统的影响

社会医学的创始人鲁道夫·魏尔啸指出:"医学是一门社会科学,而政治只不过是大众的或更高层次的医学。"可见,政治、政治环境与卫生保健系统的关系是十分密切的。政治环境对卫生保健系统发展与改革的影响主要表现在以下几点。

第一,政治环境是卫生保健系统存在的基础。卫生保健系统不可能从社会大系统中分离出来,它只有在与一定的环境相互作用下,才能发挥出自身的功能。环境是卫生保健系统活动的条件与客观依据,它们对卫生保健系统的存在、发展与改革有着巨大的影响。但是,卫生保健系统绝不是环境的附属物,它会依据自身运行的规律来选择其结构和运行方式,以适应环境并对环境产生反作用。卫生保健系统作为开放系统,一直处在与其环境的相互作用之中并达到一种动态的平衡。在这种稳定的状态下,系统与环境保持着正常的交换。系统只有在连续不断地接受环境足够的资源投入,及时地加以转换,并将转换的产品再供给环境,系统地循环才能持续运行。卫生保健系统的运行亦是如此。

第二,政治环境能促进卫生保健系统结构和功能的优化。实现卫生保健系统结构和功能的优化,既是卫生事业良性运行与协调发展的标志,又是卫生事业发展的基本目标。这一点能否实现,在很大程度上依赖于政治环境的优劣。卫生主体正是通过主观能动性的发挥,在与周围环境不断进行物质、能量和信息的交换中求得生存和发展的。卫生保健系统根据环境的需要并适应环境的变化而调整其组织结构、组织形式和组织行为。卫生保健系统的功能则更为直接地表现着卫生保健主体与环境相互作用的能力、功效与适应性。因此,制定和实施卫生保健系统的功能目标,必须适应政治环境向卫生保健系统提出的各种要求和提供的各种条件,既要认清现实政治环境提出的各种要素的性质和轻重缓急,又要科学地预测政治环境的未来发展要求和特点;既要反映客观政治环境提供的可能条件,又要反映卫生保健主体对政治环境的积极控制与改造的能动性。可见,只有使卫生保健系统与政治环境协调适应,才能实现卫生保健系统结构和功能的优化。

第三,政治环境为卫生保健系统中心工作和主要任务的解决提供了条件。政治环境要素是广泛而多样的,对卫生保健系统的作用也是普遍而复杂的。因此,认识政治环境首先必须坚持全面的观点,充分把握各环境要素的属性及其发

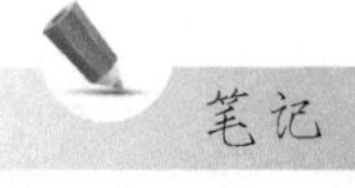

生作用的特点，并充分估计每一种环境要素的变化可能给卫生保健系统带来的影响。但同时对各种环境要素的作用和影响又不能等量齐观。各环境要素对卫生保健系统的作用和影响不可能是完全相同的，其中必然有直接与间接、主要和次要之分；并且这种作用关系也不可能是一成不变的，在卫生保健系统发展的不同阶段，必然有不同的环境要素在发挥主要的作用。这就要求我们在众多的环境要素中，既要搞清卫生保健系统所面对的主要有利条件，又要搞清卫生保健系统所面临的主要环境威胁，区分轻重缓急，重视当务之急。这是确定卫生保健系统的工作重心与主要任务，并制定相应对策措施的基本依据。

第四，政治环境对维持卫生保健系统的稳定与可持续发展有重要作用。卫生保健系统的稳定持续发展，除了取决于卫生保健主体的性质和卫生系统内部矛盾运动的整体状况外，还受制于卫生保健系统与政治环境关系的协调状况和程度。不同时代卫生保健系统的发展，有着不同的状态和特点。由于时局发展变化，政治环境定会有所不同；同一时代的不同国家，卫生保健系统的发展状态也各有特色。这都是由于不同的政治环境造成的。对于一个国家来说，政治环境是基本的国情因素，也是国家政治发展道路选择以及政策选择的基本出发点。各国政治发展的历史表明，只有确立与本国国情和客观环境相适应的政治发展路线、方针和政策，才可能获得相对稳定的政治局面。如果政治发展方向和政策措施脱离了基本国情或违背了客观环境的要求，那么任何社会政治系统都无法保持长期的持续稳定发展。

总之，卫生保健系统必须根据政治环境的发展变化，不断地进行相应的卫生改革，使卫生保健系统能始终很好地适应特定的政治环境。这是卫生保健系统保持稳定和实现持续发展的根本保证。

知识链接

鲁道夫·魏尔啸(Rudolf L. K. Virchow，1821～1902年)，德国病理学家，政治家和社会改革家，出身于一个中产阶级医生家庭，以多项科学发现而闻名，被尊为“细胞病理学之父”。他毕生关注大众健康和公共卫生事业，是致力于改善公民卫生水平的政治家。他倡导医学教育改革，把政治改革的思想与医学改革相结合，积极从事政治活动，被认为是“社会医学”的创始人。医学人类学学会颁发一个以其名字命名的年度奖，即“魏尔啸奖”。他说，医生是穷人的天然代言人，社会问题应主要由他们去解决。其名言是：Medicine is a social science and politics nothing but medicine on a grand scale.（医学是一门社会科学，而政治只不过是大众的或更高层次的医学。）

第二节　卫生保健系统利益相关者政治博弈

在任何国家，卫生保健系统都涉及从公司雇主、保险公司、纳税人、家庭、个人到医疗卫生服务提供者等大量行动者之间的资源再分配问题，而卫生保健系

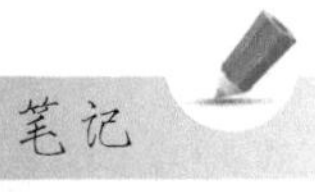

统涉及的再分配及其之间的利益关系是如此复杂,以至于其产生的利益博弈在所难免。英国思想家霍布斯指出:“在所有的推论中,把行为者的情形说明得最清楚的莫过于行为的利益。”马克思主义也认为,利益关系是人们的一种基本关系,也是人类社会最为敏感的一种关系。马克思明确指出:人们奋斗所争取的一切,都同他们的利益有关。他认为:正确理解的个人利益,是整个道德的基础,并形象地说:“‘思想’一旦离开‘利益’,就一定会使自己出丑。”(《马克思恩格斯全集》第2卷,103页)。卫生保健系统的发展与改革关系到每一个人的切身利益。因此,理解卫生保健系统,需要掌握利益相关者理论及利益相关者分析(stakeholder analysis)方法,了解卫生保健系统利益相关者的政治博弈过程。

一、卫生保健系统利益相关者

根据利益相关者的定义,我们可以把卫生保健系统中的利益相关者定义为那些在卫生保健系统中有既定利益的个人或团体。这些利益相关者或利益团体通常可分为以下几类:

生产群体:医生、护士及卫生部门其他员工和协会,国内、国际医药公司和医疗设备制造商,等等。

消费群体:以治疗疾病为目的的本地及周边消费者,包括妇女、儿童、老年群体以及退休人员和军人等参保群体及其他人员。

经济群体:与健康、保险有关的商业,受卫生政策影响的工业(如烟叶种植者和药物经销商等),以及获得或失去工作的工人。

意识形态群体:政党,改革组织,意识形态宣传者(如环境学家、反对流产活动家等)。

卫生发展小组:多边发展银行,双边合作机构,国际卫生组织和非国际性发展机构,等等。

除了卫生部门外,以下政府部门在卫生保健系统改革争论和决定中常起重要作用。

财政部门:特别是在卫生保健系统改革涉及卫生服务筹资变化时,或卫生部门的预算发生变化时。

社会安全部门:特别是卫生提议涉及健康保护供求变化和政府卫生设施的重新组织时。

经济或计划部门:当卫生保健系统改革提议涉及总体经济增长的计算,或是关于欠款的宽容决定时。

本地或地区政府部门:如卫生保健系统改革提议涉及分权时。

教育部门:关于学校卫生政策或是影响医科院校的政策。

农业、贸易和工业部门:关于酒精、烟叶、医药或医疗设备的政策,等等。

由上可见,卫生保健系统具有如此众多、涉及面如此广的不同利益相关者,涵盖了政府、市场、社会等诸多领域和部门。要提高卫生保健系统绩效,就必须处理好卫生保健系统内不同利益相关者之间的复杂关系,了解不同利益相关者之间的政治博弈过程。

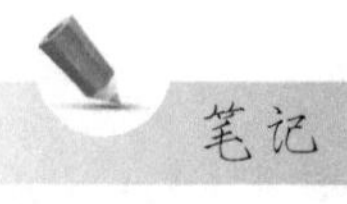

二、卫生保健系统利益相关者的政治博弈

卫生保健系统利益相关者如此众多，其相互之间的政治博弈非常复杂，直接影响卫生保健系统的绩效。政治博弈是理性主体在政治环境的互动中如何做出选择的过程，它有两个基于理性选择理论的基本假设：一是政治活动参与者，即博弈主体是“理性”的，各利益主体总是在特定政治制度环境下追求自身利益最大化，这就是“理性人”假设。该假设源自经济学中对经济当事人的假定，它是现代经济学分析的基石。二是政治博弈参与者的行动不仅受到自己偏好等因素的影响，还受到其他参与人行为的影响。政治博弈包含如下几个要素：政治博弈的参与者；战略集合，即可供政治博弈参与者选择的全部战略的集合；收益或支付，即在一个战略组合下参与者得到的效用，或参与者的期望效用函数。

在认识卫生保健系统政治博弈的参与者、政治环境、过程以及结果时，必须注意其政治博弈均衡地解读，只能从其实际的博弈过程中寻求，而且人性与个性是解读其奥秘的关键。因此，在卫生保健系统政策过程中，要注重政治博弈模型与现实政治科学研究的对应关系。而如何改善卫生保健系统的政治博弈，则应结合卫生保健系统改革发展的实际，以及博弈论和政治科学研究的需要进行探索。

在实际的卫生政策过程中，一些利益集团，如医师协会、医疗保险公司和药厂等博弈主体可能采取多种手段扰乱对手做出合理的策略，以达到自己的目的。例如日本医师会虽然只是一个规模较小的利益集团，但它却能利用其完善的组织机构、充足的政治资金对政治环境和政治过程施加影响，而且因其拥有专业知识，在医疗保健政策制定上具有强大的影响力。由于医师具有须臾不可缺少的职业特点，日本医师会利用“一齐休诊”或“退出医疗保险”等极端做法迫使政府对其作出让步。1971 年，日本医师会反对政府医疗保健政策的举措就取得了成功。当时，日本医师会以退出医疗保险，并拒绝为参加医疗保险患者诊断的方式，迫使佐藤政权接受了医师会提出的医疗保险制度改革方案。

总之，由于政治博弈广泛存在于卫生保健系统政策改革过程中，并极大地影响实际的卫生改革过程。对卫生保健系统政策过程中政治博弈的研究需要更多专家、学者的加入，从而拓展其理论与实践价值。而进行卫生保健系统利益相关者分析，通过系统地收集和分析大量的相关信息，分析卫生政策利益相关者的知识、利益、权力、立场、潜在联盟等可能影响卫生政策过程的特征和能力，以了解卫生保健系统的政治环境并制定适宜、可行的卫生政策，保证其顺利实施，并获得良好的健康绩效，是进行卫生保健系统改革的现实需要。

三、卫生保健系统利益相关者分析

卫生保健系统利益相关者对卫生政策过程有着不可忽视的影响，因为不同利益相关者对卫生保健系统有着不同的权力和利益要求。因此，对于卫生管理者来说，要处理好与各种利益相关者的关系，就要识别和评价不同利益相关者在卫生改革中的利益和权力，判断特定政治环境中那些最可能被动员、影响政策争论权利平衡的群体并制定相关管理策略。这就需要在卫生政策过程中注重进行

笔记

科学的利益相关者分析。卫生保健系统利益相关者分析可以为驾驭卫生政策的政治复杂性提供非常实用的思路与分析手段。它一般通过七个步骤进行分析：

第一步——计划分析的过程。首先要决定分析的目的，确定结果的用途。利益相关者分析产生的信息可用于为其他分析（如策略计划、制度评估等）提供原始数据；制订行动计划以提高对卫生改革的政策支持；指导共建民主，建立一致意见的进程。其次要确立和训练工作组。工作组由来自不同利益群体的2～4人组成，有面谈经验，经培训后可以无偏见地收集和准确地分析利益相关者的信息。最后，工作组应该确定进行利益相关者分析的程序，建立工作日程。

第二步——选择和确定卫生政策。所选择和确定的卫生政策应该是明确的、可以定义的，应简明扼要；有关政策的争议应该具有社会性和开明性；政策应对当前改革的效果足够重要和关键；政策应为我们下一步分析结果的行为和贯彻所需要的资源提供正当理由。

第三步——识别关键利益相关者。工作组在编辑和检查已有信息的基础上制定一个包含所有可能的利益相关者列表，包括卫生领域内外受政策影响的行为者。利用专家咨询提供的信息，优先制定仅包含那些在卫生政策中有直接利益或能影响政策执行的关键利益相关者列表，间接影响或是无能力影响政策的行为者不予包括。

第四步——采用利益相关者分析方法。工作组需要了解关键利益相关者的特征，如职位、组织、知识、资源、联盟、立场、权力、领导力等。这就需要在确定关键利益相关者相关特征后制定访谈问卷和参考表，在采访后准确地收集和记录信息，并录入利益相关者表格中。

第五步——分析利益相关者表格。分析应关注信息的比较和建立关于利益相关者知识、利益、立场和联盟等特征的评价结论。使用“政治构图技术”将各种利益相关者的有关数据在一个方位图中显示出来。如对于立场，从“最支持者”到“最反对者”加以排列，可以清楚地看出每个利益相关者的立场、数量和关系。接着，分析该政策对他们可能带来的利益影响和各利益相关者之间的关系或联系，评价该政策的政治可行性，潜在支持者和反对者的数量及原因，面临什么机遇和挑战等。

第六步——利用分析结果确定策略。根据利益相关者表格中信息分析的结果，设计出提高卫生政策可行性的实施策略，以增加支持的利益相关者的数量，减少或转化反对立场的利益相关者，针对不同利益相关者的不同利益采取不同的行动战略，以获得一致意见，推动卫生政策改革的有效进行。

第七步——评价策略。分析评价这些政治或行动策略的实施对关键利益相关者的权力、立场、支持者、反对者数量可能产生的影响，主要利益相关者的权力、立场、支持者、反对者的数量是影响卫生改革政策效果的主要因素，把目前的重要利益相关者立场图和可行性图与将来的主要利益相关者立场图和可行性图等进行比较，以显示这些策略对主要利益相关者的权力、立场支持与反对者各方面的数量的影响程度与变化情况，并就其结果与所预测的结果进行比较，采取有针对性的管理对策。

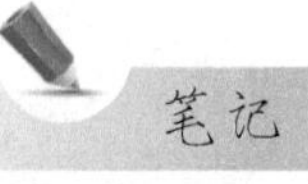
笔记

总之，卫生政策改革过程是特定政治环境中多种利益相关者利益相互冲突、协调、磨合的政治博弈过程，利益相关者分析作为一种政策分析方法已经在企业管理及国外卫生政策改革过程中广泛应用并取得显著成效，它是管理卫生保健系统政策过程复杂性的有用工具。

案例4-1

2013年1月6日，美国12所著名公共卫生学院院长联名致信奥巴马总统，抗议美国假借推广疫苗协助追踪本·拉登之事。据称，在追踪本·拉登藏身地的过程中，美国中央情报局曾雇佣一位名叫沙基勒·阿夫里迪的巴基斯坦医生走街串巷为孩子接种疫苗，同时取回血液以分析其家庭成员的脱氧核糖核酸(DNA)。这一计谋似乎并没有在追踪本·拉登藏身地过程中取得成效，因为阿夫里迪小组被撵出了院门。然而，在去年6月一次60分钟的访谈节目中，美国国防部长利昂·帕内塔说，阿夫里迪对美国找到本·拉登是有帮助的。2012年5月，阿夫里迪因叛国罪被判处33年监禁。

这一事件是巴基斯坦将国际援助机构“拯救儿童”组织的外国工作人员驱逐出境的主要原因，从而使该组织过去30多年所建立的健康和发展服务网络陷入困境。12月，8名小儿麻痹症疫苗接种人员在一系列蓄意安排的袭击中被杀，联合国被迫终止了在巴基斯坦消灭小儿麻痹症的工作。几十年来，在主要由美国政府资助、近年由比尔及梅林达·盖茨基金会资助的全球公共卫生行动中，小儿麻痹症除了在阿富汗、尼日利亚和巴基斯坦三个国家外已被消灭。这一巨大的卫生成就将由于美国假借推广疫苗协助追踪本·拉登的行动而变得难以实现。

公共卫生学院院长们要求奥巴马总统作出承诺，阻止美国将军事或情报活动假扮为公共卫生活动。他们指出：“国际公共卫生工作致力于和平，是我们过去、现在和未来公共卫生专业的学生们实现人生目标和服务使命最具建设性的方式之一。请禁止因政治和(或)安全利益而使社会公益之路被迫关闭，政治和(或)安全利益会忽视无意、负面的公共卫生影响，这一点我们在巴基斯坦得以见证。”

虽然美国一些决策者认为眼前的国家安全比长远的全球公共卫生努力更为重要，但美国中央情报局在巴基斯坦假借推广疫苗事件所带来的危害，可能会对国家安全产生长期而深远的影响。如果每一位拿着注射器的援助工作者都被怀疑为间谍，世界上许多社区、家庭与孩子将不再享有许多有效疫苗的保护。如果公共卫生的中立性受到损害，世界将会有更多的暴力，也将更不健康。因此，改善政治对公共卫生的促进作用、避免政治对公共卫生的负面影响，对卫生保健系统正常运作至关重要。另外，对于卫生工作者，特别是那些在冲突不断的政治环境中工作的卫生工作者来说，坚守人道主义中立性的誓言也是非常重要的。

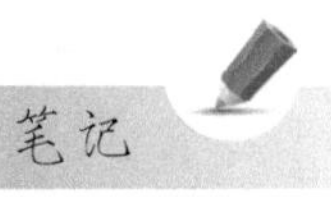
笔记

第三节 政治环境与卫生政策过程

卫生政策是公共政策的一个组成部分。对公共政策过程的研究，需要建立在对国家权力的性质及相关政治环境进行深入分析的基础上。而要了解哪一种政策过程能够有效地运作并取得实效，其前提是要了解具体的政治环境中哪些政策利益相关者在支配着实际的政策过程。因此，政治环境对卫生政策过程产生十分重要的影响作用。

一、政治环境与卫生政策的关系

政治环境与卫生政策的密切联系，是由于政治与医疗卫生密切相关。早在古代，政治与医疗卫生之间的关系就较为密切。柏拉图将国家、健康、战争、疾病联系在一起。亚里士多德祖辈和父亲皆为医生，他本人也爱好生物学和医学。他认为，人天生就是政治动物，并首创"政治学"学科，将政治与医学的关系明朗化。但随后，西方进入中世纪，人的身体意识发生了转向，心灵的救赎几乎完全取代了身体的医治，彼岸世界成为人们普遍的追求，政治与医学双双让位于宗教，二者之间的关系日渐疏远，医学可以说背叛了政治，投向了宗教的怀抱，实现了与宗教的联姻。到了培根时代，政治与医疗卫生之间的关系有些升温。在霍布斯那里，政治与医学之间的关系变得亲密无间。医术颇为高明的洛克不仅重视人的健康和国家的健康，更重视国家对人的生命健康的保护。此后，政治与卫生医疗逐渐走向融合。

J. P. 弗兰克(1745～1821 年)等创立的近代公共卫生体系实现了政治与医学之间的融合，公共卫生成为两者之间的桥梁和纽带。弗兰克提出建立一种以政治、法律协助促进公共卫生管理及福利制度的主张。随着 19 世纪上半叶欧洲政治和社会的进步，城市化和工业化进程的发展，传染病和职业病成为新的重大现实问题，人口流动使疾病得以播散，1830 年那场遍及欧洲的可怕的霍乱流行，促使人们更加关注公共卫生。1848 年，英国议会成立中央公共卫生机构，律师查德威克(1800～1890 年)是公共卫生发展中的关键人物。此后，美、法、德等国家都效仿英国成功的办法，制定有关法规，在公共卫生领域实施政府管理。政治医学和社会医学的出现成为 19 世纪医学史上最有特性的事件之一。19 世纪末和 20 世纪初，德国首创社会保障和医疗保险，以德国著名病理学家鲁道夫·魏尔啸为首的医学家和社会改革家发起了一场社会卫生改革运动，提出了"政治之卫生化、医学之社会化"的口号，使政治与医学之间实现了再次"联姻"。

法国思想家福柯认为，现代医学具有明显的政治性质。现代国家的医疗卫生制度，是现代政治的一个重要方面。当今时代，政治与卫生医疗的关系越来越密切，"在政治意识形态要求和医学技术要求之间存在着一种有着深刻根源的自发的重合现象。医生和政治家卷入同一运动，虽然基于不同的理由，却往往使用相似的语言，要求克服建构这种新空间的各种障碍。"由此，医疗卫生在现代社会行政管理和权力机器运作系统中占据越来越重要的地位。

笔记

现代风险社会,健康成为一个主要价值,甚至成了人们生活的唯一保障,从而获得了一种“先验的重要性:没有了健康,一切都失去了价值”。大多数人为了“健康”这个有魔力的词而“自愿屈服”,“健康给自愿抹了润滑油,使其顺从于‘必需性’”。今天,人们通过各种保险和社会卫生政策来保护自己的健康,医学由此成了“亚政治”,卫生政治学由此应运而生。

世界卫生组织总干事陈冯富珍指出:“现在全世界都在医改”。但医改是一道公认的世界性难题。医改之难,难在政治。卫生政治学应在克服这一难题中有所作为。全球化时代,卫生问题越发具有国际性。面对传染病的风险与生物武器的威胁,任何一个国家都不可能独善其身。传染病来袭时,相互防范、指责、推脱责任是无济于事的;蛊惑人心、趁火打劫、滥制疫苗等行为更是极不人道的;企图依靠诸如发布旅游警告、限制人口流动之类的措施,是不可能从根本上解决问题的。重要的是必须营造一个良好的政治环境,使全球卫生问题逐步得以有效解决。

从国际政治环境的视角探求医改难题的解决之道,要求国际社会像对待气候问题一样统筹考虑全球医疗卫生问题,加强全球卫生合作。我们既需要气候政治,更需要卫生政治,二者密切相关,而且就对人的重要性而言,后者远大于前者。在卫生问题上,西方发达国家必须承担起帮助发展中国家的政治责任,而不是极力推销自己的高精尖医疗技术设备和昂贵的药品。从国家政治环境层面探求医改难题的解决之道,一方面要求各国政府加强全球卫生合作,加强对医疗卫生工作的组织领导;另一方面要求各级政府及其相关部门支持、配合医改,推进地方社区政府与人民协同治理。总之,医改难题的解决,需要全球治理与社区自治的协同,需要创造良好的政治环境,以保证卫生政策过程顺利推进。

二、卫生政策过程的政治分析

政策是社会公共部门为了实现和维护公共利益所制定的行动方案或行为规范。它具有如下特点:一是具有权威性和政治倾向性。二是针对公共事务,与公众利益有关,而不是针对一般的私人事务。

关于政策过程,一些主要的理论解释模式已经产生并被广泛运用,如金登(Kingdon)的多源流模型解释了在模糊性条件下政策是如何制定的。金登的早期模型假设整个政策系统只存在三种源流,即问题源流、政策源流和政治源流。其中,政治源流包括三个因素:国民情绪、压力集团的行为和行政立法或立法上的换届。另外,萨巴蒂尔(Sabatier)的倡导联盟模型吸收了多源流模型中的许多解释变量,且对其进行了改进,不仅使其更加清晰地将多源流、框架流的问题界定与政策工具的选择(政策流),以及利益集团的倡导竞争性政治游说活动(政治流)更加紧密地结合起来,以反映这些复杂源流因素是如何内在地互动,以推动政策过程的发展,而且还突出了政策子系统模型中政治企业家的信念系统和政策学习机制的作用。这两个核心概念的引入显著地增强了该模型的理论解释力。但相对于多源流模型而言,倡导联盟模型也存在明显的缺陷,其过于突出政策子系统利益集团的作用,而实际上并不是所有的政策子目标或价值都是与利

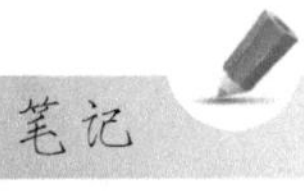

益集团的动机或倡导相对应的。实际上,一些重要的政策子目标或价值是由政策决策层的党派与政治家的意识形态等因素直接界定的。与之相关,倡导联盟模型对于政策决策系统的不同党派斗争、选举及其相关政策表决的投票机制却关注不够。

基于政策基本含义和政策过程的相关理论模型,卫生政策过程包括以下几个步骤:

(一) 卫生政策问题确认

卫生政策问题确认是卫生政策过程的第一步,其基本目的是明确在特定的卫生保健系统内一是究竟存在多少问题;二是问题的优先排序如何;三是进入卫生政策议程的可行性,等等。

(二) 卫生政策问题根源分析

依据卫生保健系统宏观模型思路,应用层次分析等方法,逻辑推论卫生政策问题主要障碍的根源、直接和间接影响因素,明确其影响强度;明确"障碍-直接影响因素-间接影响因素-根源"之间的作用关系,总结障碍形成的作用机制,建立相应的模型,并研制和确定模型所涉及因素的定量关系。依据相关研究结果,运用文献归纳法,针对性分析和客观估价研究对建立模型中各模块和模型总体思路的认识程度。通过对卫生服务组织、提供、支付和消费四方的意向性调查,论证模型的可接受程度;在精选研究数据基础上,检验、评价、分析、模拟、完善和预测定性模型思路,测量和揭示主要障碍的严重程度和社会影响、责任归因。同时,验证模型的科学性、合理性、可行性和可操作性。

(三) 卫生政策方案研制

针对根源分析,推导消除障碍的"治本"政策思路,针对影响因素推论"治标"的卫生政策思路;综合根源、影响因素和作用机制,研制"标本兼治"的卫生政策思路。对所研制的卫生政策思路进行文献、意向、客观数据模拟等定性和定量论证。卫生政策制定者和研究者共同研究和制定相应的卫生政策方案、实施细则、措施和管理模式。其基本方法为:依据战略定位、目标、主要障碍、政策思路和约束条件的研究结果,研制卫生政策方案的概略模型,确定方案的高限和低限目标,为方案研制提供科学依据。依据目标的可考核指标,形成卫生政策目标的指标体系和量化的政策目标。分析和研制达成各指标的方法或措施,并加以有机组合,形成能够实现政策目标的卫生政策方案。

(四) 卫生政策可行性论证

依据具体的卫生政策方案要求,结合对政策各利益相关者分析的结果,形成政策实施与管理运行机制、组织结构,制定监控和奖惩机制及配套的管理模式。通过对样本地区(农村和城市)卫生服务组织、提供、支付和消费四方的意向性调查和专家咨询,论证卫生政策方案的可接受程度,重点对方案从社会、政治、技术和经济等方面进行可行性论证。必要时,可进行卫生政策方案实施前的试点工作,以验证卫生政策方案的可行性。

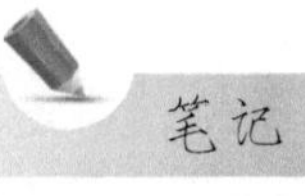

(五) 卫生政策实施

首先,明确特定卫生政策的目标、子目标、政策措施、实施对象、范围、资源;

明确卫生政策问题、问题的根源机制以及政策目标在政策问题根源机制中所针对的影响因素。第二，在明确卫生政策内涵基础上，搜索界定政策执行过程中的相关利益者；分析和明确各利益相关者行为的影响因素；综合影响利益相关者行为的影响因素，预测调查论证卫生政策执行过程中潜在的动力阻力的性质及大小，为卫生政策执行中的宣传动员确定重点和方法。第三，根据卫生政策内涵和动力阻力分析结果，针对实现特定卫生政策措施中所包含的动力阻力因素，设计选择相应的执行策略，综合落实各个政策措施的执行策略，形成实现政策目标的执行策略。根据政策执行策略的目标，形成达成政策执行策略的措施，这些措施又构成次一级的目标，以建立政策执行计划中的目标体系，设计实现各子目标的措施和方法，明确各项工作相互之间的逻辑关系，确定各项执行工作同时间、资源等要素之间的关系，形成具体的政策执行方案。第四，依据卫生政策实施工作同资源之间的依赖关系，确定所需卫生资源的种类及数量和渠道，筹集所需资源；根据实施方案将实施工作和执行资源分配给执行人员。第五，依据卫生政策实施方案领导推动各项工作开展，协调执行工作以及执行者之间的关系，监控卫生政策实施过程中发生的偏差行为，保证各项工作按照政策实施方案执行展开。

（六）卫生政策系统评价

了解卫生政策方案是否按计划实施，明确卫生政策在执行过程中的变异行为；包括决策者的构思、组织准备、技术指导、实施操作、控制反馈和奖惩机制等，比较确定决策者对卫生政策方案思路和方法的环境制约和选择性偏好，评估卫生政策目标达成情况、方案实施的效果与社会影响，以及对战略定位和目标的达成情况；以政策实施前和未实施该政策地区的状况作为参照标准，比较研究卫生政策实施所带来的结果和社会影响。

总之，卫生政策过程是非常复杂、斗争激烈的政治过程。进行卫生政策改革不仅需要“政治意志（political will）”，更需要“政治技能（political skill）”。我国卫生政策改革的历程也表明，虽然政府一直在出台众多的卫生政策，但许多政策实施的效果却不尽如人意。这充分说明卫生政策过程的复杂性。卫生政策过程研究表明，要为一项卫生政策的制定与实施创造良好的政治环境，不仅要进行深入、细致、科学的技术分析（包括流行学分析和经济学分析）和伦理分析，更重要的是还要进行政治分析，而后者往往被政策制定者所忽视。哈佛大学公共卫生学院卫生政策专家 Michael Reich 教授是国际卫生界较早认识到卫生政策过程政治分析重要性并积极投身于该领域研究的一位学者，他为适应这一需要还组织开发了“计算机辅助政治分析（computer-aided political analysis，CAPA）”软件，可为卫生政策过程创设良好的政治环境服务。

知识链接

“计算机辅助政治分析”（computer-Aided Political Analysis，CAPA）是一个名为“Policy Maker”的软件，可以为驾驭卫生政策过程政治复杂性提供实用的分析手段。它通过5个主要步骤进行分析：首先，定义并分析所要制定的

笔记

政策内容；其次，识别与政策有关的最重要的参与者；再次，分析特定组织或部门所处的特定政策环境及政策实施的机遇和阻力；然后，利用软件中提供的专家意见或政策实施策略，设计出一些提高实施该政策政治可行性的策略；最后，产生一系列图、表，系统地组织有关卫生政策的基本信息，弄清该政策各类利益相关者的数量、权力和立场等情况，改善卫生政策实施的政治环境，提高卫生政策实施的政治可行性，保证卫生政策的实施效果。

本章小结

任何国家或地区的卫生保健系统总是处于特定的政治环境中。因此，卫生保健系统与政治环境密不可分。一个国家或地区整个人群的健康不是取决于单个的公民或医生，而是取决于特定社会关系和政治环境的优劣。只有通过政治才能改变社会制度和社会关系，改善卫生保健系统的政治环境，从而提高卫生保健系统的绩效。因此，政治环境对卫生保健系统的绩效具有重要的影响。要使政治环境对卫生保健系统的绩效产生积极的影响，就必须重视卫生保健系统所涉及的众多利益相关者，通过利益相关者分析等方法，了解卫生保健系统中的政治博弈过程，制定和实施适宜的卫生政策。通过科学的卫生政策过程，卫生保健系统的功能可以得到有效发挥，卫生保健系统的绩效得以不断提高。计算机辅助政治分析（CAPA）工具的开发与应用，可以为卫生政策过程创设良好的政治环境服务。

关键术语

政治环境（political environment）；

利益相关者分析（stakeholder analysis）；

计算机辅助政治分析（computer-Aided political analysis，CAPA）

讨论题

请就本章第二节美国假借推广疫苗协助追踪本·拉登这一案例，讨论政治与卫生之间的关系。

思考题

如何在卫生保健系统改革中发挥政治的作用，使卫生政策过程的绩效不断提高？

（杨善发）

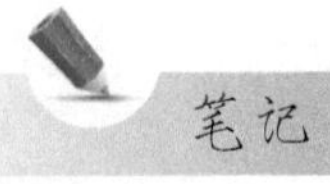

第五章

国际卫生保健组织与监管

学习目标

通过本章的学习，你应该能够：

了解：世界卫生组织定位、组织结构和主要工作任务。

掌握：卫生筹资的概念及主要模式。

掌握：卫生服务提供系统的种类以及国外基层卫生服务组织的界定。

掌握：卫生系统监管的主要内容，政府在卫生领域使用的主要规制措施。

章前案例

美国医师执照考试辅导丛书《行为科学》"卫生服务提供"一章有这样一道题：一位89岁患脊柱压缩性骨折的男人被救护车送进医院，在医院住了7天之后，出于康复的需要，病人被转到一家护理服务机构。在护理服务机构住了1个月以后，确定病人仍不能照顾自己，将需要长期的护理院的照顾。病人的医疗账单，即救护车费用、住院费用、康复设备和护理院费用，将怎样支付？章后给的答案是：老年医疗保险将支付该病人的住院费用、康复费用（A类）以及救护车费用（B类）。老年医疗保险将仅支付入住护理院后规定时限内的费用，病人自己将用其专款（存款）支付长期入住护理院的费用。当其专款用尽后，公共医疗救助保险会支付其医疗保健费用。

案例简析

本案例通过简单的一个患者受伤治疗康复的过程，反映了美国医疗保障三个方面的内容：一是卫生保健服务提供系统体系框架，以及各服务提供机构的救治范围、服务内容和服务时限；二是反映了美国卫生筹资的形式与支付的方式与内容；三是要求职业医师应掌握上述内容，并在工作实践中合理把握。由此可见，了解卫生保健组织与管理，清楚医疗费用的来源与项目支付，对指导卫生保健提供者的行为是十分重要的内容。虽然各国的具体情况可能有所不同，但卫生保健面临的问题，如组织、筹资、支付等，很多是相通的，可借鉴的。

第一节　国际卫生保健组织体系

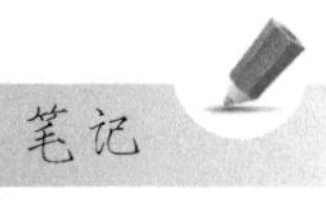

国际卫生保健组织体系是由国际和国家卫生相关机构构成的系统，包括国

际上与卫生保健相关的组织和各个国家的卫生系统。

一、国际卫生保健组织

卫生领域内国际间合作的不断加强与深化导致了国际卫生组织的产生。1909 年在巴黎成立的“国际公共卫生事业处（Office of International Public Health，OIPH）”是最早的国际卫生组织，主要职能是传递传染病的流行和防治信息。继而各种国际卫生组织不断出现，到目前为止，世界上已有 200 多个与卫生相关的国际组织，对卫生保健国际间合作起着重要的推动或辅助作用。

（一）世界卫生组织（World Health Organization，WHO）

它是联合国下属的一个专门机构，只有主权国家才能参加，是国际上最大的政府间卫生组织。它负责对全球卫生事务提供领导，拟定卫生研究议程，制定规范和标准，阐明以证据为基础的政策方案，向各国提供技术支持，以及监测和评估卫生趋势。世界卫生组织的宗旨是使全世界人民获得尽可能高水平的健康。该组织给健康下的定义是：“身体、精神及社会生活中的完美状态。”

1. 组织机构　世界卫生大会是世卫组织的最高权力机构，每年召开一次。主要任务是审议总干事的工作报告、规划预算、接纳新会员和讨论其他重要议题。执行委员会为 WHO 最高执行机构，每年举行两次全体会议，负责执行大会的决议、政策和委托的任务，它由 32 位有资格的卫生领域的技术专家组成，每位成员均由其所在的成员国选派，由世界卫生大会批准，任期三年，每年改选三分之一。秘书处为 WHO 常设机构，下设非洲、美洲、欧洲、东地中海、东南亚、西太平洋 6 个地区办事处。专业组织有顾问和临时顾问、专家委员会、全球和地区医学研究顾问委员会和合作中心。世界卫生组织在部分国家设驻国家代表或规划协调员。

2. 主要工作　指导和协调国际卫生工作；根据各国政府的申请，协助加强国家的卫生事业，提供技术援助；主持国际性的流行病学和卫生统计业务；促进防治和消灭流行病、地方病和其他疾病；促进防治工伤事故及改善营养、居住、计划生育和精神卫生；促进从事增进人民健康的科学和职业团体之间的合作；提出国际卫生公约、规划、协定；促进并指导生物医学研究工作；促进医学教育和培训工作；制定有关疾病、死因及公共卫生实施方面的国际名称；制定诊断方法国际规范的标准；制定并发布食品卫生、生物制品、药品的国际标准；协助在各国人民中开展卫生宣传教育工作。

突出工作：①人人享有卫生保健与初级卫生保健。人人享有卫生保健是世界卫生组织 1977 年 5 月第 30 届世界卫生大会提出的一项全球性的卫生目标，即“2000 年人人享有卫生保健”（Health for All in 2000，缩写 HFA/2000）。1978 年，在阿拉木图会议上，作为阿拉木图宣言的结果，WHO 明确初级卫生保健（Primary Health Care，PHC）是实现人人享有卫生保健的策略与关键途径。由于 WHO 的持续倡导和努力，自 20 世纪 70 年代以来，在世界范围内，HFA 和 PHC 的理念日

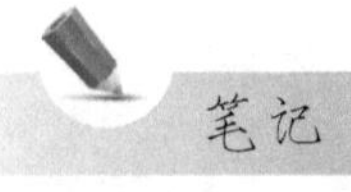

趋广泛传播和对卫生系统产生了重要的影响，引导各国卫生系统发展和重建，也启动了世界范围内以此为导向的卫生改革。②2005 年在第 58 次世界卫生会议上，世界卫生组织正式向成员国提出实现全民覆盖的卫生系统目标。在此会议上，世界卫生组织要求各个成员国于 2005 年承诺建立本国的卫生筹资体系，从而保证其国民能够获取卫生服务，同时不会因为支付这些卫生服务费用而遭受经济困难。这一目标被定义为"全民覆盖"。世界卫生组织在《2010 年世界卫生报告》中又一次重申了各个成员国要实现全民覆盖的目标，将 2010 年世界卫生报告的主题确定为"卫生系统筹资：实现全民覆盖的道路"。

（二）具有卫生项目的主要国际组织

除了世界卫生组织外，国际上具有卫生项目的主要国际组织还有世界银行、联合国儿童基金会、国际红十字会以及联合国人口组织等。

1. 世界银行（World Bank Groups，WBG） 是世界银行集团的俗称，世界银行集团目前由国际复兴开发银行（即世界银行）、国际开发协会、国际金融公司、多边投资担保机构和解决投资争端国际中心五个成员机构组成。总部设在美国首都华盛顿。世界银行仅指国际复兴开发银行（IBRD）和国际开发协会（IDA）。"世界银行集团"则包括 IBRD、IDA 及三个其他机构，即国际金融公司、多边投资担保机构和解决投资争端国际中心。

（1）组织机构：世界银行最高权力机构是理事会，主要职权包括：批准接纳新会员国；增加或减少银行资本；停止会员国资格；决定银行净收入的分配，以及其他重大问题。理事会每年举行一次会议，一般与国际货币基金组织的理事会联合举行。世界银行负责组织日常业务的机构是执行董事会，行使由理事会授予的职权。行政管理机构由行长负责，他在执行董事会的有关方针政策指导下，负责银行的日常行政管理工作，任免银行高级职员和工作人员，行长同时兼任执行董事会主席，但没有投票权。只有在执行董事会表决中双方的票数相等时，可以投关键性的一票。

（2）卫生领域主要工作：世界银行向发展中国家提供长期贷款和技术协助来帮助这些国家实现它们的反贫穷政策。世界银行的贷款被用在非常广泛的领域中，世界银行对卫生领域投资有助于进一步加强卫生系统，加大对传染性和非传染性疾病的预防和治疗力度，改善妇幼健康和生殖健康、营养、清洁卫生和环境卫生状况，使贫困人口免遭因现金支出高昂，而且不可预测所造成的致贫影响。世界银行在艾滋病病毒/艾滋病紧急状况出现后的早期，率先在全球范围内开展融资。同时，借款国和其他发展伙伴密切合作，在艾滋病预防、战略规划和以艾滋病为重点的社会保障等领域共同开展工作。在 2010 年召开的千年发展目标峰会上，世界银行承诺到 2015 年将其基于成果的卫生领域融资规模扩大 6 亿多美元，重点资助 35 个低收入国家。2011 财年，世界银行为卫生、营养和人口领域筹集了 29.6 亿美元的投资。该领域的累计投资总额达到了创历史新高的 108 亿美元，其中半数以上投向世界最贫困的国家。

笔记

知识链接

卫生相关千年发展目标

1990～2015年间，饥饿人口所占比重实现减半。
1990～2015年间，五岁以下儿童死亡率降低三分之二。
孕产妇死亡率降低四分之三。
普及生殖健康服务。
到2015年，艾滋病病毒/艾滋病传播趋势停止并开始出现扭转。
到2010年，普及针对有需要人群的艾滋病治疗服务。
到2015年，疟疾和其他重大疾病的发病趋势停止并开始出现扭转。

2. 联合国儿童基金会（United Nations International Children's Emergency Fund，简称UNICEF） 其原名为联合国国际儿童紧急救助基金会，隶属联合国系统，受联合国大会的委托，致力于实现全球各国儿童的生存、发展、受保护和参与的权利。

（1）组织机构：联合国儿童基金会在191个国家和地区设有办事处，是世界上主要的儿童权利倡导机构。按办事处类型分类：联合国儿童基金会总部、联合国儿童基金会区域办事处、联合国儿童基金会驻各国办事处、联合国儿童基金会国家委员会。总部位于美国纽约，负责组织的全面管理和行政工作，由36名成员组成的执行董事会负责。专门办事处包括位于哥本哈根的供应部，负责提供基本救援物资，如用于挽救发展中国家儿童生命的疫苗等。联合国儿童基金会位于佛罗伦萨的英诺森提研究中心以及位于日本和布鲁塞尔的办事处则负责筹集捐款和与决策者之间的联络。126个国家办事处分别进行地方服务项目，部分办事处同时服务数个国家。37个国家委员会属非政府组织，其活动听从联合国儿童基金会。

（2）卫生领域主要工作：联合国儿童基金会，是国际性青少年和儿童服务机构，通过与政府的合作方案和设立国家委员会，已经在全球190个国家开展工作。基金会一直提倡并坚持着一项原则，即培养和关爱儿童是推动人类进步的基石。致力于建立一个没有贫困、暴力、疾病和歧视等障碍的世界，让孩子们健康成长，从而从整体上促进人类社会福祉。联合国儿童基金会在世界范围内开展工作，通过以下方式改善儿童的生活：根据《儿童权利公约》，提倡采取以权利为基础的方式解决儿童福利问题；支持各国努力实现千年发展目标，提高人们的生活质量，为儿童和青少年提供更多的机会；反对歧视，努力确保儿童和青少年能够得到平等对待，特别是女童和妇女；帮助所有儿童获得优质的基础教育，男童和女童享受平等的教育将惠及社会上的所有人；致力于确保所有儿童都能获得充分的营养并接种疫苗，以抵抗常见儿童疾病的侵害，这样就可以避免儿童患上可预防的疾病；为阻止艾滋病病毒/艾滋病在青少年中传播，支持开展预防工作，让青少年不仅学会保护自己，同时也能保护其他人；鼓励所有人都参与创建

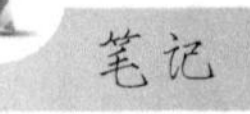
笔记

有利于保护儿童的社会环境；在发生突发事件时或者在儿童权利面临威胁的情况下，致力于减轻儿童所受到的伤害等。

3. 国际红十字会与红新月会国际联合会（International Federation of Red Cross and Red Crescent Societies，其成员为各国红十字会或红新月会） 它是一个志愿救援组织，除了许多国家立法保障其特殊地位外，战时红十字也常与政府、军队紧密合作，曾经在日内瓦公约及多次国际红十字大会中正式发表声明，红十字国际委员会是一个独立、中立的组织，其使命是为战争和武装暴力的受害者提供人道保护和援助。

（1）组织机构：红十字会与红新月会国际联合会及红十字国际委员会现在都是联合国的观察员。红十字国际委员会由大会（最高管理机构），大会理事会（大会的附属机构，具有在某些方面代表大会的职能）和指导委员会（执行机构）共同管理。

（2）卫生领域主要工作：国际红十字运动的基本原则是人道（humanity）、公正（impartiality）、中立（neutrality）、独立（independence）、志愿服务（voluntary service）、统一（unity）、普遍（universality）。红十字国际委员会具有一项国际社会所赋予的法律职责。此项职责具有两个渊源：《日内瓦公约》，它使红十字国际委员会承担以下任务：探视被关押者；组织救援行动；帮助离散家庭重新团聚以及在武装冲突期间进行类似的人道活动。《日内瓦公约》是具有拘束力的国际法条约，它在世界范围内都具有适用力。《红十字国际委员会章程》是在红十字与红新月国际大会上通过的。该大会每四年召开一次，《日内瓦公约》的缔约国都参加了会议，因此它赋予了《红十字国际委员会章程》一种准法律或"软法律"的地位。

4. 联合国人口基金 它是联合国大会附属机构，原名为联合国人口活动基金会，1987 年改名为联合国人口基金（United Nations Population Fund，UNFPA），英文缩写保留了原名称的缩写。

（1）组织机构：人口基金直属联合国大会。领导机构是执行局。执行局成员由理事会按地区分配原则和主要捐款国、受援国的代表性原则选举产生，任期三年。执行局每年举行三次常会、一次年会。执行局负责审核批准人口基金向发展中国家提供的援助方案、审查批准人口基金的行政、财务预算等。秘书处在执行主任领导下处理日常事务，并在 60 多个国家设有办事处。执行主任任期 5 年。

（2）卫生领域主要工作：联合国人口基金支持有关生殖健康的规定，包括更多选择的计划生育方法和相关信息。关注生殖健康的服务包括：安全受孕、不孕的咨询和预防、预防和治疗生殖器器官感染及性接触传播的疾病，包括 HIV/AIDS；以及处理由于不安全堕胎而导致的健康问题。包括计划生育和性卫生在内的更健康的生殖健康是达到理想家庭规模和更多生活选择的途径。

（三）其他与卫生相关的国际组织

除上述组织外，还有一些影响力较大的与卫生相关的国际组织，在国际间的卫生交流与合作工作中发挥着重要作用。

笔记

1. 国际癌症研究机构 国际癌症研究机构(International Agency for Research of Cancer,IARC)在第十八届世界卫生大会上批准成立的。组织机构有:①管理委员会:由各参与国的一名代表和世界卫生组织总干事组成;②学术委员会:由12名具有影响的科学家组成,委员由管理委员会任命,负责评议本机构活动及专题项目等;③秘书处:是该机构的行政及技术部门,贯彻执行管理委员会和学术委员会的决定。该机构的主要活动包括制定癌症病因防治研究工作的设计,安排专题项目的研究;收集及散发癌症流行病学、癌症研究、病因学以及预防情报;癌症研究人员的教育和培养;建立地区研究中心;出版年报、技术和科学报告、图书馆通告等。

2. 国际劳工组织(International Labor Organization,ILO) 它是联合国专门机构之一,总部设在日内瓦。组织机构实行“三方代表”原则,即各成员国代表团由政府代表2人,工人、雇主代表各1人组成,三方都参加各类会议和机构,独立表决。最高权力机构是国际劳工大会。宗旨是“促进充分就业和提高生活水平,促进劳资双方合作,扩大社会保障措施,保护工人生活和健康”,主张通过“劳工立法”来改善劳工状况,“增进劳资双方福利”,进而“获得世界持久和平,建立社会主义”。

3. 联合国开发计划署(United Nations Development Programme,UNDP) 它是联合国最大的多边援助机构,成立于1966年1月。该署的领导机构是管理理事会,总部设秘书处和5个地区局(亚太、非洲、拉美、中东、地中海和欧洲部分),在114个国家和地区设立代表处,总部在纽约。主要活动是“帮助发展中国家加速经济和社会发展,向其提供系统的、持续不断的援助。”对农业、工业、教育、交通、通讯、贸易、医学等项目给予财政和技术支援。

4. 联合国环境规化署(United Nations Environment Programme,UNEP) 其简称“联合国环境署”,为联合国机构之一。根据联合国人类环境大会的建议于1973年1月成立。组织机构有理事会、秘书处,总部设在肯尼亚内罗毕。其宗旨是:促进环境领域内的国际合作;在联合国系统内提出指导和协调环境规划的总政策;审查世界环境状况;推动改善环境的项目得以落实。

案例3-1

中国医药卫生国际合作与交流

任何医药卫生保健的成就都是人类的共同财富。国际合作与交流是国际卫生保健的重要内容,也是世界各国发展本国卫生事业、提高医学科学技术水平的重要途径。几十年来,中国同国际组织和其他国家以政府间、民间及多边等各种形式开展医药卫生合作与交流,内容广泛,方式多样,合作交流的渠道也不断增多。如:

(1)与世界卫生组织的合作:①推荐中国医药卫生各学科知名专家,参加世界卫生组织的专家咨询团和顾问委员会。②参加世界卫生组织的合作中心。③每年由世界卫生组织提供一定数量的出国进修生奖学金,到一些国家去进修、

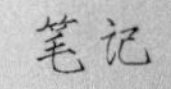
笔记

考察,还提供在中国举办专业技术讲习班、进修班和讲学的专家。我国同世界卫生组织的合作涉及卫生工作的广泛领域,包括公共卫生和饮水卫生、控制疾病、卫生管理、流行病学、妇幼卫生、精神卫生、计划生育、康复、化验室诊断技术等。

(2)与联合国开发计划署的合作:UNDP援助我国的卫生项目有发展卫生人才、建设初级卫生保健示范县、改善饮水供应和环境卫生、加强公共卫生人员培训、饮水和卫生等。

(3)与联合国儿童基金会的合作:卫生项目有改善疫苗生产设备、儿童急救和培训中心、冷链(计划免疫)、妇幼保健示范县、寄生虫病防治、腹泻病防治、大骨节病防治、学龄前和小学儿童营养监测、妇幼保健人员培训中心、防疫人员培训中心、妊娠妇女和婴幼儿贫血、儿童保健流行病学示范区、学校儿童口腔卫生及初级保健、学校儿童精神卫生迟滞问题等。

(4)与世界银行的合作:从1981年起,世界银行(包括国际开发协会)开始对我国贷款。经中国政府批准,在卫生方面我国加强了13所医学院校、40多个县的农村卫生、中国预防医学科学院、计划统计研究室以及有关中草药研究等,作为世界银行首批卫生贷款项目。

(5)中国与联合国人口活动基金的合作:联合国人口活动基金第一周期就与中国建立了"孕产妇和围产保健工作的研究"项目。

思考题:如何通过与国际组织合作促进国家卫生事业的发展?

二、国家卫生保健系统

尽管卫生保健服务的发展有其本身的客观规律,世界上各个国家的卫生保健系统及其职能表现形式具有许多共同特征,但是各个国家卫生保健组织及其职能表现形式各具特点,没有任何两个国家是完全相同的。

在社会具体实践过程中,卫生保健工作往往是国家的组织行为,特别是在将医疗保障视为普适人权的当今社会,医疗保障制度是一个国家最根本的国家制度之一,是政府的重要职责。一个国家建立什么样的卫生系统,制定什么样的卫生保健受社会政治制度、经济水平、历史条件、传统习惯、卫生服务现状等多因素的影响,而且这些因素相互交织、不断变化,在不同时期、不同地区影响的方式也不同。根据卫生服务的组织程度及经济水平可将国家卫生系统分为九类(表5-1)。

表5-1 国家卫生系统模式

国家经济水平	卫生系统组织程度		
	低组织	中间型	高组织
发达国家	1	2	3
发展中国家	4	5	6
欠发达国家	7	8	9

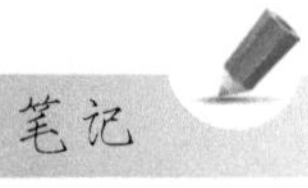

（一）卫生保健系统构成

从国际情况看，国家卫生保健系统一般有卫生行政组织和卫生服务组织组成。

1. 卫生行政组织　卫生行政组织是指那些对国家公共卫生事务实施管理的组织。广义的卫生行政组织指一切具有计划、组织、指挥、协调、监督和控制等管理功能的卫生组织机构，它包括政府卫生行政部门，也包括卫生立法、司法机关中管理卫生行政事务的机构，还包括企事业和社会团体中管理卫生行政事务的机构。狭义的卫生行政组织指国家机构中的政府卫生部门，是执行国家卫生方针政策，对卫生事业进行管理，经由职权、职责分配构成的具有层级与分工结构的组织（表5-2）。

表5-2　部分国家政府卫生行政机构

国家	卫生行政机构
英国	卫生部
美国	健康和人类服务部
荷兰	卫生、福利与体育部
俄罗斯	公共卫生部
德国	卫生部
波兰	卫生与社会保障部
希腊	卫生与福利部
芬兰	社会事务与卫生部
瑞士	联邦公共卫生办公室
瑞典	国家卫生与福利委员会
匈牙利	卫生、社会与家庭事务部
西班牙	卫生与消费部
爱尔兰	卫生与儿童部

2. 卫生服务组织　卫生服务组织是以保障居民健康为主要目标，直接或间接向居民提供预防服务、医疗服务、保健服务、康复服务、健康教育和健康促进等服务的组织。一般包括医疗服务提供组织、预防服务提供组织等，广义上还包括药品和医疗器械生产销售机构、医学研究机构、医学教育组织等。

（二）卫生保健服务提供系统

它是提供卫生保健服务的组织体系。卫生保健服务包括临床医疗服务、预防服务、保健服务、康复服务、健康促进服务等，因此卫生保健服务提供系统是由包括提供这些服务的各种组织，如医院、社区卫生服务组织、疾病控制中心、妇幼保健院等组成的体系。

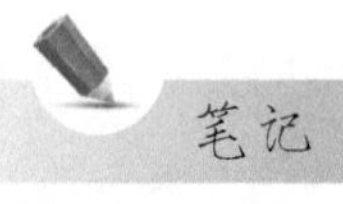

1. 医疗服务提供系统　是卫生保健服务体系的一个子系统，是提供医疗服务的组织和机构在提供医疗服务过程中所形成的相互关联的一个系统。国际上

卫生保健服务提供系统的分类依据所属关系、营利性质或卫生服务的内容进行分类。常分为:医院(hospitals)、护理院(nursing homes)、临终关怀机构(hospices)等。医院又可分为:①自愿捐助的医院(voluntary hospitals);②投资者所属的医院(investor owned hospitals);③退伍军人管理局和军队医院(veteran′s administration and military hospitals);④长期精神病医院(long-term psychiatric hospitals);⑤市立医院(municipal hospitals)等。大护理院(又称家庭式护理中心或老年公寓),专为老年人提供长期护理。护理院按照他们提供的服务水平分类,既有仅能提供有限护理服务的机构(residential facilities),也有可提供技术精良的护理服务机构(skilled nursing care facilities)。临终关怀服务机构依靠医生、护士、社会工作者和志愿者对疾病晚期的病人(即预期生存时间在6个月以内的病人)提供支持性的住院和门诊服务。

2. 基层卫生服务提供系统　由于国家体制的不同,各个国家对基层卫生机构的界定和名称有所不同。区分方法有三种:一是根据国家行政体制,按行政级别界定相应卫生服务机构,一定级别以下的机构为基层卫生服务机构;二是将卫生服务分为初级、一级、二级等级别,承担初级卫生服务的机构定为基层卫生服务机构;三是将国家社区卫生服务机构或以居住区为单位的从事基本卫生服务的机构,看作是基层卫生服务机构。

3. 公共卫生服务提供系统　公共卫生服务的主体是政府公共卫生机构和卫生保健的提供者。机构包括:国家、省市和地方的疾病控制机构,卫生监督机构,妇幼保健机构,社区卫生服务机构及公共卫生研究机构。提供者包括:公共卫生机构中的专业技术人员,也包括各级、各类医疗机构中从事预防、保健和健康教育工作的医务人员。传统的公共卫生系统应包括政府公共卫生的管理部门、公共卫生服务提供机构、公共卫生学术机构以及其他主要从事提供公共卫生服务的机构。而美国医学会在定义公共卫生系统时将社区、学校、企业、雇主以及媒体都定义为公共卫生的潜在组成部分,因为他们认为这些部分的参与将能有效地改善居民的社会经济状况、健康知识和工作环境,这对公共卫生项目的执行和结果都会产生直接的影响,也影响到公共卫生实施的效率。

第二节　国际卫生保健筹资

卫生经费的筹集是一个融资的过程,从国际情况来看,越是发达的国家,卫生投入的比例越高,大多数国家由公共部门筹集。而在发展程度较高的发展中国家,卫生费用依赖于公共部门和个人付费。20世纪80年代以来,由于世界各国社会经济和政治生活等方面的重大变化,对各国卫生筹资政策产生巨大影响,由原来的中央政府集中筹资模式向多元化筹资模式转变,非政府筹资形式逐渐成为增加卫生资金投入的重要手段。

一、职能作用

世界卫生组织2000年的报告中指出,卫生筹资的基本职能包括资金筹集、

笔记

资源汇集(pooling resources)和购买产品和服务。在这些职能中涉及卫生领域众多参与者之间复杂的相互作用关系。"资金筹集"是卫生系统从家庭、商业部门和其他外部渠道筹措资金的一种方式;"资源汇集"是指把人、财、物等卫生资源组织在一起,通过各种医疗和卫生服务机构,为人群提供医疗卫生服务;"购买"涉及的机制是用来确保公立和私立卫生服务机构的服务提供。

卫生筹资的职能对卫生系统如何发挥其功能有着重要的作用,具体包括:当前和将来可获得资金的数量和伴随而来的人群可获得的基本卫生服务水平和财政保障水平;为系统进行筹资时,以平等的方式来筹集资金,如公平性的体现在于谁来承担税收负担;确保筹集资金的经济效益;考虑筹集资金的水平和与预付制的结合;在购买和消费不同数量和不同类型的服务时,考虑它们对健康结果的影响,以及需要花费的成本,注重考虑服务的成本效果和分配效率;确保人群在经济上和地域上对医疗卫生服务的可及性。

二、影响因素

(一) 筹资能力

卫生筹资的能力即为卫生保健动员到更多资源的能力。在低收入国家,国家的税收能力极为有限,通常政府增加普通税收或给卫生保健增加拨款的能力很小。此时,一些专项税(如烟税、酒税)更为可行。从工资税中筹资的社会保险有更大的增加收入的能力。但它对于在正式部门工作的职员来说是很有限的。经验证明,消费者付费并非公立机构收入的主要来源。当组织并管理好社区筹资时,它往往有更大能力动用到较大的资金并提高卫生服务供给的效率与质量。

(二) 公平

卫生保健领域的公平性,通常包括卫生筹资的公平、卫生服务供给的公平和健康的公平。在进行卫生筹资时,要考虑到不同收入人群的支付能力。卫生服务供给的公平通常是依据需要而不是依据意愿或支付能力进行分配的。健康的公平由于人群生活的地区、收入、职业、种族、性别等各有差异,实现人群健康的公平并不意味着要保证绝对相同的健康水平,而是强调所有人群能获得最大可能的健康,即健康公平的原则应强调能力和机会的公平,使人群在保持长寿和健康的生命方面应享有同等的机会和能力。

(三) 风险共担

疾病对每个家庭、每个人发生频率之高是其他风险无法比拟的。在人类的各种风险中,疾病风险是危害严重、涉及面广、直接关系每个人基本生存利益的特殊风险。而有些疾病由于有传染性会影响他人。比如某些传染病患者没有意识到这种疾病的危害性或没有支付能力,就势必影响他人健康。如果根除了传染源,那么受益者就不单纯是患者,而是与之有接触的人群乃至整个社会。此外,卫生服务的提供也具有外部经济效应,即提供卫生服务对他人造成了影响,也就是说出资者可以获益,不出资者也可获益。因此要风险共担。

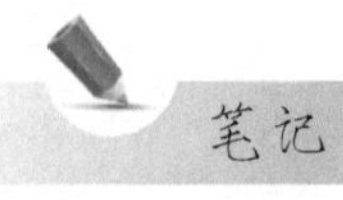

(四) 效率

由于可用于卫生领域的资源是有限的,所以必须尽可能做到有效地筹集和利用资源,使得投入最小化,产出最大化。卫生领域涉及的效率问题包括筹资效率、卫生服务供给效率和公共财政效率。关于筹资效率主要是注意额外负担。对于政府来说,要寻找一种既能使额外负担最小化,同时又可达到高公平性的所谓的适宜税收,无疑是一种挑战。卫生服务供给的前提是供方限制。卫生服务供给的效率大体上可分为两种:配置效率和生产效率。

(五)可持续性

可持续性指一个体系使其用户和资金持有者有足够的资源用于持续进行有长期收益的活动能力。获得可持续性发展的要素为:筹资的可持续性、政治的可持续性、组织和管理的可持续性,即能在经济不稳定的状态下,维持稳定的卫生筹资,建立一种能够不依赖外部投入而自我生存的卫生筹资体系;保持政治稳定和政策的持续性,提供稳定的税收用于卫生保健以及在卫生项目上持续稳定的资金投入;组织管理的可持续性有赖于政治与市场力量的变化,还有赖于管理与技术能力和训练有素的卫生专业人员等因素。

三、筹资方式

卫生筹资模式从一个侧面反映了一个国家的文化、经济和政治特征。从世界各国卫生筹资的方式来看,至少包括政府预算、社会和私人保险、现金支付和社区筹资五种筹资机制。此外,在一些低收入国家,国外资助也提供部分医疗卫生保健资金。

从国际卫生筹资模式来看,无论是高收入国家还是低收入国家,都在通过不同的方式和渠道来筹集卫生资源,以解决居民个人和社会所承担的医疗服务费用的风险,而不是单独采用某一种方法。

(一)政府卫生筹资

政府卫生投入是卫生筹资的重要来源,而政府获得收入的渠道主要是税收和一些收费项目,如普通税收和赤字财政、通货膨胀的利用、专项税、政府发行彩券和组织赌博业等。政府可以通过提高卫生投入在政府预算中的优先等级,增加公共财政对卫生的投入。政府的筹资渠道主要有:

1. 普通税收　典型来源包括直接的个体和商业所得税,以及其他直接或间接的税收途径,如进口税、执业税、财产税、销售和贸易税、注册登记税等。在发展中国家,由于大部分的经济活动群体主要是在非正式部门从业,因此通过税收筹资的数额较小。在低收入国家,税收占国家收入比重平均是18%(波动幅度在8%~44%),而在高收入国家为48%。尽管在低收入国家政府对卫生服务的筹资具有同样的重要性,但是低税率往往使得政府筹资能力有限和对卫生服务筹资不足。对卫生服务来说,普通税收可能并不是一条稳定的筹资渠道。这是由于政府在制定预算时往往从政治重要性上考虑,这样卫生就不能被放在重要位置。同时,发展中国家经济状况不稳定,政府财政作为宏观经济调控手段经常受到多种因素的影响。

2. 专项税　一些国家建立了专门用于卫生的税收。比如可以在全国或特定的地区范围内针对某些产品征收专项税以用于卫生领域。这些销售税存在的同

笔记

题是往往很难实施的，从政治意义上讲，它可能是不受欢迎的。这些特种税一般从酒类、烟草、消遣娱乐等方面征收。对烟酒等消费品征税，再增加资金的同时，还可以改善过敏健康。该筹资渠道的优点是可以通过建立新税种为某些重要项目筹资。

3. 其他筹资渠道　如政府发行彩票、组织赌博业等来进行卫生筹资的方式在许多国家也可见到。此外还有通过效率收益(efficiency gains)进行卫生服务筹资。这个领域涉及的范围有通用药品的竞争性采购，签订合约来购买特定的服务，改变保险下的支付结构，关闭利用不足的卫生服务机构。通过这样的改革方式可提高卫生系统的效率，并获得额外的收益。这些额外的收益可用于为更多的卫生服务筹资或覆盖更广泛的人群。

(二) 社会健康保险

一些国家采用国家层面的健康保险来覆盖大范围的人群，其覆盖的人群包括来自公立部门的雇员，半国有企业和私人企业中少数特定的工作人员。公共保险筹资模式所筹集的资金占医疗服务总费用的比例很大，几个主要国家由公共基金提供医疗费用所占的比率情况是：加拿大73%，法国75%，德国72%，意大利75%，西班牙81%，瑞士68%，英国84%，美国46%。与私人保险相比，社会保险具有强制性，社会保险缴纳的保险费及所享受的保障都以国家法规的形式进行规定，并通过法律予以公布。符合社会保险条件的群体，其成员都必须加入，而且都必须缴纳保险金。公民一旦缴纳了相应的保险费，他将会按规定享受有关的保障。社会保险缴纳的保险费及所享受的保障都比私人保险容易获得。经济学界有一种观点认为：作为卫生筹资方式之一的社会保险与国家财政直接资助卫生服务的方式没有太大区别。经济学家之所以将社会保险作为政府税收资助卫生事业的一种方式，主要是因为保险费的缴纳是强制性的。但是，政府税收直接资助的保险与社会保险间有许多重要差别，而这些差别往往是社会制度的差别。

(三) 私人健康保险

私人保险是由非营利或营利保险公司提供的，消费者自愿选择最适合自己偏好的保险项目，私人保险业务面向个体和群体，私人保险的保险费是根据个体的疾病风险特征和选择风险的保险业规则，通过保险统计测算出来的。征收的保险费应该接近于可能发生的偿付费用加上管理费用和剩余利润。通常情形下，保险的业务费和管理费加上剩余利润约占到保险费的40%～50%。由于费用较高，私人保险业最关心的是消费者的逆向选择，有基础性疾病或被认为处于较高疾病风险的人群常常被排除于私人保险之外，或被要求支付更高的保险费用。在某些社区，由于存在更高的平均医疗成本，因此收取的保费也更高。如果是雇员群体保险，保费的收取取决于企业的特点和工作环境条件。这是控制成本的强有力的形式。在发展中国家，私人保险的覆盖水平仅在2%。但是，私人保险仍是一种非常有用的筹资补充渠道。

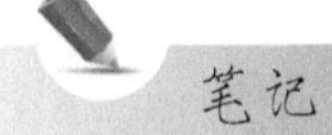

(四) 患者现金支付

是指病人在接受医疗服务时，直接向服务提供者支付费用。费用一般都是为医务人员提供的诊疗服务、医学或检查程序、药品和其他物品，以及试验室检验服务而收取的。不同国家卫生服务费用的收取方可能不同，可能是政府、非政府组织、宗教机构和私营医疗机构。有时有官方批准的费用，有时有非正规的或所谓的“私下”付费。有时候两种都存在。即使这些费用都属于保险范围内的地区，患者一般也会被要求分担医疗费，通常是以共同保险、共同支付和(或)起付线的形式。有保险的人由于一些费用不在保险范围内而不得不在使用卫生服务的时候直接支付现款。起付线就是患者必须自己支付的起步费。保险公司仅赔付超过起步费以上的费用。共同保险是参保人必须现款支付的费用的比例，而共付是受益人对每项服务支付必须自费支付的固定金额。世界卫生组织使用患者直接支付这个术语来统称所有这些要素。

(五) 社区卫生筹资

社区卫生筹资是一个社区中(在一个农村地区、行政区、其他地理区域，或者同一个社会经济或种族的群体)的各个家庭为既定的一系列卫生服务相关费用筹集或协作筹集资金的一种卫生筹资机制。社区筹资的理论是实行费用的地方性管理，由此增加地方管理的责任感和透明性，这反过来确保了诚实的、有效的、在文化上可以胜任的服务提供。这种筹资来源和行政管理对地方人群有吸引力，也很可信，这反过来促使他们愿意为此筹资。值得注意的是，资金的筹资还不仅仅局限于家庭，还有来自中央政府、地方政府、国内或国际非政府组织和双边援助国的经费支持。人群被期望参与到社区卫生筹资的管理和卫生服务的组织中来，政府也可以通过除经济支持以外的政策法规、技术支持来鼓励和支持社区卫生筹资。现存的社区卫生筹资通常是一种自愿保险形式，人群自愿参与到这个方案中，参与者的多少决定了该方案的吸引力大小，以及该方案发展的可行性。

在许多低收入国家，在无法获得其他保险所提供的医疗保障时(如社会保险或私人保险)，社区筹资发挥了非常重要的作用。在以现金支付作为服务筹资来源的比例很高，捐赠国的资金支持缺乏确定性，农村地区或非正式部门中人群占较大比例，在政府税收筹资能力较弱的情况下，社区筹资方式成为所有卫生筹资策略中的一个重要组成部分。这种筹资形式在非洲撒哈拉地区尤其普遍，此外也已在亚洲的中国(新型农村合作医疗)、印度、尼泊尔和菲律宾，以及拉丁美洲的阿根廷、哥伦比亚、墨西哥等国家发展起来。

(六) 国际卫生发展援助

低收入国家预付费系统不发达或效率低下、医疗需求巨大，存在着许多不利于通过预付费和融资来筹集足够资金的障碍。因此国际卫生发展援助(international health development assistance)成为重要的卫生筹资途径，有些受援国甚至占其的25%，成为受援国减少向使用者收费，改善卫生服务的获取和经济风险保护能力的最佳方式之一。许多双边机构已经开始着眼于实现全民覆盖的目标，帮助各国发展自己的卫生筹资体系。这些机构还着手于确定他们的外部经济援助怎样才能起到支持作用，而不是妨碍这一进程。这一点体现在《巴黎宣言之援助效率》的采用以及随后的《阿克拉行动议程》上。

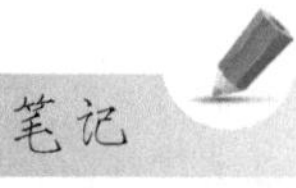

四、卫生补偿

卫生补偿(health reimbursement)是指通过一定的支付手段,对卫生服务提供给予的经济补助,包括税收优惠和资金配给等形式。税收优惠主要是政府以税收减免的财政手段对医疗机构的一种补偿方式,如对由教会或慈善组织建立的非政府医院,则给予相应的补贴和税收优惠,或对非政府非营利医院予以免税。资金补偿则包括多种方式,名称也各异,如对住院医生以工资形式来补偿医疗服务的费用。目前,国际上更多的是通过各类医疗保险对卫生提供予以资金补偿。

(一) 支付方式

有三种主要途径来实现支付卫生服务的过程。第一种是政府利用一般性政府收入以及保费(有时)直接向自己下设的卫生服务提供者下拨预算(买卖双方一体)。第二种是制度上独立的购买机构(如医疗保险基金或政府机关)代表一个人群(买卖双方独立)购买卫生服务。第三种是个人直接向卫生服务提供者购买服务。许多国家都使用组合的卫生服务购买形式。卫生服务提供者可以通过许多不同的方式得到支付。购买还包括决定应该资助哪些服务,包括预防、促进、治疗和康复的组合。

(二) 医疗保险的支付

1. 国家保险型

(1)按人头付费:如"持有预算的通科医生"制度,就是政府按人头拨给通科医生一定的预算,由通科医生代表消费者向专科医生和医院购买服务。

(2)对医院实行按病例组合管理(DRGS)核算拨款:医院控制成本,提高床位周转率,将术后病人或明确诊断的病人转入社区康复治疗。

2. 社会保险型

(1)医疗费用实行总额预算:政府在宏观上实行医疗保健费用预算制,每年度给出医疗支出总预算及各类医生协会费用预算,特别是在医院治疗、药品供应、贵重设备等方面,严格控制预算。

(2)实施多种支付方式:医生薪酬的"点(分)数酬金支付模式";对开业医生实行总额预付制;对医院实行按病种付费;康复和护理机构,按病人的住院天数及所确定的日服务价格计算等。

(3)第三方付费:医疗保险机构和医疗服务提供者签订集体合同,由后者提供服务,前者支付费用。医疗保险基金可以支付大多数普通门诊费用和常见病的住院医疗费用。对于罕见的疾病和新的价格昂贵的高技术医疗服务,医疗保险不予偿付。在保险范围内的医疗服务也不是完全免费的,而是采用费用分担形式。第一种形式是规定"起付线";第二种形式是除起付线外,超过起付线的医疗费用,个人必须支付一定比例;第三种形式是住院费封顶。

3. 商业保险型

(1)费用共付制:是由第三者和消费者共同支付费用的制度,可以按一定比例支付,也可以规定起付额或最高限额支付。

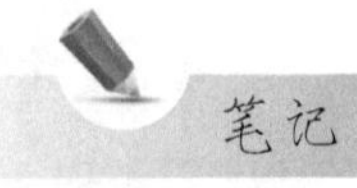

(2)对医院实行预付制:按某一预付指标推算出平均值作为标准费用,预先

支付给卫生服务的提供者。标准费用随物价指数、医疗技术进步等因素的变化而逐年调整。如卫生服务的提供者治疗病人的实际费用低于预付标准,则盈利,反之则亏损。预付制使用的指标有多种,如按人头、按项目、按疾病类型等。

(3)医生以相对价值为尺度实现补偿:“按资源投入为基础的相对价值费用率”制度,按照专门制订的价目表向医生付费。该方法把医疗服务所需的资源投入定为三种:每项服务中医生的劳动投入总量、医疗成本(含治疗失当保险费)和专科训练成本。综合这三方面因素制定医生服务及工资标准,使医生服务收费相对合理。

4. 储蓄积累型

(1)储蓄医疗“放门诊,保住院”:在新加坡,保健储蓄可以用来支付本人及其家属在公立医院或注册的私人医院的住院费,但只限于三等床位住院费。保健储蓄款一般不支付门诊费用,因为考虑到居民有自付的经济能力,而且贫困居民患者门诊是免费。慢性病患者因有政府的专项补贴也不能动用此款。

(2)大病保险制定可扣额和最高补偿额,并可动用医疗储蓄:大病保险只有在医疗费用超过某个基数(可扣额)时才能获益。超过可扣额,由大病保险计划支付其中80%,其余自付。投保者可动用医疗储蓄来支付可扣额。该计划还制定投保者一年和一生的最高补偿额。

(3)政府将利息收入分赠各基金会,充作“穷人住院费”:每所公立医院都设有政府委任的基金分会,无能力支付住院费的穷人可向基金会提出救济申请,基金会对申请者的情况进行审议,决定救济款额。

(三)医疗服务提供补偿趋势

对医疗服务提供者的补偿是非常复杂的,还不存在完美无缺的补偿方式。国际上医疗服务补偿总趋势是改变对公立机构的财政预算支付方式以提高效率,即对公立医疗机构的支付从投入为基础(如人员和床位)转变为以产出为基础(按诊疗人次或病种)的支付方式。事实上,不同的支付方式对服务提供者意味着不同的激励机制,比如按服务项目支付鼓励服务提供者提供尽量多的服务,但可能会出现提供超过所需的过度服务,而导致费用失控;反之,按人头支付鼓励节省费用,但可能出现的没有提供足够的所需服务,而减少医疗服务提供者的成本。

在对住院服务的支付上,越来越多的国家采取按病种支付的方式(diagnosis related groups,DRGs)。实现按病种支付需要一定的基础条件,即有足够的病种成本或费用信息和完善的电子病历,采用的初期往往能够较好地控制成本,但需要不断调整才能使其效果持续。在实施按病种支付方式的过程中很容易出现诊断升级的现象,即医院把比较轻的病例归到比较复杂的病例中,从而得到较高的单位支付金额。同时患者的重复住院率可能会提高,甚至出现分解住院的现象。

由此可见,任何一种支付方式都有利弊。目前在国际上对服务支付方式的讨论很多,最终的选择还要根据各自的国情来决定,可以将不同的支付方式有机结合,减少单一支付方式的弊端。另一个与之相关的问题是要有一个统一的支付标准。前面提到,如果在一个系统中存在多种筹资机制而且各种机制采用不同的支付方式,服务提供者很容易进行成本转移,从而达不到社会所预期的结果。

笔记

知识链接

世界卫生组织关于卫生筹资系统的术语解释

卫生筹资不仅是为卫生筹集资金，还涉及到向哪些人筹资、何时缴费以及如何使用筹集到的资金等问题。征收资金用于卫生服务是大多数人对卫生筹资的理解。资金一般来自家庭、组织或公司，有时来自国外援助（被称为“外部资源”）。资金征收的方式可以是一般性税收或专项税收、强制性或自愿性医疗保险缴费；患者直接支付，如向使用者收费；以及捐赠。

统筹是指筹资到的经费的集中和管理，从而避免因卫生服务费用而导致的经济风险。由统筹基金内的所有成员共同分担，而不是由得病的个人承担。统筹的主要目的是分散与使用卫生服务需求相关的经济风险。如果资金被统筹在一起，那么就必须在疾病发生前预付资金，例如通过纳税和（或）保险的途径。大多数卫生筹资体系包括通过预付费筹集的统筹资金，它与个人提供给卫生服务提供者的患者直接支付相结合，有时被称作“费用分担”。

第三节　卫生保健系统的监管

卫生保健系统的监管对服务提供、资源开发利用和筹资都有深刻的影响。卫生保健系统监管意味着尽可能地利用各种资源建立起一个最优秀、最公正的卫生系统。它通过对卫生服务的提供、资源的开发、资金的筹措等这些卫生系统职能的监管，使卫生系统的绩效得到提高，并能兼顾公平。

政府对卫生保健系统的监管包括：确定卫生政策的方向性和长远性，通过调控和引导对卫生系统产生影响，并收集、利用其他各国、各方面有用的卫生信息，从而引导国家卫生行为的正确进行和发展。

除了政府之外，卫生服务购买者和提供者也可通过承担监管的职责，实现对卫生保健的规制。他们通过监管保证他们的投入有尽可能多的健康收益。如医疗机构要加强价格管理，建立健全自我约束机制，增强价格透明度，有义务以多种形式向公众提供医疗服务价格情况的查询服务，自觉接受社会监督。医院直接或间接与患者发生费用关系，可以将医疗费用清单展示给患者，接受患者对所列收费清单项目和收费标准进行监督与核检。医疗保险公司对医生的行为进行监督的具体措施包括：每年分病种对医生处方费用进行统计，要对卫生服务提供者发出警示通知，提醒其处方与诊断收费超标，可能出现不当服务。此外，医疗保险公司可以采取灵活多样的办法鼓励医生使用药物效率相当，但价格相对较低的药品，并将部分结余奖励给医生。

卫生监管也有全球的一面，即通过国际组织对全世界的卫生系统进行监控。

一、政府的监管作用

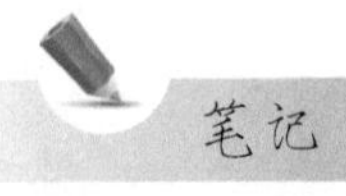

政府的主导作用体现在基本制度建设、卫生筹资、服务组织和服务监管等方

面。从整体趋势来看,政府对医疗卫生服务的参与范围日益扩大,干预程度日益增强,调控手段日益多样化。这反映了医疗卫生事业的特殊性质和内在规律。即使在高度商业化的社会,政府预算在疾病预防控制、食品药品管理、健康服务监管、弱势群体健康救助以及鼓励商业保险发展等方面,也发挥着重要的作用。

(一)监管的内容

1. 卫生资源配置　政府通过计划手段,制定和实施区域卫生规划,在卫生产业的整体宏观调整、总量控制、结构调整、规模布局等方面发挥作用,以解决重大的资源配置与利益调整。

2. 卫生服务　在公共卫生服务上,政府应采取干预措施,采用公共筹资和政府提供的方法刺激人们的需求。在必需的医疗服务上,政府应尽力这类卫生服务对全体公民的可及性,对缺乏支付能力的人群通过特殊的补贴政策(社会保险、低收费、直接补贴等),保证他们对基本卫生服务的利用。这样,在卫生资源有限的条件下,既可以提高卫生资源的使用效率,又可以保证居民对基本卫生服务的可及性,改善卫生服务的公平程度。

3. 卫生筹资　从政府转移支付看,政府应积极建立健全医疗保障制度,参与卫生筹资,减少地区间、不同人群间的不公平,改善人群的健康水平。在为卫生机构筹资时,从政府、个人、社会的筹资渠道考虑,强调政府的投入责任,根据不同机构的性质、不同机构提供的服务性质考虑投入重点,实现以最低的投入获取最大的效益。

4. 卫生服务价格　对卫生服务实行政府指导价和市场调节价;统一卫生服务价格项目名称和服务内容;建立健全卫生服务成本、价格监测体系,加强卫生服务价格及成本构成要素的市场监测,为适时调整卫生服务价格提供依据;对卫生服务提供机构进行监督检查,并对违法行为实施处罚。

5. 医疗机构　包括医疗机构执业准入,医务人员执业准入和临床应用技术准入的监管;医疗服务的监管;医疗机构服务质量、安全绩效的监管等。

(二)规制手段

政府在卫生领域的主要作用包括:

- 政府对公共卫生服务、预防保健服务和基本医疗服务的投入。
- 规范服务医疗市场,包括制定各种准入制度以控制进入市场医疗资源的数量和质量,制定药品管理法、食品法等保护消费者利益。
- 直接投资和管理医院,以实现政府的社会目标。
- 通过财政政策进行转移支付,包括对需方的直接补贴和间接补贴,以及对供方的直接补贴和间接补贴。
- 医疗服务的价格管制。

(三)监管的时机与原则

1. 监管的时机　政府对卫生领域的指导工作必须遵循经济学理论的一些基本原则,无论是卫生保健服务的提供系统,还是筹资系统,出现下列情况都应采取社会干预:

(1)卫生保健服务的产出低效率,社会干预成本低于纠正该状况的效益时。

笔记

(2)卫生保健服务不公平,在超出社会能够负担的费用前及时进行社会干预。

2. 经济学原则 在卫生领域确定社会干预的经济学原则主要有:

(1)一些卫生服务大家共享但都不支付费用,如控制传染病。这种服务叫公共产品。

(2)一些卫生服务不仅个人受益,而且社区的其他人也受益,如治疗某位传染病病人,这种情况叫外在性。

(3)当人群受教育水平低时,卫生保健服务的消费量低于其实际需求量。

由于人群的收入分配是不平等的,因此政府在卫生资源分配时,不但要考虑效率问题,而且更要注意公平的程度。政府为了消除低效率和不公平问题而进行干预,必须考虑社会效益和干预费用,然后再做出干预决定。

二、卫生保健监管措施

(一) 加强管理

几乎所有的国家政府都可以通过加强管理而增加卫生资源。问题是如何改进卫生系统的管理现状,这需要仔细分析目前使用的管理体制,激励因素和管理程序。

(二) 调整投资

调整卫生系统的投资方向,将资金投到成本－效果高的公共卫生活动中,最需要卫生保健服务的人群和主要危害人民健康的疾病上。同时,用有效的转诊制度取代自由转诊,可以提高现有卫生保健服务的利用效率。

(三) 费用控制

通过更有效的组合各种卫生保健的投入,如药品、人力、设备等来实现费用管控。通过改革减少卫生保健筹资方式的低效率与不公平。如提高某些卫生保健服务的收费标准,调整社会保险金的交纳比例,加强报销单的审查制度和改善某些报销规定等。

(四) 机构重组

通过对卫生保健服务提供系统和资金筹集系统的结构重组,提高卫生保健服务的效率,并体现卫生保健的公平性。现有系统的重建,要明确在卫生保健服务中公立部门和私立部门的作用与地位,同时应重新设计筹资系统,改善卫生保健服务供给的效率和公平性。

三、各国具体做法

(一) 政府强制为医疗保障筹资,并兼顾公平

以就业为基础的卫生保健制度,人们必须参加国家医疗保障计划,通过薪金税的方式来筹集资金,还有一套独立的制度来保障那些前者无法覆盖到的居民。两种制度都有国税收入作为保障,国税收入的补贴多少反映了不同病人的情况。如在其他条件不变时,如果某种模式下的老病人较多,则政府的补贴就会多些,这样,无论是门诊医疗还是住院医疗要求患者分摊的医疗费用部分,老年人都可以免除。

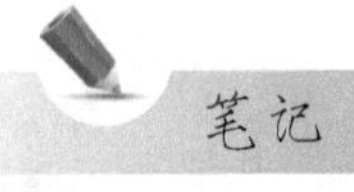

（二）对卫生服务提供系统进行管理

医疗卫生资金主要通过税收筹集的国家，筹资与服务均由政府负责，国家医疗服务体系决策和管理部门，从全科医生（general practitioners，GP）那里为大众购买初级保健服务，并通过合同的形式对全科医生提供的服务进行管理。相关合同有卫生服务的细则，甚至包括患高血压、糖尿病应控制的程度。除了对全科医生的服务内容、服务范围进行管理之外，政府部门规定包括人员配备在内的全科诊所最低标准。政府部门对全科诊所按照区域进行管理，设立一个新的全科诊所需经地区政府管理部门审批。政府部门为社区诊所配备辅助支持人员，如健康访问者、社区护士等，辅助支持人员由政府付工资，政府进行管理。

（三）政府在医疗服务市场中的作用

（1）政府投资或补贴各种形式的医院：公立医院由政府建立并直接管理或由大学代管；非政府医院是由教会或慈善组织建立，政府则给予相应的补贴和税收优惠；营利性医院，由政府建立，然后委托给私人机构经营。

（2）政府和相关社会组织的有机协作：设立医疗卫生服务的自治管理组织，如代表保险机构的法定保险机构联盟，代表医院的医院联盟，代表医生的医生联盟（医生协会）以及代表公众的工会组织等。有些社会组织不仅是相关群体或组织的利益代表者，也是行业管理和行为规范的组织和实施者。政府在这种协调合作机制中的作用是监督和规范。

（四）提供部分医疗保障机制和资金

在医疗服务的提供上引入市场机制，政府在整个医疗体制中只是提供部分医疗保障机制和资金，以公立形式为老年、病残、穷困和失业人群提供医疗保障，另外也以立法和管理的形式，规范高度市场化的医疗体制。公立医院主要是针对弥补卫生服务的不公平而设立的，其服务对象主要是现役军人、退役老兵、特殊种族人群以及老年人、贫困人口等弱势群体。发展公立医院的目的在于弥补卫生服务的不公平性和不充分性。通过在医疗服务市场上保持一定数量的政府举办的公立医院，可以起到引导私立医院的经营行为，削弱其追求利润最大化的目的，平抑医疗服务市场价格，保护医疗服务需求者的权益；纠正市场失灵，提供私立医院不愿意提供的福利服务，提高医疗服务的公平性（包括面向贫困者和弱势人群的服务，提供应急救援和急救服务等）；打破私立医院可能形成的地区和行业垄断等。

（五）财政补贴准入制度

政府向全体人民提供良好的，可承担得起的基本医疗服务。同时政府对公立医院和诊所给予高度的财政补贴，通过准入制度对所有私立医院、医疗诊所、临床实验室及护理医院要求提供高标准的服务。政府在对公立医院进行改革的同时，也鼓励不同性质医院之间的竞争，利用市场机制来推动医院提高效率，改进服务，同时也加大监管力度。

（六）加强卫生保健行政监管

行政监管是医疗卫生体系有效运转不可或缺的保障。政府有关部门负责指导并监管医院的设立（甚至包括个体医生私人诊所的设立）、病床数量的确定、新药品价格的制定、医疗服务的定价、医院经费的补偿、医疗设备的采购、医疗保险公司行

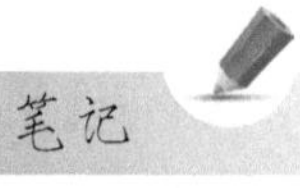

业的规范，甚至公共药房与药房之间的间隔距离、乡村医疗网点的布局等。

本章小结

国际上最大的国家间卫生组织是世界卫生组织，除此之外还有一些影响力较大的与卫生相关的国际组织，如联合国儿童基金会、人口基金、世界银行等国际组织，它们在国际间的卫生交流与合作工作中发挥着重要作用。各国卫生组织基本上包括卫生行政管理机构和各类卫生服务专业组织，专业组织主体是卫生保健提供组织，一般可分为医疗机构、基层卫生服务机构、公共卫生服务机构，这些机构在各个国家中的名称、分类可能有所不同，但服务的内容、工作职能都有相同或相似之处。卫生系统的职能：监督管理、提供服务、开发资源和筹资。其中，卫生筹资是一个融资过程，卫生资金是卫生资源的货币表现，也是卫生保健服务物质基础的货币形式。卫生筹资的方式决定制约着医疗保障模式，不同的医疗保障模式卫生补偿的方式也不同。为体现卫生系统的效率、公平，保证全民享有健康的目标，应加强对卫生系统的规制，除正常的卫生行政和各类卫生服务的管理，还应加强政府的指导和干预，以及社会和公众对卫生系统的监督。

关键术语

卫生筹资（health financing）
卫生服务供给（health care delivery）
公共卫生服务系统（public health system）
全科医生（general practitioners，GP）
政府卫生支出（government expenditure on health）
私人卫生支出（private expenditure on health）
基本医疗服务（basic medical services）
社区卫生服务（community health services，CHS）

讨论题

1. 叙述世界卫生组织的主要工作。
2. 试论卫生筹资与医疗制度改革的关系。
3. 从国际角度谈基层卫生服务机构如何定位。

思考题

1. 叙述卫生系统的主要职能。
2. 卫生筹资的主要模式是什么？
3. 卫生支付的主要方式有哪些？
4. 医疗保险的支付方式有哪些？举例说明。
5. 举例说明卫生保健规制的措施。

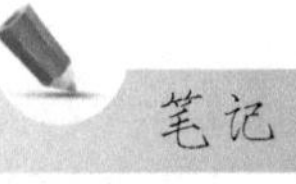

（吴耀民 任苒）

下篇　各论

第六章

英国卫生保健

学习目标

通过本章的学习，你应该能够：

掌握：英国卫生保健系统的基本特点与管理机制，包括筹资与补偿，卫生保健服务的提供以及监管。

熟悉：英国卫生保健的伦理价值和政治环境。

了解：英国居民的健康状况、英国卫生保健系统的改革发展历史。

章前案例

NHS 英国国家形象的代表

2012年7月28日，在第30届伦敦奥运会开幕式上，有这样一幕令全场欢呼：一千多名医生和护士走进运动场，摆出流光溢彩的“NHS（国家卫生服务，National Health Service）”字样。医生和护士在舞台上欢快地诠释着英国这一优越的社会保障制度，虽然没有花哨的舞台动作，但仅凭“NHS”这三个字母和表演者的幸福表情，就足以让英国人自豪。奥运会展示的往往是一个国家最好的东西。NHS系统面向全体英国人民免费提供医疗卫生服务。“人人享有免费医疗”，已经成为英国普遍接受的社会理念，谁都不能挑战。即使在20世纪80年代，保守党撒切尔夫人进行激进的私有化改革，也不敢触动全民免费医疗。因此NHS同工业革命、莎士比亚、哈利·波特一样，成为英国国家软实力的象征。

NHS是英国国家形象的代表，也是英国对世界的一大贡献。英国国民医疗服务的基本原则是：全民享有、免费医疗、按需服务。NHS自1948年建立以来，NHS逐渐发展成为世界上最大的公立医疗服务体系。NHS雇用了170万名医生、护士等职员为国民提供高品质的免费医疗服务，是世界上最大的医疗服务系统，也是世界第五大雇主。英国《泰晤士报》曾进行过一次调查，询问受访者20世纪英国最伟大的成就是什么，近半数的人毫不思索地张口回答：“NHS”。

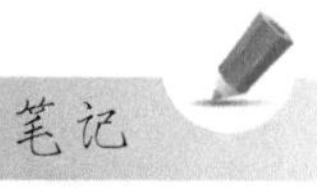

第一节 英国居民健康状况

一、人口与经济概况

英国全称大不列颠及北爱尔兰联合王国，是由英格兰、苏格兰、威尔士和北爱尔兰组成的联合王国，一统于一个中央政府和国家元首。英国位于欧洲大陆西北面，英国本土位于大不列颠群岛，被北海、英吉利海峡、凯尔特海、爱尔兰海和大西洋包围。面积244,820平方公里。根据2011年人口普查数据，英国总人口6320万，男性3100万名，女性3220万名。其中英格兰5300万人，占总人口的84%；苏格兰530万，占8%；威尔士310万人，占5%；北爱尔兰180万人，占3%。65岁及以上人口1040万，占英国人口的16%。2011年英国GDP位列美国、中国、日本、德国之后，世界排名第五。根据世界银行数据，2011年英国人均GDP 35657美元。2011年英国的人类发展指数（human development index，HDI）为0.863，位居第28位。

二、居民健康状况

2011年英国期望寿命为80.17岁，其中男性78.05岁，女性82.4岁。2011年英格兰和威尔士人口年龄标准化死亡率男性为623/10万，女性为446/10万，婴儿死亡率是4.2‰。

英国人口死亡的主要原因为循环系统疾病、恶性肿瘤和慢性呼吸道疾病。2011年英格兰和威尔士癌症死亡人数占总死亡人数的30%，四个最常见的癌症为肺癌、结直肠癌、乳腺癌和前列腺癌；循环系统疾病（包括缺血性心脏病和中风）死亡人数占总死亡人数的29%；呼吸道疾病（包括肺炎）占所有死亡人数的14%。2011年英格兰和威尔士人口死亡的第一大原因是缺血性心脏疾病，占男性死亡总数的16.1%，占女性死亡总数的10.7%。痴呆和阿尔茨海默症疾病为女性第二大死亡原因，占女性总死亡人数的10.3%。气管、支气管和肺恶性肿瘤为男性第二大死亡原因，占男性死亡总数的7.2%，占女性死亡总数的10.4%。

三、健康影响因素

英格兰健康调查是一系列旨在衡量英格兰家庭的成人和儿童健康及健康相关行为的年度调查。调查对象是英格兰地区的居民，由于英格兰人口占英国总人口84%以上，调查结果具有较大的代表性。根据2011年英格兰健康调查报告，英国居民健康状况出现一定的下滑趋势。糖尿病患病率呈现上升趋势，肥胖人口比例明显增加。英国各地存在严重的肥胖问题。公认影响死亡率和健康状态的关键因素是吸烟、饮酒和肥胖。英格兰男性吸烟者比例从1993年的28%下降到2011年的23%；女性吸烟者的比例从26%下降到19%。男性和女性饮酒状况变化不大，但是蔬菜和水果消费量却出现下降趋势。

笔记

在1993年至2011年间，英格兰正常体重指数的成年人比例下降，男性从41%

下降到34%,女性则从49%下降到39%。而同期,男性和女性超重比例都几乎没有发生改变(2011年41%的男性和33%的女性超重)。1993年至2011年期间,英格兰肥胖人口比例有明显的增加。男性肥胖人口比例从1993年的13%增加到2011年的24%;女性肥胖人口比例从1993年的16%增加到2011年的26%。肥胖患病率的增长速度在2011年下半年比上半年已经放慢,且有迹象表明这一趋势至少暂时可能持续。女性肥胖患病率在2011年达到1993年以来的最高水平。

英国皇家内科医师学会(The Royal College of Physicians)称,肥胖症泛滥导致英国正面临每年50亿英镑的经济损失。由该学会发表的一份报告说,目前大约四分之一的英国成年人患有肥胖症。尽管英国的肥胖率为世界最高,但医疗服务系统对这一问题所采取的行动少而又少。国家卫生服务系统(NHS)的零星服务和政府缺乏一致意见让体重严重超标的病人受罪。报告指出,太多的医生和护士本身就严重超重,给他们要诊治的病人树立了一个坏的榜样。据预测,到2050年绝大部分英国人将患有肥胖症。目前,英国政府治理肥胖问题的开销估计在一年50亿英镑,该数字将随着肥胖人口的增多而上升。许多肥胖症患者还患有其他诸如心脏病、糖尿病、哮喘、失眠和妇科紊乱病等并发症。

英国不同收入阶层居民的健康状况明显不同。2010年度英格兰健康调查报告指出,低收入人群患某些疾病的比例显著高于高收入人群,不同收入阶层在健康状况方面存在不平等现象。例如低收入人群患肾病的比例约是高收入人群的3倍,低收入妇女患糖尿病的比例约是高收入妇女的4倍。至于自我健康状况评估“差”或“非常差”的比例,低收入人群更是高收入人群的6~7倍。肥胖是英格兰地区比较严重的健康问题之一,但在高收入妇女中,肥胖比例只占17%,而低收入妇女的肥胖比例约为33%。调查还发现,不同生活习惯可能是造成不同收入阶层健康状况差异的原因之一。例如低收入人群的吸烟率更高,每天摄入蔬菜水果的量更少。不过,高收入人群也有一些不良生活习惯,如经常饮酒者的比例较高。

第二节　英国卫生保健的伦理价值与政治环境

一、伦理价值

任何制度都蕴含了一定的伦理追求、道德原则和价值判断。卫生保健制度是福利制度的一个重要组成部分。英国卫生保健制度具有的道德基础、伦理价值诉求、社会作用效果的伦理评价均来自于英国福利制度。英国福利制度理论的道德基础在于:追求社会公平,缩小贫富差距,消除贫困,保护弱势群体的价值诉求,主要体现在如何对待老人、儿童、残疾人、单身母亲以及失业贫困人员等方面。

经济学家威廉·贝弗里奇1942年向英国政府提出《社会保险及有关服务》(贝弗里奇报告),之后英国福利蓝图真正实施和实践。贝弗里奇报告是英国福利制度产生的理论依据,同时也是英国卫生保健制度产生的理论依据。贝弗里奇主张通过建立一个社会性的国民保障制度为每个公民提供多个方面的社会保障。贝弗里奇提出社会保障应遵循下列四项基本原则:①普遍性原则,即社会保

笔记

障应该满足全体居民不同的社会保障需求;②保障基本生活原则,即社会保障只能确保每一个公民最基本的生活需要;③统一原则,即社会保障的缴费标准、待遇支付和行政管理必须统一;④权利和义务对等原则,即享受社会保障必须以劳动和缴纳保险费为条件。在报告中,贝弗里奇将医疗保障看作保护和维持国民工作与收入能力的手段,倾向用国家补贴加上固定比例社保缴费来进行偿付。同时考虑到不同的筹资方式和医疗服务供给方式会产生不同的成本,他主张同时从保健筹资和提供两方面入手考虑医疗保险问题,强调国家和个人均有义务使得病患恢复健康。

知识链接

威廉·贝弗里奇(William Beveridge,1879~1963年)是福利国家理论的建构者之一。1941年,英国成立社会保险和相关服务部际协调委员会,着手制定战后社会保障计划。经济学家贝弗里奇爵士受英国战时内阁财政部部长委托,出任社会保险和相关服务部际协调委员会主席,负责对国家社会保险方案及相关服务进行调查,并就战后重建社会保障计划进行构思设计,提出具体方案和建议。1942年,贝弗里奇根据部际协调委员会的工作成果提交了题为《社会保险和相关服务》(Social Insurance and Allied Service)的报告,即著名的贝弗里奇报告,提出建立"社会权利"新制度,包括失业及无生活能力之公民权、退休金、教育及健康保障等理念。由于英国的卫生保健系统是根据《贝弗里奇报告》建立的,人们又称之为"贝弗里奇模式"或"英国模式"。

英国是较早认识到卫生服务公平性的重要并采取政府行动的国家,国家卫生服务系统(national health service,NHS)于1948年7月5日成立,英国成为世界上第一个向全民提供免费医疗服务的国家。英国卫生保健系统按照体现"社会公平"的原则建立,公平性是NHS制度的灵魂。NHS诞生之初就以人人享有平等获得优质卫生保健的权利为宗旨,至今这一原则仍然是NHS的核心价值理念。英国卫生服务公平性高的主要原因是卫生筹资公平性。英国NHS制度自建立以来,一直坚持"覆盖全民的、通过国家税收筹集卫生服务经费、同等需要获得同等的卫生服务"的基本原则。随着NHS制度的不断完善,卫生服务的公平性内涵也相应得到深化。NHS建设之初确定的"同等需要获得同等的卫生服务"强调的是机会平等,进入21世纪以来,卫生改革更加关注病人的需要和希望,以病人为中心,不断提高服务质量,最终获得最大可能的健康水平,强调健康结果的公平性。

NHS是典型的全民福利型医疗体制模式,其核心价值及原则是:提供全面可及的,基于患者需求而不是其支付能力的免费的医疗服务。NHS的基本特征是:医疗卫生资金主要通过税收筹集、筹资与服务提供均由政府负责、全民覆盖和人人公平享有卫生保健服务。英国国民卫生服务体系具有五大原则:①集体原则,是国家对国民卫生保健负责的集体原则;②综合性原则,是三层医疗提供的综合

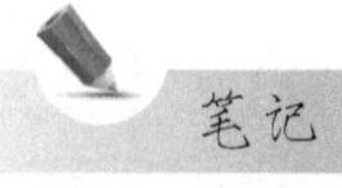

性原则，即由全科医生提供初级医疗服务，专科医生在医院承担专科和住院等二、三级医疗服务，地方卫生管理机构和社保部门提供公共卫生保健和社区医疗服务；③广泛性原则，是医疗保健覆盖不以收入而以需要为基础的广泛性原则；④公正性原则，是医疗服务标准对所有患者一致的公正性原则；⑤专业自主原则，是医疗专业人员可以自由选择加入国家医疗服务系统（NHS）和私人营运的专业自主原则。

二、政治环境

（一）基本政治制度

英国是议会制君主立宪制国家。议会是英国最高司法和立法机构，英国的国会为两院制，由上议院和下议院组成。上议院成员有部分是世袭贵族，其他则是获任命的议员。上议院有权审查下议院通过的法案，并通过必要的修正案，还可以要求推迟它不赞成的立法，最长可达 1 年。一般而言政府都会接受上议院提出的修正案，以节省时间，并避免发生两院冲突的窘境。英国全国被划分为许多个选民人数基本相同的选区（选区的划分由一个独立的委员会决定），每个选区选举一名下议院议员。大多数选区议员是一个政党的成员，但是无政党背景的人士也可以参加选举，而且在正式法律中政党并不拥有十分重要的地位。几乎所有时候在下议院总有一个拥有绝对多数的政党。该党的领袖被君主任命为首相。下议院第二大党的领袖则成为反对党领袖。

政府实行内阁制，首相为政府首脑，由女王任命在议会选举中获多数席位的政党领袖出任首相并组阁，向议会负责。首相获任命后再挑选其他部长和行政首脑，组成政府。大约 20 名最资深的政府部长和首相本人组成内阁。政府从议会中产生，并对其负责，回答议会质询。政府提出的任何议案如果未获议会通过，就将可能面临议会的不信任动议，而这项不信任投票一旦通过则将迫使首相或宣布辞职，或解散议会重新举行大选。公共服务机构是政治中立的组织，协助政府处理行政事务。公共服务的主要组成部分由政府的内政部门管辖，每个主要部门都有一名内阁大臣负责。卫生大臣负责卫生保健事务。

（二）英国的两党政治

目前英国的政坛主要由保守党和工党两大党把持。两党不同的宗旨和施政方略对医疗卫生政策有重大影响。工党以人道主义理论为纲领，强调“社会福利”，工党执政时期建立了 NHS。保守党崇尚市场竞争，不提倡国家干预，因此在 20 世纪 90 年代提出了“内部市场”改革。医改成为各国政府的重要任务，英国同许多发达国家一样，总是免不了政党轮替。每一次竞选，反对党总是会攻击卫生医疗体制，而且总是宣称要颠覆前任的医疗改革措施。然而，在政党轮替成为现实之后，“颠覆”性改革往往就会变成“平稳”性改革，整个改革的轨道并不会更换，而是会推出小修小补的改革，英国医改模式的可持续性因此得以持续。因此它不仅仅是一种卫生策略，实际上也是一种政治策略，国家卫生服务制度具有很强的政治性。

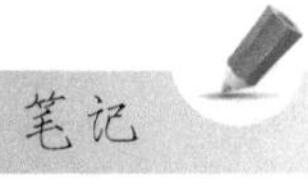

1. 英国保守党的政治理念　英国保守党的前身是 1679 年成立的托利党，

1833年改称保守党。当代保守党主要指奉行传统资产阶级意识形态，坚持自由资本主义制度的具有保守倾向的政党。这些党大多强调要实现民主、有限政府、社会正义、个人自由和公民自由，建设“自由、正义、开放和民主的社会”，反对“第三条道路”。经济上主张实行“有竞争的市场经济”，支持经济全球化进程。

2. 英国工党的政治理念　英国工党成立于1900年，最初称劳工代表委员会，代表工人利益，立场属中间偏左，1906年改称工党。工党纲领的传统理论基础是费边社会主义，主张生产资料、分配手段和交换手段的公有制，实行计划管理，以达到公平分配。1945～1951年，艾德礼组成第3届工党政府，在国内推行“民主社会主义”意识形态，改革社会保险、卫生保健等项制度。当时深受社会主义思潮影响的英国执政工党采纳了由经济学家威廉·贝弗里奇设计的一套国家宏观调控的“从摇篮到坟墓”的社会福利制度。于1948年宣布建成福利国家。但20世纪50年代开始，随着英国经济的发展，工党内出现意识形态分歧。右派认为，资本主义已经变了，社会主义应是“增加社会福利，实现社会平等”，而不是以实现生产资料公有化为目的；反对以新的社会制度代替现存的社会制度，主张在现存制度基础上追求更高程度的完善。但左派仍坚持国有化，认为没有国有化就没有社会主义。1990年5月工党提出新的施政大纲，充实了1989年年会通过的调整政策，放弃了老式国有化政策。主张政府必须负责解决教育、培训、运输、通信等市场无法解决的问题，社会分配先考虑创造财富的人，发展高技术经济，鼓励发明创造。1997～2010年组织了连续四届内阁，成为了工党连续执政时间最长的一次。2010年5月英国下议院选举失败，英国工党重新成为在野党。现主要致力于公共住所、职工福利、失业救济、弱势群体、社会保障、公民教育等方面。

知识拓展

民主社会主义(democratic socialism)是一种主张在民主体制里进行社会主义运动的政治意识形态。大多数民主社会主义份子支持多样型经济发展，并要求国家提供良好的福利保障以及进行财富的再分配。自称是民主社会主义者的人士或团体一般都要比社会民主主义者在政治立场上更为左倾。

第三节　英国卫生保健的筹资

一、筹资来源和渠道

国家卫生服务系统(NHS)的基本特征是：医疗卫生资金主要通过税收筹集、筹资与服务提供均由政府负责、全民覆盖和人人公平享有卫生保健服务。卫生大臣(The Secretary of State for Health)负责卫生保健公共资金的筹集，卫生部为其负责提供支持。1948年，NHS的预算资金为4.37亿英镑(按现今价值折算大约90亿英镑)，到2008～2009财年，这一数字增长了10倍(超过1000亿英镑)。

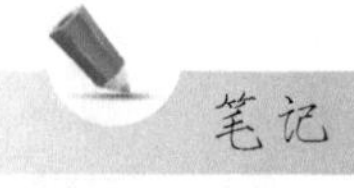

排除通货膨胀的影响,60年来NHS的支出以年均4%的速度递增。2010年卫生总费用占GDP比重为9.6%。2012~2013财年NHS的年预算为1080亿英镑(约合1.07万亿元人民币),约占国内生产总值的9.4%。

医疗保健服务融资主要源于公共资源——主要是一般税收及国民保险税(national insurance contributions,NICs)。2009年英国NHS筹资约为1000亿英镑,其中财政税收占82%,国民保险税收占12.2%,患者自付医药费(主要是处方费、牙科和眼科医药费)占2%,其他收入及慈善机构捐赠资金占3.8%。2010年英国大约83%的总医疗支出是政府资助的;其余的来自私人健康保险(private medical insurance,PMI),超过12%的人口参加自愿健康保险计划,其主要负责补偿私营部门提供的急性和选择性保健服务;以及牙科保健和眼科服务的用户收费;牙科保健、眼科服务、独立医疗机构或NHS机构私人服务的自付费用。

(一)国民保险税

凡是有收入的英国公民都必须按统一的标准缴纳税金和社会保险费,作为国家的福利基金由政府统一调拨。2010~2011年,对于收入超过110英镑/周的居民,国民保险税将根据总收益而非收入进行征收,其中员工11%的税率和雇主12.8%的税率,收益水平不设上限,虽然员工收益超过844英镑/周税率降至1%。自主就业者利润超过5715英镑将按8%的税率进行征收,利润超过43875英镑则按1%的税率进行征收(英国财政部2010)。英国政府通过税收筹集医疗经费,NHS体系由国家财政支持,每年英国国会通过预算,确定将财政拨款的一定比例拨给NHS体系。

(二)现金支付

英国NHS的卫生服务大多数时候是免费使用的。NHS向常住居民提供预防医疗、初级保健和医院服务。英国有些医疗服务通过商业医疗保险资助,即通过用户付费、共付费用和自付费用的方式对NHS和私人供应商提供的卫生保健服务进行偿付。有些没有包含在NHS系统中的医疗保健服务应该由病人必须自己支付(自付费用),或者有些服务项目虽然包含在NHS中,但是需要病人以共付的形式分担一部分费用(共付费用)。患者自付主要包括NHS系统提供的私人治疗、OTC药品、眼科服务和社会保健;共付费用包括NHS处方药和NHS的牙科保健服务。个人大多数现金支付是自付费用,其中41%用于购买OTC药物;其次为NHS系统服务的用户收费,占总额的13%。1990~1997年,英国人口人均现金支付费用增加了超过100%,从62英镑上升到133英镑。1997年到2008年期间,人均现金支付费用增长率有所下降,增加了73%,2008年人均现金支付230英镑(经合组织,2010)。

二、英国卫生保健的补偿

2009~2010财年,NHS支出998亿英镑,其中885亿英镑(占88.7%)是支付给国民保健服务机构(比如NHS Trust医院、全科医生、牙医),97亿英镑(占9.7%)是集中管理的预算。15亿英镑(占1.5%)是个人社会服务基金;另外,NHS还有55亿英镑的资本预算。

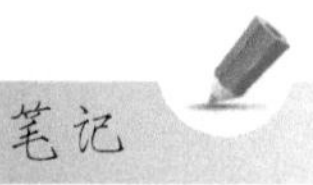

(一) 对初级卫生保健机构的补偿

每个初级保健信托机构(primary Care Trust ,PCTs)大概覆盖人口近 340000 人。NHS 根据人口规模、年龄分布和各种指标的卫生保健需要以及不同地区不可避免的成本差异,使用加权平均公式将 80% 的 NHS 预算分配给各个初级保健信托机构。由当地初级保健信托机构制定服务项目和服务内容标准,根据全科诊所为居民提供初级卫生保健服务的数量和质量支付经费,转诊病人的经费支付给相应转诊的医院。

初级医疗保健信托机构通过签订合同的形式将预算分配到服务提供者手中。PCT 根据辖区管理原则,和每个诊所签约,有明确的任务和职责,一般签约时间为 3 ~5 年。全科诊所均为私营性质。初级卫生保健的有关全科医生服务协议主要有两类,普通医疗服务协议(general medical services contract,GMS)和个性化医疗服务协议(personal medical services contract)。前者覆盖了 50% 的全科诊所和全科医生,在国家层面由英国医学会全科医师委员会[General Practitioners Committee (GPC) of the British Medical Association (BMA)]和国家卫生服务联盟(NHS confederation)分别代表供需双方进行谈判,确定协议主干内容和支付标准,然后由相关方签订服务协议;后者即个性化医疗服务协议覆盖了 45% 的全科诊所和全科医师,是一种更加灵活、更富创新性的协议类型,谈判在地方层面进行,服务价格会有所不同。

支付方式与标准是医疗服务协议的核心性内容。2004 年起,初级卫生保健服务协议引入了按质量付费的有关内容。GMS 支付由两大部分组成:一是基本服务费用,占支付总额的 70% ,用于包括人员费用在内的基本与附加服务。二是按质量支付费用,占支付总额的 30% ,所得数额取决于临床质量和服务范围,具体按质量与结果计划(quality and outcomes framework,QOF)计算。英国于 2004 年发起质量和结果框架项目,在全科医疗领域实施。QOF 项目强调自愿参与,但英国大多数全科医生参与其中,并根据其绩效从初级保健信托(PCT)获得补偿。每个 GP 诊所 25% 的收入是 PCTs 根据其临床质量和服务范围拨付的。QOF 以循证医学为基础,更加关注对于慢性病的管理。GP 诊所需要每年完成 QOF 指标,这些指标由 PCT 根据上一年度的考核结果制定,主要针对 17 种慢性疾病进行监测管理。每年再根据诊所的完成结果给予评价,根据分值给诊所拨款,诊所 25% 的收入来源于此。

英国全科医生(general practitioner,GP)的薪酬有三部分来源:一是“按人头付费”的补偿机制,PCT 根据注册居民人数给予全科诊所的总额预付费用;二是开展一些特色的政府购买服务项目,如外科手术、儿童健康、康复指导等;三是通过 QOF 考核后的额外奖励费用。全科医生 QOF 考核奖励约为 2 万英镑,约占平均年收入的 20% 。QOF 的实质是一套反映全科医疗服务质量的循证指标体系,通过对具体指标赋予一定分数实现量化,并按总的分数向全科医生支付报酬。2006 年英国新修订的 QOF 设置了四大领域指标,全年最高总分数 1000 分,包括临床领域指标、组织领域指标、病人体验领域指标和附加服务指标,另外包括整体护理方面 20 分。每一项具体指标都设置详细支付标准,达到标准就可取得相

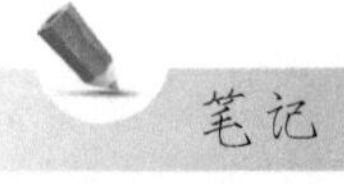

应的分数。QOF 激励了全科医生的服务积极性,使之为病人提供更高质量的卫生服务和对疾病进行更有效的管理,对提高全科医生地位、改善质量、促进初级卫生保健公平性起到了关键的作用。

(二)对医院的补偿

1991 年开始,英国对公立医院实行“管办分开”,公立医院从政府卫生行政部门的预算单位转型为公立法人机构,成为 NHS 托拉斯(NHS trusts)。NHS 托拉斯是 NHS 体系内的非营利组织,但与卫生行政部门已经不存在行政上下级关系。

英国的二级和三级医疗服务由各种医院来提供,主要由 NHS 医院(NHS Trusts)或基金医院(Foundation Trusts,FTs)提供。英国医疗卫生保障资金主要来源于国家税收。政府把税收筹集资金的 20% 拨给若干个信托基金会,由信托基金会投给公立医院,用于医院的发展、科研、急救等。英国医院日常运营主要依赖医疗体系中付费者的支付。公立医院的相当一部分收入来自全科医生的转诊费,而这笔收入归根结底还是 NHS 体系中付费者的支付。单靠全科医生支付的转诊费还不足以补偿公立医院提供住院服务或专科服务的成本,因此 NHS 中的付费者还必须对医院给予额外的支付。

目前公立医院成为 NHS 体系中的独立法人,需要通过竞争来获取初级卫生保健信托机构的合同以及其他付费者的付费,以维持日常运营。服务购买与服务提供相分离的制度结构决定医疗付费者与医疗服务提供者通过签约形成相互间的契约化市场关系,目前 3 ~ 5 年的长期合同代替了以往一年一签的合同。1999 年以来,初级保健护理信托机构购买卫生服务的方式出现了显著变化,尤其是在医院部门。政府对医院拨款由过去全额预付改为根据医疗服务质量和数量情况拨付,社区全科医生也主要根据社区人口结构和经济水平拨付,并且根据考核结果确定,不是全额拨付。在 2003 ~ 2004 年引入新的补偿方式,即按绩效付酬方式(pay for performance,PFP)。PFP 首先在选择性保健服务项目实行,将会推广到急诊服务及门诊服务等。

在英国 NHS 系统中,有专门机构负责主管公立医院的资本投入。资本投资的金额要纳入年度 NHS 预算,并接受议会的质询。如果一旦发生政府财政紧缩的情形,则应首先必须保证是付费者的预算。医院可以自行寻找民间资本,甚至可以实现民营化,但是这种情形在英国并不多见。英国政府鼓励社会资本进入公立医院。英国政府于 1992 年提出民间融资活动(private finance initiative,PFI),这是在西方发达国家逐步兴起的一种新的基础设施投资、建设和运营管理模式。政府部门根据社会对基础设施的需求,提出需要建设的项目,通过招投标,由获得特许权的私营部门进行公共基础设施项目的建设与运营,并在特许期结束时将所经营的项目完好地、无债务地归还政府,而私营部门则从政府部门或接受服务方收取费用以回收成本。英国政府鼓励民间资本向公共部门投资,其中相当一部分是对公立医院的投资。内部现金流是 NHS 医院的主要资金来源。NHS 医院也可以申请卫生部的流动资金贷款。2004 年出现一种新的医院服务组织形式:基金医院(FTs)。FTs 的投资资金通过本地融资实现,主要是 FT 业务收

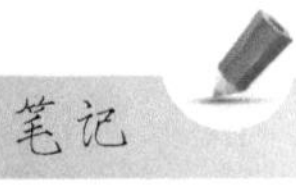

入再投资或有息贷款。这些贷款来自私营部门(商业银行)或政府(信托融资机构)。FTs 有投资撤资自主权,它独立于 NHS 资金体制。虽然 FTs 的管理体制不同于 NHS 信托医院,但需要满足相同的临床和组织标准。

第四节 英国卫生保健的提供与监管

一、卫生保健的提供

经过 60 余年的发展,NHS 已成为世界上最大的由公共资金支持的卫生服务体系。NHS 体系分为初级卫生保健(primary health care,PHC),二级医疗服务(secondary care)和三级医疗服务(tertiary care)。就诊的病人必须经过初级保健才能转诊到二级医疗服务,疑难杂症顺次转至三级医疗服务。NHS 分级保健呈现金字塔形结构:其中初级卫生保健服务主要由全科诊所完成,由全科医生提供。2011 年英国共有 1746 家独立诊所,8316 家全科诊所,39780 名全科医生。平均每家全科诊所覆盖 6651 个病人,每名全科医生负责 1562 名病人。

(一) 初级卫生保健服务

初级卫生保健服务是 NHS 体系的主体,起到守门人的关键作用,主要由全科诊所提供。全科诊所属于私营性质,不隶属于任何政府部门。政府部门对全科诊所按照区域进行管理,初级医疗保健信托机构通过合约从全科诊所那里为居民购买初级保健服务,并通过协议对他们提供的服务进行监管。全科诊所一般由全科医生、护士和接待员组成,条件较好的诊所还包括注册助产士。NHS 体系规定:每个居民都要从居住地周围的全科诊所中指定一位全科医生作为自己的家庭医生,负责自己日常的卫生保健。全科诊所主要任务就是管理病人的一般健康需求。每个社区居民需就近选择一个全科诊所进行注册,才能享受 NHS 的免费医疗服务。初级卫生保健提供主要是门诊服务,服务内容包括常见病的治疗、健康宣传咨询、慢性病管理、社会预防、家庭护理,甚至一些特殊的保健服务如戒毒与戒酒。全科医师在 NHS 的体系中充当“看门人”的作用,英国居民如有健康问题,首先必须先到其注册的全科诊所就诊,一些基本的、常见的问题可以在全科诊所解决,如发生 GP 不能处理的医疗问题,则采取转诊,转诊可以有纵向转诊,即转诊至次级保健服务医院,每年就诊患者中大约有 14% 是被转诊至综合医院进行治疗的,专科诊疗结束后会继续向下转诊回到全科诊所进行后续诊治;横向转诊至同一社区 PCT 下属的牙医、药剂师、眼光师、理疗师等进行所需要的特定医疗服务。大约 90% 的人在基层医疗服务体系接受诊断和治疗,不需要转诊到二级机构。

NHS 的初级保健有多种不同的提供方式,社区卫生服务,国民保健服务热线(NHS direct),NHS 牙医、随到随诊中心(NHS walk-in center),眼科医生和药剂师服务都属于 NHS 初级保健服务。初级医疗保健信托机构负责从一系列服务提供商(主要是公共部门,但也包括私人和志愿提供者)采购初级保健服务、社区服务、医院服务,在一些地区也包括精神卫生服务。初级医疗保健信托机构对全科

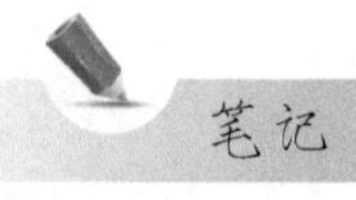

诊所按照区域进行管理，为居民购买初级卫生保健服务，并通过协议对其提供的服务进行管理。

（二）二级医疗服务

二级医疗服务由在国有医院（NHS Trusts）工作的专科医生（顾问）、护士和其他卫生保健专业人员（如物理治疗师和放射科医生）提供。NHS Trust 医院出现于1991年，NHS Trust 医院是半独立的非营利组织。除 NHS 体系外，还有一小部分私营医院存在，其资金来自私人保险、患者自付费用，或由初级保健护理信托机构（PCTs）和卫生部公共资金资助，主要提供紧急和选择性的医疗保健。大多数患者都必须持有全科医生的转诊单才能转到二级医疗服务机构就诊。二、三级医疗服务由医院提供，医院通常不开设普通门诊，只开设专科门诊和住院服务。通常只有二、三级医疗机构才提供急诊服务。病人也可以自费支付咨询业务，如果病人购买了商业医疗保险则可以通过该保险实现转诊。医院的专科医师（specialist doctor）根据全科医生的转诊单了解患者的病史给予对症治疗，检查结果及病历可以互认。患者出院时，医院医生会把出院后的康复注意事项转交患者的全科医生。如果患者的病情严重，二级医院的专科医师会请本专科的专家会诊，或进入三级医疗服务范畴。

NHS 托拉斯（NHS Trusts）管理下辖医院，其职责是确保医院提供高质量的卫生保健服务，并有效使用资金。NHS 医院包括六大类医院：Acute Trust：急重症综合医院；Care Trust：特殊的精神病健康服务和老年人健康服务；Mental Health Trust：大型的精神病专科医院和当地社区精神病医疗服务；Ambulance Trust：急救服务体系，包括回应急救电话，特殊事件的急救服务和日常病人的转送服务；Children Trust：儿童医院，医治各类儿科疾病；Foundation Trust（FT）：非营利性医院，又称为基金医院，医院财政一部分靠政府拨款，一部分由医院以捐赠、基金的形式筹集。这类医院有综合医院，也有专科医院。基金医院（FTs）是2004年出现的一种新医院服务组织形式。基金医院（FTs）拥有更大经营自主权，不再接受卫生部的财政和行政管理。虽然 FT 的管理体制不同于 NHS 信托医院，但需要满足相同的临床和组织标准。

2012年英格兰共有166家急重症综合医院，其中99家是基金医院。综合医院员工包括医生、护士、助产士、药师和健康顾问等，其员工人数占 NHS 体系总员工数比重很大。2012年英格兰拥有12家急救服务体系，58家精神病专科医院中41家是基金医院。英国计划在2014年将所有的 NHS Trusts 转变为 FTs。英国政府直接出资兴建医院，但并不具体管理公立医院，医院高度自治，所有医院成为社会性企业，成为自主经营法人治理机构。医院服务主要有 NHS 医院（NHS Trust）和基金医院（Foundation Trusts，FTs）提供，NHS 医院为公有企业并直接对卫生大臣负责，其管理机构与 PCTs 基本相同，董事会组成包括1个非执行主席和至少5个非执行委员（成员由委任委员会任命），和不超过5个执行委员（包括执行主席、财政总监和医疗总监）。有些 NHS 医院如基金医院（FTs）从卫生部获取更大的经营管理自主权。基金医院（FTs）由董事会管理，同时设有监事会，监事会大多数成员由当地居民、基金医院员工、病人或医疗保健服务消费者选举

笔记

产生。

（三）三级医疗服务

英国的三级医疗服务是指临床专业上解决特殊疑难杂症的最高专家服务。提供三级医疗服务的主要是大型医学中心、教学医院或专科医院等，专科医院不负责一般诊疗服务。也有些规模较大的医院既提供二级医疗服务也提供三级医疗服务。此外，大多数三级医疗机构也提供一些私人卫生保健服务。

（四）社会保健服务（social care）

社会保健是152家成人社会保健服务责任委员会（CASSRs）法定的责任。随着时间的推移，长期保健已经从家庭（或机构）保健护理转向了社区保健护理，同时保健服务的提供方已经从公共部门转为私人和志愿者组织。社会保健融资是结合当地政府机构（当地政府或议会）的公共支付和保险计划实现的个人支付的综合支付。

（五）精神卫生保健

英格兰的精神卫生保健系统起源于1948年开始设立的精神病院为基础的收容所，强调提供为社区那些有精神健康问题的人提供护理。该系统是一个初级保健机构和社区服务机构共同提供专科住院病人护理的混合体系，NHS提供的服务是免费的。由初级保健护理信托机构（PCTs）负责管理，有时也为当地居民提供心理健康服务。

（六）牙科服务

初级保健护理信托机构（PCTs）负责为他们所管辖地区的居民提供NHS牙科服务，并确保NHS牙医服务覆盖所有居民。个人可以接受NHS牙科服务，他们也可以选择接受由私营诊所和NHS共同提供的同类牙科保健。

二、卫生保健系统的组织构架

NHS包括英格兰、苏格兰、北爱尔兰、威尔士NHS。尽管由国家税收统一筹资，但英格兰、苏格兰、北爱尔兰和威尔士的NHS是分开管理的。近年来，这些地区的NHS管理出现了一些差异，但大体还是类似的，所以总体来说属于统一的框架体系。

目前英国卫生服务体系实行集中统一的管理体制，卫生部为最高管理机构，下设地区战略卫生局（Strategic Health Authority，SHAs）。在区域战略卫生局之下，设有各类信托机构，负责当地NHS服务的提供与运作，主要是初级卫生保健信托机构（PCT）以及医院信托机构NHS Trusts（图6-1）。

国家审计署（National Audit Office，NAO）。国家审计署作为独立机构执行关键的金融审计工作。国家审计署直接议会向报告。近年来，国家审计署出台英国NHS有关一系列问题报告，包括医院私人融资计划（private finance initiative，PFI）合同的运行和管理、健康不平等、重大创伤护理和NHS的国家医疗信息化项目（national programme for information technology，NPfIT）。

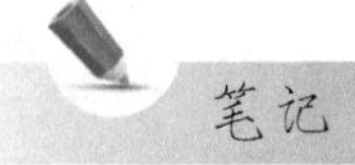

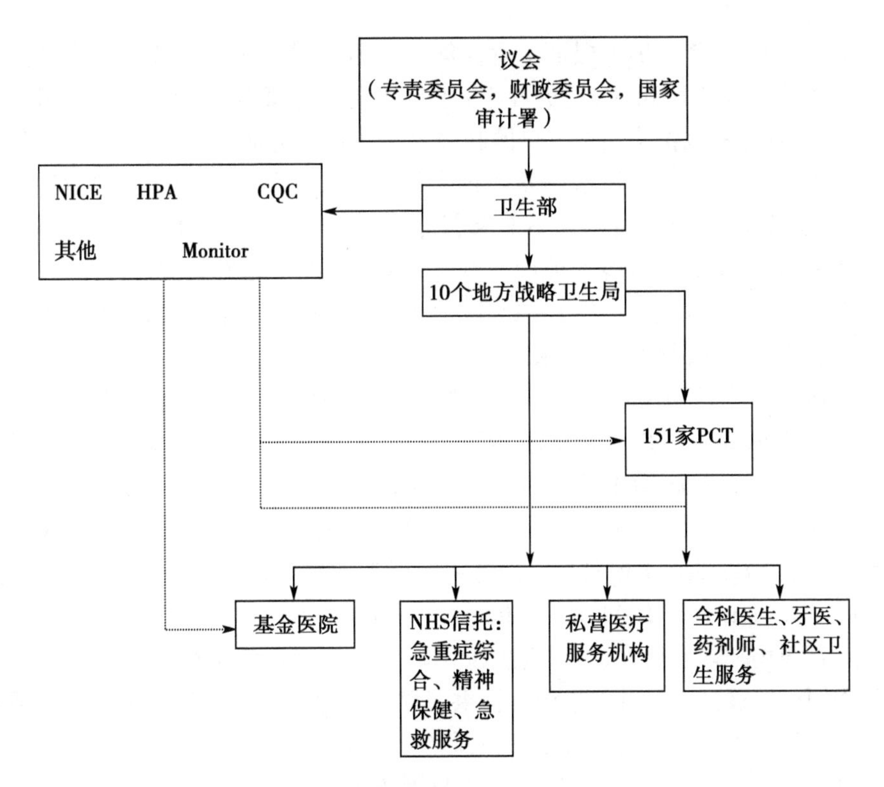

注：实线代表管理关系，虚线代表监管关系。

图6-1 2010年英格兰医疗保健体系组织结构图

（一）管理组织

英国卫生部(Department of Health)担负着中央政府的医疗和公共卫生职能，负责协调与监督英格兰和威尔士地区的地方卫生服务。卫生部负责制定卫生发展目标和策略，对卫生资源进行分配，评目标的实现程度，为NHS和社会护理服务组织提供战略性指导。卫生部的具体职责包括：①明确医疗和社会护理服务的发展方向；②设定医疗和社会护理服务的标准并监督其执行；③确保NHS和社会护理组织拥有必需的资源；④确保病人和公众能够就其所使用的医疗和社会护理服务进行选择。卫生部并不直接管理NHS或提供社会护理服务，而是通过与医疗和社会护理组织等独立机构以及其他公共和私人部门的组织合作，提供医疗和社会护理服务。卫生部的政策制定功能要强于其监管职能，但是卫生部在制定医疗服务监管规则方面仍在发挥着重要作用。

卫生部在地区层面下设10家战略卫生局(Strategic Health Authorities, SHAs)，对全英格兰NHS的服务活动进行监管，SHA负责保证当地卫生服务的品质。地区战略卫生局的职责是贯彻国家卫生政策、改善和监督地方服务，负责评估本地区医疗保健机构是否达到高水平和良性运转标准，管理和设置地方性的NHS战略咨询系统，支持、协调和监管PCTs和其他NHS组织，确保其提供更好的服务。地区战略卫生局是卫生服务的提供机构，主要由151家PCTs和数百家NHS医院组成。

全英格兰设有151个初级卫生保健信托机构，初级保健信托机构(primary

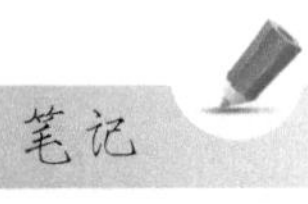

care trusts,PCTs)负责地方层面卫生保健服务的运营。PCTs 是负责管理特定地区人口的医疗服务 NHS 组织,负责评估当地人群的健康需要,并向医疗服务提供者购买所需服务,以提高当地人口的健康水平。具体包括:直接向医院和其他提供者购买医疗服务;与全科医师签约提供初级卫生保健服务,并对其进行管理。他们通过合同签约形式购买 NHS 和私营部门的卫生服务。PCT 是 NHS 的枢纽,掌控 NHS 多达 80% 的预算。他们与其他健康、社会保健组织、当地政府合作满足所在社区的卫生需求。PCTs 在既定目标框架下开展工作,他们负责利用公共资金来满足当地居民的健康需求。

NHS 的顺利运转离不开一些相对独立的业务机构。①国家卫生服务联盟(NHS Confederation):是一家独立的会员机构,成员来自 NHS 各类机构。通过对政策辩论与实施施加影响,为权威人士提供网络支持、信息分享与培训,与会员一起确保患者得到良好的医疗服务。其下属分支机构在普通医疗服务协议缔约过程中代表 NHS 购买方参加医疗服务协议谈判。②国家健康与临床规范研究院(National Institute for Health and Clinical Excellence,NICE):成立于 1999 年,主要负责对新药物和现有药物、治疗方法和 NHS 程序进行评估和发布指导意见,目前它的作用已扩展到对公共卫生服务提供指导。采用卫生经济学方法对诊疗项目和药物进行成本效果评价和技术评估,制定健康和临床规范与指南,推动健康和临床规范的实施与应用,并为 NHS 提供政策建议。

健康保护机构(Health Protection Agency,HPA):负责公共卫生保护。其职责包括:①减少传染性疾病对公共卫生造成的危害;②减少化学和辐射风险对公众健康的危害;③确保一系列事件(如化学、生物、辐射或核物质的释放)的国家一级应急准备;④提供英格兰地方卫生保护服务;⑤向其他健康保护组织提供支持并向其他政府部门提供建议。

(二)监管组织

英国医疗质量委员会(The Care Quality Commission,CQC)是目前英国医疗卫生服务质量管理的最高机构,其主要职能是全面负责英国的医疗卫生服务质量的改进。根据《2008 年卫生和社会保健法》(Health and Social Care Act 2008),CQC 以英格兰健康和成人社会保健的独立监管机构的身份开始运营,它是英国唯一的包括健康和成人社会保健领域两个领域的监管机构。从 2009 年 4 月开始,所有的健康服务和社会保健提供者都必须去到 CQC 注册并证明所提供的服务符合质量和安全标准。所有 NHS 医疗机构和私营医疗机构均受其监管。CQC 直接向议会负责,是监督卫生服务绩效的专门机构,其职责范围包括:监督所有 NHS 医院;负责私立医疗机构审批;审计 NHS;核实 NHS 发布绩效评估数据;公布 NHS 机构绩效报告等。旨在帮助监管医疗服务品质,并汇集了所有的健康和社会保健服务监控信息。

监管理事会(Monitor)成立于 2004 年,是负责独立监管 NHS 基金医院(FTs)的机构。授权负责管理基金医院以确保其财力雄厚、经营良好。当基金信托出现财务困难时,监管理事会将进行干预。监管理事会是一个非官方公共执行机构,受命监督 FTs,五名组成成员由卫生大臣任命。监管理事会独立于政府内阁,

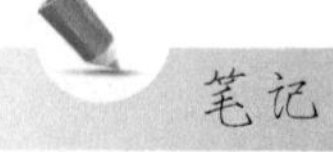
笔记

负责每年向议会报告。

英国现有的医疗服务监管机构可以分为政府监管机构和非政府监管机构两大类。政府监管机构主要负责行业(业务)监管和财务监管。除了法定的政府监管机构,在英国还有一些非政府组织监管着 NHS 机构。卫生保健系统其他关键组织包括英国医学学会(British Medical Association,BMA)和专业团体,如皇家医疗学会,英国牙科协会(British Dental Association,BDA)以及各个工会 GMB、Unite 及 Unison 等。

在苏格兰,由于没有实施买卖分离,董事会及其运行机构之间不存在合同关系。大多数初级保健提供者是独立的承包商,他们向 NHS 提供的服务可以通过签约形式得到补偿。NHS 董事会通过薪金制直接雇佣医院和社区工作人员。他们通过社区卫生合作管理局(Community Health Partnership,CHPs)管理与初级保健独立承包商的合同(全科医生、牙医和社区药师)。CHPs 是每个 NHS 董事会中负责管理和提供初级保健和社区卫生服务的委员会。

在北爱尔兰,北爱尔兰卫生、社会服务与公共安全部(Department of health, Social services and public safety of Northern Ireland,DHSSPS)对医疗服务进行战略性管理;健康和社会保健委员会(Health and Social Care Board,HSCB)和公共卫生机构(PHA)具体负责医疗保健服务管理;五个地区(Health and Social Care,HSC)信托机构负责提供医疗保健服务。健康和社会保健委员会听取五个地区委员会(Local Commissioning Groups,LCGs)的建议。信托机构可以提供家庭护理。公共卫生机构负责为医疗保健服务提供商提供支持,发布委员会的各种管理决策,维护医护人员队伍建设,开展健康促进活动。

第五节 英国卫生系统的改革

一、NHS 的建立

1945 年至 1951 年,工党组织两届内阁。当时深受社会主义思潮影响的英国执政工党采纳了由贝弗里奇设计的一套国家宏观调控的“从摇篮到坟墓”的社会福利制度。1948 年英国国家卫生服务系统(NHS)成立,以提供“所有人都能享受的、以需要而非支付能力为基础的免费全面服务”为准则,是全球最早的免费医疗制度。英国的国家卫生服务制度是全世界最大的公共医疗卫生服务体系,服务范围涵盖了从预防到康复、从孕检到临终护理、从头疼感冒的小病到心脏搭桥等大病的各类医疗保健服务。所有英国合法居民都有权基本上免费享受。在很长的一段时间里,英国 NHS 在覆盖范围、公平性和成本投入等方面显现了独到的优势,为改善英国国民健康水平发挥了至关重要的作用,一度被英国人标榜为“西方最完善的医疗服务体系”。

国家卫生服务体系具有高度的福利性和公平性。在 NHS 实施之后的 20 世纪 50 ~ 60 年代,运行也基本顺利,但却暴露出了不少问题。国民医疗服务法实施后英国医疗保健支出每年持续攀升。在过于强调覆盖的广泛性和服务提供的

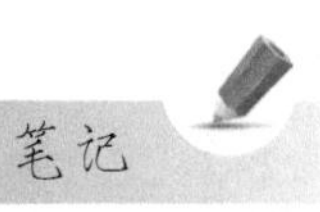

公平性同时，由于缺乏对患者的制约和激励从而产生道德风险等问题，不存在遏止费用上涨的激励机制，财政负担不断加重。由于实行计划管理模式，容易产生官僚主义和对信号判断失真，使医生工作积极性不高、医院运行效率低下。患者不得已转向私人医院就诊又导致了国家医疗卫生经费流失。医疗费用变相增长，民众的不满情绪日益加深。政府失灵现象在医疗服务供给中暴露无遗，医疗服务效率低下、服务质量不高、回应性低、医疗费用上涨等问题为人们所诟病，NHS 内蕴的弊病日渐凸显，NHS 的发展面临着重重困难。

二、保守党的“内部市场”改革

在 20 世纪 70 年代石油危机的冲击下，英国经济陷入严重的衰退，福利国家的筹资基础被动摇。由于福利国家政策带来的社会保障费用大大上涨，政府被迫提高税赋，进而进一步遏制了经济的增长。在高赤字、高通胀、高失业和低经济增长率的多重压力下，英国政府开始重新审视医疗费用控制和医疗质量与体系的效率问题。1979 年保守党上台执政，撒切尔政府针对福利制度进行了大刀阔斧的改革。

撒切尔认为要减轻英国经济所受的沉重社会保障负担，需要合理弱化国家在社会保障方面的责任与地位，强调个人在社会保障中应该承担更加积极的义务与责任。努力做到国家责任和义务与个人责任和义务的基本平衡。撒切尔政府和 1990 年上台执政的梅杰政府在医疗保障领域主要实施了多个方面的改革：①采取总额预算控制费用；②精简机构，提高管理集中度；③引入综合管理制度，提高效率；④引入内部市场竞争机制，实行医疗服务购买者和供者分离，并重组了 NHS 的各级管理机构。

从 20 世纪 70 年代起，英国为了节约服务成本，大力发展初级卫生保健，将卫生服务重点从医院转移到社区；不断地改革管理方式，形成了以社区为中心，医院、全科医生服务、社区卫生保健三者相结合的卫生服务系统。20 世纪 80 年代保守党开始意识到国家垄断供给的结构性缺陷，开始放开医疗市场，政府将“内部市场”(interior market)运作模式引入 NHS 体系。在撒切尔夫人主政(1979～1990 年)时期，英国专门建立了法人化的公立机构“全科医生基金持有者”(GP Fundholders)，代表民众负责向医护人员和医疗机构购买医疗服务。医院和社区卫生服务机构主要由各种委托代理机构和基金组织以签订合同、购买服务的方式经营管理，形成供方和买方关系，促使服务提供者之间互相竞争，有效控制费用、提高服务效率。“内部市场制”亦即政府在维持公共部门整体组织架构不变的情况下，在其内部模拟市场机制，来促进公共服务提供者之间的竞争。

保守党的改革突出了对医疗保障制度实施私营化和市场化。以市场调节为主，利用市场机制的竞争作用既提高了医疗服务效率，也增强了信息透明度，使得公众对医疗服务体系的满意度有所提高。

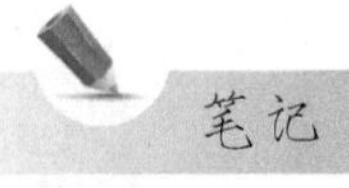
笔记

三、工党“第二代福利”下的新转型

保守党的改革使得政府部门下放权力，医院自由支配的资金增加，医院之间形成竞争，效率低下的局面有所改观。但“内部市场”模式过分商业化，导致过分注重短期行为，加剧了不必要的恶性竞争，更受到旨在维护既得利益的英国民众的指责。贫困、失业等社会问题的进一步加剧更加引起了英国民众对保守党的不满。

1997 年布莱尔领导的工党政府上台后，规定增加医疗经费来源，明确病人权利和完善评价指标，提高服务效率和质量，改革内部市场、代理和计划机制，降低管理成本。这体现了既要控制医疗保障费用，又要提高服务效果的双重目标，也就是说，在提高筹资来源规模的基础上比以前更加突出卫生服务提供的公正性、可及性和效率。

工党提倡以机构之间的合作和协调来代替内部市场的竞争，在效率和公平上更强调社会团结。适度吸收了保守党政府改善效率的合理举措，例如保留了将购买者和提供者分离的举措。为解决效率低下的问题，2002 年开始通过合同管理的方式将全科医生纳入到 NHS 的初级医疗保健信托机构（PCTs）。英国政府将购买医疗服务的权力交给了初级卫生保健信托机构，由其代替病人向社区诊所接诊看病的全科医生付费，通过收费规定来督促医生合理开药。资金不再由全科医生控制，避免了全科医生之间为获得资金进行恶性竞争，有利于其集中精力发挥医疗技术专长。

尽管布莱尔政府的改革举措一开始受到了民众的拥护，但依然没有达到预期的目标。随着人口老龄化的到来、疾病模式的改变、对健康期望值的提高以及现代医药科技的突飞猛进，英国民众的医疗服务需要不断增长。由于英国卫生投入大部分来自财政，各种医疗保健费用支出受制于财政收入，这造成了卫生投入相对不足，从而出现延误患者治疗情形。高度国家化官僚式管理体制由于缺乏市场竞争和激励造成了医生服务态度差，患者候诊、住院和手术等待的时间长，等待人数多，患者获取医疗服务的时间可及性和公正性下降。近年来效率低下成为 NHS 的硬伤，并存在机构臃肿、体系庞杂、人员冗余严重、赤字巨大等主要弊病，逐渐引起了英国民众的不满情绪。

四、联合政府新医改

2010 年由保守党和自由民主党联合组成的英国新政府开始执政后，提出“将患者利益放在首位，以病人为核心；改善健康照顾的结果；进一步提高临床工作人员的资质要求，增强其责任感；减少官僚行为，提高效益”的医改目标。

2011 年 1 月卡梅伦政府发起一轮旨在通过提高 NHS 体系内部竞争的改革，来提高效率并削减开支。减少政府在医疗卫生体制中的作用，进一步实现医疗服务需求方和供给方的分离。然而，这一改革遭到了公众和医务界的强烈反对。尽管如此，2012 年 3 月 20 日，卡梅隆首相领导下的英国保守党和自由民主党联合政府 NHS 新医改方案得到英国国会批准。英国将于 2013 年 4 月废除英格兰地区的 10

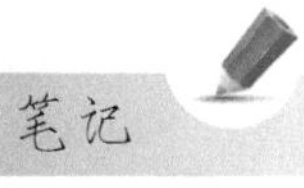

家卫生策略管理局，撤销151家初级卫生保健信托机构，成立全科医生联盟。

知识拓展

2011年1月19日，卡梅隆首相领导下的英国保守党和自由民主党联合政府向国会提交了新的《健康与社会保健法案》草案，跨出了颠覆NHS新医改的第一步。以往英国政府将购买医疗服务的权力交给了法人化的政府公立机构，即初级卫生保健信托机构(PCTs)，由其代替病人向社区诊所接诊看病的全科医生付费，通过收费规定来督促医生合理开药。家庭医生或全科医生们都能从初级卫生保健信托获得一定的底薪，其他大部分工资则"按人头付费"。

此次医改的主要目标就是解除这些机构，由全科医生(GP)自己承担其作用，以此"挤"出钱来。以往初级卫生保健信托机构(PCTs)的权力将被交给全科医生联盟(General Practice Commissioning Consortiums)。从2013年起，全科医生联盟将管理80%的NHS预算，负责购买设备和服务等。英国政府计划取消151家初级卫生保健信托机构，改由全科医生联盟替而代之(此法案只限于英格兰)。

GP接诊患者后，可以决定将患者转诊至更多医疗机构，比如NHS医院、私立医院或第三方机构。此外，还要建立一个独立的NHS董事会，负责医疗资源分配并提供医疗执业指南。目前监管NHS基金医院的机构——监管理事会(Monitor)也将转变为监管NHS内部准入和竞争的经济监管者。医疗质量委员会的作用也会得到增强。

英国医改最主要的目的是提高卫生系统绩效。英国医改的核心是建立政府购买医疗服务的组织和机制，而扮演购买者角色的这个组织经常更换名称和人员。在保守党撒切尔夫人时代，负责购买初级卫生保健的机构名为"全科医生基金持有者"(GP fundholders)；到了工党布莱尔时代，行使同一职能的机构更名为"初级卫生保健信托(Primary Care Trusts，PCTs)"；现在，到了保守党-自由民主党联合执政的新时期，这一机构更换为"全科医生联盟"(GP Consortiums)。无论怎样改变，其服务购买者与服务提供者分开的原则没有变，其新建立起来的内部市场制度也没有变，所改变的只是政府购买服务的组织和制度。

本章小结

英国居民健康状况出现一定的下滑趋势。居民吸烟与饮酒状况变化不大，但是蔬菜和水果消费量却出现了下降趋势。糖尿病患病率呈现上升趋势，肥胖人口比例明显增加。英国各地存在严重的肥胖问题。英国人口死亡的主要原因为循环系统疾病、恶性肿瘤和呼吸系统疾病。公认影响死亡率和健康状态的关键因素是吸烟、饮酒和肥胖。

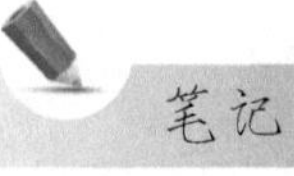
笔记

英国于1948年创建了NHS,是世界上第一个为全体国民提供免费医疗服务的国家。经过60余年的发展,NHS已成为世界上最大的由公共资金支持的卫生服务体系。NHS体系提供包括初级卫生保健,二级医疗服务和三级医疗服务在内的多层次卫生保健服务。纵观NHS的发展历史,其基本原则和宗旨一直保持不变,为了提供更经济、更方便、更优质的卫生服务,英国政府在卫生组织架构、服务提供方式及服务管理等方面进行了一系列的改革。英国医改最主要的目的是提高卫生系统绩效。英国医改的核心是建立政府购买医疗服务的组织和机制,而扮演购买者角色的这个组织会发生变更。随着人口的增加和人民对健康期望的提高,NHS面临着越来越多的挑战。但是总体来说,英国的NHS可及性高、公平性强、效益高、组织有序、规划性和连续性较好,卫生费用占GDP的比例远远低于其他欧美发达国家,而人群健康状况不比其他发达国家差,甚至更好。

关键术语

国家卫生服务制度(NHS)
全科医生(GP)
专科医生(specialist doctor)
初级卫生保健(primary care)
二级医疗服务(secondary care)
三级医疗服务(tertiary care)
初级医疗保健信托机构(primary care trusts)

讨论题

请分析英国卫生保健系统的特点及其优劣势。

思考题

1. 请阐述初级医疗保健信托机构的作用。
2. 请分析英国国家卫生服务体系的筹资结构。
3. 卡梅隆政府发起的新一轮医改的主要内容。

(刘莉云)

笔记

第七章

德国卫生保健

学习目标

通过本章的学习，你应该能够：
掌握：德国卫生保健的筹资，服务的提供与监管。
熟悉：德国卫生保健的伦理价值和政治环境。
了解：德国居民的健康状况、德国卫生保健的改革发展。

章前案例

德国人为什么爱看病

柏林一家医疗保险公司对其参保人的就医情况作了一次不记名调查，数据统计的结果显示，德国人平均每人每年看医生的频率高达16次，这一频率在全世界范围内可以排进前五名。

德国人为什么爱看病呢？这并不是因为德国人的健康状况不好，相反，德国人的平均期望寿命居世界前列。他们爱看病源于德国有着世界公认的非常成功的卫生保健系统。事实上，每一位居民都能在有病的时候去看医生，买到便宜的药品，享用高精尖医疗设备的检查和治疗，甚至获得牙科服务，而花费却比许多国家低。德国医疗费用较为低廉，一方面是由于其健康保险制度可以补偿绝大部分的医疗费用，患者自付的比例较小；另一方面德国对于医疗费用的控制较为严格。同时，对医务人员的收入也进行了限制，尽管医务人员在德国属于高收入阶层，但其工资水平较美国医务人员约低1/3。另外，德国的医生资源丰富，且业务水平较高，在老百姓心目中有较好的口碑，因此一旦身体不适，德国人都首选听取医生的建议。

第一节 德国居民健康状况

一、德国的人口与经济状况

德意志联邦共和国位于欧洲中部，东邻波兰、捷克，南接奥地利、瑞士，西接荷兰、比利时、卢森堡、法国，北接丹麦，濒临北海和波罗的海，是欧洲邻国最多的国家，国土面积为35.7万平方公里。德国为欧洲第二人口大国，人口数仅次于

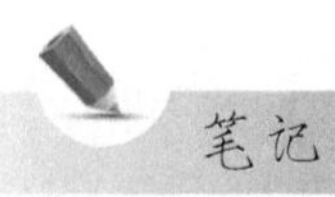

笔记

俄罗斯。2012年德国人口总数为8130.59万人，出生率为8.33/1000，死亡率为11.04/1000，人口增长率为-0.27%。德国是欧洲最大的经济体，欧盟的创始会员国之一，也是欧洲大陆主要的经济与政治体之一，为世界第二大商品出口国和第三大商品进口国。2011年德国的人类发展指数（human development index，HDI）为0.905，在世界187个国家和地区中位列第九，为发达国家。

二、德国居民的健康状况

随着生活环境、医疗条件的不断改善以及公共卫生干预项目的实施，德国人口的期望寿命在过去的几十年里有了显著的提高。2012年德国人口平均期望寿命为80.19岁，其中男性为77.93岁，女性为82.58岁；65岁以上的男性平均期望寿命为17.6岁，女性为20.8岁。

2010年，德国人口死因死亡率为565/10万，其中男性为697/10万，女性为453/10万。心血管疾病是导致死亡的主要原因之一，男性心脏病死因死亡率为111/10万，女性为57/10万；男性中风死亡率为38/10万，女性为33/10万。癌症是导致死亡的另一主要原因，男性癌症死亡率为199/10万，女性为128/10万，低于欧洲国家平均水平；其中男性肺癌死亡率为52/10万，女性为20/10万；女性乳腺癌死亡率为24/10万，男性前列腺癌死亡率为20/10万。

2012年德国婴儿死亡率为3.51/1000，自1970年至2010年间德国婴儿死亡率年均下降幅度为4.6%；2010年德国低体重儿出生率为6.9%，较1980年下降了25.5%；孕产妇死亡率为7/10万。

自我健康情况报告反映了个人总体的健康状况，既包括生理健康也包括心理健康。2010年的调查数据显示，有65%的德国居民报告了自我健康情况，其中有36%的居民自我评价长期处于疾病状况，21.6%的人认为日常活动在一定程度上受限，10.2%的人认为日常活动受限严重。

2010年，德国人口HIV病毒感染率为3.6/10万，艾滋病发病率为0.3%。2008年，德国男性所有癌症的发病率为331/10万，女性为246/10万，高于欧洲国家平均水平；其中男性肺癌发病率为42/10万，女性为16/10万，女性乳腺癌发病率为82/10万，男性前列腺癌发病率83/10万。2011年德国20～79岁人群的糖尿病患病率约为5.5%，低于欧洲6.4%的平均水平；0～14岁人群的1型糖尿病发病率约为18/10万。2009年，德国60岁及以上的老年人中有5.9%的人罹患老年痴呆症。

三、健康危险因素

肥胖或超重问题是引起高血压、高胆固醇、糖尿病、心血管疾病、呼吸道疾病（如哮喘）、肌肉骨骼疾病（如关节炎）和某些癌症的重要危险因素，从而导致生活质量下降和早逝风险，因此肥胖问题已成为各国关注的健康问题。2009～2010年德国15岁以下人群中体重超重率为14%，较2001年增长了3个百分点，其中男孩体重超重率为18%，女孩为10%。2010年，德国成人肥胖者的比重为14.7%，较2000年的11.5%上升了3.2个百分点，其中男性为15.7%，女性

笔记

为13.8%。

吸烟是导致心血管疾病和癌症这两种早逝原因的主要危险因素，它会大大增加心脏病、中风、肺癌、喉癌和胰腺癌的发生风险；此外吸烟还是引起慢性阻塞性肺炎和低体重儿出生的重要致病因素。2010年，15岁以上德国人口中有21.9%的人每天吸烟，较2000年下降了11.3%，其中男性每天吸烟率为26%，女性为18%。

酗酒是另一大导致疾病和死亡的风险因素，过度酗酒可能引起心脏病、心血管疾病和肝损伤；孕妇酗酒则可能导致胎儿出生缺陷和智力障碍。2010年，15岁以上德国人口中人均酒精消耗量是11.7升，较1980年下降了16%，在OECD国家中处于中等水平。

四、卫生系统绩效

根据世界卫生组织2000年对全球卫生系统绩效的评估结果，德国卫生系统整体绩效在191个国家和地区中排名25位；卫生系统总体目标实现程度较好，居第14位。在卫生系统绩效的几个衡量尺度中，德国的健康水平居第22位，健康状况的分布居第20位；反应性水平居第5位，分布水平居3～38位；筹资的公平性居第6～7位，表明德国卫生系统各维度的绩效水平和分布状况都居世界前列。

第二节　德国卫生保健的伦理价值与政治环境

一、伦理价值

1881年，德意志帝国宰相俾斯麦提出建立全国性的卫生保健体系，不过该法案遭到议会多数成员的反对。直至1883年，在一系列利益妥协的基础上，《疾病保险法》最终得以通过，德国社会健康保险体系建立。在经历了两次世界大战、三次政治体制转变之后，德国卫生保健体系也历经多次改革，然而卫生保健体系建立的原则和伦理价值的基础一直传承至今，一般可以概括为：公平性（equity）、社群主义（communitarianism）、个人责任和辅助性。

德国卫生保健制度以“公平性”作为保障目标，同时一直把社会福利作为健康保险制度的一项基本原则，体现国家保护弱者、谋求社会公正的保障目标。享有社会医疗保障在德国已经成为一种深入人心、被公众广泛认可的“基本人权”。因为德国人相信，“只有在充分的社会保障的基础上——同时拥有精神自由——人们的人格才能公平地发展。”为此，政府建立了法定健康保险，确保那些无法参加私人医疗保险的人们也公平地享有医疗保险。参保者个人按其经济能力缴纳占工资一定比例的保险费用，而不取决于个人所获得的医疗待遇；其家庭和未成年子女无需缴费可自动成为被保险人。参加法定健康保险后，无论缴费多少，都将同等享受保险的待遇，体现了参与医疗保险本着力所能及、享受医疗卫生服务人人平等的宗旨。以法定健康保险为核心的德国社会健康保险模式，代表着国

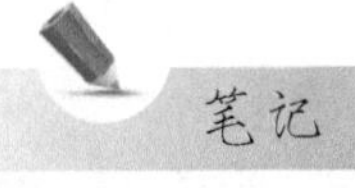

家强制下以国民参与为主的健康保险模式，这既与美国商业化健康保险模式不同，也与英国全民福利医疗模式不同，由于该模式覆盖面广和注重社会公平，目前世界上已有100多个国家采用了这种模式。

社群主义在德国的卫生保健中主要表现为社会成员之间的互助共济（solidarity），共同分担疾病风险。德国法定健康保险的建立充分体现了互助共济的原则：社会成员共同筹资建立起保险基金，雇员和雇主都要缴纳相近的参保费用，包含了社会合作的理念。这种保险制度安排目的是在健康者和患病者、年长者和年轻人、缴费者和无收入的配偶与家属，以及高收入者与低收入者之间实现疾病风险和医疗费用分担，达到团结互助、互帮互济的效果。

尽管国家有责任对国民提供公平的社会保障，然而这并不意味着国家要承担唯一的责任。德国人认为个人必须对自己的健康负责，个人责任被认为是普遍的原则，也是社会保障最基本的原则之一。因此，德国的卫生保健并没有实行居民几乎免费获得医疗服务的方式，而是要求雇员在筹资时自己承担一半的责任，患者在获得医疗服务时也需要自付一定的比例。

辅助性原则建议在一个权力分散的政治体制中，政策执行可由小的政府机构和行政单位实行。在德国卫生保健体系中，该原则表现为政府不参与卫生保健的具体事务，政府只在法律框架层面为卫生保健组织颁布法律和指导原则，然后授权其他非政府机构去管理卫生保健服务。各类卫生保健服务的提供者之间、社会健康保险机构之间在坚持非营利性的前提下，相互竞争、自我管理。

二、政治环境

（一）基本政治制度

德国为一个联邦制议会民主制共和国，由16个联邦州组成；1949年5月颁布的《德意志联邦共和国基本法》是德国的根本大法，明确了德国五项基本制度：共和制、民主制、联邦制、法制国家和福利国家。

《基本法》规定联邦议院和联邦参议院为联邦立法部门。联邦议院由普选产生，议员任期为四年，其主要职能是提出和通过法案、选举联邦总理和治理国家。联邦参议院则是各联邦州在联邦层级的代表，共有69名议员，为16个联邦州的代表。其主要职能审议联邦议会通过的法案，行使立法否决权。只有一半的法案能获得联邦参议院批准，其他情况下联邦议院会因联邦参议院的反对而否决新法案。两院达成共识批准联邦法案并非易事，因为两院的主体议员往往来自对立政党或政党联盟，政见不同。

德国实行的是多党制，由获得议会多数席位的一个或多个政党单独或者联合执政。联邦议院中的政党有：基督教民主联盟（简称基民盟）、基督教社会联盟（简称基社盟）、德国社会民主党（简称社民党）、自由民主党（简称自由党）、绿党-联盟90（简称绿党）、右翼党（简称LNK）。联邦议院外的政党包括：德国民族民主党、共和党和德国人民联盟。1949年至1998年，德国历届政府均为联合政府。

笔记

依据《基本法》，德国的立法权分为专有立法权、共同立法权和框架立法权三种。

(1)专属于联邦的立法权包括：外交和国防、货币及度量衡、联邦铁路和航空运输、税收等。

(2)联邦与州共同立法包括：民法、刑法和执行判决、公共福利、战争损害和赔偿等。

(3)框架立法指的是联邦可以对涉及的事务作一般性的规定，具体的内容则由各州自行确定，主要包括：高等教育、自然保护、土地分配、地区规划和水利管理等事项。

联邦州在《基本法》未赋予联邦立法权的范围内享有立法权。各联邦州对于立法真正产生影响是在联邦参议院层面，对于所有的法案，联邦政府都必须先向联邦参议院提出。自20世纪70年代以来，德国反对党利用对联邦参议院的控制来影响联邦政府执政的情况，已成为一种普遍现象，对联邦政府的执政效率产生了极大的影响。

(二) 政治环境对卫生保健的影响

德国的卫生保健制度在第二次世界大战后重建，其后基本运行良好，然而医疗费用的持续上涨使德国上下形成了必须彻底改革的共识。德国卫生保健发展和改革的历程受党派政治理念以及各利益相关者的影响很大。

德国控制费用的卫生保健改革始于1977年，主要是针对医生、患者和医院的费用控制措施，力度不强，成效不太明显。然而，这一时期德国建立了由卫生领域的各个行为主体共同参加的《联合一致行动》，该行动的参加者有疾病保险机构、私人医疗保险机构、医生和牙医的代表、医院的负责人、药剂师、药企、工会、雇主协会的代表与州和地方的代表，大家共同讨论提高效率和可持续增长的建议，每年向卫生部门提供年度咨询和鉴定报告。

在20世纪80年代末，科尔的基民盟/基社盟执政时期，开始对卫生保健制度进行了三次大规模改革，采取了引入药品参考价格、扩大医保基金覆盖服务的范围、削减预算、以竞争促进效率提高等措施。尽管科尔政府也强调通过改善供给结构、提高效率来控制费用上升，但改革的重点明显由过去的严格控制费用增长，转向降低雇主缴费比例、提高患者自付比例和金额，以及发挥市场机制的作用上，强调个人要更多地担负起自我责任。这与基民盟/基社盟希望压缩福利开支、减轻企业负担、增强竞争力，从而振兴经济的政策相配套，而这一执政理念并未被广大中下层选民所认可。

1998年在德国大选中，由科尔领衔的、连续执政16年的基民盟/基社盟内阁落选，施罗德为首的社民党/绿党组成的左翼红绿联盟以"结构改革代替待遇削减"的口号赢得大选。施罗德执政后采取"第三条道路"的政策，注重通过填补制度缺陷等措施，提高服务效率，基本不降低投保人所获服务待遇的方式推进改革。这反映出红绿联盟政府实行的是一种兼容并蓄的改革政策，既符合绿党强调人性和生态的理念，又适合社民党代表中下层利益的传统定位。

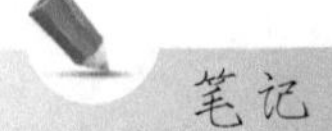
笔记

默克尔大联合政府执政以后，为应对老龄化问题和卫生支出迅速增长的挑战，在综合了社民党、施罗德政府和基民盟/基社盟的改革思路后于2006年7月出台卫生改革的措施，包括对法定医疗保险和私人医疗保险的方案设定、药店和制药业的价格谈判和控费，以及医生的补偿方式等进行改革。为保证保险费和税收资金能有效使用，引入了卫生基金这一法定健康保险筹资的新模式，其实质是社民党全民保险体系模式和联盟党个人总额保险金模式妥协的产物。征收的保险费和税金首先汇集到卫生基金，再分发到各保险机构，这一变革触及了不少利益集团的利益，招致强烈反对，使改革变得非常艰难。例如卫生基金模式的核心内容之一——所有保险机构对个人征收统一的保险金这一措施，几乎濒临流产。然而，作为默克尔政府卫生改革的主要突破点，政府顶住压力，取得了议会支持，使改革自2007年4月1日正式实施。

第三节 德国卫生保健的筹资

一、筹资来源和渠道

德国的卫生保健筹资多元化，主要来自于公共渠道。2010年包括法定健康保险、法定长期护理保险、法定退休保险、法定事故保险和税收在内的公共筹资占卫生总费用的72.9%，来源于私立健康保险、患者以及雇主的筹资占卫生总费用的27.1%（表7-1）。

表7-1 1992～2010年德国卫生保健筹资的主要来源及比重（%）

来源	1992	1996	2000	2002	2008	2009	2010
公共渠道	77.8	77.2	75.5	75.1	72.7	73.1	72.9
税收	13.0	10.8	7.9	7.8	5.1	5.0	4.8
法定健康保险	60.7	57.4	56.9	56.9	57.3	57.8	57.6
法定退休保险	2.3	2.4	1.8	1.7	1.5	1.4	1.4
法定事故保险	1.8	1.7	1.7	1.7	1.6	1.6	1.6
法定长期护理保险	NA	4.9	7.2	7.0	7.2	7.3	7.5
私立渠道	22.3	22.8	24.5	24.7	27.3	26.9	27.1
患者自付/NGOs	10.7	11.3	12.2	12.2	13.7	13.4	13.6
私立健康保险	7.3	7.3	8.2	8.4	9.4	9.3	9.3
雇主支付	4.3	4.2	4.1	4.1	4.2	4.2	4.2

法定社会保险资金在筹资中占有主导地位，体现了德国保险制度的社会性和强制性。来自于雇主和雇员的社会保险缴费，经由法定疾病、长期护理、退休和事故保险，再分配给医院、医生或流向药品供应机构等。

税收在德国的卫生筹资中只占较小的份额，2010年仅占4.8%，且近年来呈逐渐降低的趋势，表明德国政府在卫生保健筹资中只起到辅助和调节的作用。

笔记

税收筹资有多种用途：公立医院、私立非营利性医院和营利性医院可以获得通过税收而来的财政投入，用于对医院的基建和设备的投资；税收也可以用于资助大学医院的研究，以及资助公立学校中对医生、牙医、药剂师、护士和其他卫生人员的培训；另外，对警察、军队、罪犯、寻求避难的移民、严重的残疾者等提供免费保健的费用也来自于税收。

德国私人自付的医药费用相对于其他发达国家而言费用水平和所占比例较低，2010 年人均自付医药费用 460 欧元(646 美元)，自付费用占卫生总费用的比例为 13.6%。大部分的自付费用花费在药品方面，这在德国有着悠久的历史传统。2003 年患者自费购药占药品销售的比重一直在 7% 左右，随着遏制费用上涨措施的出台，自付比例不断上升，最高时自费购药占处方药的 20%，后回落到 11% 左右。

私立健康保险也是德国卫生保健筹资的渠道之一。私立健康保险公司利用投保者缴纳的保险费支付医生、医院和药品费用，并依据合同给患者发放病休补助金。

二、卫生总费用

2010 年德国的卫生总费用为 2872.93 亿欧元，人均卫生费用为 3510 欧元，较 2009 年人均卫生费用上涨 3.2%。近年来，德国医疗支出占 GDP 的比重保持上升趋势，2010 年德国卫生总费用约占该国 GDP 的 11.6%，仅次于美国和荷兰，与法国并列世界第三位(表 7-2)。

表 7-2 1992～2010 年德国卫生费用及占 GDP 的比重

项目	1992 年	1995 年	2000 年	2005 年	2006 年	2007 年	2008 年	2009 年	2010 年
卫生总费用(百万欧元)	158,651	186,947	212,838	240,360	245,997	254,230	264,391	278,405	287,293
占 GDP 的比重(%)	9.6	10.1	10.4	10.8	10.6	10.5	10.7	11.7	11.6
人均卫生费用(欧元)	1,970	2,290	2,590	2,910	2,990	3,090	3,220	3,400	3,510

三、德国的健康保险制度

德国是世界上最早建立社会保险制度的国家，社会保险制度的建立带动和促进了德国现代卫生保健制度的产生和发展。以社会保险为主并具有完整的体系结构是德国卫生保健制度发展至今的一个主要特征。

在德国，与健康相关的社会保险险种有：法定健康保险、法定护理保险、法定退休保险和法定事故保险。其中最为直接的是法定健康、护理保险。另外，还有私人健康保险等作为补充。2012 年，法定保险覆盖了德国 85% 的人口；约 10% 的人口参加私人健康保险，其中大部分是公务员和自我雇佣者；其余的人(例如军人、警察等)享受特殊待遇。从 2009 年起，所有德国公民和永久性居民需强制

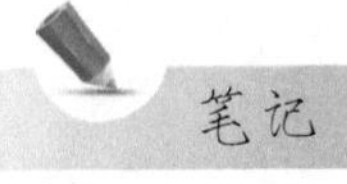

购买法定健康保险或私人健康保险。2012 年，所有有工作的公民（和其他的人群，如领取退休金者），只要每月收入低于 4237 欧元（5422 美元）或者每年收入低于 50850 欧元（65074 美元），则必须购买法定健康保险，其供养的家属（无收入的配偶及子女）则免费参加保险。工资总额超过上述标准的个人可以自由选择参加法定健康保险（75%的人这样选择）或者购买私人健康保险。仅有 0.2%的人没有参加任何健康保险，这部分人主要是自我雇佣者。

知识拓展

俾斯麦体系

早在 19 世纪 80 年代，刚刚完成统一不久的德意志第二帝国，在铁血宰相俾斯麦的主持下，制定了一系列社会保障法案，成为现代社会保障制度的先驱。其中，1883 年颁布的《疾病保险法》在全国范围内对雇员实行强制性的健康保险，即法定健康保险。这一健康保险制度基于互助共济和现收现付的原则，并在已有的自愿或强制性的地区社会保险基础上形成。法定社会保险的原则被称为"俾斯麦体系"（Bismarck system），在随后的数十年中，这一体系被应用于减少工作相关的事故与残疾（1884）、老年与残疾（1889）、失业（1927）以及长期护理（1994）的风险。

（一）法定健康保险

法定健康保险（statutory health insurance，SHI）是德国健康保险制度的主心骨，源自俾斯麦时期创立的法定工人疾病保险。它以国家立法形式颁布、强制执行，向雇主和雇员征缴保险费为主进行筹资，强调个人的社会义务和责任。

1. 组织机构　尽管法定健康保险是面向所有正规就业的人员强制实施的保险制度，德国政府并不直接组织这一保险，而是由相互竞争的健康保险基金即疾病基金（sickness fund）来组织实施。疾病基金是自治的、非营利性的非政府组织，一般按照不同地区和职业成立了多个不同种类的疾病基金。最初，被保险人投保的疾病基金有严格的职业和地域限定，不允许跨界。1996 年之后才放开限制，允许被保险人自由选择健康保险机构参保，以促进竞争。从健康保险机构的发展来看，呈现出机构总数不断减少、覆盖人群不断扩大的趋势。截至 2012 年 3 月，全德共有疾病基金 145 个。

各个健康保险机构内部设有管理委员会和理事会。管理委员会成员是每隔 6 年从被保险人和雇主中选出的，主要负责制定章程和依据法规确定健康保险缴费标准法规中未明确的待遇范围。同时，还负责确定预算和理事会成员的任命与罢免。理事会是专门处理日常事务的机构，通过州和联邦一级的疾病基金联合会，与保险机构签约的医生和牙医联合会以及州医院协会互相谈判协商，缔结签约医生提供服务的范围和所获得补偿的协议。

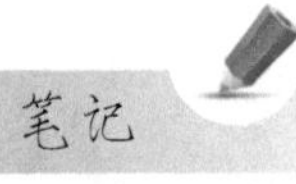

2. 参保人　由于是法定强制性保险，按照参保的强制性和自愿性，参保人可

分为三类：

第一类：义务参保人。包括职工和领取工资的职业培训学徒，只要他们的收入没有超过养老保险缴费计费工资75%的水平，就必须参加法定医疗保险。该工资标准是随工资水平的变动而变化的，而且东、西部地区不同。

第二类：自愿参保人。收入较高、不属于义务参保人的范畴，但自愿参加法定健康保险的人。

第三类：家庭联保人，即参保人的家属，包括配偶和18岁以下的子女，若子女没有就业则联保年龄可放宽至23岁。

3. 缴费　疾病基金按照工资总额向雇主和雇员强制征收一定比例的保险费来筹集资金，并设定筹资上限。从2009年起，政府规定了统一的保险费率，并于2011年写入联邦法律。职工年收入超过45900欧元(58739美元)的部分可免于征收保险费。2011年，参保雇员(或者领取养老金者)按工资总额的8.2%缴纳保险费，而雇主(或者养老基金)按工资总额的7.3%缴纳保险费，二者相加每月的健康保险费最高约为593欧元(759美元)。这一保险费也涵盖对参保者家属(无收入的配偶和子女)的保障。无业人员则按无业人员津贴额的一定比例出资，但是对于领固定低额津贴的长期无业人员，政府负责对其支付一定额度的保险金。

疾病基金征收的保险费先集中在一起，然后根据风险校正的人头费计算公式将资金分配到每一个疾病基金，这一风险校正公式综合考虑了年龄、性别以及80种慢性病和严重疾病的患病率。从2009年起，疾病基金可以在收入不足时对参保者收取额外的保费，或在基金有结余时对患者给予更多的补偿。

4. 福利包　法定健康保险福利包的范围由立法决定，具体内容由联邦联合委员会确定。参保者享受的福利包涵盖以下内容：

(1)疾病预防：提供促进健康和预防疾病的服务、宣传教育和预防药物，包括常规牙齿检查、儿童体检、基础免疫接种等。

(2)疾病筛查：包括慢性病筛查和特定年龄的癌症筛查。例如给35岁以上的参保人每两年一次的，旨在早期发现心血管、肾病和糖尿病等的体检；45岁以上的男性和20岁以上的女性每年进行癌症普查。

(3)疾病治疗：包括对住院和门诊服务、医师服务、精神卫生服务、牙科服务、验光服务、药物、医疗仪器、康复、临终关怀和姑息治疗等给予补偿。药品方面，法定健康保险覆盖了包括新上市药物在内的所有处方药物，已由法律规定排除在保险范围之外或者正处在审查阶段的药品除外。

(4)病休补助金：如果患者因病无法工作，或在医院接受健康保险范围内的治疗时，可以提出申请要求发放病休补助金。内容包括：孕产妇护理服务补助，丧葬费用，特定情况下的交通费用等。

(5)急诊和救护服务。

(6)其他福利：如向患者提供信息等。

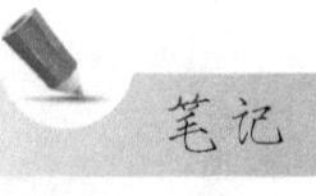

5. 实际补偿水平　2004年之前，法定健康保险补偿参保者的全部或大部分医疗费用，仅有少部分项目需要患者进行成本分担(主要是药品和齿科服

务)。从2004年起,法定健康保险对年满18岁的成年参保者的门诊服务引入成本分担,参保者每季度首次(或非首次,但未经过转诊)到全科医生、专科医生和牙科医生处就诊,需支付10欧元(14美元)的共付费用。同时,还包括其他的共付费用:门诊病人每张处方需自行支付5~10欧元(7~14美元)(零售价格低于参考定价30%以上的药品除外,无需自付);患者住院治疗或者康复治疗时,需承担每天10欧元(13美元)的自付费用(每年以28天为封顶);处方药物及用品需自行支付5~10欧元(6~13美元)。患者具体的共付费用和共付比例如表7-3所示。

同时,疾病基金可以为其参保者提供各种形式的免除费用和未补偿奖励(no-claims bonus)。例如参保人如果在一年之内没有利用任何的医疗服务,则可以收到一定数额的返还款;18周岁以下的儿童一般免除共付费用。

表7-3 1994~2005年德国卫生保健系统中患者的共付费用和共付比例

共付费用/比例	1994~1996年	1997年(上)	1997年(下)	1998年	1999年	2000~2003年	2004~2005年
门诊治疗(欧元)	0	0	0	0	0	0	10
药品(欧元)							5-10
-小包(欧元)	1.5	2	4.6	4.6	4.1	4.1	
-中包(欧元)	2.6	3.1	5.6	5.6	4.6	4.6	
-大包(欧元)	3.6	4.1	6.6	6.6	5.1	5.1	
牙科保守治疗(欧元)	0	0	0	0	0	0	10
镶牙和补牙	50% 40% 35%				50% 40% 35%	50% 40% 35%	超过一定额度,自付100%
-1979年以前出生的人		50% 40% 35%	55% 45% 40%	100% above fixed sum			
-1978年以后出生的人		100%	100%	100%			
牙齿矫正	0-20%	0-20%	0-20%	0-20%	0-20%	0-20%	0-20%
往来医疗机构的交通费							
-住院或急诊(欧元/次)	10.2	10.2	12.8	12.8	12.8	12.8	5-10
-门诊	100%	100%	100%	100%	100%	100%	100%
非医生的保健(如家庭护理,心理治疗)	10%	10%	15%	15%	15%	15%	10%+10欧元/处方
住院及住院式康复(欧元/天)	6.1	6.1	8.7	8.7	8.7	8.7	10

笔记

（二）私人健康保险

1. 参保人群与组织机构　私人健康保险（private health insurance, PHI）有两方面的作用：一是覆盖未参加法定健康保险的高收入人群，即补充作用；二是为已参加法定保险的人群提供法定健康保险未能覆盖的少部分服务保障，如提供更舒适的设施（例如单人/双人旅馆住房），对患者共付费用给予补偿（尤其是牙科服务）等，即辅助作用。因此，私人健康保险主要覆盖两类人群：一是不被纳入法定健康保险的人群，主要是公务员（他们医疗费用的一般以上）和自我雇佣者；二是自愿在法定健康保险的基础上选择参加私人健康保险的人。

截至 2010 年，德国共有私人健康保险机构 43 家，其中 24 家为营利性公司，19 家为非营利性组织。

2. 缴费和福利水平　所有私人保险的参保者需支付疾病风险相关的保险费，疾病风险根据其登记时的情况进行评价，参保者家属的保险费需另行支付。政府对私人健康保险进行管制，以保证参保者在年老时不会面临保险费的大幅度增加，在收入减少时不会因保险费而负担过重。

从 2009 年 1 月起，私人健康保险公司必须加入风险调整计划（risk-adjustment scheme），以确保对不能加入法定健康保险的患者（例如退休人员或自我雇佣者）和无法支付风险相关保险费的人提供基本的保险。另外，近期的法律也旨在加强保险公司之间的竞争。当年轻人投保时，为减缓随年龄增长而带来的保险费的增加，私人健康保险公司必须依法在保险金中设立老龄储备金。过去，若一个参保者取消投保或者更换另一家保险公司时，这些老龄储备金会留在原保险公司。然而，从 2009 年 1 月起，发生上述情况时参保者的老龄储备金可以随个人转移。

私人健康保险的补偿范围比法定健康保险广泛，值得一提的是，除了常规的疾病诊断治疗费用补偿之外，还提供病休日补助金、住院日补助金等。在就医费用的偿付上，私人健康保险的投保者在患病时一般先行自付，然后由保险报销。

（三）法定护理保险

护理保险（long-term care insurance, LTCI）是德国健康保险制度的一个亮点，是为解决日益严重的老龄化所带来的护理需求和费用迅速增加的问题而建立的。自 1995 年起法定护理保险从法定健康保险中分离出来，成为独立的险种。

1. 参保人群与组织机构　法定健康保险的义务参保人均必须参加法定护理保险，自愿参保人则有权利选择投保法定护理保险还是私人护理保险，原先参加私人健康保险的人则投保私人护理保险。这两部分覆盖了大约 99% 的社会人群。

法定护理保险和法定健康保险的组织机构是重合的，它完全依附于相关的健康保险机构，没有独立的管理人员和资产，须向所挂靠的健康保险机构缴纳设备使用和管理费等。

2. 缴费和福利包　护理保险的筹资比例为工资总额的 1.95%，由雇员和雇主各承担一半。2010 年，德国法定护理保险的筹资占卫生总费用的 7.5%。

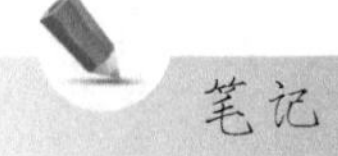

法定护理保险的保障范围限于至少 6 个月以上的护理需求，6 个月以下的则

仍属于健康保险的范畴。护理需要一般包括:盥洗、沐浴和梳理等身体护理,食物的喂饲、起床、穿脱衣服、站立、行走、上下楼梯等起居活动。护理待遇根据护理需要的类型、频度和持续时间分成三个级别。

法定护理医疗保险提供的福利取决于两个方面:第一,法定健康保险的医疗审查委员会对个人护理需要的评价(评价结果为划归为三个护理级别中的一个,或拒绝补偿);第二,根据护理的级别而确定最高补偿额度。参保者可以选择获得现金补偿或获得实物补偿(药物、服务等)。长期护理保险的福利包约覆盖了50%的机构护理服务,临终关怀和门诊姑息治疗则全部纳入护理保险的福利包。

第四节 德国卫生保健的提供

德国卫生保健供给体系的特点是非中央集权化和主体的多元化。各级政府一般很少直接提供卫生保健服务。卫生保健服务是健康保险机构、卫生保健从业人员、医院和其他卫生服务提供方,以及它们在联邦和州一级的联合会共同合作和协调的结果。

德国卫生保健服务的提供一般可以分为三大部分:①由开业医生提供的初级和二级门诊医疗服务;②由医院提供的住院医疗服务;③由公共机构提供的公共卫生服务。门急诊医疗服务与住院医疗服务提供相分离,是德国卫生保健系统的特征之一。一般而言,只有少部分医生被允许在门诊和住院这两大领域提供交叉服务,他们所获费用的补偿方式也有很大的差异。

从卫生保健提供的人员、机构和床位来看,德国的卫生人员数不断增加。2010年德国共有医生33.4万名,每千人口医生数为3.7,较2000年提高了1.4%,其中全科医生占42%,专科医生占58%。2010年德国每千人口护士数为11.3人,较2000年提高了1.6%;护士与医生人数比为3.0∶1。近20年来,德国的医院数和床位数呈持续下降的趋势,而预防保健和康复机构的数量和床位数呈现先上升后下降的趋势。

一、初级和二级门急诊服务

德国的初级和二级门诊服务主要由私立的、营利性的开业者来提供,包括全科医生、牙医、药剂师、理疗师、语言治疗师等。按照法律规定,提供门诊服务的全科医生和专科医生必须加入区域协会,区域协会与疾病基金协商合同,负责组织服务提供,并作为疾病基金向医生支付财务中介。门诊医生在他们自己的私人诊所工作,约60%的医生仅在一家诊所工作,25%的医生同时在两家诊所工作。大多数开业医生雇佣医师助理,其他的非医师(如理疗师)也有自己的执业场所。2010年,与法定健康保险签约提供门诊服务的医生共138,472名,其中64,988名(占44%)为全科医生,78,075名(占56%)为专科医生。

在德国,患者可以自由选择卫生保健服务的提供者,可以选择全科医生或专科医生就诊,如果需要住院也可自由选择医院。居民不要求在初级保健医生处注册,全科医生也没有正式的“守门人”功能。从2004年起,疾病基金被要求为

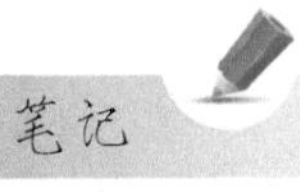

参保者提供参加家庭医生服务模式的选择权,从而为参保者提供更好的服务,并为其遵守家庭医生首诊制度而给予激励。

急诊服务主要由门诊医生在日常工作时间或下班时间在其诊所中提供。上门服务主要由全科医生提供,作为他们日常工作内容的一部分。只有少数专科医生提供上门服务。非上班时间的服务(after-hour service)由地区医师协会组织,以保证全天24小时提供门急诊服务,具体内容包括电话咨询、诊所服务和上门服务。医生有义务提供非上班时间的医疗服务,不同地区的规定有所差别。在一些地区(例如柏林),由医院负责提供非上班时间的服务。除此以外,患者还可以通过拨打热线电话获得由当地政府组织的紧急救护服务、网络提供的非上班时间服务。

二、住院服务

在德国,除了大学医院设有门诊部以外,大多数医院只提供住院医疗服务。自2004年起,医院可以向门诊病人提供部分高度专业化服务的服务。医院按所有权可以分为公立医院(即联邦和州政府医院)、私立非营利性医院和私立营利性医院三类。其中,公立医院的床位数占总病床数的1/2,私立非营利性的床位数约占1/3,私人营利性医院的数量近年来逐渐增加,约占总床位数的1/6。医院按业务种类可以分为综合性医院、康复医院、护理院、精神病医院等。

(一)医院住院服务

德国医院的规模一般不大,约80%的医院拥有的床位数为50~400张。近年来,医院的数量和床位数量呈现递减趋势。2011年德国共有2045所医院,床位共502,029张,每千人口的医院床位数为6.1张。2011年德国医院的总工作人员数为112.91万人,其中医务人员数占13.7%,非医务人员占86.3%;医院中全职工作的人数为82.56万人,占73.1%(表7-4、表7-5)。

近年来,德国医院收治的住院人次数持续增长,2011年达1834.3万人次;每千居民中去医院就诊,并住院的人次数由1995年的195.1人次上升到2011年的224.3人次。患者平均住院天数明显缩短,由1995年的11.4天减少为2011年的7.7天。医院病床使用率呈下降趋势,由1995年的82.1%下降为2011年的77.3%。

表7-4 1995~2011年德国医院、预防和康复机构的资源和利用情况

住院医疗机构	项目	1995年	2000年	2005年	2010年	2011年
医院	机构数	2325	2,242	2,139	2,064	2,045
	床位数	609,123	559,651	523,824	502,749	502,029
	每千人口床位数	7.5	6.8	6.4	6.2	6.1
	住院人次数(万人)	1593.1	1726.3	1653.9	1803.3	1834.3
	每千人口住院人次数	195.1	210.0	200.6	220.6	224.3

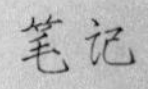
笔记

续表

住院医疗机构	项目	1995 年	2000 年	2005 年	2010 年	2011 年
医院	平均住院天数(天)	11.4	9.7	8.7	7.9	7.7
	病床使用率(%)	82.1	81.9	74.9	77.4	77.3
预防和康复机构	机构数	1373	1393	1270	1327	1233
	床位数	181,633	189,822	174,479	171,724	170,544
	每千人口床位数	2.2	2.3	2.1	2.1	2.1
	住院人次数(万人)	189.6	204.6	181.4	197.5	192.6
	每千人口住院人次数	23.2	24.9	22.0	24.2	23.6
	平均住院天数(天)	31.0	25.8	25.8	25.4	25.4
	病床使用率(%)	88.7	76.1	73.4	80.1	78.7

表 7-5 1995～2011 年德国医院、预防和康复机构的人员情况

住院医疗机构	项目	1995 年	2000 年	2005 年	2010 年	2011 年
医院	人员总数	1,153,200	1,100,471	1,063,154	111,259	1,129,128
	其中:医务人员数	116,346	122,062	131,115	148,696	154,244
	非医务人员数	1,036,854	978,409	932,039	964,263	974,884
	全职工作人数	887,564	834,585	796,097	816,257	825,654
预防和康复机构	人员总数	115,618	116,588	113,388	119,747	118,859
	其中:医务人员数	8,659	8,919	8,899	9,427	9,511
	非医务人员数	106,959	107,669	104,489	110,320	109,348
	全职工作人数	99,887	97,846	91,547	92,355	90,751

(二) 康复服务

德国预防和康复服务机构的资源变化情况与医院资源情况类似,呈现递减趋势。2011 年共有 1233 所预防和康复机构,床位共 170,544 张,每千人口的预防和康复机构床位数为 2.1 张。2011 年预防和康复机构的总工作人员数为 11.88 万人,其中医生等医务人员数占 8.0%,非医务人员占 92.0%;医院中全职工作的人数为 8.07 万人,占 76.3%(表 8-4、表 8-5)。

2011 年,德国预防和康复服务机构收治的住院人次数达 192.6 万人次,每千居民中去预防和康复机构住院的人次数为 23.6 人次。患者平均住院天数明显缩短,由 1995 年的 31.0 天减少为 2011 年的 25.4 天。医院病床使用率呈下降趋势,由 1995 年的 88.7% 下降为 2011 年的 78.7%。

(三) 长期护理服务

根据联邦统计办公室的报告,截至 2007 年底,德国长期护理保险的参保者中有 225 万人需要长期护理服务,比 2005 年的人数增长了 5.6%。需要护理服务的人群中 68% 为女性,83% 为 65 岁以上的老年人,其中 85 岁以上的老年人占

笔记

35%。需要护理服务的225万人中,68%的人需要居家护理服务,另外32%的人需要住在护理院接受长期的护理服务。

(四)精神卫生服务

在向着减少住院努力的过程中,仅为精神和神经疾病的患者提供治疗的医院数量大幅度下降。急性的精神病治疗服务大部分转为由综合医院的精神科病房提供。在这一转变的过程中,随之出现的是在门诊领域精神科医生、神经科医生和精神治疗师数量的大幅度增加。从2000年开始,门诊精神科医生与一项新的、由法定健康保险资助的福利计划合作,这一计划被称为社会治疗服务,用以鼓励慢性精神病患者利用必要的服务并避免不必要的住院。初级保健医生将其患者转诊给法定健康保险授权的心理治疗师,获得社会治疗服务。

三、公共卫生服务

目前,德国约有360个公共卫生办公室负责提供公共卫生服务。主要负责预防和监督传染性疾病、免疫接种、指导和监督食品、药品的供应、监控环境卫生、提供社区精神和心理咨询服务、管理健康教育、学生和其他特殊人群的体检等。最初,公共卫生服务主要由州政府负责,之后部分服务内容转为开业医生提供。20世纪70年代以后,疾病筛查(45岁以上的男性和20岁以上女性的癌症筛查)、12岁以下儿童的齿科预防与检查、35岁以上肾病和心血管疾病筛查等,均列入了疾病基金的福利待遇中,因而使公共卫生服务的提供者规模逐渐萎缩。最明显的是,从事公共卫生牙科服务的医生1970年有2500人,2003年下降为原来的2/5。

四、药品供给

在德国,除非处方药之外,其他药品均须通过药房、药剂师销售。其协调组织是各州的药剂师协会和全国性的药剂师协会联盟。2010年德国共有药房21859所,共有药剂师50604名。

第五节 德国卫生保健的组织与监管

一、卫生保健体系的组织架构

(一)组织构架

德国的卫生保健体系中由联邦政府、州政府和非政府社团共享决策权,组织构架见图7-1。在联邦政府层面的卫生保健管理机构主要包括:联邦议院、联邦参议院和联邦卫生和社会保障部。

联邦卫生部的职责有:①维持法定健康保险和长期护理保险的有效性和效率;②维持和提高保健制度的品质;③加强病患利益;④预防措施和预防保健;⑤维护《传染病防治法》;⑥建立药品和医疗器械制造、临床试验、批准、销售、及监控的指导方针;⑦制定预防和残疾政策;⑧制定欧洲和国际卫生政策。

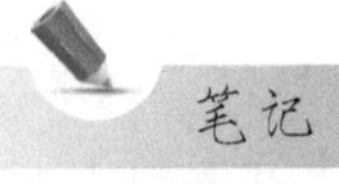

在联邦州层面，主要是州政府和州议会承担着卫生职能。在1998年，16个州中有13个州有关部门的名称中含有"卫生"，但都不设单独的州卫生部。州政府的卫生职能主要是实施联邦政府制定的法律，进行日常管理，也可以制定联邦州法律。主要职责包括：①公共卫生服务和环境卫生；②健康促进、疾病预防和AIDS预防；③州立医院管理；④医院规划；⑤对医疗机构和医师的监管；⑥精神药物和非法药物的管理；⑦对药剂师和相关机构的监督等。

在非政府机构和社团层次，有包括代表供方的医生、牙医和医院的法定协会和代表需方的疾病基金会及其协会。在每个联邦州都有一个医生协会，部分州因为人口较多而设立了两个医师协会。自1999年精神治疗法案的出台，心理治疗师也被纳入医师协会。德国医院联合会也是参与决策制定的非政府社团，由16个联邦州组织和12个协会的医院组成，包括大学医院、公立医院和私人营利医院。

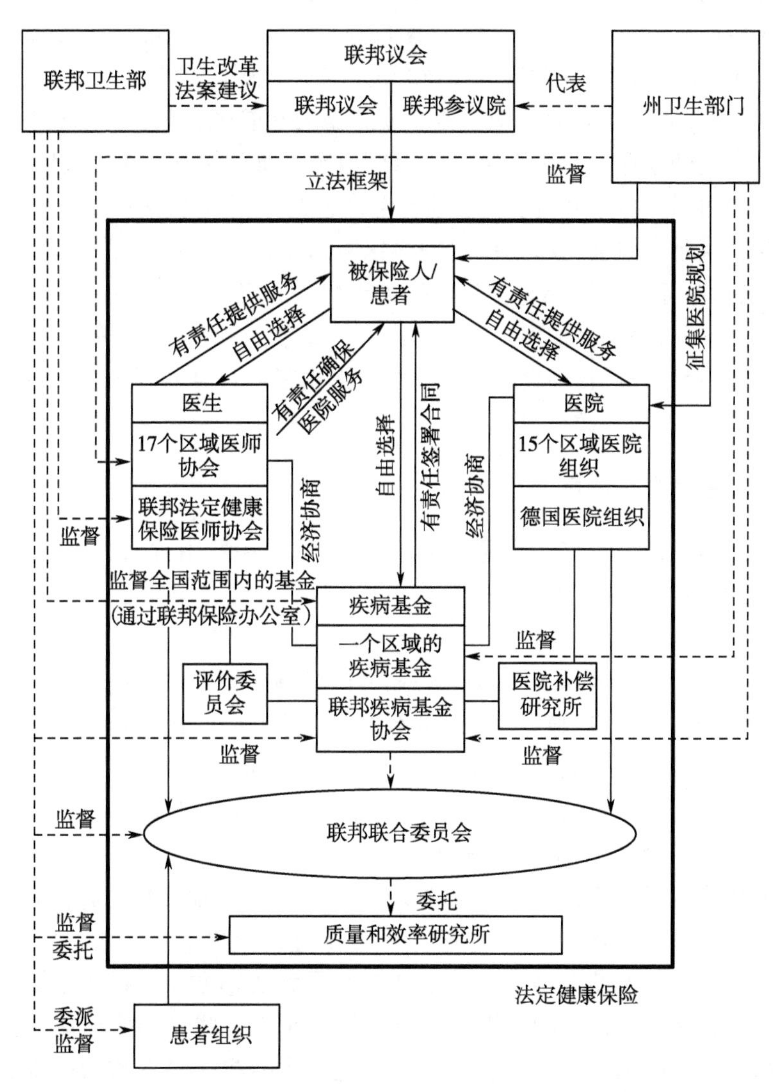

图7-1 德国卫生保健体系中的组织构架和关键影响者

另外,德国卫生保健体系还包括很多来自不同领域的自愿者组织。例如德国医生组织、由心理医师组成的心理学专家组织、德国护士协会、联邦制药行业协会等,与残疾人互助自助相关协会4万~6万个。

(二)关键影响者

除上述政府机构和社团组织外,一些半官方的机构和研究所也能对卫生保健体系产生影响。

在法律框架下,联邦联合委员会(Federal Joint Committee)具有广泛的权力,能决定疾病基金所覆盖的服务范围,并对服务提供者制定质量保证措施。联邦联合委员会对疾病基金福利包的决策尽可能基于卫生技术评估和比较效果研究的证据,这些评估证据主要由两个机构提供:一个是卫生服务质量效率研究院(Institute for Quality and Efficiency,IQWiG),该机构于2004年成立,它是对具有增加效益的药品进行成本效果评估的法定机构;另一个是卫生保健应用质量改善和研究院(Institute for Applied Quality Improvement and Research in Health Care,AQUA)。自2008年起,联邦联合委员会设有13个投票成员:5个来自于联邦疾病基金协会,联邦法定健康保险医生协会和德国医院联合会各2名成员,1个来自于联邦法定健康保险牙医协会,3个名额给予不属于任何机构的成员。另外,5名患者代表可以对联邦联合委员会给予咨询意见,但没有投票权。

联邦疾病基金协会与联邦法定健康保险医生协会、德国医院联合会共同合作,确定门诊服务收费标准和住院按病种支付的DRG分类,这些标准将在后两者中应用。同时,为了增加卫生保健提供方的竞争,疾病基金被赋予一定的购买权,例如在整合服务项目中选择一定的服务提供者签订合同,与制药企业协商一定的折扣等。

二、卫生保健系统的监管

德国对卫生保健系统的监管措施很多,在质量和费用方面的监管比较有特色,以下进行重点介绍。

(一)质量的监管

在德国的卫生保健体系中,通过一系列的措施来保证医疗质量,这些措施大部分由法律规定,具体措施则由联邦联合委员会来确定。自2010年1月起,卫生保健应用质量改善和研究院(AQUA)已经开始负责制定确保门诊和住院医疗的质量的措施。值得注意的是,尽管有多种方式和协会组织来保证医疗质量和病人安全,但是全国性的安全机构尚未建立。

结构质量通过以下措施来保障:要求所有服务提供者具有质量管理体系,要求医生继续参加医学培训,对药物和干预方法进行卫生技术评估。所有应用在门诊服务中的新的诊断和治疗方法必须在效果和效率方面获得积极评价,疾病基金才给予报销。对医院的评审是自愿性的。对于一些复杂的干预方法(例如器官移植)提出了最低数量的要求,要求医院至少要提供最低数量的服务,才能获得报销。

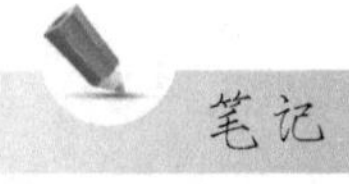

过程和产出质量通过强制性的质量报告系统来保障,约有2000家医院加入

了这个系统。在这个系统中,针对约有 1/6 的患者会使用的 30 种常见诊断和治疗方法,设定了 150 多个指标进行评价以反映服务质量。自 2007 年起,所有的医院都必须公布联邦质量保证办公室选取的 27 个指标情况,以对不同医院的服务质量进行比较。

许多机构和卫生服务提供者都在他们的质量管理项目中纳入了患者投诉管理系统,尽管并没有要求必须这样做。州一级的服务提供者组织被敦促建立投诉系统和仲裁委员会,作为在司法程序之外解决医疗事故纠纷的途径。

从 1998 年开始,Robert Koch 研究所负责进行全国患者调查并发布流行病学、公共卫生以及卫生服务的数据。这一研究所是联邦卫生部的下属机构,负责传染性疾病控制和健康报告。特定疾病(如特定的癌症)的登记制度通常由地区卫生部门组织。2012 年 8 月,作为国家癌症计划的一部分联邦政府提出了一个草案,即在 2018 年实施全国性统一的癌症登记系统,从而改善了癌症服务的质量。所有医院都必须记录癌症的发生率、治疗情况和原因。

为改善对慢性病患者的服务提供,促进门诊领域不同服务提供者之间的协作,德国于 2002 年立法通过了法定健康保险疾病管理项目(disease management programs,DMPs)。疾病管理项目对于 1 型和 2 型糖尿病、乳腺癌、冠心病、哮喘和慢性阻塞性肺炎等给予循证的治疗建议,并强制性要求医疗服务提供者进行档案记录和保证质量。专业机构为疾病管理项目制定了非约束性的临床指南。2003 年 2 月,联邦保险委员会在北莱茵州开始了第一个关于乳腺癌的疾病管理项目。地区的疾病基金和医师组织以及一些医院之间签署了统一的合同。具体的质量保证措施包括标准化的存档、对医生给予反馈报告、患者信息和提醒系统。

到 2012 年 1 月,已注册区域性的疾病管理项目 10618 个,登记患者 600 万人。患者可以自愿参加疾病管理项目,通过他们的全科医生或者专科医生即可登记参加。疾病基金对患者加入疾病管理项目给予激励,如免除他们对药品的共付费用。

2009 年以前,疾病管理项目是作为一种法定健康保险组织的管理型保健的新形式,旨在通过对改善慢性病保健的质量提供激励,从而减少不同疾病基金之间的风险选择。因此,疾病管理项目是风险调整计划中一个独立的类别,这使得疾病基金有很强的激励去实施这一项目。自 2009 年开始,风险调整计划被强化,对于每一个参加疾病管理项目的患者,疾病基金只能获得每人每年 168 欧元(236 美元)的管理补偿金。

(二)费用的控制

2007 年卫生改革法案的核心之一是通过引入多种选择性的保险项目(例如疾病管理姓名、家庭医生服务模式等)增强卫生保健服务的竞争。参加选择性的保险项目基于自愿的原则,保险合同通常是三年。按照法律要求,疾病基金必须每年报告保险项目的运行情况,尤其是效率和结余。

从 2004 年开始,所有的药品,包括专利药和通用药都必须采用参考价格,除非能证明这种药有增加的效益。2011 年开始,要求制药企业提供科学的材料以

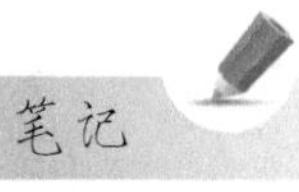

证明药品增加的效益,这些材料由联邦联合委员会和卫生服务质量效率研究院(IQWIG)在3个月内进行评估。自2008年起,IQWIG负责对新药进行成本效果评估,评估的结果要么是认为其没有增加的效益而列入参考价格组,要么是认为其有增加的效益而由制药企业与联邦疾病基金委员会进行价格谈判。另外,为激励制药企业将药品价格降到参考价格以下,疾病基金与制药企业进行谈判,给予一定的返还。

最近,以往通过对门诊医生和医院设定总预算,以及对区域医生的处方进行封顶的成本控制措施,逐步被强调质量和效率的措施所替代。医生如果超过了常规的患者处方量封顶线,则自行承担经济后果,同时辅之以药品的参考定价。DRGs成为住院费用支付的主要方式。

第六节 德国卫生改革

自1883年颁布《疾病保险法》建立世界上最早的社会健康保险制度后,德国的卫生保健制度不断完善。20世纪90年代以来立法及修订十分频繁,如1992年《医疗保险结构法》、1996年《健康保险费豁免条例》、1998年《增进法定健康保险公司之间的团结法令》、2002年《药品开支限制法》、2003年《法定健康保险现代化法》等。实际上,仅1977年至今的30多年里,德国针对医疗卫生领域的法规就做出了6000多次的修订。1988年以来的主要卫生保健改革法案如表7-6所示。

通过这些立法和修订,明确了改革的目的、方向、要求以及改革中的权利和义务关系,为改革的顺利实施奠定基础。例如《社会法典》是与各种福利相关的具体法律规定,其中第五卷是专门针对健康保险的,详细规定了疾病保险中的保险机构和投保人双方的权利义务。该法第1条就开宗明义:"疾病保险的目的就是保持、恢复或者改善被保险人的健康。而后者应该通过有意识的健康生活方式,经由疾病预防和治疗以及康复来避免和战胜疾患和残疾。保险机构有义务通过阐释、指导和给予投保人以补偿待遇等方式,使后者保持健康生活状态。"

可以说,德国历次卫生保健领域的改革都是以立法的形式颁布引导,由法律来保障改革的执行和推进,这是德国卫生保健改革的一大特色。

表7-6 1988~2011年德国卫生保健改革的相关法案

年份	法案名称
1988	1989年医改法案
1992	1993年医疗保健结构法案
1994	社会法典XI(法定长期护理保险)
1996	医疗保险缴费比例免除法案
1997	法定健康保险重组法案

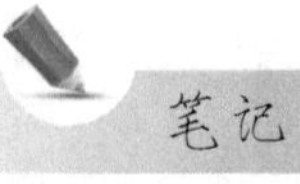
笔记

续表

年份	法案名称
1998	法定健康保险加强法案
1999	2000 年法定医疗保险改革法案 2001 年均衡法定医疗保险的法定法规
2000	感染保护法案
2001	社会法典Ⅸ(残疾人康复)
	参加价格调整法案
	药品预算法案
	法定健康保险下的风险结构补偿计划法案
	疾病基金选择调整法案
2002	药品费用限制法案
	病例付费法案
	贡献率稳定法案
2003	社会法典第五卷法修正(第 12 版)
	病例付费法案修正(第 1 版)
	法定健康保险现代化法案
2004	假牙服务筹资调整法案
	病例付费法案修正(第 2 版)
2007	法定健康保险——强化竞争法

近年来,德国卫生保健体系的改革主要着力于加强竞争、控制费用、保证质量和整合保健服务这四个方面。

1. 加强竞争　自 1990 年以来,德国政府一直试图增进医疗保险方与卫生保健服务提供者之间的竞争。尽管法律规定了基本福利包的内容和统一的保险费用缴纳率,使得价格与服务之间的竞争趋于温和,不过人们仍可以依据自己的需求,每年在不同的疾病基金间进行选择。自 2007 年 4 月 1 日实施《法定疾病保险——强化竞争法》后,如选择性签约的方式使得疾病基金在价格和服务质量方面的谈判协商具有更大的自由,德国政府希望以此提高卫生保健服务的质量和效率,并且希望疾病基金能依据参保人各自的疾病风险和收入情况,提供更适宜的福利包。

2007 年以后,私人健康保险之间的竞争远远大于法定医疗保险,私人健康保险不断推出各类新的保费方案和保险计划。自 2009 年 1 月起,新的法规规定客户如果不满意当前参保的医疗保险公司,可以自由地变更选择新的医疗保险,个人账户内的老龄储备金可以随之转移。个人账户的老龄储备金主要来源于个人年轻时和健康时向保险公司缴纳保险费用的累积。

笔记

2. 控制费用　尽管德国医疗卫生注重严格控制医疗经费的支出，但是随着大量人口的老龄化，人们对医疗服务技术和质量水平需求的不断提高，导致了德国医疗费用的迅速增长和服务提供方的低效。德国已出台了一系列改革措施以降低卫生支出，例如提高共付额/率和非处方药费用。此外，一些原本免费的服务也需要另外收取费用，例如健康中心服务和前往医院的出租车费用。预算限额政策已实施了数年，起初该政策的确能够降低德国的医疗费用，不过近年来预算限额政策已被逐渐取消。例如2009年日间护理服务的预算限额政策被一个更为灵活的方案取代，新政策充分考虑了人口发病率情况。医院也由固定预算限额政策，逐步向实施按病种付费体系转变。在药品费用方面，在参考定价的基础上，通过支付方与制药企业的谈判，以获得更低价格，这些都是德国现行费用控制的主要手段。

3. 保证质量和整合保健服务　2004年德国卫生服务质量效率研究院成立（IQWiG），该机构主要对药品和治疗程序进行卫生技术评估，为疾病基金福利包纳入有成本效果的服务提供证据支持，从而促进高质量服务的应用。

2000年德国引入整合保健合同以改善非固定医生与医院之间的合作，整合保健服务合约是由疾病基金与个体服务提供者或服务提供团队签署。整合保健（integrated care）的目的是加强卫生保健系统内部的协调与合作，以提供持续的、高质量的卫生保健服务。为此，强制健康保险的改革方案中对由全科医生诊断后转诊至专科医生的参保人给予奖励，以增强家庭医生的作用。此外另一些鼓励参保人具有成本意识的选择性医疗保险方案也相继出台。2007年出台的《法定疾病保险——强化竞争法》改进了整合保健服务，扩大了以人群为导向的整合保健服务合约。该法案还允许在同一合约中既包括长期护理服务，又包括专业医疗保健服务。

本章小结

德国居民的健康状况总体较好，平均期望寿命达80.19岁，卫生总费用占GDP的11.6%，居世界第三。德国卫生保健体系建立在公平性、互助共济、辅助性和社团主义等伦理价值的基础上，体系中由联邦政府、州政府和非政府社团共享决策权。德国的卫生保健筹资以公共筹资为主，其中法定健康保险是主要来源，私人健康保险起辅助和补充作用。健康保险按照工资比例向雇主和雇员强制征收保险费来筹资，由自治的、非营利性的疾病基金组织管理，福利水平较高。德国门诊服务主要由私人开业医生提供，“守门人”制度尚未建立。住院服务主要由综合医院、康复机构、护理院、精神病院等提供，其中综合医院主要为公立和私立非营利性医院。近年来，德国对医疗卫生服务的质量和费用进行严格的监管和控制。德国在卫生保健领域的历次改革都是法律先行，近年的改革主要着力于加强竞争、控制费用、保证质量和整合保健服务这四个方面。

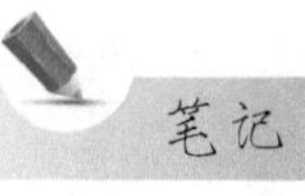

笔记

关键术语

公平性(equity)

互助共济(solidarity)

俾斯麦体系(Bismarck system)

法定健康保险(statutory health insurance,SHI)

疾病基金(sickness fund)

私人健康保险(private health insurance,PHI)

长期护理保险(long-term care insurance,LTCI)

疾病管理项目(disease management programs,DMPs)

整合保健(integrated care)

讨论题

在德国卫生保健发展过程中有哪些经验值得我国借鉴?

思考题

1. 公平性这一伦理价值在德国卫生保健制度中是如何体现的?
2. 德国卫生保健的主要筹资来源有哪些?

(张璐莹)

笔记

第八章

日本卫生保健

学习目标

通过本章的学习,你应该能够:
掌握:日本卫生保健系统的筹资、提供与监管。
熟悉:日本居民健康状况、日本厚生劳动省、日本医师会。
了解:日本卫生保健的伦理价值、日本的政治体制和政党。

章前案例

日本国民为什么长寿

日本厚生劳动省发布了2010年度日本人的平均寿命,男性为79.64岁,由2009年的世界第五位上升至第四位,而日本女性平均寿命为86.39岁,连续26年蝉联世界之冠。日本确实是当之无愧的长寿之国,可在20世纪50年代,日本在先进国家当中的平均寿命排名很靠后,到了20世纪70年代至80年代,才一跃成为世界第一。国内外学者认为,日本人长寿的原因除与饮食习惯、生活环境和生活习惯有关外,应该归功于日本政府经过多年不断完善的卫生保健系统。正是日本的卫生保健系统使日本国民全民参保,建立了完善的医疗保险制度、老年人保健制度和介护保险制度,日本国民只要加入了医疗保险,就能到国内任何一家医疗保险定点机构就诊,享受到优质的卫生保健服务。通过本章的介绍,能够让您了解日本卫生保健体系的全貌。

第一节 日本居民健康状况

一、日本的人口与经济

日本位于亚欧大陆东端,陆地面积377,880平方公里,包括北海道、本州、四国、九州4个大岛和其他6,800多个小岛屿。领海面积310,000平方公里。国土的总面积包括各小岛在内,共计377,835平方公里,其中土地面积374,744平方公里,水域面积3,091平方公里。日本是一个四面临海的岛国,自东北向西南呈弧状延伸。东部和南部为一望无际的太平洋,西临日本海、东海,北接鄂霍次克海,分别和朝鲜、中国、俄罗斯、菲律宾等国隔海相望。

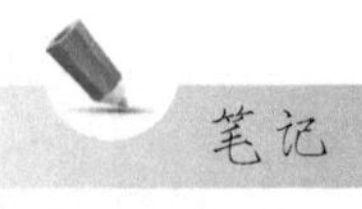

笔记

根据日本总务省统计局2010年的国势调查,2010年10月1日总人口达12,806万人(含常住日本的外国人),其中0~14岁的青少年人口占13.1%,65岁以上的老年人口占23%,老年人口比例排前三位的县分别是秋田县29.6%、岛根县29.1%和高知县28.8%。

日本经济经历了战后的经济恢复期、高速发展期、低速发展期、长期停滞期和经济复苏期。从1945年第二次世界大战结束至1955年,经过10年日本经济恢复到战前的水平。1955年开始,日本的GDP以年均10%高速增长,并持续了18年之久。20世纪90年代以来,除1991年、1995年和1996年三个财政年度日本实际GDP增长率为2.5%以上外,其他财政年度都在0.2%以下,1998年出现了1.1%的负增长。2002年开始日本经济开始复苏。2010年日本的GDP为479兆1757亿日元,位居美国和中国之后,GDP增长率为4%,人均GDP为3,758,768日元。2011年贸易输出为65兆5465亿日元,其中中国占19.7%、美国占15.3%、韩国占8%;贸易输入68兆1112亿日元,其中中国占21.5%、美国占8.7%、澳大利亚占6.6%。

二、日本居民健康状况

日本人的平均寿命在明治时期(1968~1912年)和大正时期(1912~1926年)处于低水平状态,进入昭和时期(1926~1945年)后才开始增长。1935年男性平均寿命是46.92岁,女性的平均寿命是49.63岁,1947年男性平均寿命是50.06岁,女性的平均寿命是53.96岁,均超过50岁。男性的平均寿命在1951年超过60岁,女性在1950年超过60岁。2010年男性平均寿命达到79.64岁,女性达到86.39岁,已经成为世界上平均寿命最长的国家。2011年死因前三位的疾病是恶性肿瘤、心脏疾病和肺炎,其死亡率分别是283.2/10万、154.5/10万和98.9/10万。

2010年婴儿死亡人数2,450人,婴儿死亡率为2.3‰,与世界其他国家相比属于低死亡率国家,死亡原因中"先天性畸形和染色体异常"居首位(37.4%),其次是围产期疾病(25.7%)。2010年孕产妇死亡45人,死亡率为4.1/10万,与其他国家相比也处于较低的水平。

近年来,随着日本人口老龄化的快速发展、慢性病患者的增加,以及医疗技术的改进,日本国民对医疗服务的需求呈现多样化发展趋势。为掌握国民的健康状况,日本厚生劳动省从1986年开始每隔三年开展一次大规模的"国民生活基础调查",中间每两年开展一次小规模的调查。2010年国民生活基础调查结果显示,有自觉疾病和外伤等症状的人群比例为32.22%,其中男性为28.68%、女性为35.51%,有自觉症状的人群比例随着年龄的增加而增加,男性中自觉症状为腰痛的人数最多,女性中肩酸的人数最多。因伤病到医院门诊就诊患者的就诊率为37.0%,其中男性为34.8%、女性为39.0%;就诊原因中,男性以高血压患者为最多,其次是口腔疾病、糖尿病,女性也以高血压为最多,其次是高脂血症和口腔疾病。

笔记

第二节　日本卫生保健的伦理价值

日本在建立和完善卫生保健制度过程中提出“任何人在任何地方都能够享受到安全放心的医疗服务”的目标，卫生保健的伦理价值主要体现以下三个方面：医疗保险的公平性、医疗机构的非营利性和以患者为中心的理念。

一、医疗保险的公平性

日本在立法的基础上于1961年实现了所有国民参加医疗保险，即全民医保，让每一国民都能享受到基本的医疗服务。在医疗保险制度发展完善的过程中体现出公平性，首先在医保基金的筹资方面，不仅参保者缴纳保险金，而且各级政府投入了一定比例的财政补助；其次，参保者个人负担方面，儿童和老年人的自付比例低于一般的参保者，被抚养人也享受与参保者相同的保险服务；再次，在支付范围方面，医疗保险制度禁止“混合诊疗”，即自费医疗服务项目和医保服务项目不能同时存在，如果患者选择属于自费的高新医疗诊断治疗服务项目，那么所有的医疗费用都要自费，不支付属于医保范围内的医疗服务项目；最后，随着老年人医疗费用的快速增长，制定了老年人保健法，确保国民公平地负担老年人的医疗费用，而且为保证各医疗保险制度间保险基金的公平支付，建立了退休者医疗制度。虽然日本的医疗保险制度尚存在种种问题，但是日本厚生劳动省通过实施改革不断进行完善，医疗保险制度的公平性体现得越来越明显。

二、医疗机构的非营利性

在日本任何个人只要符合条件均可自由建立并经营医疗机构，无论是无病床的诊所还是有病床的医院机构，均不限制投资进行改扩建房屋和购买医疗设备，但是若开设有病床的医疗机构应该符合医疗计划规定的地区病床数量限制，而且必须按规定选择病床类型。最为重要的是，所建医院机构必须以非营利为目的，不允许进行按股份分红。所以，在日本不能开设股份制医院，所有的医疗机构均为非营利性。日本通过这种方式确保医疗机构的公益性，确保国民能够获得安全放心的医疗服务。另外，通过社会资本建立非营利性医院，弥补了公立医院提供的医疗服务不能满足医疗需求的问题，而且通过在公立医院的竞争中提高了医疗服务的质量和效率。

三、以患者为中心的理念

日本的《医疗法》总则中明确指出“医疗应该尊重生命和保持个人的尊严”。在日本的卫生保健系统中无论是国家卫生保健制度，还是医疗机构的就医环境处处可以感受到对患者的尊重。在医疗法的修改中，针对病床的设置有专门的规定，确保患者有充足的空间进行住院治疗，能够享受到护士的优质服务。对老年人更显示出人文关怀，需要照料的老年人可以进入介护机构享受到日常正常

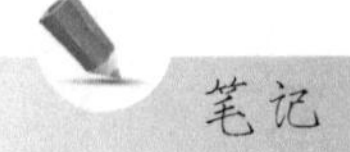

的生活，由专业人员照顾老年人如厕、洗浴等，特别是痴呆老年人，在介护机构的照料下具有正常人的尊严，而且可以享受介护保险。在患者就医环节，医疗保险的全覆盖、医疗圈的建立、医院内部管理制度的完善，方便了患者可以到任何一家医保定点医院就医，不需要拥挤在大型医疗机构中就诊，而且先进的医院信息系统建设，使患者不需要在医院长时间等候。

第三节 日本卫生保健的政治环境

日本医疗卫生政策的制定过程是不同利益相关者在“竞技场”中博弈的过程，“竞技场”的主角是代表政府的厚生劳动省和代表医师的日本医师会，双方拥有相互对立的目标和宗旨，一方代表国家及政治的利益，一方代表医生群体的利益；在“竞技场”中，除了主角外还有支持者，厚生劳动省的支持者主要是大藏省（相当于我国的财政部）和各保险机构，他们要确保国家财政和医疗保险基金的稳定，日本医师会的支持者是内科学会、外科学会等各医疗团体。另外，在“竞技场”中还有观众，包括在野党、社会团体、社会各界专家和普通国民。

一、日本的政治体制和政党

日本的政治体制实施三权分立制度，日本宪法明确规定国会拥有立法权、内阁拥有行政权、裁判所拥有司法权，三方相互制约，避免权力过度集中于一方，达到政权平衡的状态。日本的政治体制与英国的议院内阁制有相似之处，但又有所不同。日本的首相作为总理大臣和其他国务大臣组成内阁，如果国会通过内阁不信任决议，国会就有权要求内阁全体辞职，相反内阁拥有解散众议院的权力。国务大臣由各部委的长官、总理府外局的长官和内阁官房长官组成，日本政府的行政机关由各部委、厅及其他机构组成，其中包括负责卫生保健的厚生劳动省，厚生劳动省由厚生劳动大臣、政务次官和事务次官等人员组成，各大臣作为政治家负责国家政策的制定，各部委的官员负责政策的实施。

第二次世界大战后日本政党体制历经两次重大的民主化转型。以“五五年体制”为标志，第一次转型确立了自民党一党优位的“五五年体制”，第二次转型则以“五五年体制”的瓦解为开端。1955 年，代表革新势力的左翼和右翼社会党组成统一的社会党，代表保守势力的民主党和自由党合并成自由民主党，新组建的社会党和自民党在国会中占据着绝大多数席位，因此，“五五年体制”也被称为“准两党制”，实际上是自民党的一党优位制。第二次转型始于自民党的短暂下野，日本从一党体制转向多党体制，从一元化政党制度转向多元化的竞争性政党制度。1993 年，长期受到金钱政治和政治腐败困扰的自民党被迫下台，新生党等八大党派组成联合政府，先驱新党的党首细川护熙当选为日本新首相，自民党一党优位的“五五年体制”土崩瓦解，日本进入真正的政党更替的民主化时代。1993 年 6 月，自民党出现分裂，党内小泽一郎和羽田孜等

笔记

实力派人物脱离自民党，组建新生党和先驱新党，这次分裂成为自民党政权垮台的导火索。“五五年体制”瓦解以后，民主党的崛起与日本政党体制的制度化过程相伴而行。

由于日本长期经济不景气，被保险者交纳的保险金减少，加上老年人口增加导致的医疗费用快速增长，使医疗保险财政面临严峻的考验，因此无论是执政党还是在野党都十分关注医疗改革，在2000年4月开始实施了介护保险制度，迈出了社会保障制度改革的第一步，之后在2000年11月修订了健康保险法，老年人由免费医疗修改为医疗费用自付10%，开始了医疗改革的第一步。

二、日本的厚生劳动省

日本的国家级卫生行政机构是厚生劳动省。1938年1月日本政府把内务省中的卫生局和社会局合并成为厚生省，“厚生”语出自中国古代的《尚书·大禹谟》，意为厚民之生。1947年9月日本政府把厚生省中的劳动行政工作分离出去，成立了劳动省。但是在1999年，日本通过了以强化内阁功能、省厅再编和建立独立行政法人制度为主要内容的《中央省厅等改革关联法》，根据修改后的《国家行政组织法》和《厚生劳动省设置法》，把厚生省和劳动省合并，2001年1月成立了厚生劳动省。厚生劳动省的工作理念是以提高国民的生活水平、促进经济发展为目标，综合推进社会福祉、社会保障、公共卫生、改善劳动环境、稳定职业和培养人才方面的工作，同时根据人口老龄化、男女平等及经济结构的变化，综合推进社会保障政策和劳动政策。

厚生劳动省内设有厚生劳动大臣1人、副大臣2人、大臣政务官2人、事务次官1人、厚生劳动审议官1人，内部组织结构设有大臣官房、医政局、健康局、医药食品局、劳动基准局、职业安定局、职业能力开发局、雇佣平等儿童家庭局、社会援助局、老健局、保险局、年金局和政策综合局，各局下设“课或室”。其中，医政局和健康局分管医疗卫生保健事业，医政局的主要工作是根据人口老龄化的变化、疾病谱的变化及国民对医疗质量的要求，制定面向21世纪高质高效的医疗服务提供体制的相关政策。医政局下设总务课、指导课、区域医疗对策室、医疗相关服务室、医事课、试验许可室、临床医生进修推进室、齿科保健课、护理课等部门。健康局的主要工作是促进社区卫生服务、制定艾滋病、结核等传染病以及糖尿病、癌症等生活习惯病的预防策略，推进合理的器官移植，提高国民的健康水平。健康局下设总务课、指导调查室、癌症对策健康促进课、疾病对策课、器官移植对策课等部门。

三、日本医师会

日本医师会是日本医师参加的社团法人组织，作为医疗服务的提供方参与研究制定政府的各项医疗卫生政策，特别是在每两年一次的医疗服务收费标准修订方面，发挥着维护医师、特别是私人医院或诊所医师利益的重要作用，在政治舞台上显现出不可忽视的影响力。

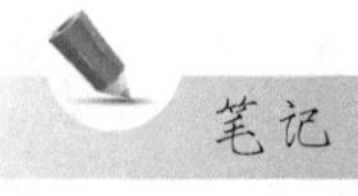

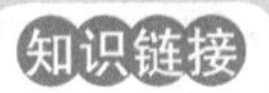

日本医师会的发展过程

1916年,日本成立了由医生组成的第一个全国性组织"大日本医师会"。但是,日本药剂师会(以下简称"日药")作为药剂师的全国性组织早在1893年就已经成立了。日药从明治时期就开始积极倡导医药分业政策,但是真正开始实施是进入20世纪80年代后,在此之前大多数医院或诊所都卖药品,药剂师实施医药分业的主张得不到实现。从明治到大正时期,日本药师会为制定实施医药分业的法律开展了一系列的政治运动,同时医生深刻地认识到如果实施医药分业,医院或诊所卖药的利润必将减少,这种想法以开办私人医院或诊所的开业医师为主,为了和日药相对抗就成立了"大日本医师会"。

日本第二次世界大战战败后接受联合国军最高司令官总司令部(GHQ)的统治,GHQ指示日本医师会要进行改组,1947年8月召开了第一届会员代表会议,成为社团法人单位,医师可以任意入会。由于美国已经实施了医药分业政策,因此GHQ也希望日本尽早实施医药分业,但是当时的以田宫猛雄为首的日本医师会领导机构在实施医药分业方面与GHQ产生了严重的分歧,最后导致日本医师会领导层全体辞职,当时的副会长武见太郎就任会长。1952年4月,日本恢复主权以后,日本医师会走出GHQ的支配,逐渐增加了在政治舞台上的影响力。1957年武见太郎当选为日本医师会会长,可以说武见会长时代是日本医师会的鼎盛时代,因为当时的日本厚生省在制定医疗政策时必须参考日本医师会的意见,后任会长的政治影响力无法与武见会长相比。

目前日本医师协会拥有会员165,745名(2011年12月1日统计),其中开业医师(经营医院或诊所的医生)大约有84,562人,占全国医师总数的56.2%,勤务医师(在医院或诊所中被雇用的医生)大约有77,683人,占医师协会会员总数的46.9%,与1947年日本医师协会53,000会员相比逐年增加,但占全国医师的比例与1965年相比有所降低。

日本医师会的主要活动包括:①研究医疗政策,推进健康保险法和医疗法等相关法案的修正,研究有关医疗、保健和福利的长期发展理论。②解决生命伦理方面的各种问题,到目前为止,已经撰写了关于脑死亡、脏器移植、医生的说明责任和患者知情同意、终末期治疗、医生的社会责任、先进医疗技术等方面的研究报告书。③开展学术活动,在日本医师会的组织机构内设有日本医学会,由大约100个分学科会组成,以科学研究和学术交流为主要目的,以召开研讨会或编撰医学用语事典为主要内容,每四年组织召开一次日本医学会大会。④推进医疗、保健和福利事业,日本医师会作为医学专门的团体参与国家的医疗保健和福利政策的探讨,并将自己的主张渗透到政府部门,力争通过调整政

笔记

府部门的政策,使老年人更容易接受社会提供的医疗保健服务。⑤推进国际援助活动,日本医师会是世界医师会(WMA)和亚洲大洋洲医师会联合(CMAAO)的成员单位,并且和各成员国积极开展交流活动,积极地开展海外医疗援助事业。

第四节　日本卫生保健系统

一、卫生保健系统的筹资

(一)国民医疗费

日本的国民医疗费的计算方法与中国的卫生总费用不同,是指在医疗机构内治疗疾病所需要的医疗费用的总和,除了包含医疗保险部门支付的诊疗费用、药剂费用、住院疗养费用和家庭护理疗养费用外,也包含医疗保险部门支付的患者搬运费用。但是,因为国民医疗费只限于治疗疾病所需要的费用,以下几种情况不被计算在内:①正常妊娠和分娩;②以增进健康为目的的健康诊断和预防接种;③因身体残疾所需要的假肢和假眼等;④患者住院时自己负担的医疗保险外的特殊费用(如高级病房、特殊护理及齿科的特殊材料等)。2000 年实施介护保险制度后,介护保险支付的费用不计算在国民医疗费用内。国民医疗费也被认为是医疗产业市场规模的指标。

2010 年,日本国民医疗费用为 374,202 亿日元,比上一年度增加了 3.9%,人均国民医疗费 292,200 日元,比上一年度增加了 3.5%,国民医疗费占 GDP 的 7.81%。国民医疗费可以按制度、财政来源、诊疗种类、疾病类别和年龄层进行分类。

1. 国民医疗费的负担　国民医疗费按制度区分主要由公费负担医疗费(各级政府财政补助)、医疗保险负担、后期老年人(75 岁以上老年人)医疗费支出、患者自付和医疗费用减额特例措施(国家承担 70 ~ 74 岁老年人部分门诊医疗费)组成,其中医疗保险负担比例最多,其次是后期老年人医疗费支出。2010 年,医疗保险负担 178,950 亿日元(占 47.8%),后期高龄者医疗费支出 116,876 日元(31.2%),公费负担 26,353 亿日元(7.0%),患者负担 5,151 亿日元(13.4%),医疗费用减额特例措施负担 1872 亿日元(0.5%)。

国民医疗费按财政来源区分大体分为公费、参保人缴纳的保险金和患者自付三大部分,其中保险金所占比例最多,其次是公费补助。2010 年,公费财政 142,562 亿日元(38.1%),其中中央政府财政 97,037 亿日元(25.9%)、地方政府财政 45525 亿日元(12.2%);保险金 181,319 亿日元(48.5%),其中单位缴纳 75,380 亿日元(20.1%)、参保者缴纳 105939 亿日元(28.3%);其他财政 5,322 亿日元(13.4%),其中患者负担 47,573 亿日元(12.7%)。

2. 国民医疗费的分配　国民医疗费按照医疗费用点数(1 点 10 日元)支付给医疗机构,成为医疗机构的业务收入。国民医疗费可分为医院门诊和住院医疗费、口腔诊疗费、药局调剂费、住院营养餐费及疗养费等。医院所分配的国民

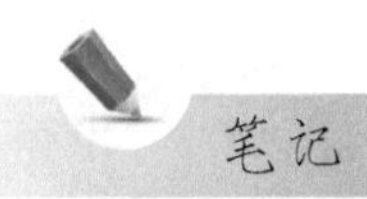

医疗费比重有增长趋势，而诊所（特别是有病床的诊所）则有下降的趋势。2010年，医科诊疗医疗费272,228亿日元（72.7%），其中住院医疗费14,908亿日元（37.7%）、门诊医疗费131,320亿日元（35.1%）；齿科诊疗医疗费26,020亿日元（7.0%）、药局调剂医疗费61,412亿日元（16.4%）、住院营养餐及生活费8,297亿日元（2.2%）、疗养费5,505亿日元（1.5%）。

3. 综合医院诊疗费的使用　2010年，循环系统疾病医疗费用为56,601亿日元（占20.8%），肿瘤疾病医疗费用34,750亿日元（12.8%）、呼吸系统疾病医疗费用21,140亿日元（7.8%）、骨骼及结缔组织疾病医疗费用2,263亿日元（7.4%），内分泌及代谢疾病医疗费用19,828亿日元（7.3%），可见循环系统疾病医疗费用所占比例最高。

4. 按年龄层区分　2010年，0～14岁患者医疗费用为24,176亿日元（占6.5%），15～44岁患者医疗费用为49,959亿日元（13.4%），45～64岁患者医疗费用92,891亿日元（24.8%），65岁以上患者医疗费用为207,176亿日元（55.4%），老年人医疗费用所占比例最高，而且65岁以上患者人均医疗费用是65岁以下患者的4倍。

（二）医疗保险制度

日本在1938年制定了“国民健康保险法”，1961年实现了全民医疗保险，日本的医疗保险制度属于社会医疗保险，由医疗机构提供医疗服务，医疗保险机构作为第三方支付医疗费用，在其发展完善过程中，又制定了老年人医疗保健制度和介护保险制度。

1. 保险机构和被保险者　日本的医疗保险制度大体上分为以被雇佣者为保险对象的被雇佣者保险和以按地区划分的以社区居民为保险对象的国民健康保险两大部分。前者又根据行业不同分为政府管理的政府健康保险和各健康保险组合管理的组合健康保险。此外还有船员健康保险、国家公务员共济组合、地方公务员共济组合、私立学校教员共济组合。后者根据所在地区分为市街村国民健康保险和国保组合，而且适用前者的人数多于后者。

2. 支付范围　医疗保险支付的服务项目包括诊断、治疗、药剂费、医用耗材、手术费、家庭护理、住院费用等内容，保险不仅支付参保人员的医疗费用，而且支付参保者家属中被抚养人的医疗费用。

3. 个人负担　参保人和作为参保人家属的被抚养人自付30%的医疗费用，未满3岁的婴幼儿自付20%，70岁以上的老年人自付10%，具有一定收入的70岁以上老年人自付20%。

4. 国家支付　国家给予政府健康保险13%（2006年6月数据）的保险支出补助，但由于近几年日本经济不景气，保险基金持续呈现赤字，到2003年才开始有结余；组合健康保险的保险基金财政状况好于政府健康保险，从2004年开始出现基金结余；国民健康保险的保险基金由参保人员交纳的保险金和国家补助组成，对于医疗保险支出非常高的地区，对于超出额度实行国家、县和市町村分别承担六分之一的费用。

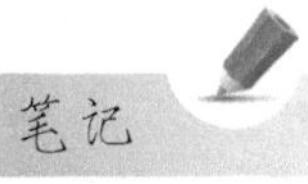

知识链接

日本医疗保险制度的发展过程

日本在1922年制定了健康保险法，从1927年开始劳动者成为参保者，1938年制定了国民健康保险法，此后经过不断修改完善，在1961年4月建立了全民参保的医疗保险体制（以下简称"全民医疗保险"），保险支付医疗费用由初期的50%增加到1973年的70%，1981年达到80%，特别是在1973年实施了老年人免费医疗，医疗费用全部由保险支付。但是，随着人口老龄化、医疗费用的快速增长，1983年制定了老年人保健法，此后经过8次修改。2000年4月实施介护保险制度后，老年人照顾服务费用由介护保险支付。

（三）日本老年人医疗保健制度

老年人医疗费用的迅速增加已经成为国家财政及医疗保险机构的沉重负担，为解决老年人医疗费用筹资的问题，1983年2月开始颁布了老年人保健法，而且从创立开始至今，日本厚生劳动省每年或每几年根据社会经济、物价指数、政治环境的变化进行适当的调整。

1. 实施主体和服务对象　老年人保健制度的实施主体是市町村的行政长官，接受国家委托实施法定委托事务。服务对象必须满足以下条件：75岁以上的老年人和65岁以上75岁以下，但有一定身体残障的老年人，而且必须加入医疗保险（因为老年人的医疗费用要从各医疗保险机构筹资），居住在市町村地域内的居民。

2. 支付范围　老年人保健制度支付老年人疾病治疗、药剂、耗材、手术、处置等医疗费用，还支付住院期间的营养餐费、特定疗养费、老年人家庭护理疗养费、医疗机构间的运送费。

3. 个人负担　个人自负部分最初是按定额标准计算的，并不是根据医疗费用的一定比率计算的，2000年随着高额疗养费个人负担限额的调整，废除了老年人患者门诊药费的个人负担，在健康保险法中实施老年人按每月10%比率作为上限承担个人医疗费用。2002年，老年人医疗制度的服务对象年龄提高到75岁，个人负担比率为10%，但一定收入以上的老年人按20%比率个人负担医疗费用。

4. 国家支付　老年人个人负担之外的医疗费用由各保险机构和国家财政支付。在国家财政支付的医疗费用中，中央、都道府县及市町村按4∶1∶1的比例进行筹资，而且国家财政的投入比率伴随日本经济的发展逐年增加。但是，日本在2000年4月开始实施了介护保险制度，针对老年人保健设施疗养费、老年人家庭护理疗养费及疗养型病床这些以护理服务为主的服务，国家财政的负担比率由50%降至30%。

5. 老年人保健事业　1963年老年人福祉法制定后，开展了一系列老年人健康检查活动，到目前为止开展了四次大规模的保健事业：第一次保健计划（1982～1986年）主要开展了胃癌、肝病及心脏疾病的检查；第二次保健计划

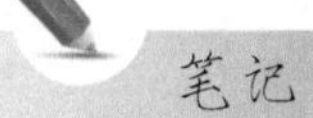
笔记

(1987～1991年)主要开展了健康教育和健康咨询,在原来的胃癌和子宫癌检查的基础上增加了肺癌、乳腺癌的检查;第三次保健计划(1992～1999年)增加了大肠癌的检查和糖尿病相关检查;第四次保健计划(2000～2004年)主要目的是通过改善生活习惯达到预防疾病的目的。

知识链接

日本老年人医疗保健制度的发展过程

日本老年人医疗保健制度可追溯至1963年制定的老年人福祉法,该法规定对65岁以上的老年人实施老年人健康检查制度。1973年1月开始实施老年人医疗费用支付制度,老年人医疗费用的50%由医疗保险机构负担,余下的50%由国家财政支付,在这一时期70岁以上的老年人享受免费医疗。1983年颁布了老年人保健法,该法以保障老年人健康为目的,针对老年人开展疾病的预防、治疗及功能训练等医疗保健事业,提高老年人的生活质量,而且在提供医疗保健服务的同时,提倡公平负担老年人医疗费用的理念,该法规定老年人自己负担部分医疗费用,市町村是制度的运营主体,医疗费用由各类保险机构和国家财政支付。在2002年的制度修订中,把老年人自己负担的比率提高到10%,适用对象由70岁提高到75岁,国家财政负担的比率由30%提高到50%。2008年,实施了后期老年人医疗制度,适用于75岁以上的老年人。2010年,民主党成为执政党后废除了争议颇多的后期老年人医疗制度。

(四)介护保险制度

日本在2000年4月实施了介护保险制度,介护保险制度不同于医疗保险制度:一是保险对象不同,介护保险制度的对象是40岁以上的人群,而医疗保险制度的对象是所有年龄的人群。二是介护保险的参保者在得到介护服务后需要全额缴纳费用,然后介护保险机构再支付给参保人介护服务费用,而医疗保险制度由第三方付费。

知识拓展

"介护"的含义:

"介护"一词意为"对身体残障者和老年人在生活上的照顾","介护"的内涵不同于"护理",英语翻译为"nursing,elderly care",中文翻译为"照料、照顾"较为恰当。

1. 保险机构和被保险者　老年人照顾服务具有地域性的特点,介护保险制度把照顾服务的决定权下放到市町村级政府,所以介护保险制度的保险机构是国民居住地的市町村政府。被保险者分为两类,一类是以65岁以上老年人为主

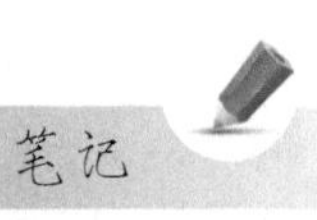

体的第1号被保险者,另一类是以参加医疗保险的40岁至65岁人群为主体的第2号被保险者。

2. 支付范围 介护保险制度的基本原则是利用者自己选择照顾服务项目,但前提是需要经过地方政府设置的介护认定审查会的认定,确认被保险者是否具有照顾服务的需求。经过认定后,利用者委托介护支援事业提供方制定照顾服务计划,确定照顾服务的种类和内容,利用者也可以自己制定照顾服务计划。照顾服务种类包括访问介护、访问洗浴介护、访问康复、家庭疗养管理指导、住宅介护支援、福祉器械租借等项目。

3. 个人负担 照顾服务费用包括住宅照顾服务费用、住宅照顾服务策划费用和介护设施服务费用等。住宅照顾服务费用中,利用者支付总费用的10%,保险方支付给服务提供方90%的实际总费用,但是对于一些特殊的服务费用,利用者需要全额负担;住宅照顾服务策划费不需要利用者负担;介护设施服务费用的90%由保险支付,10%由利用者支付,但是一些特殊的服务项目需要利用者全额负担。

4. 国家支付 在介护保险所支付的照顾服务费用中,除去利用者个人负担部分外,剩余费用的50%由各级政府支付,50%由参保人员交纳的保险金支付。在各级政府支付的费用中,中央政府支付25%、都道府县政府支付12.5%、市町村政府支付12.5%。

知识链接

日本介护保险制度的发展过程

日本人口老龄化发展迅速,2000年已经达到全国每6人中有1名老年人,预测在2025年将达到每3人中有1名老年人,而且长期卧床和痴呆的老年人口数量也将增加,老年人的生活照顾问题成为社会的主要问题之一。日本已经建立了老年人福祉制度和老年人保健制度,但这两种制度提供的老年人照顾服务,在利用手续和利用者负担方面存在不平衡的问题,而且老年人福祉服务是由行政部门确定从事服务的机构和服务项目种类,利用者不能自由选择,医疗机构又不能提供以生活照顾为目的长期住院服务,所以需要对上述两种制度进行整合,明确保险费用的筹资和负担,建立新的保险制度以提供涉及医疗、保健和福祉的综合照顾服务。在这种背景下,日本厚生劳动省从1994年开始探讨建立老年人介护制度,1997年12月9日临时国会通过了"介护保险法案",2000年4月1日正式实施了介护保险制度,2005年4月对介护保险法进行了修订。

二、卫生保健系统的提供

(一)卫生技术人员和医疗机构数量

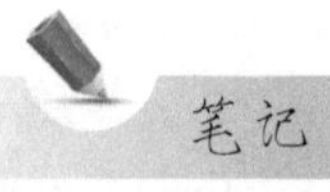

1. 卫生技术人员 日本的卫生技术人员主要包括医师、齿科医师、药剂师、保健师、助产师、护师、准护师、齿科卫生士、齿科技工士、按摩师、针灸师、康复师

等。截至2010年12月31日，日本全国共有注册医师295,049人，其中男性239,152人，女性55,897人；医疗机构的医师为280,431人，在介护机构的医师为3,117人。在医疗机构的医师中，40～49岁的医师有68,064人（占总数的24.3%），其次是30～39岁的医师64,497人（占总数的23.0%）；内科医师61,878人为最多（占22.1%），其次是整形外科19,975人（占7.1%）。日本全国共有注册齿科医师101,576人，其中男性80,119人，女性21,457人。在医疗机构工作的齿科医师为98,723人，其中50～59岁的医师26,105人为最多（占26.4%），其次是40～49岁的医师24,227人（占24.5%）。全国共有药剂师276,517人，其中男性108,068人（占总数的39.1%），女性168,449人（占60.9%）（见表8-1）。

表8-1 2010年医师和口腔医师（不含药剂师）分布情况

	医师数（人）	比例（%）	每10万人口医师数（人）	齿科医师数（人）	比例（%）	每10万人口齿科医师数（人）
总数	295049	100	230.4	101576	100	79.3
男	239152	81.1	186.8	80119	78.9	62.6
女	55897	18.9	43.6	21457	21.1	16.8
医疗机构	280431	95	219	98723	97.2	77.1
医院	180966	61.3	141.3	12438	12.2	9.7
诊所	99465	33.7	77.7	86285	84.9	67.4
介护老年人保健机构	3117	1.1	2.4	16	0	0
其他	11497	3.9	9	2833	2.8	2.2

2. 医疗机构　截至2011年10月1日，日本全国共有医疗机构176,308个，其中医院有8,605个，一般诊所99,547个，齿科诊所68,156个。在病床规模方面，床位数为20～99张的医疗机构数为3,182个（占总数的36.9%），床位数为100～499张医疗机构数为4,967个（占总数的57.7%），床位数为499张以上的医疗机构数为456个（占总数的5.3%）（见表8-2）。

全国共有病床1,712,539张，其中医院有病床1,583,073张，一般诊所有病床129,366张，齿科诊所病床100张。在医院的病床中，一般病床899,385张，精神病床344,047张，疗养病床330,167张。

表8-2 2011年和2010年医疗机构数量

	2011年		2010年	
	机构数量	比例（%）	机构数量	比例（%）
总数	176 308		176 878	
医院	8 605	100.0	8 670	100.0

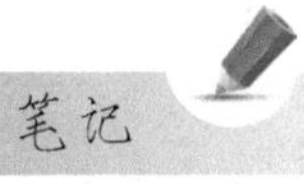

续表

		2011年		2010年	
		机构数量	比例(%)	机构数量	比例(%)
医院	精神病医院	1 076	12.5	1 082	12.5
	结核病疗养所	1	0.0	1	0.0
	一般医院	7 528	87.5	7 587	87.5
	有疗养病床的医院	3 920	45.6	3 964	45.7
一般诊所		99 547	100.0	99 824	100.0
	有床	9 934	10.0	10 620	10.6
	有疗养病床的一般诊所	1 385	1.4	1 485	1.5
	无床	89 613	90.0	89 204	89.4
齿科诊所		68 156	100.0	68 384	100.0
	有床	38	0.1	41	0.1
	无床	68 118	99.9	68 343	99.9

（二）医疗计划

日本的医疗计划是根据1985年修改后医疗法制定并实施的。医疗计划的制定背景是由于日本的医疗资源存在地区间分布均匀，而且近年来经济低迷、人口老龄化，随着医学技术的发展，国民更需要高质量的医疗服务，因此有必要整合医疗提供体制，为患者提供充足医疗卫生信息。医疗计划的宗旨是满足国民多样化、高度化的医疗服务需求，整合地区的医疗服务提供体制，合理配置医疗卫生资源，促进医疗机构间的有效合作。

医疗计划的内容包括两部分：一是确定医疗圈和基准病床，二是完善医疗提供体制。根据医疗法确定的原则，以居民生活圈为二次医疗圈，以都道府县为三次医疗圈。在二次医疗圈内根据病床数、人口及就诊情况确定基准病床数，根据这个基准数设置各地区的病床数，限制病床数的过度增长。根据1997年的第三次医疗法的修改，为确保国民在生活圈内获得医疗服务，医疗计划中明确了医疗圈内的医疗机构间相互合作分工的相关事项。2005年3月全国共有370个二次医疗圈，其中北海道最多有21个二次医疗圈，鸟取县最少有3个二次医疗圈，各都道府县至少有1个三次医疗圈。在病床数量方面，2005年全国有10万余张的一般病床和疗养病床过剩，其中215个二次医疗圈的病床过剩。

（三）医疗服务收费标准体系

日本的医疗服务收费是以“诊疗报酬”为标准，该标准详细地规定了所有保险范围内的临床检查、放射线诊断、注射、处置、治疗、手术、麻醉项目费用标准，不论是门诊患者还是住院患者的费用结算都在总额费用的基础上按比例

笔记

计算个人应承担的医疗费用，并支付给医院；医院向保险审查机关申请保险者应支付的医疗补偿费用，审查机关按“诊疗报酬”为标准进行严格审查，然后向保险者申请医疗费用，保险者通过审查机关，向医院支付保险者应承担的医疗补偿费用。

该标准每两年由“中央社会保险医疗协议会”（简称“中医协”）调整修改一次，每次调整要根据物价、工资的变化以及政策的变动进行适时地修改，特别是近几年经济不景气、保险者财政出现赤字的情况下，如何调整“诊疗报酬”已经引起社会各界的密切关注。

日本的诊疗报酬制度并不是十分健全合理的体系，其不足之处主要体现在治疗收费标准的提高容易导致长期住院和过多的不必要的治疗；没有正确合理地反映医生技术水平的价值；不能合理地评价不同功能的病床或医院（如精神、结核、疗养医院或病床），不能有效地促进医院间或医院与诊所间的相互转诊。所以日本在收费标准改革方面，设定了不同职能医院的不同住院基本费用；在原有的医院间、诊所间和从诊所向医院转诊的治疗信息提供费基础上，增加了从大医院向诊所转诊的治疗信息提供费；重新评价不同技术级别的手术费用；用药合理化，控制药费的增长；为防止长期住院，一般病床超过 3 个月的住院患者实行定额支付方法；从定额支付和按项目支付合理结合的观点出发，逐步实施作为日本版 DRG 的疾病诊断分组（diagnosis procedure combination，DPC）。

三、卫生保健系统的规制

（一）日本医疗法

日本在 1947 年颁布了医疗法，也被称为医疗界的宪法，其宗旨是确保为国民提供医疗服务，维护国民的健康水平，在医疗机构的设置、规模、医院内部设备标准、人员配备标准、综合医院相关制度、医师培训及助产士制度等方面有具体明确的规定，医疗法颁布后到现在，已经进行了 5 次较大的修改。

纵观日本医疗法的 5 次修改，都是根据当时医疗卫生需求进行的调整，一是为加强医疗机构间的合作、有效配置医疗卫生资源，制定了区域卫生规划，控制病床的无序增加，逐步完善了医疗提供体制。二是完善了医疗法人制度，特别是一人医疗法人制度的建设与完善，确保医疗机构的非营利性。医疗法扩大了医疗法人的业务范围，允许其开展与家庭福利事业相关的家庭照顾支援中心及康复保健中心等业务。三是伴随着日本老龄化发展和疾病谱的变化，对医疗病床的设置明确区分为急性期和慢性期病床，建立了以疗养病床为主的康复医院，政府给予财政补助，老年人住院患者中大部分属于仅需要日常生活照顾及简单护理、不需要接受住院治疗的老年人，为解决这种“社会性住院”问题，日本政府制定并实施了照顾保险制度，其目的是为了有效控制老年患者长期住院的现象。通过实施照顾保险制度，制定不同于医疗服务的收费标准，能够把用于照顾老年人生活的费用从医疗费用中分离出来，从而控制高速增长的医疗费用。四是为解决平均住院天数过长的问题，在本次修改中提出将急性期和慢性期的病床加

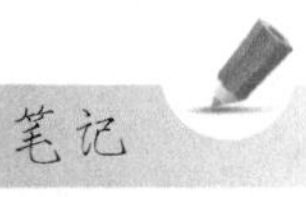

以区分,并针对不同的病床属性制定相应的医护人员配置标准及医疗设备配置标准。在本次医疗法修改中,要求拥有“其他病床”的医院明确区分是一般病床还是疗养病床。医院从病床种类区分,可分为以一般病床为主的急性期疾病医院、以疗养病床为主的慢性期疾病医院和两种病床相混合的医院。五是提高医务人员的工作技术,完善住院医师规范化培训制度,明确规定住院医师必须接受规范化培训,基本理念是不仅把医师培养成为擅长某一专科领域的专科医师,还必须培养医师具有良好职业道德和基本医疗知识技能,能够治疗常见疾病和损伤的医师。在医师法、齿科医师法、保健助产师护理师法和药剂师法的修改中,增加了“警告”的行政处分,规定医疗机构停业整顿的最长时间不超过3年,执业资格取消5年后可以再考取执业资格,受过处分的人员必须接受继续教育培训,没有接受培训的人员不能成为医疗机构的管理人员,而且还规定保健师和助产师也要通过国家护士考试才能获得执业资格(表8-3)。

表8-3 五次医疗法修改的主要内容

医疗法修改次数	时间	主要内容
第一次	1985年	1. 制定区域卫生规划,推进医疗服务提供体制系统化 2. 制定了医疗法人制度
第二次	1992年	1. 建设医疗服务提供体制 2. 医疗机构信息化建设 3. 明确医疗服务目标 4. 提高医疗委托业务水平 5. 规定医疗法人的附加业务
第三次	1997年	1. 增加诊所中疗养病床的数量 2. 建立地方医疗支援医院 3. 完善补充区域卫生规划制度 4. 扩大医疗法人业务范围
第四次	2001年	1. 完善住院医疗服务提供体制 2. 推进医疗信息化建设 3. 提高医生医疗技术水平和工作技能
第五次	2005年	1. 重新修改区域卫生规划 2. 建立脑中风、癌症和小儿急救等主要疾病的医疗服务体制 3. 使地方的医疗对策协议制度化,解决有些地区和科室内医师不足的问题 4. 加强医疗机构的非营利性 5. 进行医疗法人制度改革,强化公立医院的经营与管理 6. 推进医疗信息化建设,为社区居民提供医疗服务信息 7. 确保医疗安全,使医疗安全中心制度化 8. 提高医疗工作人员的素质和技能,对受过处分的医师进行再教育

笔记

（二）日本的临床医师培训制度（相当于我国的住院医师规范化培训制度）

日本医生的成长首先是高中毕业后经过6年的医学本科教育，毕业后即可参加国家医师资格考试，通过考试者获得国家医师资格证书，如果想从事临床工作，则必须在大学附属医院或国家指定的临床培训机构接受为期2年以上的临床培训，在培训期间掌握基本的医疗知识和技能，在此基础上根据个人的兴趣和志向接受专科医师培训，经专科医学会认定后成为一名专科医师，最后在工作中接受继续教育。

2004年实施了新的临床医师培训制度（以下简称"新制度"），其中规定拟从事临床工作的医学院校毕业生必须在大学附属医院或国家指定的培训基地医院接受2年以上的临床培训，并且以法律的形式体现在医师法的第16条中。新制度的基本理念是不仅把医师培养成为擅长某一专科领域的专科医师，还必须培养医师具有良好职业道德和基本医疗知识和技能，能够治疗常见疾病和损伤的医师。培训大纲把内科、外科、急诊医学及麻醉科作为基本科目，把儿科、妇产科、精神科及社区医疗保健作为必修科目，每科至少培训1个月以上；原则上第一年培训内科、外科、麻醉科及急诊医学，而且内科最好培训6个月以上，例如培训顺序可这样安排：第一年内科培训6个月，外科、麻醉科及急诊医学共培训6个月；第二年儿科、妇产科、精神科及社区医疗保健各培训3个月；社区医疗保健的培训可以在偏僻地区或岛屿的诊所、中小医院诊所或保健所、社会福利机构、养老院、红十字血液中心及各种健康检查机构中选择。

知识链接

临床医师培训制度的发展过程

日本临床医师培训制度正式建立于1968年，但是在此之前，1946年的日本医师法规定，高等医学院校学生在大学本科毕业后必须在医疗机构实习1年以上才能参加医师资格考试，被称为Intern制度（实习医师制度），这种制度是目前实施的临床医师培训制度的雏形。1968年，日本医师法废除了Intern制度，建立了临床医师培训制度（以下简称"旧制度"）。医师法规定：医学院校学生在大学本科毕业后可直接参加国家医师资格考试，不需要在医疗机构实习1年以上，取得医师资格后尽可能在医疗机构接受为期2年以上的临床培训，但是没有强制实施此政策，只是作为培训制度的发展方向。培训方式有三种：一种方式是综合诊疗方式，即在内科、外科、急诊医学和儿科进行培训，每科培训时间原则上不少于2个月；第二种方式是培训内、外科或内、外科其中的一学科加上急救医学，每科原则上培训时间不少于2个月；第三种方式是单一科室培训，即选择单一的二级学科进行培训，然后接受专科医师培训，最后成为三级学科专科医师。

笔记

（三）医疗质量第三方评价制度

日本医师会和厚生劳动省在1987年4月联合制定了《医院功能评价指南》，用于医院进行自我评价。但是随着患者医疗需求的多样化和高度化，为了提供高效优质的医疗服务，改善医院的功能，社会各界要求对医院功能进行客观的第三方评价，因此日本在1995年成立了"日本医疗功能评价机构"。日本医疗功能评价机构属于公益财团法人，其宗旨是作为第三方中立、公正地评价医疗服务质量，促进医疗服务质量的提高，改善国民的健康。主要开展医院功能评价业务、认定医院患者安全业务、产科医疗补偿制度业务、EBM医疗情报业务等，在医院功能评价业务中，评价医疗机构是否实施了适当的医疗服务，根据评价项目评价医院的各项工作，并根据评价结果提出改进意见，对于达到一定标准的医院评为"认定医院"，并发行"认定证"，目前全国已经有三分之一的医疗机构通过认定。2006年3月，共对1997家医院发行了认定证（有效期5年），认定证的相关信息能够在网站上查询。根据2000年修改后的医疗法，医疗机构可以做认定结果的广告。

（四）日本医疗费用审核制度

在日本的医疗费用审核制度中，经审核每年拒付医疗费用约1000亿日元，审核机构已经发挥了控制医疗费用的作用，对医疗机构与保险机构带来了一定的影响。在日本医疗保险制度中，医疗费用的审核及支付业务委托给专门的审核机构处理。医疗机构为获得医疗费用补偿，必须向审核机构提出申请，审核机构根据国家制定的医疗服务和药品价格标准进行审核，经过审核认为合理的医疗费用向保险机构申请拨付医疗费用，认为不合理的申请告知医疗机构并拒付或减少支付。医保机构或医疗机构如果认为审核机构的审核不正确，可以再次向审核机构提出审核申请。

审核业务主要包括事务初步筛查、审查事务工作和委员会事务三部分。事务初步筛查指检查确认患者是否具有保险资格、确认必要的记载事项以及确认收费标准的应用是否正确。审核事务工作主要是根据医疗服务及药品价格表及厚生劳动省的相关规定核实医疗费用明细单，如有错误进行相应的拒付，对药品的适应证、用法、用量及放射线检查次数进行核实确认，如有疑问进行标记并请示审核委员决断。另外，对于明显不符合治疗常规的医疗费用及高额医疗费用的申请实施重点审核。审核结果（包括复审结果）必须在审核委员会上讨论通过，而且要求半数以上的委员出席才能通过审核结果，对于要求再次审核的医疗费用交由复审部门进行审核。

第五节 日本卫生改革

一、改革的背景及目标

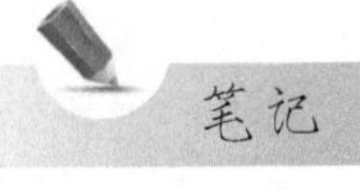

日本的人均寿命位居世界第一，且拥有较高的医疗保健水准，根据WHO的评价标准，日本的医疗制度应该排在世界的前列，但是日本的医疗制度并非完美

无缺的，尚存在种种体制和机制上的问题。近几年来，日本人口老龄化迅速发展，老年人的医疗保健及医疗保险面临新的挑战，而且日本医疗费用迅速增加，占国民收入的8%左右，其中老年人的医疗费用占医疗总费用的三分之一，是医疗费用增长的最主要原因。医疗费用的增加导致医疗保险基金运营存在困难，而且日本经济没有完全恢复，国家财政补助也存在困难。此外，伴随着医疗技术的发展，日本国民对医疗服务质量的需求逐渐增加，要求政府建立高效率的医疗服务提供体制。

因此，日本从2000年开始迈出了医疗制度改革的第一步，医疗制度改革的宗旨是以患者为中心，为患者提供优质、高效、满意的医疗卫生服务；为延长老年人的寿命，提高老年人的生活质量，提供适宜的医疗保健服务；为国民构建财源稳定，能够可持续发展的医疗保险制度。

二、主要改革内容

（一）重新构建老年人的医疗制度

一方面根据老年人的身心特点，提供医疗、保健及介护服务相结合的适宜服务，另一方面通过制度的再设计使老年人的医疗费用由国家及不同医疗保险基金合理分担，同时通过提高老年人医疗费用自付比例控制老年人医疗费用的快速增长。

（二）医疗费用合理化

首先，提高患者医疗费用自付比例，不满3岁的儿童自付20%，3～69岁自付30%，70～74岁自付20%，75岁以上自付10%，自付比例的增加减少医疗保险的“道德风险”，有效地抑制医疗费用的不合理增长。其次，调整医疗服务价格，使其真正反映医疗技术和医疗机构的运营成本，重新制定老年人的医疗保健服务价格标准、重新制定定额支付项目价格标准、扩大特定疗养费制度等。再次，通过提高医疗保险费用增加医疗保险基金的稳定。最后，在医疗费用支付方式方面进行改革，积极推行定额支付方式。

（三）完善医疗卫生服务提供体制

提高医疗卫生服务的质量，在第四次医疗法的修改中加强了临床医师培训制度，推进循证医学的应用和发展，推广电子病例；提高医疗卫生服务效率，对病床进行更细的区分，实施了特定功能医院制度，针对老年人的特点，实施了疗养型病床群制度；推进医疗信息公开化；实行医疗质量第三方评价制度。

（四）完善医疗保险制度

在确保保险基金财政稳定的基础上，对过多的保险机构按区域进行重新组合，扩大统筹范围；根据年龄构成和收入情况，调整参保人员的保险费用，使老年人和年轻人的负担公平化；积极推进“健康日本21”活动，加强生活习惯病的健康教育，完善老年人保健事业；2000年4月成立了介护保险法，实施了介护保险制度。

（五）实施医疗费用支付方式改革

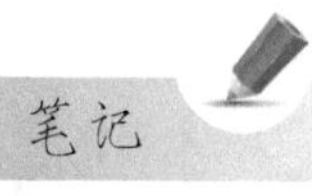

日本医疗费用快速增长的原因之一是长期以来实行按项目付费的支付方

式,2003年4月开始在82家特定功能医院试点实施了基于疾病诊断分组(DPC,diagnosis procedure combination)的医疗费用定额支付方式,形成了具有日本特色的医疗费用支付方式。

本章小结

2010年日本男性平均寿命达到79.64岁,女性达到86.39岁,已经成为世界上平均寿命最长的国家,65岁以上的老年人占23%。2011年死因前三位的疾病是恶性肿瘤、心脏疾病和肺炎。日本在建立和完善卫生保健制度过程中提出"任何人在任何地方都能够享受到安全放心的医疗服务"的目标。日本卫生政策形成的过程是各方利益相关者相互博弈的"竞技场",在这个"竞技场"中,主角是厚生劳动省和日本医师会。2010年日本国民医疗费用为374,202亿日元,人均国民医疗费292,200日元,国民医疗费占GDP的7.81%。在卫生保健系统的提供方面,2010年12月31日,共有注册医师295,049人、医疗机构176,308所。在卫生保健系统的监管方面,日本在1947年颁布了医疗法,宗旨是确保为国民提供医疗服务,维护国民的健康水平,自医疗法颁布到现在,已经进行了5次较大的修改。针对人口老龄化、长期经济低迷、医疗费用的快速增加,从2000年日本开始推行一系列的医疗制度改革。

关键术语

疾病诊断分组(diagnosis procedure combination,DPC)

厚生劳动省(Ministry of health,Labour and welfare)

介护(elderly care)

讨论题

1. 中国的住院医师规范化培训制度与日本的临床医师培训制度有哪些不同之处?
2. 日本的医疗费用审核制度对我国的医疗费用审核有哪些启示?

思考题

1. 与我国医疗保险制度相比较,日本的医疗保险制度有哪些特点?
2. 日本介护保险的参保者由哪几类人群构成?

(孟 开)

笔记

第九章

新加坡卫生保健

学习目标

通过本章的学习，你应该能够：

掌握：新加坡卫生保健系统的筹资、补偿，卫生保健的提供以及规制。

熟悉：新加坡卫生保健系统的伦理价值和政治环境。

了解：新加坡居民的健康状况、新加坡卫生保健系统的改革。

章前案例

历年来，国际上对新加坡卫生保健有如下评价：

2000年，根据世界卫生组织排名，新加坡卫生系统绩效在191个国家中处于第六名。

2003年，政治及经济风险顾问公司评选世界上最好的卫生体系，新加坡位列第三名，同时被评为亚洲处理医疗危机准备做得最好的国家。

2007年，IMD的全球竞争力年鉴中，新加坡卫生基础设施在55个国家中位列第三。

根据2008年和2010年《世界卫生统计》，新加坡婴儿死亡率指标位列第二，平均寿命位列第九。

新加坡卫生保健系统以其“覆盖广、质量高、费用低”而闻名。新加坡为全民提供可支付得起的基本医疗服务，但是政府倡导居民为自己的健康负责。本章重点介绍新加坡的卫生保健系统。

第一节　新加坡居民健康状况

一、人口与经济状况

新加坡是东南亚的一个岛国，也是一个城市国家。2012年土地总面积715.8平方公里，2012年总人口约为531万，年增长率为2.5%，其中，新加坡居民总数为381万人。人口相对年轻，65岁及以上的人口只占9%，但这一比例预计在2030年将达到19%。

新加坡属于新兴的发达国家，是全球最为富裕的国家之一，并以稳定的政局、廉洁高效的政府而著称。新加坡是亚洲最重要的金融、服务和航运中心之

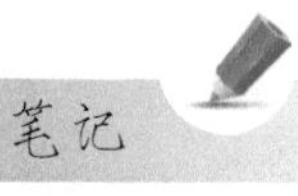

一,也是继伦敦、纽约和香港之后的全球第四大金融中心。新加坡在城市保洁方面成效显著,是有“花园城市”之美称的国家。

2011 年新加坡国内生产总值为 2600 亿美元,人均 GDP 为 5 万美元。2009 年人类发展指数新加坡居第 23 位。

二、人口健康状况

2012 年,男性的预期寿命为 79.6 岁,女性为 84.3 岁。出生率 9.5‰,死亡率为 4.5‰,每位女性平均生育 1.2。

新加坡产妇死亡人数从 1950 年 86 人急剧下降到 1975 年的 12 人,一直下降到每年低于 8 人,2009 年没有产妇死亡报告。婴儿死亡率也大幅下降,从 1950 年的 82.2‰,到 1990 年的 6.6‰,并在继续下降,2010 年为 2.0‰,主要的婴儿死亡原因是围产期疾病、先天性畸形和肺炎。

据统计,新加坡 2009 年死亡 17,101 人,2010 年死亡总人数为 17,610 人,2011 年死亡 18,027 人。

癌症自 1991 年以来一直是导致死亡的主要原因。在 1991 年总死亡人数中 29% 死于癌症,其中男性比女性比例要高出很多。但从 1995 年两性癌症比例都在下降,2009 年年龄标准化死亡率男性和女性分别为 129 和 86。男性癌症下降主要是肝、胃、肺、鼻咽和食管癌,但男性直肠癌和前列腺癌是呈上升趋势。女性中尽管宫颈癌、胃癌、肝癌和食管癌在下降,但是乳腺癌和直肠癌还在上升。在 2005 ~2009 年间,男性、女性五种最常见的癌症见表 9-1。

表 9-1 前五种主要癌症 2005 ~2009 年发生率(%)

男性	ASR#	女性	ASR
1. 直肠癌	40.1	1. 乳腺癌	60.0
2. 肺癌	38.5	2. 直肠癌	28.6
3. 前列腺癌	26.7	3. 肺癌	15.4
4. 肝癌	17.2	4. 子宫癌	12.1
5. 胃癌	13.4	5. 卵巢癌	12.0

#年龄标准化率为每 100000 人中有 1 人

心脏病仍然是第二大死亡原因,其中男性比女性比例高一倍。2009 年年龄标准化男性心脏病死亡率为 90%,而女性为 48%(表 9-2)。

表 9-2 新加坡主要死亡原因

病种	2008/%总死亡人数	2009/%总死亡人数	2010/%总死亡人数
1. 癌症	29.3	29.3	28.5
2. 缺血性心脏病	20.1	19.2	18.7
3. 肺炎	13.9	15.3	15.7

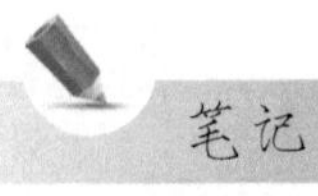

续表

病种	2008/%总死亡人数	2009/%总死亡人数	2010/%总死亡人数
4. 脑血管疾病(包括吸烟)	8.3	8.0	8.4
5. 意外事故、中毒及暴力	5.8	5.7	5.5
6. 其他心脏病	4.0	4.4	4.8
7. 慢性阻塞性疾病	2.5	2.4	2.5
8. 尿路感染	2.1	2.5	2.5
9. 肾炎、肾病综合病和肾病	2.1	2.3	2.2
10. 糖尿病	2.7	1.7	1.0

慢性传染病,如结核和艾滋病仍然是对公共卫生的重要挑战。2010 年公布的艾滋病为每百万人口 117 例。然而2009 年 15 到 49 岁患艾滋病的仅为 0.1%。结核病经过从 1960 年到 1987 年快速下降,此病的发病率一直稳定在一个较低的水平。新加坡结核病消除方案是比较成功的,2010 年该病的发病率为每 10 万人口 39 例。根据 2012 年 10 月第一周统计结果显示,患病最多前三位疾病是:急性上呼吸道感染 2416 例,急性腹泻 488 例,手足口病 446 例。至 2012 年 10 月份,传染性疾病发病最多的有:手足口病 34,220 例,登革热 3437 例,肺结核 2565 例,沙门氏菌病 1190 例,腮腺炎 437 例,艾滋病 355 例。

第二节 新加坡卫生保健的伦理价值

一、避免完全的"福利主义"理念

在新加坡经济发展早期,有两种占统治地位的观念:一是认为经济发展水平较低的阶段还无能力提供高福利、高保险的社会保障;二是认为人总有少贡献、多受益的倾向,过分强调个人安全感就会减少努力工作赚钱的动力,因此不能学习西方福利国家的做法。新加坡领导人反对像西欧那样过分地实行"福利主义",认为在"福利主义"方面走得太远就会导致绝对的平均主义,会养懒人。新加坡前总理李光耀指出,行动党及其政府当然是要帮助穷人的,但他的做法有别于西欧的社会民主党那种养懒汉的做法,而是采用了"授之以鱼,不如授之以渔"的方法,这样既能消灭贫穷,又能激发人民的劳动积极性。在这种理念的影响下,1953 年议会制定了《中央公积金条例》,中央公积金制度的设计特征首先表现为"强制储蓄,自存自用"。这种"一分耕耘、一分收获"的机制使其权利和义务的关系呈现高度对称性。

二、基于亚洲价值观的理念

亚洲习俗提倡未雨绸缪和积谷防饥,所以储蓄行为在亚裔社会历来被视为一种美德和应该遵守的品行,亚洲社会和欧美社会相比,始终保持较高的储蓄

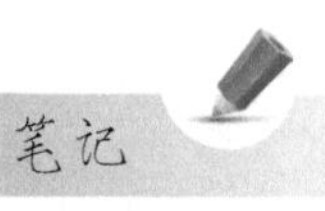

率。所以,新加坡于1984年推出的保健储蓄计划深受新加坡人的欢迎。

亚洲价值观深深地影响着新加坡社会。亚洲价值观是区别于西方价值观的,正如新加坡前任总理李光耀指出的:"亚洲社会确实不同于西方社会","我们的价值观并不同于西方"。例如"在受到儒家国家影响的国度里,你发现股东固然重要,但也许它们的工人更重要。美国的那种雇佣后随时解雇的制度对我们来说是难以想象的。我们亚洲人相信自己必须履行对家庭及朋友的义务。也许美国的经济模式比较有效率,但尽管如此,我不认为这个制度在中国、日本或者新加坡会行得通。"亚洲文化源于儒家文化、儒家价值观。新加坡前总理李光耀说:"当你在谈儒家思想时,你其实只是在谈受中华文化影响的亚洲。""凡是使用汉字系统,儒学经典流传的国家,都深受儒学价值观的影响。"

新加坡公民主要以种族区分:华人占人口的74.1%,马来人占13.4%,印度人占9.2和欧亚裔3.3%。大多数的新加坡华人源自于中国南方,尤其是福建、广东和海南省。这些华人中信奉佛教和道教者数量众多。所以新加坡人大都树立起勤奋刻苦、贫贱不移和为民取义的价值观念。而且为了抵御西方个人主义和享乐主义的侵袭和腐蚀,新加坡政府极力倡导儒教思想,重新定义"忠孝礼仪仁爱廉耻",将其奉为新加坡人的行动准则,同时还大力弘扬新加坡特色的"亚洲价值观"。其核心为:国家先于个人,群体先于个体;国之本在家;求大同,存小异;崇尚宽容与和谐;社会群体尊重、支持个人个体。正是基于这种价值观念,鼓励民众在当下既要自身努力工作,也要为自己和家人积累医保资金,目的是为日后自己和家人患病不时之需,为社会对自己和家人负责。

第三节 新加坡卫生保健的政治环境

历史上新加坡归治于英属印度,第二次世界大战中被日本占领。战后英国军管当局重新接管了新加坡。随后新加坡人们一直以各种形式争取独立。1954年,李光耀等发起成立了人民行动党。1959年,新加坡取得了内部自治。李光耀成为总理。接着经过马来西亚联邦时期的内外斗争,1965年8月9日,新加坡在经历了英国140多年的殖民统治后,终于获得了完全独立。自1965年后人民行动党独步政坛,连续数十年议院中一直没有反对党,形成和巩固了人民行动党在新加坡政坛唯一执政党的基础,也奠定了李光耀在新加坡家长似的一言九鼎的地位,借此推行了一整套经济、社会政策计划,发展经济和社会福利,回应民众的要求。省却了其他国家由于在野党的强悍而就相关社会经济福利计划反复争论、扯皮、迟迟无法出台和贯彻的羁绊。

新加坡的政治体制追随的是英国的威斯敏斯特体系,因此总统是国家元首,只拥有象征性的权力,目前陈庆炎为新加坡第七任总统,李显龙为第三任总理;前总理、内阁资政李光耀,1965年新加坡独立后长期担任总理,于2011年大选过后宣布不会出任新内阁任何职务。新加坡是个高度集权的国家,形成自上而下的风格,在人民行动党的领导下,国家拥有了独特的政治文化:专制、务实、理性和墨守成规。

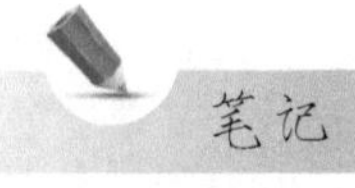

新加坡独立之前实施的是英国医疗服务制度模式。医院工作效率低，员工缺乏积极性，医疗服务质量差，病人、医院和政府都不满意。

在李光耀留学英国期间，适逢英国工党政府于1947年开始推行国民保健服务，因此李光耀本人发现这一政策其实是导致了医疗费用急速上升的后果与弊端。他还发现，“美国式的保健保险计划也很昂贵、浪费盛行”，于是得出“提供免费医疗服务的理想和人类的实际行为是互相抵触的，新加坡必须找出适合本国的解决方案”结论。因此，在1959年新加坡获得自治后，李光耀一上台就立即取消了免费提供药物的做法，患者取药开始自付小额费用。但总体来说，从新加坡独立后到正式卫生保健体制改革前，新加坡还是传承了英国殖民统治的卫生保健制度，在筹资方面依然是照搬了英国全民卫生服务模式，由政府通过国家税收，对国民医疗进行大量补贴和偿付。这样照搬的后果是：一方面医院、诊所和医务人员的数量大量缺乏，已经无法满足战后日益增长的人口和老年化引发的卫生保健需求量的扩张，以及不断提高的卫生保健需求质的提高；另一方面不仅按照A、B、C类患者分级缴纳的医疗费用远低于实际医疗费用的支出，日益扩大的收支缺口成为一个严重的经济负担，越来越难以为继，不具备财政上的可持续性；而且这种不论收入、贫富，只按照病状付费方式的不公平性，在政治上愈来愈受到质疑。

鉴于当时的现状，新加坡卫生体制改革势在必行。李光耀一直致力于设计一套适合本国国情的、行之有效的卫生保健制度。早在1975年他就提出：用部分公积金另建一个专门支付医疗费用的账户，并和内阁成员多次讨论自己提出的建议。但因为当时没有获得一致的赞成，这一提案暂时没有获得通过。1980年选举后，吴作栋任新加坡卫生部部长。他在1981年明确指出：“像英国全民卫生体系和其他福利国家那样从摇篮到坟墓的卫生体制不适合新加坡。”当年，由政府卫生部出面，召集公立、私立医院和新加坡国立大学的有关卫生保健专家学者讨论医改问题；并广泛收集资料，开展对以前的医疗体制运行状况的调查研究和总结评价；还就此咨询了有关国会议员。翌年，李光耀提出“新加坡可以摆脱国家福利制度，不搞医疗保险计划，而推行医疗储蓄计划”。由此卫生部正式提出了自我储蓄筹资为基础的保健储蓄计划；接着又组织来自居民咨询委员会的社区领导人、雇主联盟代表、工会人员和医务界人士就此展开广泛讨论。在此基础上，卫生部于1983年2月4日发表了有关全民保健计划的蓝皮书，着手改革医保制度，明确改革计划的宗旨是：通过防病措施和促进健康生活方式的形式，保证人口的健康、强健，改善医疗体系的成本效益，呼吁人们正视和事前解决“新加坡老年人口无论是绝对数量，还是相对占人口百分比在未来均会大幅度上升”这一“棘手问题”。“因为在发达国家中，占人口15%的老年人口要占据50%的非心理病床。”指出“每月小额，但经常性的储蓄，应该能保证大多数新加坡公民有能力支付他们的住院费用”。改革方案引起了新闻媒体的高度重视，议会批准保健储蓄计划前，也就全民保健计划进行了辩论。1984年4月1日，保健储蓄计划正式在公立医院实施。

笔记

强制性的保健储蓄计划主要是解决雇员本人和家属的住院和老年医疗

费用问题，也可以部分避免由于医疗保险带来的道德风险。但是由于保健储蓄计划取款和支付有严格的额度限制，无法解决民众对大病和慢性病的医疗筹资需求。因此，随着保健储蓄计划的实施，民众要求大病保险的呼声渐高，半自愿性的、略带些许商业医疗保险性质的健保双全保险计划，便在1990年7月1日应运而生了。其主旨就是为重病和顽疾提供低成本保险。1994年，针对部分民众较高的偿付需求期望，新加坡又推出了健保双全补充计划。

为了扶持低收入、无家庭的老年弱势人群，解决他们的医疗费用，1991年，新加坡初次提出了由政府拨款建立专门基金的构想。1992年1月，《医疗基金法案》获议会批准。1993年4月，保健基金正式运作，这标志着新加坡医疗保障领域三层次的“安全网”已经初步建成。

第四节　新加坡卫生保健的筹资

知识链接

新加坡卫生保健改革

1983年	全民卫生计划	1984年	强制保健储蓄计划
1985年	公立医院重组	1991~1992年	国家卫生政策审查委员会
1990年	健保双全保险计划	1993年	保健基金
1998年	CASEMIX	1999年	公立医院整合为东西两大医疗集团
2002年	严重残疾保险		

新加坡卫生保健系统的筹资者由个人、雇主和政府三方构成。个人通过缴纳税收、缴纳中央公积金费、现金支付和支付保险费几种方式为卫生保健系统筹资；雇主通过对中央公积金缴纳费用，购买便携式福利计划为系统筹资；政府则通过对医疗服务机构提供补贴和为了帮助贫困者而支付的医疗基金方式进行筹资。

一、政府筹资

（一）政府补贴

政府向两大公立医疗集团提供补贴，主要用于支付对病人账单和对各级医院进行补贴。政府还向主要为老年人提供服务的福利组织进行资金帮助，如向社区医院、慢性病医院、康复中心、护理院、临终护理等机构注资。

（二）保健基金计划

保健基金计划（medifund）是政府设立的来帮助和保障那些即使有保健储蓄和健保双全还无法支付补贴过的账单费用。1993年4月成立初始资金为2亿美元，保健基金的利息将被使用，政府利用利息收入的资本额（2009财政年度）为

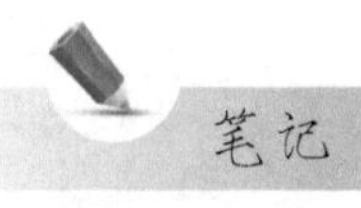

17 亿美元，来帮助那些用尽其他手段还无法支付医药费的有需要的人。随着人口老龄化，政府决定从保健基金中拿出一部分比例作为保健老人基金(medifund silver)来帮助贫困的65 岁或以上新加坡老年人。2007 年11 月，保健老人基金启动资金为5 亿美元。

保健基金只有利息可以使用。保健基金的利息收入以保健基金或保健老人基金捐赠形式被分配到指定的医院和医疗机构。

从2009 年到2011 年，新加坡保健基金的援助人群在逐年扩大，补助金额也逐年增加(表9-3)。

表9-3 新加坡保健基金使用情况

保健基金	2009 年	2010 年	2011 年
获批准的申请人数	410000	481000	518000
补助金发放到机构(百万美元)	75.0	80.0	84.3

二、中央公积金系统筹资

(一) 保健储蓄

保险储蓄计划(medisave)从1984 年4 月开始实施，是一个强制性的全民医疗储蓄计划，帮助个人将他们收入的一部分纳入其保健储蓄账户来满足其未来个人或家庭的住院治疗，日间手术和某些门诊费用。雇员的保健储蓄基金由雇主和雇员共同缴纳，雇员比雇主缴纳保费比例稍大。在这一计划下，每个雇员把月薪的7% ~9.5%(根据年龄段)存入个人医疗账户。储蓄可用来支付账户持有人及其直系亲属的医院费用。2010 年新加坡共有300 万人拥有保健储蓄账户。

个体经营者的保费完全由自己缴纳，年最高缴费收入基数为6000 美元，缴纳的数额根据净贸易收入和年龄计算(表9-4)。

表9-4 2012 年自雇者保健储蓄账户缴费率(% 净收入)

净收入(美元)	35 岁以下	35 ~45 岁	45 岁以上
6000 ~ 12000	2.33%	2.67%	3.00%
12000 ~ 18000	2.33% ~7.00%	2.67% ~8.00%	3.00% ~9.00%
>18000	7.00%	8.00%	9.00%

保健储蓄账户的缴费率有上限规定(MCC)(储蓄封顶)，每个雇员的账户设有最高限额。目前的封顶为41000 美元(世界经济论坛2011 年7 月1 日)。55 岁以下雇员的储蓄上线超过封顶线部分将会被转入一个特殊账户。55 及以上的人，保健储蓄账户多余部分将被转移到其退休账户中，用于冲抵最低金额不足。一旦所需金额已超过了最低金额不足，保健储蓄账户超出部分将进入他们的普通账户。55 岁及以上的新加坡人，如果想要撤销保健储蓄，他必须在账户中留出至少最低限度的金额，目前是36,000 美元。2010 年保健储蓄账户金额总计达到502 亿美元。

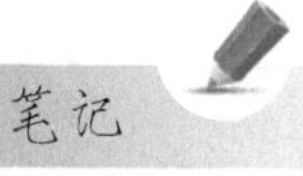

1. 住院保障范围及水平　保健储蓄账户持有人可用此账户来支付在任何医院发生的住院和一定的门诊费用,可用于个人及其直系亲属结账,病人只需住院8小时以上就可申请使用保健储蓄账户结账。2010年,7.32亿美元被用于直接的支付(表9-5)。

表9-5　住院费用的支付限额

治疗种类	支付限额
医疗/外科住院	每日450新元
日间手术	每日300新元
外科手术(日间或住院)	根据手术复杂程度不同限额不同,从250新元到7550新元不等
精神病治疗	每日150新元,每年最高5000新元
社区医院*	每日250新元,每年最高5000新元
康复医院*	每日250新元,每年最高5000新元
收容所	每日160新元
日间康复中心*	每日25新元,每年最高1500新元
日间医院	每日150新元,每年最高3000新元
分娩与产检	每日450美元

*表示2010年7月1日后

2. 门诊保障范围及水平　一些特定的门诊治疗也可以动用保健储蓄账户来支付,2006年10月推出慢性病管理方案。首先被列入计划的是糖尿病。2007年扩大到三种:高血压、血脂紊乱和中风。2008年扩大到哮喘和慢性阻塞性肺疾病。2009年增加了精神分裂症和抑郁症。2011年躁郁症和痴呆症(表9-6)。

表9-6　门诊费用的支付限额

治疗种类	支付限额
慢性病	每年400新元
门诊疫苗接种	每年400新元
核磁共振、CT和其他癌症诊断	每年600美元
人工受孕[1]	分三个疗程,分别为6000美元、5000美元和4000美元
肾透析[2]	每月450新元
放疗(癌症患者)	每个疗程30~2800新元不等
放射外科(伽马刀)	每个疗程7500美元
化疗	每7天一疗程300新元或者每21~28天疗程1200新元
艾滋病药物治疗[3]	每月550新元
输血	每月350新元
高压氧疗	每疗程100新元

续表

治疗种类	支付限额
静脉抗生素注射	每周一疗程 600 新元
长期氧疗和新生儿连续气道正压通气治疗	每月 750 新元
免疫抑制剂(器官移植后)	每月 300 新元

1 仅能动用自己和配偶的保健储蓄账户资金

2 仅动用自己账户资金

3 仅动用自己账户资金,若年龄不满 18 岁,可动用父母的账户资金

除了住院及一些门诊治疗费用可用保健储蓄账户来支付以外,健康普查也被列入此范围,比如 X 乳房射线检查。50 岁及以上妇女在获批准的乳房 X 线检查中心用自己直系亲属的储蓄账户进行乳房检查。在保健储蓄 400 计划中,每保健账户高达 400 美元用于每年乳房 X 线检查。

公积金会员患病就诊发生的医药费用,符合保健储蓄账户资金动用规定的,由中央公积金局与医院直接结算。

(二) 健保双全计划

健保双全计划(medishield)是一种低成本的重大疾病保险计划。于 1990 年开始,政府设计健保双全是为了帮助那些重大疾病的患者,因为重大疾病无法由保健储蓄平衡。健保双全在共同支付和自付额制度的基础上运行,避免一些问题。健保双全是一项基本医疗保险计划,旨在帮助支付在指定的医疗机构因住院和一定的严重疾病门诊而发生的费用。门诊费用如:肾透析、癌症患者放疗、化疗。

健保双全的保费可由保健储蓄来支付。一笔很大的医疗开销可以轻易将患者保健储蓄账户用光,因为它只是一个储蓄账户。出于这个原因,加入健保双全计划或者一个合适的个人综合保健计划,这样你共同支付和自付额就可以用保健储蓄或现金支付。如果新加坡人想要享受 B1 级或更高级别的床位,就可以考虑购买健保双全。

新加坡公民、新加坡永久居民和外国人均可参加这一计划,但比例稍有不同。申请加入健保双全计划前已患的病不在健保双全保障范围内。75 岁后就不允许再加入保健双全计划了,但从 2013 年 3 月 1 日起这一年龄要求将被放宽到 85 岁。如果投保人死亡,健保双全就立刻终止,其账户中的余额将被转移到死者的保健储蓄账户中。健保双全由中央公积金局管理。

保健双全保险费可以每年从保健储蓄账户交纳一次。保险费是基于年龄来计算的,年龄增加,保费也随之增加(表 9-7)。

表 9-7 健保双全每年保费

年龄	每年保费(单位:美元)	年龄	每年保费(单位:美元)
1~30	33	41~50	114
31~40	54	51~60	225

笔记

续表

年龄	每年保费(单位:美元)	年龄	每年保费(单位:美元)
61~65	332	76~78	524
66~70	372	79~80	615
71~73	390	81~83	1087
74~75	462	84~85	1123

从上表可以看出,保费设定的较低并可支付,以鼓励人们参加这一计划。

健保双全运行的主要特点是:封顶线、起付线和自付比例。

(1)起付线(deductible):又称免赔额,是指保健双全对投保人进行补偿的补偿费计算起点,起付线以下的医疗费用由投保人自付,投保人一个政策年只需用支付一次起付线。起付线可以帮助筛选出小额费用,这些费用投保人可以使用保健储蓄或者自己支付,这样可以省下健保双全来支付更高的费用。对于获批准的门诊治疗,不采用起付线,而是20%自付比例,如肾透析、化疗和放疗等。如果病人住院期间选择了C级病房,适用的起付线为1000美元,如果是B2或更高级别的病房,适用的起付线是1500美元。

(2)封顶线(claimable limits):是指住院、外科手术、骨科手术、具体治疗以及门诊治疗每日最高限额。

(3)自付比例(co-insurance):是指高于起付线的部分。自付比例支付住院费分三层:依照账单的大小从20%到10%。例如投保人账单费用越高,需要自付的比例就越低,健保双全将支付超出起付线金额的80%到90%(表9-8)。

表9-8 起付线和自付比例

	病房标准	
	C级	B2级或更高级别
每政策年起付线(80岁以下)	\$1000	\$1500
每政策年起付线(81~85岁)	\$2000	\$3000
自付比例	起付线:\$1001~\$3000 自付20%	\$1501~\$3000 20%
	起付线:\$3001~\$5000 自付15%	\$3001~\$5000 15%
	起付线大于\$5000: 自付10%	大于\$5000 自付10%

如果患者选择在更高级别病房或者私立医院住院,仍然享有同样的健保双全好处。然而,由于健保双全设计之初是用来覆盖新加坡人住B2或C级病房发生的费用。所以如果患者在更高级别的病房或者私立医院住院,健保双全将会按照患者账单的百分比来计算。同样,如果患者享受不补贴的日间手术,起付线

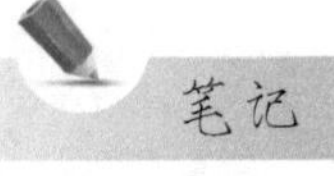

也将计算账单的百分比。这样做是为了平衡健保双全支出。

在确定从健保双全应该承担的金额后,中央公积金局直接付款给医院,其余的金额则由患者的保健储蓄账户或现金支付。

2010年健保双全投保人为339万人,2011年有超过90%的新加坡人加入了健保双全计划。健保双全计划是一个非营利保险计划,它的保费必须随支出经验和时间不断进行调整,这样才能继续支持投保人索赔未来。从2009到2011年平均每年每个投保人支付增加了约12%。最高保险范围在85岁以下。保费随年龄增加,一生允许赔付20万美元,每年最多赔付5万美元,一天最多赔付450美元,如果是重症监护则每日赔付900美元。

(三)严重残疾保险(eldershield)

这一保险计划为那些需要长期护理,特别是老年人提供了基本金融保护。它为有严重残疾的人支付自付护理费用,每月给予现金补助。目前严重残疾保险计划分两种,他们是严重残疾保险300美元和严重残疾保险400美元。严重残疾保险300美元在2002年首次推出,每月支付300美元,最多支付60个月;严重残疾保险400美元在2007年后推出,每月支付400美元,最多支付72个月。2007年后加入这个计划的都是400美元。

有保健储蓄账户的新加坡公民和永久居民,在它们40岁后自动被覆盖到严重残疾保险计划。目前,卫生部指定了三家保险机构来运作这一计划。它们是:英杰华有限公司(Aviva),大东方人寿保险有限公司(Great Eastern)和NTUC收入保险合作社有限公司(NTUC Income)。严重残疾保险保费由加入年龄来决定,不随年龄而增加。保费一年一交,交到65岁,之后可以用保健储蓄账户或现金来交纳保费。2011年严重残疾保险计划投保人有97.7万人。

三、个人自负

当账单金额超出保健储蓄、健保双全可赔付的上限时,患者就需要个人直接支付。另外,新加坡的药品费用需要个人自己支付。

四、雇主发起的医疗计划

政府通过给予雇主税收优惠政策来吸引雇主向雇员提供医疗保险。当雇主提供便携式医疗福利计划,可享受每年2%工资总额的税收减免。所以,雇主通过向雇员的保健储蓄账户缴存额外费用,以获得便携式医疗福利计划。

第五节　新加坡卫生保健的提供

新加坡的医疗提供系统是一个双重的系统——公共和私人。80%的住院服务由公立医院承担,而80%的基本医疗则由私人医院和医生承担。新加坡公立医疗机构是按照集团化模式进行运作和管理的,分为东部集团和西部集团。医院改组(hospital restructure)后,虽然由私人公司管理,但资产仍归政府所有,政府仍然向医院提供年度财政拨款,并向病人提供政府津贴。东部集团包括4所公

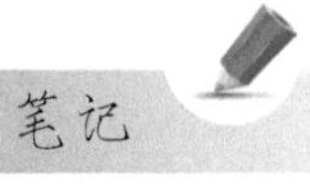

立医院、4 所专科医院以及 7 个联合诊所；西部集团包括 4 所公立医院、2 所专科医院以及 9 个联合诊所。设立两大集团的目的是引入竞争机制，防止垄断，激发活力。在公立医疗机构，大型的设备采购均由卫生部所属控股公司采购供应，采购列入预算，不允许重复采购；药品的采购委托给专业医药机构采取市场化运作，而不是由政府采购。在私立医疗机构，无论基础设施和医疗设备，均自行出资解决，药品采购更是采取市场化运作。

一、新加坡卫生提供

（一）初级医疗预防保健和健康教育（preventive healthcare and health education）

私人从业者提供 80% 的基本医疗服务，政府综合医院（联合诊所）提供剩余的 20%。新加坡 18 个联合诊所和 2400 个私营医生的诊所提供初级卫生保健服务。每个联合诊所都负担起补贴的一站式卫生服务，提供门诊病人医疗服务、随访出院病人、免疫、健康普查和教育、诊断和药学服务。有需要获得进一步帮助的老年人可以通过社区医疗协助计划（community health assist scheme）得到帮助。这个计划尤其是对那些无法到联合门诊就诊的人群有帮助。在联合门诊，每个门诊病人的咨询费用大约 8 美元，在每个新加坡人可承受范围内。然而 65 岁以上的新加坡人，18 岁以下的儿童和所有在校学生的咨询和治疗费都能给予 75% 的让步优惠。其他公民给予 50% 的优惠。

（二）住院治疗（hospital care）

新加坡的 7 所公立医院包括 5 所综合医院，1 家妇幼医院和 1 家精神病院。综合医院给住院病人和专家门诊病人提供医疗服务和 24 小时急诊服务。75% 的公立医院床位都享有很多补贴。还有 6 家国家专科中心，包括癌症、心脏病、眼睛、皮肤、神经系统、牙齿。

2010 年，在新加坡的 23 家医院和专科中心，共有约 10,283 张床位。其中公立医院 8881 张，约占总床位的 86%。作为医疗服务的主导者，政府有权利干预床位的提供，有权利引进高科技或高费用的药品和控制在公立部门费用的增加速度，这给私立部门在定价方面设立了规范。

在公立医院，病人有权力选择不同的病房标准。80% 的公立医院的病房（在 B2 和 C 级）享有大量补贴为 80%，其余 20% 低补贴，B1 级补贴 20%，A 级病床不给予补贴（表 9-9）。

表 9-9　新加坡病房补贴政策

病房等级	补贴比例（%）	病房描述
A	0	1～2 张床，有空调、卫生间、电视、电话
B1	20	4 张床，有空调、电视、卫生间、电话
B2 +	50	5 张床，有空调、卫生间
B2	65	6 张床，没有空调
C	80	多于 6 张床，开放病房

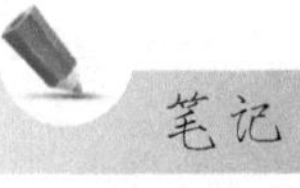

从上表可以看出，新加坡公立医院实行病房分级系统，病房从一张床到大于六张床不等，根据舒适度和设施的多少进行分级补贴。患者如果需要更好的设施和更舒适的床位环境，他就需要支付更多的钱。但是，不同病房所享受到的医疗服务是相同的。

（三）中长期照料（intermediate and long term care）

为有需要长期护理的新加坡人提供综合住宅和社区卫生服务。服务包括：社区医院，慢性病医院，看护所，精神病康复者庇护所，住院病人临终关怀，家庭检查，以及家庭护理和家庭临终关怀服务，日间康复中心，痴呆日托中心，精神病日间护理中心和精神病康复院。

通过慢性疾病管理计划，病人与医生共同管理自己的疾病，医生定期监测病人的身体状况，寻求早期治疗和进行必要的生活方式改变。保健储蓄可用于门诊治疗以下的慢性病：糖尿病，高血压，血脂异常，中风，哮喘，慢性阻塞性疾病，精神分裂症，抑郁症，躁郁症和痴呆。健保双全提供低成本的重大疾病保险计划，旨在帮助大病或长期疾病的人满足患者的医疗费用。

（四）牙科服务

牙齿护理始于由健康促进委员会推动的预防性牙科。委员会通过200个学校里的静态诊所和30个流动牙科诊所为学生提供服务。还有加氟饮用水和含氟牙膏大大减少了龋齿和牙齿脱臼。公共牙科服务在一些综合诊所、医院及国立牙科中心设立。

二、新加坡卫生资源

（一）卫生人力资源（表9-10）

表9-10 新加坡卫生人力资源

	2009年	2010年	2011年
医生总数	8323	9030	9646
医生人口比	1:600	1:560	1:540
每千人口拥有医生数	1.7	1.8	1.9
专科医生	3180	3374	3635
非专科医生	5143	5656	6011
护士/助产士数	26792	29340	31749
护士人口比	1:190	1:170	1:160
每千人口拥有护士数	5.4	5.8	6.1
注册护士	19737	21575	23598
执业护士	6765	7478	7869
注册助产士	294	287	282
牙医	1463	1506	1575

笔记

续表

	2009 年	2010 年	2011 年
牙医人口比	1:3410	1:3370	1:3290
每千人口拥有牙医数	0.3	0.3	0.3
牙科专家	256	286	292
药剂师	1658	1814	2013
药剂师人口比	1:3010	1:2800	1:2580
每千人口拥有药剂师数	0.3	0.4	0.4
验光师和配镜师	2324	2419	2441
验光师和配镜师人口比	1:2211	1:2160	1:2224
每千人口拥有验光师配镜师数	0.5	0.5	0.4

新加坡注册医师来自于印度、马来西亚、菲律宾、中国、德国、法国、英国等国家和地区。新加坡的医生可以同时受聘于多所医院，自主择业按劳取酬是其特点，人才流动来去自由。医生的收入很高，除了基本工资以外，值班、手术、查房和会诊等所有的医疗活动都有报酬，年资越高的医生报酬越高。新加坡的护理人员同样也来自许多不同的国家，分为注册护士、助理护士和护工三个级别。护工工作 2 年以上，通过培训并考试合格者，可晋升为助理护士。助理护士工作 2 年以上，通过培训并考试合格者，可晋升为注册护士。注册护士工作满 5 年，工作表现好，医院提供学费，让其脱产学习 1 年，获得大专文凭后可晋升为高级注册护士。

（二）卫生设施

2011 年，新加坡共有急诊医院/专科中心 23 家，其中公立部门 15 个，私立部门 8 个；总床位数 10334 张；适宜住宅的中长期护理设施 78 个，总床位 10603 张；社区设施 38 个，家庭护理提供者 19 个，临终关怀服务提供者 11 个，联合诊所 18 家，公立牙科诊所 240 家，药房 56 个。

（三）卫生总费用

2010 年新加坡的卫生总费用为 139.04 亿新元，卫生总费用占 GDP 的百分比为 4.5%，相比 2005 年一直处于平稳的趋势（表 9-11）。

表 9-11 新加坡卫生支出相关费用及比值

	1995 年	1998 年	2000 年	2002 年	2005 年	2007 年	2009 年	2010 年
卫生总费用（百万新元）	1871	4441	4478	4681	8346	10011	12746	13904
卫生总费用占 GDP 的百分比	1.5	3.1	2.8	2.9	4.0	3.7	5.1	4.5
政府卫生支出占卫生总费用的百分比	97.0	53.7	44.9	37.2	25.7	25.3	31.2	31.4
私人卫生支出占卫生总费用的百分比	3.0	46.3	55.1	62.8	74.3	74.7	68.8	68.6

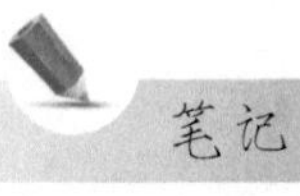
笔记

第六节 新加坡卫生保健的组织与监管

一、新加坡卫生保健的组织体系

新加坡卫生保健是一个多层次体系，由新加坡卫生部、部内设立的法定委员会和中央公积金局等机构组成。

（一）卫生部

新加坡卫生部作为主管医疗服务的政府部门，负责制定全国卫生政策，协调公立和私营卫生服务部门的发展和规划，制订诊疗标准；为所有医疗机构，如医院、疗养院、临床实验室、普通诊所和牙科诊所等进行注册审批和监管；负责提供预防、治疗和康复服务。

（二）卫生部内设委员会

新加坡卫生部内设有两大法定委员会，一是负责国民健康促进和疾病预防的卫生促进委员会；二是负责卫生产品监管的卫生科学局。还设有七个职业委员会：医务委员会、护理委员会、牙科委员会、药师委员会、中医师委员会、视光和配镜委员会以及联合健康专业委员会，承担对医师、护士、牙医、药师、验光配镜师和中医师的职业注册管理和监管。

（三）新加坡中央公积金局

新加坡人力资源部内设的新加坡中央公积金局是执行中央公积金社会保障制度的专门机构，成立于 1955 年。主管保健储蓄、健保双全和保健基金以及严重残疾保险的行政部门，是会同卫生部执行医疗服务筹资政策的重要机构。

二、新加坡卫生服务监管的法律体系

卫生部颁发了 20 多种法案，这些法案对公共健康和安全实施监管，包括医疗行业、医疗人员、设施以及一些法定机构。

（一）药品与相关物质监管的立法

比如《保健品法》、《药物法》、《药品（广告与销售）法》、《毒品管理法》、《毒品销售法》。

（二）卫生服务主体监管的相关立法

医疗机构监管的立法，如《私立医院和诊所法》；医疗职业监管的立法，如《隐形眼镜执业者法》、《牙医法》、《西医注册法》、《护士与助产士法》、《药师注册法》和《中医执业者法》。

（三）卫生服务行为监管的相关立法

一般医疗行为立法，如《预先医疗指示法》、《医（治疗、教育与研究）法》；特殊医疗服务行为立法，如《人类克隆与其他禁止实施的行为法》、《人体器官移植法》、《终止妊娠法》、《自愿绝育法》、《传染性疾病法》及《精神障碍及治疗法》。

（四）其他与卫生服务监管相关的立法

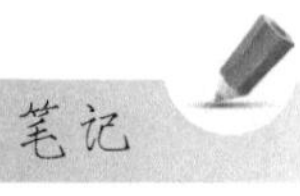

比如《生物媒介毒物法》、《辐射防护法》、《日内瓦公约施行法》、《卫生促进委

员会法》、《卫生科学局法》、《医疗与老年看护捐赠计划法》、《新加坡红十字会法》。

三、新加坡医疗机构管理

(一)对公立医疗机构

新加坡公立医疗机构在最近20余年中进行了几次比较重大的改革,具体分为两大方面,一是从公司治理结构的角度对医院进行的重组,二是对公立卫生保健系统根据地理分布进行的重组。

1. 公立医院重组 新加坡政府从1985年起,开始对其所属医院进行重组,将其所属的8所急诊医院和5所专科医院,全部变成政府100%拥有产权。但以公司形式进行运作的重组医院,尽管其所有权仍属于政府,但在运行方面按照私营企业的操作方式,由各方面代表组成公司董事会,由董事会制定医院的发展规划、方针和政策,审批收费标准和大型设备、基建项目的经费使用等任命医院行政总监(院长)全面管理医院,行政总监向董事会负责,定期汇报工作,医院拥有对员工定期晋级、加薪、财务收支等自主权。使医院有管理的自主权能按照患者的需求及时作出反应。在医院管理中引入工商会计制度,能精确提供运行成本,落实财务责任。公立医院每年还接受政府提供的医疗服务补助,政府通过卫生部对医院进行政策指导,一些敏感问题如调整医疗服务价格等仍要提请政府批准。政府还支持低成本的社区医院提供卫生保健,特别是对一些恢复期患者或老年人,当病情较轻时就没有必要去三级综合性医院进行治疗。总之,新加坡通过医院的重组实现了所有权和经营权的彻底分离,明晰了医院的产权,明确了政府的作用,使医院在享有经营自主权的同时保证不丧失社会公益性。

2. 公立卫生保健系统整合 在对医院内部的管理体制改革基本完成之后,新加坡政府从1999年开始,按照地理分布把公立卫生保健系统重新整合成两大垂直网络,即位于新加坡西部的国家卫生保健集团(The National Healthcare Group,NHG)和新加坡东部的新加坡医疗服务集团(Singapore Health Services,SHS)。整合之后,NHG和SHS仍然是完全国有的,两个集团分别由各自的董事会管理,董事由卫生部任命,集团具体事务由全职集团总裁负责,该总裁由卫生部和董事会联合任命。董事会由医疗专业人士和非医疗专业人士组成;每两个月召开一次会议,确定并批准目标、策略和预算,监控所辖医疗机构的顺利运转。集团管理层负责日常工作运转,执行策略、计划和活动,达到董事会要求的目标。政府向医院提供年度财政拨款,并向病人提供政府津贴。两大集团必须与卫生部就临床指标、医院指标、临床服务类型、津贴服务、人员培训等内容签订协议,服从政府和卫生部的政策指导,并可以保持管理上的独立性和灵活度,以更好地适应病人的需要。两大医疗服务集团的垂直整合,有利于医疗机构之间的合作,有利于实现规模经济。集团之间的有序竞争也促使他们提高医疗服务质量,同时确保医疗费始终是民众所能承受的。

3. 促进竞争和透明度 从2004年开始,新加坡卫生部出版"医院账单大小(hospital bill size)"来显示不同医院的成本变化,旨在推动医院努力做到"以少做多(do more with less)"。这一举措已经取得一些成效,比如激光视力矫正手术

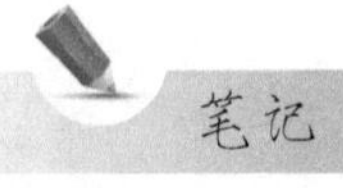

(LASIK)每个眼睛的价格下降了1000新元,而且价格战还在一直持续,这给了消费者极大的好处。卫生部还陆续在网站上发布卫生结果,以促进、鼓励和帮助患者做出更明智的选择。

(二)对私立医疗机构

新加坡的私立卫生机构,无论是基础设施,还是医疗设备都是自行出资解决的。此外,新加坡现有的中医院及诊所也都是私立医疗机构。为了规范私立医疗机构的管理,新加坡制定了《新加坡私立医院和医疗诊所法》,还制定了《私立医院和诊所(宣传)条例》。

卫生部规定,所有医疗机构,如医院、医疗中心、社区卫生服务中心、疗养院、诊所(包括牙科)和临床实验室都需要按照《私立医院和医疗诊所法》规定申请执照;所有医疗机构也必须按照《私立医院和医疗诊所法》保持高水准的医疗/临床服务。

四、新加坡医疗费用的控制

(一)建立个人账户

新加坡的个人账户强调了在医疗保险中的个人责任,鼓励居民合理利用医疗服务,克服了传统第三方付费时引起的医疗费用不合理上涨的弊端,抑制浪费则是这一制度体系政策发挥作用的结果。

(二)对中央公积金使用进行精确设计

虽然保健储蓄可以支付本人以及直系亲属的住院和部分门诊费用,但是只限于这些医院的三等床位住院费。三等以上的住院费的差额由患者自己承担。

严重残疾保险只有在医疗费用超过"起付线"时才能获益,超过"起付线",由严重残疾保险计划支付其中的80%,其余的20%由投保者自付。该计划还制定了一年的最高补偿额和一生最高补偿额。

(三)改革对医院的补助方式

新加坡政府对医院的补助过去采用全额补助办法,刺激了主要天数和主要费用的不合理增长。1999年新加坡开始对部分医院实行按诊断分类定额付费(DRGs)为基础的筹资,政府对医院的补助改为对所有使用不同等级病床的补助,这样鼓励和支持有效选择利用卫生服务。

(四)引入市场竞争机制

新加坡的把公立医院重新整合为东部的新加坡卫生保健服务和西部的国家卫生保健两个集团,促进公立医疗机构内部竞争。卫生部对每个集团实施"收入总量控制",即如果集团的总费用超过了DRGs的最高限制,则政府给予的不足部分会相应按比例减少,把医疗总费用控制在一个适度水平范围之内。

第七节　新加坡卫生保健的挑战与发展

虽然新加坡卫生系统取得了非常卓越的成就,但是新加坡的卫生保健系统也存在一些不足之处。如公立诊所只占诊所总数的20%,在这里看病往往要等几个小时;要想享受B2级或C级病房的高额补贴,那就必须忍受一个病房6张

笔记

以上床位的拥挤和没有空调的不便。而且由于 C 级病房条件差，患者感染率非常高。要想从综合诊所去公立医院做专业检查必须重新挂号等。

保健储蓄账户无法在健康与患病、高收入和低收入群体之间进行收入再分配，无法实现风险共担，互助共济不够。

虽然个人储蓄账户在一定程度上可以有效防止过度消费，但是个人账户的本质是风险自留，它在抑制过度消费的同时也同时抑制了必要消费，尤其是当个人面对难以承担的大病费用或者需要长期投入的慢性病时，效率也遭受了损失。

和大多数国家一样，新加坡人口也在迅速老龄化。到 2030 年，5 个新加坡居民中将有 1 个就是 65 岁及以上者。人口老龄化将推动医疗保健的需求，因为老年人可能需要更多的医疗照顾。为了解决日益增长的医疗保健需求，新加坡大力投资于扩大公共医疗基础设施。两家新的急诊医院——伍滕冯总医院和盛港综合医院计划于 2014 年和 2018 年分别开业。三个新的社区医院也正计划在现有的邱氏德医院附近建成，还有两家新的急诊医院。新加坡还致力于增加中期和长期保健部门的能力，到 2020 年将把现有床位数、护理之家、家庭护理，日间护理和康复设施数量均增加一倍以上。

新加坡政府非常重视卫生专业人才的引进和培养。新加坡不仅需要医疗专业人力资源人才。作为医疗保健的需求不断增加，政府还将需要吸引高素质的人到公共医疗系统，包括医疗保健管理人员，他们和医护专业人员一起确保医疗服务运行的效率。

新加坡政府还强调卫生系统要进一步信息化。新加坡卫生部长指出，新加坡医疗需要被联合起来，以便医生掌握正确的信息，并能做出正确的决定来确保在每个环节都能为患者提供安全、透明的照顾。如果采用 IT 系统，即使在偏远地区，医生也可以很有成效地为患者进行治疗。以邱氏德医院为例，专家可以通过可视系统为圣约瑟夫老年之家的患者治疗，而不需要双方见面，这样的方式既有效又方便。

本章小结

新加坡的卫生指标令人印象深刻，目前男性的预期寿命为 79.6 岁，女性为 84.3 岁。出生率 9.5‰，死亡率为 4.5‰，每位女性平均生育 1.2，婴儿死亡率是很低的，为 2‰。

新加坡卫生保健体系为新加坡居民提供了四层保护安全网：保健储蓄、健保双全、严重残疾保险以及保健基金。

新加坡卫生保健提供系统由公立和私立两部分组成，80% 的初级卫生保健服务由 20% 的私人医生提供，而剩余的 20% 则由公立联合诊所提供；而医院护理比例则正好相反，80% 由公立部门承担，20% 由私立部门承担。

新加坡卫生保健的监管机构主要是卫生部。对公立、私立医疗机构进行管理，尤其是对公立医疗机构，在对医院进行重组后，又按照地理因素将公立医疗机构分为东西两大医疗集团，既整合了资源，又加强了竞争。

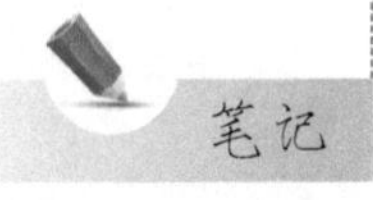

笔记

关键术语

保健储蓄(medisave)
健保双全(medishield)
保健基金(medifund)
严重残疾保险(eldershield)
保健集团(The National Healthcare Group,NHG)

讨论题

如何评价新加坡卫生保健系统的“覆盖广、质量高和费用低”?

思考题

1. 新加坡卫生保健系统的筹资模式有哪些?
2. 分析新加坡卫生保健系统对我国卫生体制改革的启示。

(吕艳霞)

笔记

第十章

美国卫生保健

学习目标

通过本章的学习,你应该能够:

掌握:美国伦理价值、政治制度对卫生保健制度的影响。

熟悉:美国卫生筹资机制与医疗服务监管方法。

了解:美国医改的原因和目标。

章前案例

《1935 年社会保障法》(Social Security Act,1935)的颁布意味着美国政府开始放弃不干涉政策、介入社会福利事务,但该法案并没有将医疗保障的内容纳入进去。一般认为,时任总统罗斯福担心美国医学会(American Medical Association,AMA)等利益集团的抵制会累及整个法案的通过,才决定删除了起草好的有关医疗保障的内容。30 年后,美国国会于 1965 年通过了针对老年人的医疗照顾(medicare)和针对穷人的医疗救助(medicaid)两大公共医疗保障计划。2010 年 3 月 23 日,总统奥巴马签署了医改方案,该法案本身是个温和、中立的版本,分别于 2009 年 11 月和 2010 年 3 月非常惊险地获得众议院和参议院通过,这标志着美国正式迈上全民医保之路。

作为世界上最发达、市场机制最完善的国家之一,也是世界公认的医疗消费最高的国家,美国却是发达国家中最后一个志愿实现全民医保的国家。您想知道为什么吗?美国的卫生服务系统和质量怎么样呢?是什么"力量"在左右和推动着美国卫生保健制度和事业的发展?本章将通过以上几个问题的讨论来让您了解美国卫生保健系统的简况。

第一节 美国居民健康状况

美国全称美利坚合众国(United States of America,USA),位于北美洲南部,国土面积900 多万平方公里,由 50 个州和一个联邦直辖特区组成,是宪政联邦制共和制国家。2012 年,美国人口 3. 15 亿,GDP 总量超过 15 万亿美元,人均 GDP 近 5 万美元,是现今世界上唯一的超级大国和第一经济大国。从 20 世纪 80 年代开始,美国卫生总费用占 GDP 的比重就一直排在全世界的首位,其人均卫生总费用也总是位于世界前列。换言之,美国是世界上卫生保健开支最大的国家。

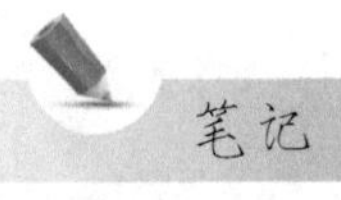

然而,美国民众主要的健康指标却并非如其卫生投入一样排在世界的领先位置。如表10-1所示,近30年来,反映人群健康状况的三大指标中,美国的排名都居于经济合作与发展组织(OECD)国家的后列。尽管美国民众的健康状况一直在改进,但其主要指标排名却呈现逐渐靠后的趋势。1980~2010年期间,美国人均期望寿命、婴儿死亡率和孕产妇死亡率一度从中等位置下降到最末的位置,即从第16至17名下降至第30名左右。多数美国人认为自己享用着世界上最高水平的医疗服务,毋庸置疑它也是最昂贵的,可是其健康投资效果却并不理想。这就是美国医疗卫生制度所面临的困境。重医轻防和迷恋高技术是导致这一现象的重要原因。美国卫生系统实际是一个"诊断和治疗"系统,如果不充分重视对疾病预防的投入和健康行为的干预,民众的健康状况将不可能达到理想状态,正如美国著名卫生经济学家福克斯在其著作《谁将生存?健康,经济学和社会选择》一书中写道:"健康和医疗之间的联系并不像大部分讨论想要使我们相信的那样直接和紧密。"美国是医疗技术创新的主要基地,当然美国人有权利优先享用着世界上最高端的医疗技术。但技术进步未必一定带来美国人总体健康水平的普遍提高。还有些因素,如人力成本、管理费用高等也都是推动美国卫生费用居高不下的重要原因。

表10-1 美国人群主要健康指标、卫生费用及其在OECD国家的排名

指标 \ 年份	1980	1985	1990	1995	2000	2005	2010
卫生总费用占GDP的比例(%)	9.2(2)*	10.5(1)	12.2(1)	13.6(1)	13.4(1)	14.7(1)	17.9(1)
人均卫生总费用(美元)	1063(1)	1711(1)	2600(1)	3747.7(2)	4703.5(1)	6258.6(2)	8361.7(1)
人均期望寿命	73.7(16)	74.6(16)	75.2(19)	75.6(21)	76.6(22)	77.3(26)	78.2(26)
婴儿死亡率(‰)	12.6(17)	10.6(18)	9.4(23)	7.9(25)	7.1(27)	6.8(29)	6.5(30)
孕产妇死亡率(十万分之一)	—	—	12(18)	12(21)	14(29)	18(30)	21(31)

注*:括号中是该指标在34个OECD国家中的排名,死亡率的排名是从低到高的顺序;"—"表示因统计口径不同,略去数据。

目前,吸烟和肥胖是威胁美国人健康的两大最主要的危险因素。2010年,美国官方公布全美民众的前十位死因分别是:心脏疾病、恶性肿瘤(癌症)、慢性呼吸系统疾病(如慢性支气管炎,肺气肿,哮喘)、脑血管疾病(中风)、事故(无意伤害事故)、阿尔茨海默症(老年性痴呆的一种)、糖尿病、肾炎及肾病综合征、流感引起的并发症和自杀。可见,慢性非传染性疾病是美国医疗卫生界重点攻克的难关,然而意外伤害、自杀和包括流感在内传染性疾病等也不容小觑。

笔记

第二节　美国卫生保健的伦理价值和政治环境

一、美国卫生保健的伦理价值

关于什么是社会"应该"做的事情之争论总要涉及伦理价值取向，所以只有了解美国社会的伦理与价值观点，才会让我们理解美国的医学生态与卫生保健系统的发展，才能更加清晰美国卫生改革背后隐藏着重要的伦理学观点是怎样影响其卫生政策制订和出台的。

如果以功利主义(utilitarianism)、自由主义(liberalism)和社群主义(communitarianism)三种伦理观点来判断美国社会的传统伦理价值，那么自由主义应该最能体现该社会的伦理精神。美国的主流文化中崇尚追求个人自由、鼓励个人奋斗、尊重个人权利。在美国人看来，个人的力量是美好未来无穷的源泉。他们信奉社会达尔文主义，相信优胜劣汰的自然法则同样适用于社会生活，而社会生活本身就是优胜劣汰的过程，人们只有通过自身的努力奋斗才能摆脱贫困，获得财富和自由。从总体上说，美国人更注重个人责任，也更加信任个人在市场竞争中能够作出理性的选择，民众普遍认为对个人权利的保护应该是至高无上的。

美国人"自由主义"的伦理价值观深刻地影响着这个国家卫生保健制度及其发展。目前，美国同中国一样，也正在进行医疗卫生改革，其实施医疗卫生改革的主要原因有三：其一，医疗卫生体制是世界上最昂贵的一个。2010 年，美国的卫生总费用占 GDP 比重为 17.9%，人均卫生总费用为 8362 美元，且两者多年来一直都呈递增态势。特别是尽管美国政府和民众花了这么多钱，美国总体的健康状况在世界发达国家(如经合组织)中却排在靠后的位置。其二，截至 2009 年年底，美国仍有 5000 万人口没有任何医疗保险。这部分人群主要是 65 岁以下的既不符合穷人医疗报销标准，也没有雇主提供商业医疗保险的人。其三，美国的医疗负担已经成为美国经济稳定持续发展的掣肘。医疗是目前美国政府财政支出中最大的项目，高于教育和国防的支出，老年医疗保险和穷人医疗保险已经成为美国财政最大的包袱，历届政府都为此头疼。美国的医疗保险主要是雇主依法为雇员支付的，而这也成为美国企业的沉重负担，并被认为是损害美国企业竞争力的元凶之一。

美国若干届总统，从罗斯福、杜鲁门、肯尼迪，到克林顿都信誓旦旦要实现全民医保，但都以失败而告终。奥巴马于 2010 年 3 月 23 日签署了医改方案，该法案非常幸运地分别于 2009 年 11 月和 2010 年 3 月获得众议院和参议院通过。尽管法案本身是个温和、中立的版本，但通过的过程仍然非常惊险。实际上，离法案全部真正的实施，路途将十分遥远。到 2011 年为止，已有超过 26 个州向联邦地方法院提出上诉，状告医改法案违宪要求予以废除。导致美国医改之路艰辛的背后原因主要有三：第一，政府与市场(包括个人)的作用是体现美国建国原则和建国精神的大是大非问题。医改立法要求保险公司不得将医保购买人以前存在的疾病排除在保险范围之外，且强制性要求企业和个人购买医疗保险，都是与美国宪法密切相关的争议问题，与美国人崇尚"个人自由"和"自由市场"的社会

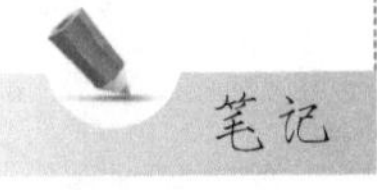

伦理价值观“相悖”。第二，实现全民医保、控制和降低医疗费用必然要损害到医院和医生、保险公司和药品企业的利益。作为医院和医生（主要是医生协会），他们非常担心强大的由政府运行的医疗保险项目会影响到他们的行业发展和执业自由度。

案例10-1

美国俄勒冈州健康计划：基于伦理学角度的配给理性分析

1987年，俄勒冈州面临财政入不敷出的问题，州立法机构未经公众辩论撤消了医疗救助计划（medicaid）并探索建立“俄勒冈医疗补助轻重缓急项目”，即俄勒冈健康计划（以下简称ORHP）。

5名医生、4名消费者、1名公共卫生护士和1名社会工作者共同组成的独立委员会负责ORHP具体项目的遴选。委员会无需从立法机构接受任何指示，根据对服务人群的相对受益程度将医疗服务按轻重缓急从最不重要的1级到最重要的10级进行排队。排队反映了社区的价值、公众对治疗的证言和医学事实。委员会使用《国际疾病分类》和《精神疾患诊断和统计手册》鉴定病情，根据《医生通用治疗术语》分析疾病治疗的可能性，以便确定“病情/治疗偶（pairing）”。委员会还做了两件事，一是设法让公众参与社会会议或电话调查的方式，从公众获得“医疗覆盖满足的价值是什么”、“某种健康状态对健康总感觉的影响是什么”两方面的信息；二是从收集疾病治疗信息，即要求医务人员提供有关他们作了些什么，他们干得多好，以及如果不提供治疗会发生什么等。基于科学知识和医务人员的常识，信息按照死亡的概率以及有症状和无症状健康状态的概率安排，选择了21种症状和6种功能限制。委员会保证“预防先于治疗”和公众健康危险最小化反映在病情/治疗偶排列中。

1991年5月州立法机构答应资助委员会拟定的清单并请求联邦政府免除医疗补助条例，以对享受医疗补助的人实行一揽子受益方案。由于得到资助的受益覆盖包括或排除了一些具体的病情/治疗偶，ORHP被称为“配给”计划，仍然遭到了公众的谴责。批评者认为ORHP集中于医疗补助改革，没有考虑计划中雇主参与的成分，而且计划的配给保健牺牲了贫困的妇女和儿童。还有人认为医疗卫生制度中有过多的浪费和行政开支，以及服务的重复。1992年8月，俄勒冈要求免除医疗补助条例的要求被联邦健康和人类服务部拒绝。理由是“关于如何编纂病情/治疗偶清单的记录有相当的证据表明，它是在很大程度上基于这样一个没有残疾人的生命价值”，且电话调查将健康状态加上数字的权重是不行的，权重等于一个人的生命价值，是不能接受的。

从伦理学角度看，ORHP对于决策者的卫生保健政策制订至少产生两点重要启示：第一，是否应将医疗保健问题从覆盖谁转变到覆盖什么。第二，卫生政策需要考虑医学事实，是否还要充分结合公众的价值观。

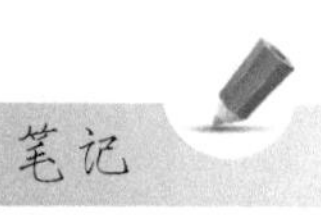

二、美国卫生保健的政治环境

美国是联邦制国家，政权组织形式为总统制，实行三权分立与制衡相结合的政治制度和两党制的政党制度。美国的两党制及各党所持的价值观念，与美国目前的卫生保健制度息息相关，这就形成了美国独特的卫生保健政治环境。

美国两大政党分别代表两种差别极大的政治哲学：民主党——自由主义；共和党——保守主义。自由主义和保守主义在不同的国家里有不同的含义，即使在美国也有不下几十种定义。一般说来，美国当代的自由主义理论推崇革新、容忍与社会平等，主张观念、制度和法律应随社会环境之改变而变迁；而保守主义思想则强调文化延续性，注重传统价值、社会稳定与宗教之作用。在具体政治领域，保守主义与自由主义的最大分歧莫过于"大政府"与"小政府"之争。保守主义理论从维护个人自由这个基点出发，坚信政府权力之扩大即意味着个人自由之缩小。这种理论认为，政府对经济的干预和对社会问题的涉入必定会危及美国文明的根基——个人自由。更有甚者，保守主义理论还认为联邦政府的社会福利、高开支、高税收，以及保护少数民族权益等政策均不同程度地造成或深化了美国的社会经济问题，如生产率下降，通货膨胀，中上阶层收入减少，商企界投资热情不高，懒人依赖政府救济，等等。与此相反，自由主义理论认为，放任的资本主义经济导致了严重的贫富不均、高失业与一系列其他问题，而高度发达的科技与经济发展并没有明显改变美国社会不平等现象，如种族歧视，妇女权益得不到足够保护等。因此，自由主义理论深信，美国社会的急迫问题不是个人权利受到侵犯，而是社会不平等没有得到纠正。同时，自由主义理论还认为，美国诸多的社会经济问题如此之严重，如此之深刻，非得政府出面参与解决不可。换言之，自由主义理论坚信政府权力不是造成美国社会经济问题的原因，而是消除这些问题之重要手段。

从2008年美国总统大选时起至2010年3月，美国《病人保障和可负担医疗保健法案》(Patient Protection and Affordable Care Act of 2010)、《医疗和教育适价协调法案》(Health Care and Education Affordability Reconciliation Act of 2010)由众参两院通过并由奥巴马签署，这不仅意味着美国医疗改革从立法层面获得成功，更重要的是美国终结了在发达国家唯一不是全民医保国家的事实。这两个医改法案的核心内容就是使每个美国人都有医疗保障，禁止保险公司由于投保人已有病而拒保，并试图通过减低医疗费用降低保费。而在法案起草和交于议会投票的过程中，反对者尤其是美国共和党还是抓住了一个围绕政府和个人作用的问题作为攻击点(即医改立法中要求个人购买医疗保险)。这个问题容易得到人们的关注，也是一个与美国宪法密切相关的争议问题，自然会成为一个争论的焦点。由此可见，美国医改新政与其传统的价值观发生了冲突。美国人对政府干预市场、国家控制社会的戒心和疑虑是根深蒂固的，他们对政府主导医疗和国家控制医保的任何措施都始终保持高度警惕性。美国人反对的是政府提供的医保，而不是医保本身。他们更加青睐目前市场主导的商业性医疗保险，这就是半个世纪以来历届总统医改受阻的根本原因，也是20世纪90年代克林顿总统医

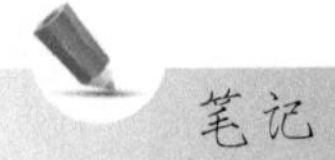

改流产的主要原因。

第三节 美国卫生保健的筹资

从1980年到2010年,美国的卫生总费用从2,557亿美元增加到2010年的26,244亿美元,20年间翻了三番,增加到原来的10倍;期间人均卫生总费用则从1696美元增加到8362美元,增加了5倍;而卫生总费用占GDP的比例也从8.8%增加到17.9%,正好翻了一番。美国人如此快速和昂贵的卫生消费,都是由谁来埋单呢?这就需要了解美国的卫生筹资方式,可以说美国的卫生筹资是全球最复杂的模式之一。从筹资来源看,可将其划分为两大类:

一、政府筹资

美国由联邦政府和州政府通过工资税和普通税建立了美国最大的公办医疗保险计划:医疗照顾计划(medicare)、医疗救助计划(medicaid)、儿童医疗保险计划(children's health Insurance program,CHIP)和军人医疗保障计划。前两个计划的法案是1965年由美国国会通过,1966年开始实施的,而儿童医疗保险计划是1997年才开始实施的。

医疗照顾计划是一个非营利性联邦医疗保险计划,费用主要由联邦政府负担。其照顾对象是所有65岁以上的老年人、未满65岁的残疾人,以及所有罹患晚期肾脏病的居民。只要年满65岁,就可以自动享受医疗保险,不需要提供收入状况,该医疗保险项目负担老年人的医疗费用大约90%。老人医疗保险由四部分保险组成:A. 住院保险;B. 常规医疗保险;C. 升级保险计划,这是服务多样,但费用较高的私营医疗保险;D. 政府补贴处方药保险。2009年共有4590万人参加了医疗照顾计划,联邦政府耗资4254.23亿美元。

医疗补助计划是一个带有社会救济功能的医疗保险计划,由联邦政府和州政府共同出资,具体管理工作由州政府承担。它需要依据经济情况调查的结果而确定申请人是否具备资格,扶助对象是那些符合联邦和所在州一系列法律规定的低收入个人和家庭,各个州的具体标准和做法不尽一致。政府补助并不直接划拨给受益人,而是支付给医疗保健服务提供方(医院、诊所、养老院等)。2009年按月享受医疗补助计划的人数约为5110万,联邦政府提供了全部资助总额的57%,即2623.89亿美元。另外还有700多万人享受各州政府自行设立的额外医疗补助计划。

儿童医疗保险计划是一个由联邦政府提供主要资金、各州政府负责配套资金与具体管理的医疗保险计划。它的对象是那些没有资格享受医疗补助计划,但又需要医疗救助的贫困家庭儿童。2009年,有约920万名儿童受益,联邦政府的相应支出为85.66亿美元。

以上三大政府资助的医疗保险计划由联邦卫生与公众服务部依法领导、拨款和监督,并制定具体政策、标准和指导纲要。2009财政年度这三大计划共耗费联邦政府开支6963.78亿美元,约占卫生与公众服务部当年预算的85%。医疗

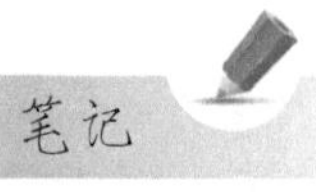

照顾计划(medicare)已经成为美国规模最大、开销增长最快和对医疗保健体系影响最深远的联邦医疗保险计划。全国约1/5的医疗采购和1/3以上的医院都要依赖该计划的资金。医疗照顾计划在联邦政府年度支出中的比重,1970年为4%,1980年为6%,1990年为9%,2000年为12%,2008年为15%,预计2019年为20%。

除此之外,现役军人、退役军人及家属和少数民族印第安人享受免费医疗,这部分保费全部由联邦政府承担。它们是:国防部领导的军队医疗保健系统(military health system,MHS),它为全球920万美国现役军人及家眷提供医疗保健服务,2009年预算为416亿美元,占当年国防预算总额的8%;退伍军人事务部管理的退伍军人医疗保健系统(veterans affairs health care system),2009年总支出为428亿美元;卫生与公众服务部属下的印第安人医疗保健系统(indian health service),2009年预算为35.81亿美元。

二、企业和个人共同筹资

由雇主和雇员共同分担保费的医疗保险计划,覆盖在美国3亿多人口中,其中2亿多人投保了私营医疗保险,雇主与雇员共同分担。这类保险不是由政府强制规定的,但美国政府鼓励公司和业主为雇员提供医疗保险费,按费用多少给公司免税。自我雇佣的私人业主,医疗保险费的25%可抵税。正因为如此,美国公司一般都乐于为雇员支付部分甚至全部医疗保险金,一般的做法是公司负担80%~90%,个人负担10%~20%。根据美国劳工部的统计,49%的中小企业为雇员提供医疗保险,而在大公司,这个比例达到98%。职工及其家属,是伴随美国私营医疗保险业而发展起来的。

美国私人保险计划发端于20世纪20年代,到2010年为止已拥有2亿人的客户群体,并发展出两大类医疗保险组织和灵活多样的医疗保险计划模式。第一大类组织是由州政府依照本州法律颁发牌照的医疗保险组织,包括商业医疗保险公司(多为股份制)、蓝十字和蓝盾牌组织和健康维护组织(HMO);第二大类组织是受联邦法律管辖的"自有资金雇员医疗保健组织",即由雇主、雇员组织(如工会)或者这两方面共同出资成立的医疗保险机构。

2008年,美国3亿人口中有医疗保险的人为2.551亿,其中2.01亿人投保了私营医疗保险,8740万人享受政府资助医疗保险,无医保人口约4630万。在私营医疗保险覆盖人群中,约1.59亿人,即过半数的美国人口参加由雇主投保的医疗保险。据2009年数据,在这类保险计划中雇主平均承担73%~83%的费用。

从2000年到2007年,私营医疗保险计划的保险费增长了90%以上,同期美国10家最大保险公司的利润暴涨了428%。一般来说保险公司只有在得到个人健康评估及其他影响健康保险的风险因素以后,才能对个人提供健康保险。为降低经营风险,它们往往以既往病史(preexisting conditions)为由把所谓"不适合投保的人"剔除,或者提高保费、为投保人的受益附加各种条件。约有1260万65岁以下的成年美国人在投保时遭受过医疗保险公司的这种歧视。

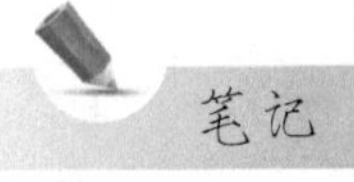

其实,美国卫生保健系统还有第三种筹资方式,即个人自费医疗。截至2009

年底,美国尚有4600多万人没有任何医疗保障。这类人群主要是不符合 medicaid 覆盖的人群,还有些自由职业者和少数特别富有且不愿意购买医疗保险的人群。美国新的医疗卫生改革将着力解决这些人群的医疗保障问题。

第四节 美国卫生保健的提供

美国卫生服务体系是一个公私混合的非常复合的体系。本节主要从公共卫生、医疗卫生两个方面来介绍。

一、公共卫生服务系统

美国的公共卫生体系(PHS)已经有200年的历史,作为当今世界上结构最完善、装备最精良、反应最快、最有效的公共卫生体系,美国的PHS包括以下一些关键配备:国家、各州和地方的卫生行政与研究机构,训练有素的科学家和专家,缜密的疾病监控和报道系统,装备精良的实验室,能与国内外各级卫生组织快速沟通的先进的电子信息系统,充足的治疗资源(例如充足的药品和疫苗),以及有效的防治疾病传染扩散的工具(如有效的隔离传染病人员的设施和能力)。

(一)美国公共卫生体系的行政架构

从行政级别的层面来看,美国公共卫生体系由联邦政府、各个州以及地方性的公共卫生机构三级行政机构组成,国家级和大城市中的公共卫生机构只占大约4%的比例,其余的都是分布在中小城市、城镇和乡村,这一自上而下、有机的组织体系履行着一系列公共卫生保健防御事务,保障着美国人民的安康。

1. 国家公共卫生机构　卫生与人类服务部(U. S. Department of Health & Human Services,以下简称DHHS)是美国联邦政府主要的公共卫生执法机构,HHS就是早先的卫生教育福利部,下设机构主要有国立卫生研究院(NIH)、疾病控制与预防中心(CDC)、卫生资源与服务管理局(HRSA)、印第安人卫生服务部(IHS)、食品与药品监督管理局(FDA)、有毒物质和疾病登记处(ASTDR)以及滥用毒品与精神健康管理局(SAMHA)。HHS负责领导和规划全国的公共卫生事业,包括与其他立法部门一起修订国家公共卫生体系法案、编制年度卫生财政预算、组织协调医学和生命科学的基础与应用研究、在突发事件中指挥和协调科研部门、社会部门以及医院等公共卫生部门的反应和协作等方面的工作,是美国公共卫生事业的“司令部”。另外联邦政府还有其他的一些公共卫生行政机关,例如农业部管辖妇女与婴幼儿发展计划(WIC plan),环保署(EPA)掌管人口和污染计划发展,劳工部下设有职业安全和保健委员会(OSHA)等,但是HHS是负责美国人民卫生保健及必要的公共事业的主要政府机构。关于国家层面的公共卫生体系建设和发展情况,我们将进行较深入的研究和分析。

2. 州立公共卫生机构　美国的50个州和5个特区(TRUST)(关岛、哥伦比亚特区、萨摩亚群岛、波多黎各和维尔京群岛)都有州一级的公共卫生事务管理职责,多设有州立卫生局或者州立卫生部,属于州长领导下的内阁行政办公室级别,有些州的州立卫生机构是一个行政职能更加宽泛的行政组织,某些社会事务

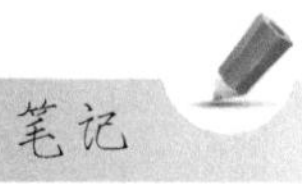

也归其管辖。有19个州将州立卫生局下设在某些行政机构之中。1990年,美国的23个州开始设立州卫生委员会,负责向当地领导者和立法者提供卫生政策咨询和建议。州立卫生局往往并不提供精神保健服务,医疗补助也不由州立卫生局管辖,而由贫困家庭临时补助机构(Temporary Assistance for Needy Families)提供。在1960年以前,国家环保署还没有成立之前,州立卫生局负责管辖当地的环保事务,但是国家环保署成立以后,各州也相继成立了州一级环保机构,环保事务就从公共卫生机构中分离出去了。但是,州立卫生局依然保留对可能与环境因素有关的食品安全检查、娱乐设施检查和疾病调查负责。

3. 地方性公共卫生机构　根据乡村和城市卫生机构协会(NACCHO)的统计,全美大约有3000个地方性公共卫生机构、卫生委员会和卫生部门,遍布各地的地方卫生组织是美国公共卫生体系的核心,是最重要的执行机构,它们与民众的直接联系最为密切,负责的公共卫生事务也最为具体。大多数地方性卫生机构负责地方的临床预防工作,包括人群免疫、儿童保健等,以及负责控制肺结核、HIV咨询与检测服务、性病治疗等,多数地方卫生机构还对餐馆卫生状况检查、饮用水卫生控制和污水排放体系等进行干预管理,另外大多数地方公共卫生机构都建立了完善的传染病通报系统,有的地方卫生部门也负责当地卫生保健政策的制定工作。

(二)美国公共卫生体系的组织类型

美国公共卫生体系从其中的组织性质类别来看,主要有五类卫生机构,分别是公共卫生机构、医疗提供商/医院、大学与医学院、保险商和HMO(健康维护组织),其中公共卫生机构与医疗提供商/医院是主体部分,两者在体系中分别约占36%的数量份额,大学约占23%,部分对公共卫生事业感兴趣的社团和基金组织也是美国公共卫生事业的参与者,如克洛格基金会(Kellogg Foundation)。近几年社会团体参与公共卫生事业的趋势越来越明显,而且美国国内不少声音认为,社会团体的参与有利于整个体系更加有效地运作,有利于许多措施更加快速有效地在公众中得以实施。

(三)美国公共卫生体系的主要职责

概括而言,美国公共卫生体系的职责有以下三个方面:

1. 对公共卫生状况定期进行评估　所有的公共卫生机构要定期地、有系统地收集、筛选、分析和公布公众卫生健康信息,包括健康状况、公众卫生需求、流行病以及其他健康问题的统计数字,并由此评估公共卫生状况。

2. 参与制定公共卫生政策法规　每一个公共卫生机构都有责任促进科学卫生知识在公共卫生决策和相关政策修订方面的应用,并制订完善的公共卫生政策服务与公众,所有的机构必须对公共卫生事业持有一种战略性的决策和管理意识。

3. 确保为公众提供切实到位的服务　所有的公共卫生机构都应该向它们的委托人担保:必须按照达成的协议目标,为其提供的必需的卫生医疗服务,确保这类服务到位的方式有多种,一是鼓励其他的公共或私营机构承担,二是通过法规敦促相关机构承担,三是由公共卫生机构直接执行。每个公共卫生机构在决定需要优先执行的卫生保健服务(无论是针对个人还是面向全社会)时,必须有

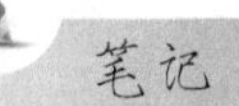

关键政策的制定者和普通公众一起参与，政府将确保社会中的每一个成员都享受到这类服务，这一确保措施包括为那些无力负担服务费用的人提供补助，或者将高度优先执行的服务免费提供给他们。具体地讲，美国的公共卫生体系通过以下 10 个方面的工作，为数百万美国人民的身体健康提供完善的、全方位的服务。分别是：防御流行性疾病；保护人们居住环境、工作场所、住宅、食品和用水的安全卫生；改善人们的卫生习惯；监测人口的卫生保健情况；动员社会性组织参与公共卫生事务；对灾难性卫生事件作出快速有效的反应和应对；确保医疗保健的质量、可获得性和责任履行的完整性；主动出击，为身处高度危险状况和边远地区的人群及时提供必要的援助和服务；开展科学研究，不断创建新的有效监控措施；引导制定完善的卫生保健政策和相关计划。

二、医疗卫生服务系统

美国的医疗服务体系是一个结构松散的、与自由市场体制相适应的系统，包括各种医院、诊所、护理之家、康复医院、临终关怀医院、家庭护理公司等。这些一起构成美国医疗市场的主体，互相竞争，自主经营，自负盈亏。医院是医疗服务体系的中心。而美国医院所有制形式的多元性是其最显著的特点之一。

2009 年，美国共有 5795 家医院，共有床位 94.4 万张。如表 10-2 所示，近 30 年来，营利性医院的数量和病床数逐年增加，但美国医院的总数量、总病床数及其他各级、各类、各规模医院的数量和病床数都在下降。另外，每千人口的住院人次数、平均住院日都呈下降趋势，而每千人口的就诊人次数却在逐年上升，可见病人明显减少了住院医疗服务的利用，而多倾向于接受门诊服务。

从社会角度划分，美国有公立医院和私立医院两类。从数量上讲，私立医院占大多数。由政府办的公立医院仅占医院总数的四分之一左右，其余为私立医院。从结构上看，美国的医院可分为政府医院、非政府非营利性医院和营利性医院三类。政府办的医院有联邦政府医院、州及地方政府医院，如退伍军人医院、伤残医院、精神病院、印第安人医院等。其中退伍军人医院是政府办的一个全国性庞大的医院系统，全国共有 170 余所，其装备和就医条件堪称一流。这些医院都是非营利性的。

表 10-2　美国医疗机构概况*

相关指标＼年份	1980	1990	2000	2009
医生总人数	467,700	615,400	813,800	972,400
医院总数(病床数 1000)	6965(1365)*	6649(1213)	5810(983)	5795(944)
联邦医院	359(117)	337(98)	245(53)	211(45)
非联邦医院	6606(1247)	6312(1112)	5565(930)	5584(890)
社区	5830(988)	5384(927)	4915(824)	5008(806)
非营利性	3322(692)	3191(657)	3003(583)	2918(556)

笔记

续表

年份 相关指标	1980	1990	2000	2009
营利性	730(87)	749(101)	749(110)	998(122)
州地方政府	1778(209)	1444(169)	1163(131)	1092(127)
社区医院规模(病床数)				
6~199	4120(341)	3730(314)	3489(290)	3620(268)
200~499	1393(430)	1369(417)	1179(358)	1122(347)
500 及以上	317(218)	285(196)	247(176)	266(191)
使用率(%)	75.6	66.8	63.9	65.5
入院率(每千人)	159	125	117	116
平均住院日(天)	7.6	7.2	5.8	5.4
就诊(每千人)	890	1208	1852	2091

注*:括号中是床位数,单位为千张。

非政府非营利性医院有医学院附属医院、教学医院、教会医院等私立医院和一些社区医院。营利性医院则以综合性医院为主,其举办的目的是为了获取利润。按医院的经营性质划分,又可将美国的医院体系分为非营利性医院和营利性医院两类,公立医院均属非营利性医院,私立医院中85%左右是非营利性的,营利性医院只占私立医院的15%。所以,在所有医院中,非营利性医院还是占主导地位,如康涅狄克州地区有3800所医疗机构,其中非营利性的3000所,占近80%,营利性的800所,约占20%。而医院的性质也不是一成不变的,不同类型医院之间也可以相互转换。

美国的非营利性医院不代表其不赢利,而是通过分类管理对它们的赢利加以限制。医院所得的利润必须返还到医院,用于医院的发展或用于社区,不能分红,也不能用于对个人的补贴。非营利性医院虽没有股东,但设有一个基于自愿服务的、不拿薪金的管理委员会,由它来指导和领导医院。非营利性医院经过政府批准可以免税,但联邦法定要求医院必须为那些没有能力支付医疗费用的穷人服务。营利性医院是以营利为目的,并将利润用于股东分红。营利性医院由股东选举产生一个领导医院的董事会。它的职责与非营利性医院的管理委员会相类似。这类医院尽管也提供一些慈善服务,但没有资格获得免税权。

非营利性医院和营利性医院在经营管理上各有特色。营利性医院所有者(股东)迫于所承担的责任和缴纳税收的压力,特别注重效益成本、医疗质量和绩效管理等,以此来降低费用。非营利性医院也非常重视经营管理及市场开拓,也有着较高的工作效率。这反映了美国政府对医疗资源配置有很强的宏观调控和计划能力。非营利性医院在协助政府控制费用方面起着良好的作用,政府医院尤其如此。美国在卫生方面的花费无论是绝对水平还是对应于国内生产总值的相对水平,都是全球最高的。为了控制医疗费用的持续增长,20世纪70年代后,

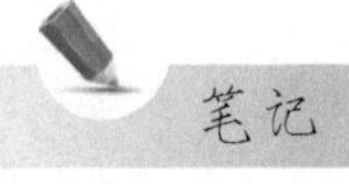

美国政府就积极寻找控制费用上升的有效方法。他们采取削减政府医院预算、审查服务利用、改革付费方式、控制人头经费等手段，遏制医疗费用的上升，将医疗费用持续上升的势头控制下来，费用增速明显趋缓，其中非营利性医院的贡献是突出的，较好地体现了社会的需求和政府的目标。政府医院在这过程中也发挥了重要作用。非营利性医院在局部利益与国家利益的平衡上，较多地考虑了社会利益，较好地体现了非营利性的性质和谋求社会福利最大化的发展目标。

营利性医院有着较广阔的市场。近年来美国营利性医院的发展势头良好，主要表现在雇佣人员增加、床位数扩大、服务质量上升等方面，而且发展速度快于非营利性医院以及政府医院。而一些非营利性医院反而因经营不善而倒闭，这说明在市场经济调节的美国，营利性医院有着较好的市场发展前景。

非营利性医院与营利性医院对资产的处置是不同的。营利性医院董事会可以出售医院的资产或终止业务的运作以及分给拥有者销售额。非营利性医院出售或转让资产必须遵循有关规定，出售额必须进入到非营利性基金会，并继续用于慈善事业或社区需求。

第五节 美国卫生保健的监管

美国卫生保健服务监管体系相当复杂。这首先体现在监管主体方面，目前美国各类监管机构并存。从层级上看，医疗服务监管主体可分为联邦和州两级。从机构性质上看，可分为政府监管机构和非政府监管机构。目前，非政府医疗服务监管机构在25家以上，其中比较著名的是存续了30多年的美国医疗机构认证联合委员会（The Joint Commission for the Accreditation of Healthcare Organizations，JCAHO）。另外，医疗服务监管的对象也十分宽泛，涵盖了保险公司、保险计划、医院、诊所、实验室、医生协会、疗养院、家庭医疗服务机构等各类组织。由于医院、保险计划、疗养院在美国医疗服务体系中发挥着举足轻重的作用，因此这三类机构也就成为美国医疗服务监管的重中之重。本节重点介绍美国对医院的监管。

相对于政府监管机构，非政府监管机构在对医院监管发挥的作用更为重要。其中最重要的是医疗机构认证联合委员会，联邦政府和州政府的监管机构也大量采用了医疗机构认证联合委员会的认证。医疗机构认证联合委员会建于1952年，属于独立私人非营利组织。该机构的目标是不断提高医疗服务的质量和安全，并且通过认证促进医疗机构改善绩效。该机构的运转由理事会负责，理事会成员都是美国医院协会、医疗协会、医科学院选派的代表。医疗机构认证联合委员会负责认证多种类型的医疗机构，但主要是医院。根据联邦医疗保险和医疗救助法案的规定，总共有4500多家医院要得到其认证，约占医院总数的80%。同时，医疗机构认证联合委员会的监管领域也很广，几乎涉及了医院绩效的各个领域。医疗机构认证联合委员会负责制定和管理医院的认证手册，设定了包括15个领域的500多项标准，每项标准都有详细的指导、目标、执行机制和评价方

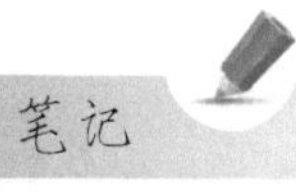

法。医疗机构认证联合委员会每三年对医院进行一次检查,检查时间大概4~5天。在调查结束后,检查小组会出具一份关于标准服从情况的报告,并提出相应的改进建议。简要认证报告要向公众公布,完整报告则要保密。医疗机构认证联合委员会一般采用遵守导向的(compliance-orient)监管模式,强制措施只是作为最后的处理手段。实际上,95%以上的医院都能达到认证标准,而认证否决是唯一的正式制裁措施。除了非政府监管机构外,联邦政府和州政府也有自己的医疗监管机构。在联邦一级,主要是国家医疗保险和救助服务中心(The Center for Medicare and Medicaid Service,CMS)。国家医疗保险和救助服务中心的监管主要是通过设定医院准入条件的方式实现的,也就是说,一家医院若想进入国家医疗保险和救助服务网络,就必须符合国家医疗保险和救助服务中心设定的准入条件。一般情况下,国家医疗保险和救助服务中心通过以下两个途径了解准入条件的执行情况:①经过医疗机构认证联合委员会认证的医院在法律上即被认为符合了准入条件,不需要再调查;②国家医疗保险和救助服务中心与州政府医疗许可和核证机构(State licensing and certification agency)签订合同,委托其进行监管。在联邦一级,负责医院监管的机构还包括业内医疗审查组织(medical peer review organization)。这也是个非营利组织,创立于20世纪70年代,资金主要来源于国家医疗保险项目。该机构主要通过与国家医疗保险和救助服务中心签订委托监管合同的方式进行监管,监管对象主要是国家医疗保险网络中的各类医疗机构,监管领域主要集中于医院的服务质量与病人的申诉调查(表10-3)。在州一级,负责医院监管的机构主要是各州的医疗许可和核证机构。

综上所述,美国对医疗服务的严格监管主要体现在五个方面:

一是严格控制医院的规模。在美国一般医院的床位数都在200张左右,最大的综合性医院也不超过1000张。他们认为一个医院太大,很难管理。如芝加哥西北大学附属医院的床位只有980张。美国对公立医院床位和仪器设备添置管理非常严格,增加一张床位,或购买仪器设备超过420万美元,都必须经过州政府审批。美国对医院评估主要看质量、管理水平,不是看床位数量、大型仪器设备多少,也不分等级。

表10-3 三类政府医疗监管机构特征对比分析

项目	国家医疗保险和救助服务中心	州许可和核证机构	业内医疗审查组织
机构性质	联邦政府机构,向国会以及健康与人权服务部负责	州政府的一部分,向州政府和立法机关负责,与国家医疗保险和救助服务中心有合同关系	私人组织(每州平均一个);与国家医疗保险和救助服务中心有合同关系,在一定范围内监督医疗服务质量
监管目标	设定准入条件以促进医院服务质量和安全的提高	提高医疗服务质量	保证医疗服务质量,同时保证

笔记

续表

项目	国家医疗保险和救助服务中心	州许可和核证机构	业内医疗审查组织
监管范围	医院监管只是其监管职责的一小部分,除了管理医疗保险和救助项目,还担负着其他医疗服务职责	监管30多种不同的医疗机构,以及其他一些公共卫生和卫生资金	监管医疗保险项目中的所有服务提供方
监管模式	警戒模式占主导	警戒模式占主导	警戒模式向遵从模式转变
指导方式	准入标准比较陈旧,没有及时更新	除了采用国家医疗保险和救助服务中心的州级操作手册,还有一些自己设定的标准	不设定明确的标准
检查方式	依赖于州政府和医疗机构认证联合委员会,没有具体的时间间隔	有自己的调查程序,与医疗机构认证联合委员会类似	关注国家医疗保险和救助服务中心确定的有关医疗服务质量的重点领域,受理申诉
强制措施	拥有广泛的制裁措施:拒绝支付,罚金,终止准入	有类似于国家医疗保险和救助服务中心的制裁措施,包括吊销许可证	很少利用制裁措施

二是政府严格监管。美国对医院和医生的监管是非常严厉的,对收取好处费、药品回扣或收红包,都属于受贿行为,一旦被举报查实,轻则吊销行医执照,终生不能行医,重则送进监狱。即便是一位非常知名的外科医生,因骗取政府的医保资金,就会被判刑入狱。

三是依靠行业自律。美国医院行业自律性比较强,都设有专门的质量监管和控制部门。西北大学附属医院的质量总监告诉我们,医院的使命是看好病,必须把质量放在第一位,不能为了控制费用而放弃质量。1999~2000年,美国医学会发布了一个报告,认为所有死亡病例中,有90%是可以通过提高医疗服务质量避免的。这个报告引起了全美国的震惊。为了提高医疗服务质量,西北大学附属医院主动提出了医保"三不支付"原则:有医疗过错不支付,病人不满意不支付,质量指标不合格不支付。这些原则的实行,大大提高了医疗服务的质量。后来,联邦医保把这个办法推广到全国,并改进其付费方式,由过去仅仅依靠按服务次数计算,逐步转变为按服务质量计算。通过行业自律和严格的监管,报告中的大部分错误得到了改进。

四是严格质量考核评估。针对加强医疗质量管理,我们还专门考察了美国医院认证联合会。这是一家成立于1917年的非营利组织,主要制定医院管理、服务流程及质量标准,开展考核评估,合格后给予颁发证书。在美国,州政府卫

笔记

生行政部门一般不对医院进行评估,多数依靠美国医院认证联合会等非政府组织,拿到他们的证书,州政府就给予执业执照,各家医疗保险公司,包括联邦医保也会将其纳入定点医院。在谈到按病种付费与医疗服务质量问题时,美国医院认证联合会负责人车森说,任何措施都有利有弊,按病种付费可以降低费用,但同时也会对服务质量产生负面影响,这已在多个国家得到验证。实施按病种付费,首先要把它可能导致服务质量下降的一系列问题研究透,并采取措施将其带来的负面影响降到最低。美国医院认证联合会亚太区理事房志武教授说:如果按病种付费不采取措施,保证服务质量,医生就可能由“谋财”转变为“害命”。

五是大力推进信息化建设。普遍使用电子病例,增强医疗服务的透明度,让全社会进行监督。

本章小结

美国卫生保健系统主要具有以下几个特征:一是高昂的卫生费用,不太理想的健康水平。二是崇尚个人自由的伦理价值,深刻影响着美国卫生保健制度。美国人追求有充分自由选择的权利,与此相应的是医疗机构以私立(多数为非营利)机构为主。美国医疗保障也以私人医疗保险为主。值得称赞的是,对于特殊群体特别是老年人、残疾人、儿童、穷人以及军人,美国都逐步建立了以政府为主导的医疗保障制度。三是美国式民主政治制度对于卫生领域来说可谓优劣势兼具。第一,美国全民医保的建立过程漫长而艰辛。2011年之前美国尚有七分之一的人口尚无任何医疗保障,并非是历届政府和民众不想建立全民医疗保障制度,而是美国两大主要政党——民主党和共和党,以及其议员的思维模式和价值观念受到了各种利益集团的左右。第二,法律完善带来服务质量监管效果较好。自由与规制对立而统一。美国人特别重视制度建设并遵规守矩。美国医院、医生的管理制度完善,行业自治和第三方监管方式行之有效,这在最大程度上保障了医疗卫生的服务质量。

关键术语

社会保障法案(Social Security Act)
美国医学会(American Medical Association,AMA)
医疗照顾计划(medicare)
医疗救助计划(medicaid)
经济合作与发展组织(Organization for Economic Cooperation and Development,OECD)
健康保险可携带和责任性法案(Health Insurance Portability and Accountability Act,HIPAA)
病人保障和可负担医疗保健法案(Patient Protection and Affordable Care Act)
医疗和教育协调法案(Health Care and Education Affordability Reconciliation Act)
儿童医疗保险计划(children's health insurance program,CHIP)
退伍军人医疗保健系统(veterans af-

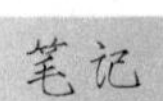
笔记

fairs health care system)
卫生与人类服务部(Department of Health & Human Services,DHHS)
医疗机构认证联合委员会(The Joint Commission for the Accreditation of Healthcare Organizations,JCAHO)
医疗保险和救助服务中心(The Center for Medicare and Medicaid Service,CMS)

讨论题

请选择至少一个你较为熟悉的经济合作与发展组织(OECD)国家,对比分析与美国的经济、政治和卫生保健制度的差异,讨论三种制度之间是否存在着必然联系并回答原因。

思考题

1. 请总结美国人的伦理价值观点及其对于卫生保健制度的影响。
2. 请概括美国的卫生筹资机制并分析其优劣之处。
3. 作为医疗服务领域市场化充分的国家,美国依靠什么监管机制保证了对医疗服务的质量?

(黄奕祥)

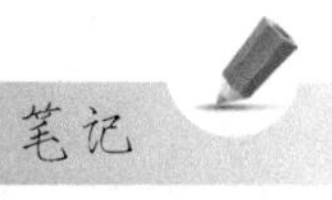

第十一章

泰国卫生保健

学习目标

通过本章的学习,你应该能够:

掌握:泰国卫生系统特征与策略。

熟悉:泰国卫生系统全民覆盖的实施背景与意义。

了解:泰国卫生系统目标。

章前案例

1998 年,泰国 21 岁的 Thunyalak Boonsumlit 突然病倒了,她的父母随即将她送往医院。“我本以为是食物中毒”,她回忆道。可是医生告诉她,她患上了急性肾病,如不立即治疗就会死亡。并且还有一个坏消息,她尚未被医疗保险制度所覆盖。尽管她的父母参加了泰国公务员医疗保险制度,但该制度只覆盖 20 岁以下的受扶养人。为此,Boonsumlit 接受治疗一个月后被送回了家。

2005 年,Boonsumlit 再次病倒并被诊断为终末期肾病。在这一年中,她的父母不得不为她花费了 40 万泰国铢(约 12100 美元)的透析费用。这次她被告知,如果能找到适当的捐献者肾移植是最佳的方案。但手术费用需要 30 万泰国铢(9000 美元)。最终,Boonsumlit 的母亲为她捐献了一个肾脏。她和她的丈夫再次支付了所有账单,包括预防排斥新肾脏所需的移植后药物的费用。

自 2008 年以来,泰国肾病治疗需求急剧上升。2008 年 1 月,时任泰国公共卫生部部长屈服于公众压力,把肾脏替代疗法纳入医疗保险制度中。对 Boonsumlit 和其他成千肾病患者而言,这是一个重要关头。

你是否想了解在泰国像 Boonsumlit 患终末期肾病的病人最终能否获得医疗费用的补偿呢?泰国卫生系统具有哪些特征?通过这一章内容的学习,你将会有所了解,并希望你从中得到一些对发展和完善中国卫生系统的启示。

第一节　泰国居民健康状况

一、泰国人口与经济状况

笔记

泰国位于亚洲中南半岛的中南部,全国总面积约 51.3 万平方公里。泰国是一个由 30 多个民族组成的多民族国家,人口 6912.2 万(2009 年)。泰国是以农业为主的国家,农村人口占总人口比例为68%(2005年),33%人口居住在城市地区(2008年)。

泰国在20世纪60~70年代经济发展速度很快,一度享有"亚洲四小虎"之一的美称。1997年从泰国开始暴发的亚洲金融危机使泰国经济受到沉重打击,国力有所下降;1998年经济下降了10.8%。1999年经济开始复苏。进入21世纪,泰国政府将恢复和振兴经济作为首要任务,采取积极的财政政策和货币政策,并全面实施"三年缓偿债务"、"农村发展基金"、"30泰铢治百病"等扶助农民计划,经济持续好转。现泰国经济已进入恢复期。2009年,泰国国内生产总值(GDP)为90476亿泰铢,人均GDP为8190美元,属于中等收入国家。2011年人类发展指数(human development index,HDI)在187个国家中排名103位。

二、泰国居民健康状况

1997年泰国人口平均死亡率为5‰,2002年死亡率为6.1‰。2003年平均期望寿命女性74.9岁,男性为67.9岁。泰国国家经济与社会发展委员会确定2020年平均期望寿命的目标,男性达到72.2岁,女性为76.5岁。

泰国的婴儿死亡率较低。1985~1986年为40.7‰,1995~1996年下降到26.1‰。此后由于国家卫生状况不断改善,同时卫生部启动了许多降低婴儿死亡率的规划和措施,诸如改善营养状况和预防疾病的计划免疫规划,使泰国的婴儿死亡率继续持续下降,2007年为16.3‰。孕产妇死亡率为44/10万(2008年)、下表通过人群健康的主要指标反映了21世纪以来泰国的人群健康不断改善的状况(表11-1)。

表11-1　泰国人口经济与健康指标

	2005年	2010年
人口(百万)	63.40	69.12
人均GDP(美元)	2540	9222
期望寿命(岁)男/女	67.9/74.9(2003)	73.8/77.3
婴儿死亡率(1/1000)男/女	16.3(2007)	11.0
5岁以下儿童死亡率(1/1000)	11.7(2002)	13.0
孕产妇死亡率(1/10万)		48.0

泰国主要死因为癌症、意外事故与中毒、高血压和脑血管疾病、心脏病和肺炎。2008年死因别死亡率935/10万,其中非传染病死亡率中最高的主要是心血管病和癌症,其中心血管病死亡率265/10万,癌症死亡率106/10万。

图11-1反映了泰国健康影响因素,其中包括对个体健康影响因素和宏观环境影响因素两类。个体健康影响因素包括遗传学、行为、信仰和精神等。宏观环境影响因素包括经济、教育、人口、价值理念以及文化、政治和行政管理、环境、基础设施和科技等。

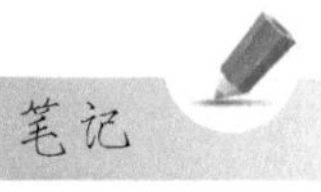

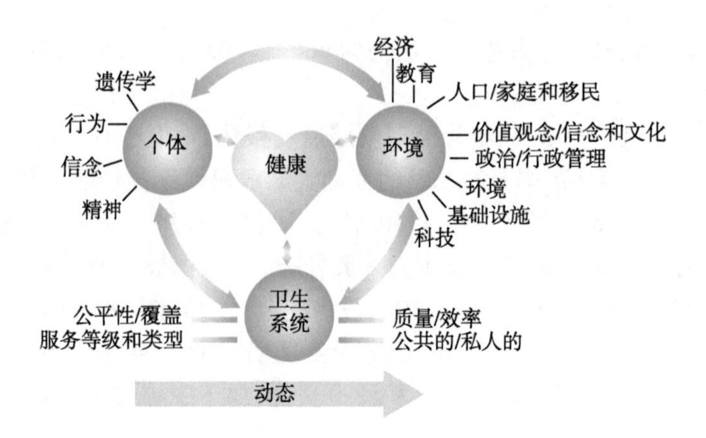

图 11-1　泰国健康影响因素

在国家层次上，泰国几乎已实现了千年发展目标中所有的健康指标，但地区间仍存在较大差异，一些地区贫穷发生率是首都曼谷的 4～8 倍。移民和流动人口的疾病负担更重，他们是公共卫生危险的高危人群。在公共卫生的其他方面，泰国仍面临双重负担的挑战，即传染性疾病、非传染性疾病和损伤，它们对健康的危害日益加重。

泰国城乡居民健康状况有较大的差异，农村地区人群患病率普遍高于城市。但导致死亡的一些主要疾病患病率在农村地区均有显著下降，如呼吸和消化系统疾病、心脑血管疾病和传染病等；一些危害健康的行为，如吸烟与酗酒等在城乡之间也存在差距。城市的吸烟与酗酒率明显低于农村。儿童死亡率城乡间有较大差异，并且尽管城乡的儿童死亡率均有明显下降，但农村下降幅度要低于城市。1966 年农村儿童死亡率比城市高 26%，到了 1996 年这一比率达到了 85%。

三、泰国卫生系统绩效

按照世界卫生组织（WHO）2000 年对全球卫生系统绩效（health systerm performance）评估结果，泰国卫生系统整体绩效在 191 个国家中排名 47 位；卫生系统目标实现程度也较好，位居 57 位（表 11-2）。在卫生系统绩效的几个衡量尺度中，泰国健康水平排名相对滞后，但健康状况的分布状况排位好于前者；说明其健康状况的公平性略好。反应性指数的水平和分布在 191 国家中处于前位。相比其他绩效指标，泰国卫生筹资公平性排名相对靠后（128～130 位次）。在实施了 30 泰铢计划后，减少了因健康消费所致的贫困，降低了灾难性卫生支出的发生率；尤其是在农村地区效果明显，卫生筹资公平性有所改善。

表 11-2　泰国卫生系统绩效

国家	健康		反应性指数		卫生筹资公平性	卫生系统目标实现的程度	绩效	
	水平	分布	水平	分布			健康水平	卫生系统整体绩效
泰国	99	74	33	50-52	128-130	57	102	47
中国	81	101	88～89	105～106	188	132	61	144

笔记

第二节　泰国卫生保健的伦理价值

一、泰国健康权与卫生保健伦理价值

（一）泰国健康的定义与健康权益

在泰国健康法中，健康被视为发展的最终目标，认为健康体现了尊严和所有人的基本人权。泰国健康法对健康进行了重新定义，“是四个方面：身体、精神、社会和精神的一种良好状态。”

泰国的宪法中不仅体现了维护健康权的伦理价值，还明确了政府在保护健康中的责任。1997年泰国皇家宪法第52条中提出：

（1）依照法律，人人有权获得具有公平标准的公共卫生服务权利，贫困人口有权免费享有政府公共医疗中心提供的诊疗服务。

（2）政府提供的公共卫生服务应该完整、有效，地方政府组织和私立机构都要尽可能地参与其中。

（3）依据法律，泰国政府有义务无偿保护公众健康，有效防治传染性疾病。

（二）泰国卫生保健伦理价值

基本健康权、全覆盖、同质量以及优先保护贫困者是健康泰国卫生系统发展和改革的价值观和导向。

“基本健康权”是泰国卫生政策和伦理价值的一个重要原则。在1997年颁布的宪法中阐述所有国民均具有公平获得标准的公共卫生服务的权利，包括贫困者，并且贫困人口不需要支付任何费用，可从公共卫生机构中获得医疗服务。泰国的健康权包含着二级医疗服务，而具体的建构主要取决于公共部门筹集的基金、人力和其他资源的水平。

“全覆盖”是泰国卫生系统发展和政策制定的一个重要伦理价值，其含义是指所有泰国居民无论其社会经济状况和信仰如何，都有权利根据他们的需求有平等的机会获得健康保障。

“同质量”是泰国卫生系统发展和政策制定另一伦理价值的体现，如为泰国居民提供的医疗卫生服务包和医疗保障的质量必须是相同的。

优先保护贫困者也是泰国卫生保健和医疗保障体系中的一个重要伦理原则。为了确保对贫困人群卫生保健的公平可及性，贫困者的医疗服务福利计划覆盖2500万人，占人口的41.4%。

在泰国文化中，佛学是一个重要的组成部分，超过九成的泰国人信奉佛教。

因此，泰国将佛教规定为国教。佛教是泰国道德礼教的“准则”，是维系社会和谐的原动力，也是构成其伦理道德的基础。佛教的平等慈悲、去恶从善的伦理准则，使泰国民众具有做善事、帮助别人解脱，自己提升也要帮助别人提升的文化理念和伦理道德；强化了泰国人民真诚地体恤他人并给予奉献的价值观，基于“公平、互助、奉献”的社会价值观和文化理念，以“愿意向有困难的人伸出援手”

笔记

而著称;他们乐于助人、不计个人得失,特别是当周围的人陷入困境时,这种包容互助的意愿和责任感得到了展现和升华。这种文化和伦理价值观也是泰国自1978年起医疗卫生志愿者自发形成和发展壮大、其蓬勃开展的人道主义活动持续发展的根源。

二、泰国卫生系统目标与策略

从泰国卫生系统目标和策略中,可以反映泰国卫生保健伦理价值和卫生系统发展的导向。泰国最为重要的总的公共卫生策略是卫生部制定的"健康泰国政策",泰国将其作为国家努力导向健康的公共健康的总目标。2004年健康泰国政策集中在五个健康领域:运动、饮食、情感、减少疾病和环境。

泰国卫生系统和医疗保障改革目标是"为人人健康和一切为了健康"。这一目标充分体现了在卫生政策和改革中泰国国民基本健康权益的重要地位,确保所有国民具有公平可及的公共卫生服务的权利,这是其卫生系统发展和目标所遵循的伦理价值。

泰国卫生系统具体目标和策略,包括享有基本卫生保健是泰国人民的基本权利;强调健康促进和预防保健;重视初级保健;筹资的可行性,按照绩效支付;成本控制系统;政策的可行性:"国家健康保险账户"以及分权和整合等。

泰国2007年颁布的国家健康法中体现了《渥太华宪章》的原则,其中不仅对健康的定义有专门条款加以说明,对健康和保障公平的所有决定因素提出了要求,包括食品保障、经济保障、社会保障、政治保障和卫生保健保障;明确了个体、社区、当地政府、中央政府促进和保护健康的权利和责任。

第三节　泰国卫生保健的政治环境

一、泰国卫生保健政治环境发展演变

在20世纪70年代,泰国民主主义运动进展缓慢,直至20世纪90年代民主选举制才逐渐得以巩固。随着民主制的建立,泰国社会在各个方面,包括卫生领域都发生了深刻的变革。1997年泰国宪法以条文的形式明确了一系列改革措施,其中标志性的改革包括:确保了公民直接参与政治制度设立的权利,通过限制政府和私人对电台、电视和电信的垄断,确保公众可发表自己的观点等。1997年立宪的最为重要的改革举措是公民开始享有政府提供的12年义务教育和卫生保健的权力。尽管当时这一卫生保健权还不够完善,并没有规定政府有义务提供,如私立部门的保健服务,但明确了确保所有泰国公民可以公平享有政府提供的一定水平的医疗保健,贫困人口可以免费地享用这些服务。

在20世纪末和21世纪初,泰国一群思想激进,有着共同理想和追求自由、主张变革的官员、政策研究者、非政府组织(NGO)和社会活动者酝酿了泰国近些年的社会运动和民主斗争。尽管在技术层面上大家的思想还不统一,但是已逐步形成了成熟的、坚决的主张,即努力为泰国的边缘群体寻求公平可及的医疗卫生

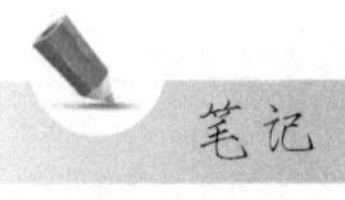

服务。实际上，医疗卫生可及性运动只是这一运动和变革中的一个具体体现，其变革的核心是要重新界定健康权，进而呼吁在国家层面的健康立法，为公民健康提供坚实的社会保障和法律保障。

在这些持续性变革主张和运动的压力下，以及20世纪90年代民主政府的建立，泰国的医疗卫生体制也相继发生了变化；实施了一系列社会、经济和制度的变革，川・立派（Chuan Leekpai）政府在其执政后期的2000年5月9日成立了国家卫生体制改革委员会。此阶段不仅进行了泰国组织变革，还出台了相关的政策，其中最具代表性的是政府和一些政党积极推行30泰铢计划政策。

2001年，由他信・西瓦纳（Thaksin Shinawatra）领导的泰爱泰党上台后成立了联合政府，实施了一系列惠民政策，其中包括每个泰国公民都可以享受的30泰铢的健康保健计划。2002年4月起开始实施"30泰铢计划"，目的是覆盖当时没有任何健康保险或者福利计划的人群，实现全民覆盖并取代健康卡计划。因此，从2002年4月正式实施该计划开始，泰国成为中低收入国家中为数不多的为全体居民提供基本卫生服务保障的国家之一。2006年2月26日，他信在国会的第一次政治演讲中指出："30泰铢的自费医疗计划，目的是要减少国家的卫生开支和家庭健康支出，同时提供可及的、公平的、有质量的医疗服务。"2001年大选泰爱泰党（Thai Rak Thai Party）竞选宣言即是"30泰铢治疗所有疾病"（30Baht treating all diseases）。这种政治力量的参与强有力地迅速解决了泰国的难题，有效地推动了覆盖所有国民的改革，提高了基本医疗卫生服务的可及性。

二、泰国卫生保健立法与宏观社会经济发展计划

（一）泰国卫生保健立法

泰国拥有卫生保健相关的宪法以及始终对行政管理的政策带来变化的政治发展等法律，重视卫生系统的法制建设，关注政治因素对卫生系统的影响。最具里程碑标志的是制定了国家健康法（National Health Law）。泰国政府将该法作为一个跳跃式改革的路径，设想将其作为一个引领卫生系统改革的条件、体系和结构的法律。

泰国强调公共健康相关的法律和规则必须与环境保护的法律和规则相一致。按照新的法律和规则，政府的政策必须考虑公共健康，并对公共健康政策产生有利影响，例如政府政策对权力下放和政府行政改革的公共健康政策具有重要的影响。

在1997年新的条例中，提出了条款"人民具有公平获得标准的公共卫生服务的权利，贫困者不需要支付任何费用也可以从公共卫生机构中获得医疗服务。"

（二）宏观经济与社会经济发展计划

伴随着泰国社会经济发展，对健康在发展中的作用的认知日益清晰。泰国第八个发展计划中引入了以人为中心发展的主题。在泰国第十一个经济社会发

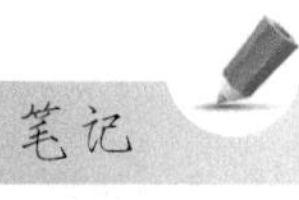

展计划(2012～2016年)中,提出了社会经济发展的愿景是建设“具有公平、公正和自治的幸福社会”。在这个计划中提出“促进构建一个公正和有质量的社会,以提供社会保护和保障,公平的可及性过程和资源”;并将非传染性疾病的发病率纳入社会发展的指标中。

泰国政府提出,公共健康政策的制定,除了要符合国家经济和社会发展计划外,还需要整合公共健康领域中许多特定的因素,这些特定的因素包括:

1. 宏观经济环境 宏观经济环境因素是制定公共健康策略必须考虑的因素。因为经济状况反映了社会发展和人民幸福安康要求,也体现了总的人群健康和卫生保健费用投资状况。

2. 立法和政治因素 公共健康相关的法律和条例必须符合相关的环境保护法律和条例。政府出台的一系列新政策必须考虑公共健康。这些有关卫生保健、政治安定和发展的宪法条例促使行政管理政策的变革。例如对公共健康政策带来重要影响的政府政策。

3. 社会文化因素 社会文化条件和导向也是公共健康策略的重要决定因素,特别是关于人群行为和态度方面的因素。

三、社会文化因素和减贫政策

社会文化状况和导向也是影响公共健康策略的决定因素之一。因此,泰国在制定社会经济发展规划和公共健康政策和计划时,提出除了要具有全球视野、考虑全国的状况外,也要考虑省和更低层次的需要以及当地的社会文化因素,尤其是要考虑不同人群的需要,如当地居民、移民、国外劳动者的需要等,以制定适宜的多元化的策略更好地满足他们的要求。

泰国卫生部制定相关政策的目的不仅是为了公共健康,同时也是解决贫困和缓解人们困境的策略,作为实现健康泰国和健康千年发展目标(the health millennium development goals,HMDGs)的一部分,使之确保所有泰国人民享有健康的生活。

泰国在解决贫困和缓解人们困境的策略方面,将健康保障和卫生保健作为重要的策略,该策略包括四个组成部分:①促进整体卫生保健的策略;②健康保障的策略;③创立卫生保健相关职业的策略;④作为消除贫困和帮助贫困者的可持续的公共健康体系的策略。

第四节 泰国卫生保健系统

一、卫生保健资源与组织机构

(一)卫生人力资源

泰国公共卫生人员包括医师、牙医、药师、护士、医技人员和其他人员等,包括50种头衔。泰国拥有医生18,987人,每万人口医生数2.8人。

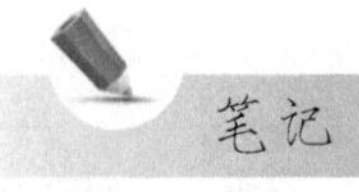

泰国卫生人员在城乡间分布有所不同。初级保健人员主要分布在农村,二、

三级保健人员主要分布在城市地区。公共卫生人员主要在农村地区,如公共社区健康管理人员、公共卫生技术人员和公共卫生管理人员等;医生、牙医和药师、职业护士、技术护士和口腔管理者则多在城市地区。大约95.8%的医生、86.8%的牙医、96%的药师等在城市地区,而97.5%的公共卫生管理人员和88.9%的社区卫生管理者在农村地区。如在曼谷,一名医生服务人口不到千人,而在泰国东部地区,一名医生的服务人口超过7千人。

泰国有许多机构培养公共卫生人员,包括公立和私立机构。2003年公共卫生人员的培训规模(毕业生):医生1,318人,牙医431人,药师807人,职业护士1,499人,3,284名初级护士。

(二)卫生机构与床位

泰国卫生机构由公共部门和私人两部分组成,以公共部门卫生机构为主的体系。在国家和省之间分有4个大区,并细分为12个区域,每个区域至少有一个地区总医院,床位在500~1000张之间;一般覆盖7~10个省。泰国医院共拥有床位134,453张(2002年),每万人口22张。

每个省设有省综合性医院,80%的(区)县有社区医院,床位在10~90张之间。在乡一级普遍设有社区卫生中心。在泰国,社区中心被认为是最经济的健康保健资源。此外,泰国绝大多数公共卫生机构分布在农村地区,由卫生部直接负责。在村一级设有村初级卫生保健站。

泰国的初级保健机构包括社区卫生办公室、公共卫生办公室、分医院、护士站/服务中心、初级保健单位;二级保健机构包括社区医院、其他的地区技术中心;三级保健机构主要是地区医院或总医院、属于其他政府机构的医院以及专科医院。泰国的三级保健机构集中了较多的人力资源,几乎79%的医生、46.8%的牙医从事三级保健;护士的大多数也在三级保健机构工作。

(三)卫生管理体制

作为首都的曼谷,其组织管理相对独立于国家卫生部,卫生机构的设置状况与其他省也有所不同,其医疗卫生保健服务主要由大型医院直接提供。

为了使公共健康管理权力下放,泰国公共健康部建立了52个省公共健康委员会,旨在承担发展卫生保健体系的责任以满足社区的需要。同时在政策和策略局下建立了公共健康分权支持团体和发展委员会。

二、卫生保健系统的筹资与补偿

(一)泰国卫生保健的筹资机制

泰国针对不同人群采取不同种类的医疗保障制度和卫生保健筹资方式。其卫生保健筹资模式采用税收和社会保险为主实现全民覆盖的混合模式。泰国医疗保障制度主要有公务员医疗福利计划、社会保障计划、医疗福利计划、自愿健康卡制度和30泰铢计划,以及学校健康保险方案。

(1)公务员医疗福利计划(civil servant medical benefit-scheme,CSMBS):1978年皇家法令颁布,由国家财政税收拨款,通过为政府职员及其家属提供综合服务包的方式,使其享受全额报销的免费医疗。

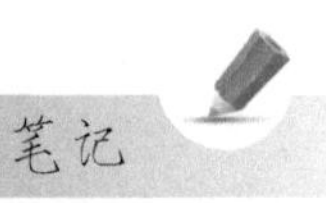

(2)社会保障计划(social security scheme,SSS):1991年开始实施,涵盖正式机构的雇员,由雇员、雇主和政府平均承担费用(雇员的家属不在保障范围内,但男雇员的配偶可以享受妇女权益),采取按人头付费方式,与医院签订医疗合同,按照综合服务包提供卫生保健服务。这一制度主要是为了解决脆弱人群医疗保障覆盖问题,也包括13岁以下的儿童和60岁以上的老年人。

(3)"30泰铢计划"(30 baht scheme):也称"全民覆盖计划"(the universal coverage scheme,UCS)(简称"30泰铢计划")。"30泰铢计划"是在2001年提出于2002年4月在全国实施,是一个覆盖除了国家公务员和企业职工以外其他所有人员的医疗保险计划,即覆盖原来的医疗福利计划和自愿健康卡中的人口,以及没有医疗保险的人群。在实行30泰铢计划之前,泰国卫生筹资方式还包括医疗福利计划和自愿健康卡计划。30泰铢计划实施则覆盖了这两个计划中的人口和没有任何医疗保险制度覆盖的人群。

2001年,泰国在启动新的保险政策之前,政府就已开始逐步扩展人口的医疗保险覆盖率。到1998年,健康保险计划已经覆盖了2750万人口,大约占人口的45.1%。到1998年,泰国80.3%的人口被健康保险制度所覆盖,但仍有19.7%的人口(大约1200万人)没有任何健康保险。2002年4月正式实施的30泰铢计划,将健康保险扩展到所有的泰国人口,由此实现了医疗保险的全民覆盖。

医疗福利计划(medical welfare scheme,MWS)是1975年建立的一项实验性健康计划,旨在保障低收入家庭,涵盖60岁以上的老年群体以及残疾人和12岁以下的儿童。

自愿健康卡计划(voluntary health card scheme,VHCS)是1983年建立的一种社区预付制筹资计划。泰国约有5900万人口,其中37.5%生活在农村,贫富差距悬殊。泰国卫生部创立了健康卡模式,建立健康卡计划的主要目的是为了改善农村低收入人群的基本医疗服务的可及性和健康状况,尤其是妇女和儿童健康状况的改善。参加健康卡计划每年缴纳一定数额的投保费用,可以享受一年的免费医疗服务。1994年,政府对这一计划开始实行等额补助。在实行了30泰铢计划后则取消了健康卡计划。

尽管在过去的几年中泰国一致致力于扩大健康保险的可及率,但是直到2001年仍有28.97%的人口没有医疗保障。泰国在2001年开始实行全民医疗保险改革之前已经运营了一些单独的计划,如面向穷人的医疗福利计划、公务员医疗福利计划、面向正式行业的社会保险计划以及私人保险等。

泰国各种健康保险制度是卫生保健筹资的基本形式,卫生筹资机制主要是通过各种健康保险制度。卫生筹资采取国家预算投入和社区筹资相结合的基本方式,国家卫生预算占整个卫生筹资额的36%左右,其余来自社会及个人筹资。社会福利性资金来源于国家财政部,"强制性社会保险"资金来源于雇主、职员和政府,三方各支付工薪的1%(表11-3)。图11-2反映了泰国卫生筹资机制和相应的管理部门。

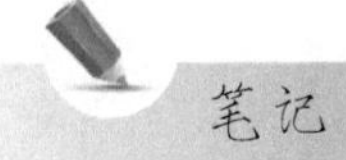
笔记

表 11-3 1996 年前后泰国主要健康保险制度及筹资途径

保险种类	覆盖人群	覆盖人口（百万）	筹资途径	支付方式	费用/年/人
公务员医疗保险	公务员	6.6	税收	项目付费	1778
社会健康保险	企业职工	4.8	国家、雇主	按人头付费	1428
工伤保险	工人	4.8	雇员工资 0.2%-2%	项目付费	182
健康卡制度	中等收入农民	6	卫生部及购卡者	按人头付费	534
低收入健康卡制度	穷人、老年人及儿童	27	卫生部	总额预算	280
私人医疗保险	参保者	1.2	个人	项目付费	不详

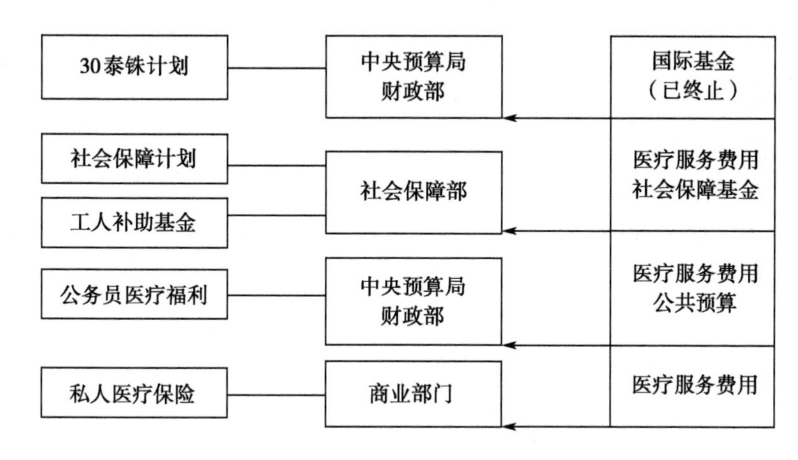

图 11-2 泰国卫生筹资机制与管理部门

泰国对不同的健康保险种类采取了不同的筹资方式。在表 11-4 的 6 种健康保险制度中，只有公务员采用税收的筹资方式；社会健康保险通过国家财政和雇主两个渠道筹资；针对中等收入农民的健康卡制度则通过卫生部和农民个人进行筹资，低收入人群的健康卡则是由卫生部负责筹资。而后实行的 30 泰铢计划主要采取税收筹资的方式，这一筹资机制和资金的分配体现了公平筹资的理念，政府补助主要针对贫困人口。

（二）泰国卫生系统筹资方式与水平

1. “30 泰铢计划”筹资机制与水平　30 泰铢计划主要由中央财政筹资，筹资标准为 1202 泰铢（2002 年），相当于人民币 250 元左右。参与“30 泰铢计划”的公民到定点医疗机构看病，无论是门诊还是住院，每次只需交纳 30 泰铢（相当于人民币 6 元），即可获得规定的基本医疗卫生保健服务：预防保健服务和健康促进服务、门诊和住院服务、不多于 2 次的分娩、正常住院食宿和拔牙等常见口腔疾病的治疗等。对月收入低于 2800 泰铢的公民，则可免交就医费用。

笔记

2. 健康卡制度 健康卡制度(health card system,HCS)是泰国一种重要的社区筹资方式,确保贫困人口或接近贫困人口能够获得基本卫生保健服务。泰国健康卡制度是一种自愿健康保险制度,采取国家、个人共同筹资方式。购卡者主要是在贫困线以上,但收入不太高的居民,尤其是农民。以家庭为单位自愿购卡,少于5人的家庭每年支付500泰铢(40泰铢约合1美元),卫生部支付500泰铢,多于5人的家庭则需另外购卡。参保家庭支付500泰铢购买医疗卡,家庭成员中4人可以获得所需的医疗和健康照护。健康卡基金对地方和综合医院补贴50%,对社区医院补贴80%,对健康站补贴100%。

(三) 基本卫生服务包

泰国综合服务包(comprehensive benefit package)包括门诊医疗服务、住院医疗服务、急诊、预防保健和健康促进、口腔保健和高额成本治疗(具体内容见知识链接2)。综合服务包采取名义上的共付,在服务时共付0.7美元。由于筹资机制和筹资水平的不同,目前泰国不同医疗保障制度的基本卫生服务包的内涵有所不同。

知识链接

泰国综合服务包:

1. 医疗保健和短期康复

● 标准医疗保健(门诊和住院),(按照国家临床指导原则和国家基本药物目录)

● 分娩

● 普通病房床位费和餐费

● 基本口腔保健,包括转诊

2. 高额成本治疗

● 肾透析(血透和腹透在60天内)

● 放疗和化疗

● 心脏手术

● 脑手术

● 冠状动脉搭桥

3. 预防

4. 健康促进

泰国免费向病人提供处方药、流动护理、住院治疗、疾病预防和健康促进服务,以及癌症放射治疗和化学疗法、意外事故和急诊情况下的外科手术和重症护理服务。但泰国医疗卫生服务包并未覆盖所有项目,例如直至最近泰国才将晚期肾病患者换肾治疗纳入该方案中(章前案例)。

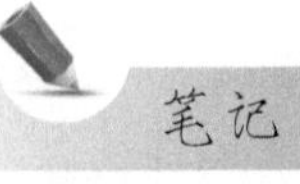

笔记

(四) 卫生总费用

泰国卫生总费用在近20年中呈现增长趋势。泰国国家卫生总费用1980年为25,315百万泰铢,1988年为283,576百万泰铢,增长了11倍。人均卫生费用由1980年545泰铢增长到1988年4,663泰铢,增长了9倍,快于GDP的增长。

2005年,泰国卫生总费用占GDP的比例为3.5%,2008年卫生总费用占GDP的比例为4%,公共费用占卫生总费用的42%。根据2000年世界卫生报告数据,1998年泰国人均卫生费用为126美金。2005年泰国人均卫生费用为323美金,个人卫生支出为36.1%(表11-4)。

表11-4　泰国卫生总费用支出

	2005年	2006年
THE占GDP百分比(%)	3.5	3.5
政府卫生支出占THE百分比(%)	64.1	64.5
个人卫生支出占THE百分比(%)	36.1	—
人均广义政府卫生支出(PPP)	207	223
人均卫生费用(PPP)	323	346

泰国卫生总费用持续增长,但其间增长幅度有所不同,但总体上卫生总费用和政府卫生投入均未受经济变动的影响。1993~1996年间,伴随着卫生机构的扩张,公共卫生费用有所增加。在第八个国家计划(1997~2001年)中,投资预算下降,更多的资金投入到人力资源发展中。

三、泰国卫生保健的提供

(一)泰国卫生保健提供系统

泰国的卫生保健服务分为三个层次:初级卫生保健、二级医疗服务、三级医疗服务。泰国卫生服务主要由公立机构提供,70%的医院为公立医院。其服务包括初级卫生服务中心提供的初级卫生保健、社区医院提供的以全科医学为主的综合性二级医服务,以及由省级及以上综合性医院提供的三级医疗服务。

初级卫生保健主要通过社区卫生中心实施,社区卫生中心属于最基层的卫生服务单位,每个卫生中心的服务人口在3000~5000之间,中心的工作人员一般为3~5个,通常没有医生,只有助产士、专业或技术护士以及志愿工作者,负责提供基本治疗、预防保健工作。社区护士在初级卫生保健中起着举足轻重的作用,居民有了健康问题最先接触的是社区护士,他们根据病人的具体情况进行处理或转诊给社区医院。除社区卫生中心外,从事初级卫生保健工作的还有私人开业医生以及大都市的卫生中心(是公立医院和私立医院在各级水平上的门诊部和私人诊所)。村一级主要是志愿者提供初级卫生保健服务和承担部分卫生动员工作。

二级医疗服务主要由社区医院提供。社区医院位于区(县)一级,每个社区医院的服务人口在5万~10万之间,床位在10~120张不等。社区医院根据床位数雇用80~170左右的各类卫生人员,医生数量相对较少,一般只有数名,主要是全科医生。社区医院提供综合性的卫生服务,包括住院服务,并负责对社区卫生中心提供技术支持,社区卫生中心解决不了的门诊病例转诊到省级综合医

笔记

院。此外，有些私立医院也参与提供二级医疗服务。

三级医疗服务主要由省级及以上大型综合医院提供。省级综合医院病床一般在200～500之间，地区医院床位一般在500张以上。主要包括卫生部的直属综合性医院和专科医院、大学附属医院、省级综合医院以及大型的私立医院。省综合医院负责区域内的住院医疗服务，同时也承担本地区居民的初级卫生保健、公共卫生和预防保健服务。

（二）初级卫生保健

20世纪70年代，泰国政府就注重在卫生系统发展中发挥初级卫生保健功能与作用。尤其是在阿拉木图会议以后，泰国采取了人人享有卫生保健（health for all，HFA）和初级卫生保健（primary health care，PHC）目标作为卫生保健系统的关键策略，一直持续倡导和实施与此相关的政策和策略。并颁布了一些新的法律法规，例如有关烟草消耗、残疾人的医疗服务、环境和当地管理等，这些政策的实施对泰国卫生系统目标和策略的形成均具有重要的影响。

初级卫生保健不仅是泰国实现全民覆盖医疗保险和减少贫困的关键因素，促进卫生服务可及性的有效措施，作为泰国减贫和消除这些额外经济负担的策略一直得到重视。在后初级卫生保健时期，泰国政府仍始终不渝地推行这一策略。

泰国最低标准的初级卫生保健要求至少注册10,000人，具体提供的服务包括：①每周至少56小时的医疗服务，包括基本调查和药物；②每周至少40小时的口腔服务；③提供健康促进和预防保健；④每月提供1～8天特殊儿童保健；⑤每周提供家庭访视，家庭健康评价和家庭保健10～15小时。泰国强调将初级卫生保健单位作为就医的首诊机构。规定受益人只能到就近选择1个卫生所登记注册；就近选择1所社区医院作为自己的二级医疗单位。

泰国开展初级卫生保健主要力量是村卫生志愿者（village health volunteer，VHV）。一般一个志愿者为10～15个家庭服务，一个村约有8～15个志愿者。志愿者完全是自愿的，政府几乎不给予报酬，每个月仅提供180泰株象征性的补贴。志愿者在开展工作前先要接受为期15天的培训，通过志愿者对村民宣传和指导，给村民一种自我保健的意识，使村民了解一些基本的健康和求医知识；知道他们一旦遇到健康问题的正确选择，包括孕妇应该去医院分娩，儿童应该接受计划免疫的接种，定期接受妇幼保健服务等。

（三）泰国农村卫生保健服务的提供

根据2000年人口普查显示，2000年泰国有4100万居民生活在农村地区，占全国总人口的69%。在过去的数年里，泰国农村经济和社会面貌发生了很大变化，但是与城市相比，还存在较为明显的差距。泰国政府十分重视农村医疗卫生服务体系和农村医疗保障制度建设，近50%的卫生经费投向农村，这对保障农民健康和促进经济发展发挥了重要的作用。

1. 农村卫生服务系统　泰国农村社区卫生服务体系结构层次分明，各级卫生机构的功能明确。由省至村各级卫生机构，虽然职能不同，但都承担初级卫生保健的职能。省级医疗卫生机构在初级卫生保健的主要职责是为基层卫生机构提供技术支持，如接受转诊病人、基层卫生人员的培训等。社区医院（即县医院）

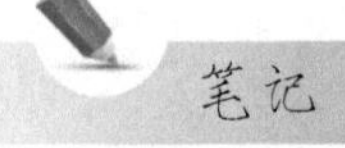

规模相当于我国农村的乡级卫生院，它实际上是一个疾病防治的综合性卫生机构。现代社区卫生服务的运作模式及管理方法主要体现在社区医院。

农村社区卫生服务中心是一种乡级卫生机构，其经费和人力配置主要由国家财政投入，包括人员工资、房屋建设和设备配置费用等。农村社区卫生服务中心的主要职能是预防保健。由于其只配备接受过2～3年培训的卫生人员，因此只能诊治一些常见的小病。

村卫生站是在比较偏僻的农村才设立的基层农村卫生机构，通常其服务人口为500～1000人。村卫生站一般只配备1名社区卫生工作者，由国家支付其工资。社区卫生工作者的主要服务内容包括健康促进、疾病预防以及疾病的简单处置等。同时，在村一级还培养了大批志愿工作者，一般每10户1人。志愿者的主要职责是在社区卫生中心领导下进行健康教育、预防保健以及推行健康卡制度。

2. 农村社区卫生服务　社区医院是泰国农村社区卫生服务的主要机构，但其由县政府直接主管而不是由县卫生局主管，这一管理体制体现了政府部门对社区卫生工作的重视。健康卡制度是社区卫生工作的“龙头”，它不仅作为农民基本卫生服务的制度保障，在全覆盖中发挥了重要作用；还促进社区卫生资源的充分利用和服务能力的提高。泰国将健康卡制度和社区卫生服务相结合，形成稳定的社区卫生筹资渠道。如持有健康卡的家庭，可以持卡和身份证到社区卫生中心和区级医院免费诊治，医治不了的患者可以按规定转诊到上级医院治疗。健康卡基金的30%拨付给区医院和社区卫生中心，作为提供服务的补偿。

3. 农村卫生人力资源　泰国大部分医疗机构位于农村地区，农村卫生人员工资及卫生设施建设资金主要来自国家和地方政府，这是泰国农村卫生机构稳定和发展的根本保证。泰国还建立了遍布全国各地培训学员的地方诊所和医院培训网络。为了鼓励学员参与学习，在接受教育培训期间政府对参与者提供高额补贴。这一政策的实施，使来自农村学员的比例大幅度增加，同时也确保了农村卫生人力的不断补充和更新。泰国政府还从薪金制度上构建了一系列的激励机制，鼓励医生到农村地区工作。如果医生选择到偏远地区和农村地区行医，在原有的工资基础上将获得政府提供的1万泰铢的额外补助。

泰国农村社区卫生服务系统的一个突出特征是拥有大量的公共卫生志愿者。泰国鼓励每一个基层社区都设有公共卫生志愿者，为社区民众提供一些基础护理和健康咨询服务。在泰国农村卫生队伍中，社区卫生志愿者是一个不可或缺的补充部分，他们在农村卫生保健服务提供中发挥了重要的作用。医疗卫生志愿者所提供的服务不仅填补医院人力资源短缺的补充力量，分担了医务工作者医疗技术之外的工作，降低了医护人员的压力，使专业卫生人员更顺利地开展工作。同时，他们作为连接的桥梁，使社区卫生服务机构和专业人员与社区及居民建立起了广泛的联系，有利于改善医患关系，预防和减少医疗纠纷。因此，泰国卫生部将支持并发展医疗卫生志愿者写入泰国国家卫生规划，不断增加招收大批公共卫生志愿者。在过去的十几年中，志愿者项目不断壮大，据统计，截至2011年3月，医疗卫生志愿者部门登记在册的医疗卫生

笔记

志愿者达100万人。

知识链接

泰国两所医院的医疗卫生志愿者

位于曼谷的西北角P医院和B医院隶属N省，以蓬勃开展的医疗卫生志愿者活动著称。这两所医院的志愿者活动展示了泰国传统的人道主义精神根植于泰国人民的生活中。这些医疗卫生志愿者在践行泰国文化和价值观的同时，帮助医院为患者提供有益的辅助性医疗服务，缓解了泰国农村医院卫生人力资源短缺问题。

P医院是一所综合性医院，由于服务人口众多，在医疗人力资源短缺的情况下开始发展和使用医疗卫生志愿者。该院的医疗卫生志愿者通常承担并不需要极强的医疗卫生专业背景和经验的辅助性工作。如他们在患者就诊时帮助科室间的指引、就诊高峰时的人员疏导、与患者聊天缓解紧张情绪、改善医患关系；帮助患者做一些走路练习、指导如何合理饮食等康复训练，承担一些清洁卫生等日常事务等。志愿者们用他们力所能及的力量为专业医务工作者减轻负担，以便使其能更加集中精力为患者处理更专业和重要的诊疗问题，帮助医院提升医疗服务质量和效率。

为缓解人力短缺的难题，B医院也接纳了一些富有爱心的泰国民众作为志愿者，帮助医院改善医疗服务，特别是护理和健康教育方面的工作。在儿科病房，几乎每个病床配有一名志愿者，他们帮助打扫卫生，陪伴患病儿童聊天、讲故事；还通过演奏泰国传统乐器或者表演戏剧小品等节目来为大厅里众多候诊患者提供一些休闲娱乐，缓解就医患者的紧张压力和病痛。

知识链接中的P医院和B医院是Nonthaburi省为患者提供医疗服务的两所重要医疗机构，也是泰国大力发展人道主义医疗卫生志愿者以提高医疗服务质量、为患者康复带来益处的两个典型范例。

（四）公立与私立卫生服务系统

泰国鼓励发展私立卫生机构，但公立和私立资源拥有量相差较大。从公立机构和私立机构人力资源比率来看，根据2002年泰国政策与策略局卫生资源报告，公立机构医生占78.9%，私立20.4%，二者比率大约4∶1。牙医和护士的比例相差更为悬殊，公立与私立比率为9∶1；职业护士（professional nurse）中之有11.4%在私立机构工作，技术护士（technical nurse）则绝大部分在公立机构工作，私立机构不到2%。

泰国卫生人力配置的数量和比例城乡相差较大。大约95%的医生和药师、86.8%的牙医、90%以上的职业护士和技术护士在城市工作，只有少部分医生和护士在农村工作，每名医生服务的农村人口数量明显多于城市地区。不同地区间的卫生人力配置也有较大的差异。

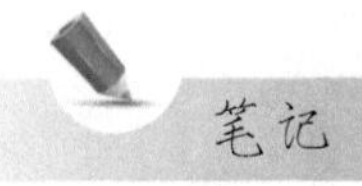

四、泰国卫生保健的监管

（一）泰国卫生服务管理体制

泰国公共部门的卫生服务组织和管理由卫生部全权负责。管理体系分为中央和地方两个层次。在中央一级，卫生部负责制定法律、分配财政补贴、规划全国的卫生发展战略以及对地方卫生服务的宏观调控、监督和技术指导。卫生部还负责对政府药品组织和卫生系统研究机构进行监督。此外，还有一些相对独立的政府部门，如大学的教学医院和国防部直属医院也从事与卫生服务相关的活动或提供卫生服务，由这些部门对其下属的卫生机构进行监督、评价和指导。

在地方一级主要以省为单位进行管理。每个省政府下设省卫生局，负责管理地区医院和省综合性医院、社区医院并对区（县）卫生局予以监督和技术支持。省卫生局的负责人在业务上受卫生部以及地区卫生署的监督和技术指导，在行政上受省政府的管辖，省卫生发展计划以及医院的发展都必须通过省政府向卫生部递交提案，省卫生厅不能擅自跳过省政府直接向卫生部递交。省综合性医院所有的经费来自卫生部的拨款。区（县）卫生局主要协调社区卫生服务中心向当地提供卫生服务。区卫生局名义上对中央负责，但实际活动受省卫生局的管理。

（二）泰国卫生服务管理部门与机制

泰国公共健康部作为负责公共健康的政府部门，负责统筹和协调行政管理，其管理与主要的中央政策相一致，同时要与国家经济和社会发展计划（2002—2006年）相协调。

根据《国家健康保险法》，泰国由三个主要机构负责法律的执行：即国家健康保障委员会、卫生服务标准和质量控制委员会、国家健康保障办公室。

国家健康保障委员会负责设定服务内容、服务标准、基金和对非错误性医疗责任赔偿的管理标准，并鼓励当地政府和非政府组织参与全民健康保险计划系统的管理。

卫生服务标准和质量控制委员会主要负责控制、监督和支持卫生保健机构的质量和标准，提出治疗疾病的费用标准、管理程序、对非错误性医疗责任赔偿等。国家健康保障办公室作为系统管理者，确保全民保健计划的目标实现。

除了秘书机构的职责外，还负责收集与分析实施数据、受益人注册情况、卫生保健提供者的注册情况、基金管理、索赔程序和补偿、监督服务质量和加快管理程序等。在省一级，成立地方“卫生委员会”，作为购买者与卫生服务提供者签订合同，为公民购买医疗卫生服务。没有成立“卫生委员会”的地方则由省卫生局承担该项职能。

第五节　泰国卫生系统发展与改革

一、泰国卫生系统发展演变

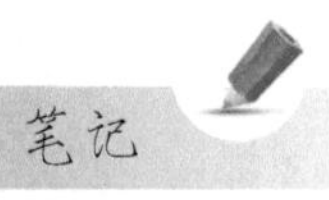

泰国医疗卫生体制的演变经历了三个阶段：

第一阶段(1888～1976年):从传统到现代的体制改革阶段。这段时期最为引人注目之处是改善了医疗卫生基础设施在地理上的覆盖。

第二阶段(1977～2000年):改革初级卫生保健和筹资,改善特定群体的卫生可及性。在这段时期泰国的医疗卫生体制有两大变化:一是在1978年的阿拉木图会议后,初级卫生保健的概念被普遍接受和实施,制定了相应的政策。二是针对健康保险尚未覆盖所有人群的问题,改革卫生筹资以改善特定人群的卫生可及性。

第三阶段(2001至今):强化基本医疗卫生的全民覆盖和初级卫生保健。为了扩大医疗保障的覆盖面,制定了人人享有医疗保健的“30泰铢计划”。

二、泰国卫生系统面临的挑战

1. 医疗卫生资源分布的不平衡　医疗卫生资源配置和分布的不均衡和不平等一直是困扰泰国卫生系统的突出问题。在泰国,地区之间卫生资源和医疗机构的分布有较大的差异,大多数的医务人员和医疗机构都集中在首都和一些大城市中心地区。在实施UCS的初期,泰国曾试图利用按人头付费的支付机制按人头支付的方式迫使公立卫生机构卫生人员重新分配,但并没有获得预期效果。因此,如何采取更为有效的激励机制和政策,改变医疗卫生资源分配的不公平,进而改善地区间服务提供的质量仍是泰国卫生系统面临的一个突出问题。

2. 健康状况和卫生服务负担的不公平　尽管泰国已在2002年实现了全民覆盖,以及推行了一系列的相关政策,试图通过减少自付医疗费用以改善卫生筹资的公平性;但不同收入组和不同地区健康状况和卫生费用负担差异突出,贫困人群因自付医疗费用的经济负担较重。因此泰国仍面临着如何通过进一步发展和完善全民覆盖的制度设计,实行更为广泛的筹资保护政策,降低灾难性卫生支出的发生率。

3. 适应社会经济发展的需要,构建与之相适应的卫生系统和制定适宜的卫生政策　泰国第十一个经济社会发展计划(2012～2016年)中提出要促进构建一个公正和有质量的社会,以提供社会保护和保障。如何促使卫生政策的制定和卫生系统的发展与这一社会经济发展目标相适应,是泰国目前面临的一个重要挑战。对于进一步发展卫生系统和完善卫生政策,除了要与国家经济和社会发展计划相吻合外,还要与考虑许多影响公共卫生领域的因素,包括宏观经济环境、立法和政治环境以及社会文化因素。

4. 初级卫生保健的关注和重新导向　注重初级卫生保健发展一直是泰国卫生系统的一个特色。在实施UCS后,更注重基层医疗卫生服务设施的投入和初级卫生保健的利用。以初级医疗保健为基础医疗卫生服务的提供不仅有利于改善低收入人群医疗保健的可及性,也有利于提高整个卫生体系的效率。但是在目前如何重新定位其在卫生系统中的地位和政策导向是泰国卫生系统发展的一个新的挑战。为了进一步提高服务效率和控制成本,初级卫生保健仍是泰国卫生系统发展和建设的重点领域,尤其是需要在总结以往发展路径的基础上,进一步加强初级卫生保健的管理。

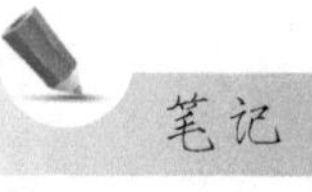

三、泰国卫生系统改革

在服务理念和服务内容上高度重视初级卫生保健是泰国卫生系统的一个特色。为了广泛有效地实施初级卫生保健,在全国范围内普及初级卫生保健和农村卫生服务,泰国制定了相关的政策并实施了一系列的措施,包括推进健康卡制度和30泰铢计划等卫生筹资改革,确保包含初级卫生保健服务的基本卫生服务包的普及;在人力资源培养和使用方面也建立了一系列的激励机制,鼓励和引导基层卫生人员承担初级卫生保健服务,要求医学院的新毕业生必须服务于这些领域等。

2001年,政府决定启动新的保险政策,通过30泰铢筹资计划将健康保险扩展到所有的泰国人口。启动30泰铢计划的目的是实现医疗保险的全民覆盖,减少家庭健康支出和提供公平可及的医疗服务。此外,卫生部试图通过这一变革整合卫生改革,不仅要通过建立社会保障安全网,降低在经济危机中家庭费用的负担;还要通过这一改革,强调健康促进,预防和初级卫生保健,促使更有效的推进卫生总费用的长期成本控制策略。

2003年泰国卫生部确定的卫生改革的目标为:强调更多的"健康促进和预防";改善服务的质量;改善筹资分配和支付机制;改善所需要领域的人员分配;改善对减少矛盾的管理质量和改善人员的满意度。

泰国2001年建立了健康促进基金会(Thai Health),将其作为健康促进筹资机制,筹资2%的烟酒税,大约一年5000万~6000万美元。作为泰国健康促进最主要的组织机构,基金会的资助规划包括饮酒、烟草、意外事故、运动健康促进,如学校、工作场所、社区的健康促进,以及一些针对特定人群的健康促进,如青少年、老年人等。

21世纪初,伴随着国家健康法起草的过程,引发了泰国一系列卫生系统的改革。作为一种新的视角重新设计卫生系统的标志,健康法的颁布动员所有的利益集团相互合作,促进了卫生系统的改革与发展。

本章小结

享有"亚洲四小虎"之一美称的泰国是一个中等收入国家。21世纪以来泰国的人群健康不断改善,已实现了千年发展目标中的健康指标。泰国卫生系统整体绩效在191个国家中排名47位,卫生系统目标实现程度也较好。但泰国城乡间和地区间居民健康状况有较大的差异。

在泰国健康法中,健康被视为发展的最终目标。健康法不仅体现了维护健康权的伦理价值,还明确了政府在保护健康中的责任。基本健康权、全覆盖、同质量以及优先保护贫困者是健康泰国卫生系统发展和改革的价值观和导向。卫生系统发展和目标所遵循的伦理价值是确保所有国民具有公平可及的公共卫生服务的权利。

20世纪90年代民主政府的建立和实施一系列社会、经济和制度的变革,

对泰国的医疗卫生体制产生了影响，其中最具代表性的是推行"30泰铢计划"政策和制定了国家健康法。公共健康政策的制定，要符合国家经济和社会发展计划，还需要整合公共健康领域中宏观经济、立法和政治以及社会文化等因素。

泰国针对不同人群采取不同种类的医疗保障制度和卫生保健筹资方式，其卫生保健筹资模式采用税收为主、社会保险为主实现全民覆盖的混合模式。著名的"30泰铢计划"不仅实现了医疗保险的全民覆盖，而且减少了由于健康消费所致的贫困。

在医疗卫生服务的提供方面，初级卫生保健作为泰国实现全民覆盖医疗保险和减贫的关键因素得到重视，无论是在世界卫生组织倡导时期和后初级卫生保健时期，泰国政府始终不渝地推行这一策略。

泰国卫生系统面临的挑战包括如何改变医疗卫生资源分布的不平衡、健康状况和卫生服务负担的不公平、适应社会经济发展的需要，构建与之相适应的卫生系统和制定适宜的卫生政策，以及初级卫生保健重新导向。

21世纪初，伴随着国家健康法起草的过程，引发了泰国一系列卫生系统的改革，动员所有的利益集团相互合作，促进了卫生系统的改革与发展。为了实现"人人健康和一切为了健康"目标，强调健康促进和预防是泰国卫生改革的目标和政策导向。

关键术语

国家健康法（National Health Law）

30泰铢计划（30 baht scheme）

全民覆盖计划（the universal coverage scheme）

村卫生志愿者（village health volunteer）

综合服务包（comprehensive benefit package）

医疗福利计划（medical welfare scheme）

社会保障计划（social security scheme）

自愿健康卡计划（voluntary health card scheme）

健康卡制度（health card system）

健康千年发展目标（the health millennium development goals）

讨论题

1. 泰国卫生系统特征及其对中国卫生系统发展与改革的启示。

思考题

1. 请总结泰国卫生系统的特征和伦理价值。
2. 你认为泰国建立30泰铢计划的目的和作用是什么？
3. 请思考泰国卫生系统特征及其对中国卫生系统发展与改革的启示。

（任 苒）

笔记

第十二章

巴西卫生保健

学习目标

通过本章的学习,你应该能够:

掌握:巴西卫生保健体系主要特征和成就。

熟悉:巴西卫生保健体系面临的主要挑战和应对策略。

了解:巴西卫生保健体系的历史沿革。

章前案例

体验巴西的全民免费医疗

张先生初到巴西常住,在一次打篮球时,不幸膝盖与别人相撞,当时就疼得站不起来了。朋友立即把他送到巴西武装部队总医院(巴西军队的总医院,相当于我国的解放军总医院;常驻巴西的外交使团一般都在此看病)。

由于是看急诊,入院后没有挂号,仅在接诊处填了张卡片就被直接推到了骨科诊治。医生立即给他做了X线透视,检查后发现是膝关节韧带损伤,不必手术,打上石膏就可以回家静养了。整个看病过程约2小时,这期间既没人收押金,看完病也没人让他交费。

张先生早听说巴西实行的是全民免费医疗制度,人人看病不要钱,当时的感觉真是很幸福。不过,一年后,他还是收到了医院的交费单据,上面说只有本国人才能享受免费医疗,外国人不能享受此种待遇。医疗费总共92雷亚尔(当时约合240元人民币),与他在巴西的收入水平相比,算是比较低的。

第一节　巴西居民健康状况

一、巴西人口与经济状况

巴西联邦共和国(The Federative Republic of Brazil)位于南美洲东南部,国土面积约占南美洲总面积的46%,为世界第五,仅次于俄罗斯、加拿大、中国和美国。亚马孙河全长6751公里,在巴西流域面积达390万平方公里,亚马孙平原约占全国面积的1/3,巴西海岸线全长7400多公里,领海宽12海里,领海外专属经

笔记

济区 188 海里。

巴西是拉美第一经济大国,工业体系较为完整,钢铁、汽车、造船、石油、化工、电力、制鞋等行业在世界享有盛誉。农牧业发达,是世界蔗糖、咖啡、柑橘、玉米、鸡肉、牛肉、烟草、大豆的主要生产国,甘蔗和柑橘的产量居世界之首,同时是世界第一大咖啡生产国和出口国,有“咖啡王国”之称。2009 年巴西外汇储备达到 2390 亿美元,2010 年 GDP 总量达到约 2 万亿美元,为世界第七大经济体,人均 GDP 接近 1 万美元。巴西的社会发展水平属于中上等,2004 年人类发展指数为 0.775,在 177 个国家和地区中排名 72 位。

巴西现有人口 19495 万,其中城市人口占全国人口的 87%、农村占 13%。60 岁以上人口占全国人口的 10%。目前约有 30 万土著居民,占总人口的 0.2%。全国共有 206 个土著民部落、554 个土著民聚居区,大部分集中在北部。阿玛佐那斯州和罗雷玛州是巴西少数民族人口最集中的两个州(分别占了当地总人口的 3.2% 和 10.4%)。

二、巴西居民健康状况

巴西居民的健康状况接近中等发达国家水平。2004 年,人口自然增长率为 1.3%,期望寿命为 71.6 岁,其中男性为 67.8 岁,女性为 75.5 岁。2010 年,人均期望寿命为男性 70 岁,女性 77 岁,成人识字率为 87%,婴儿死亡率为 17‰,五岁以下儿童死亡率 16‰,孕产妇死亡率 56/10 万,15 岁至 60 岁男/女死亡率为 205‰和 102‰,结核病患病率为 47/10 万。

2000~2004 年,巴西各类疾病每 10 万人的死亡率为:传染病 72.3 人、肿瘤 109.8 人、心血管病 233.1 人、损伤和中毒 82.5 人。

由于经济、社会、自然环境的差异、政府发展战略和政策等诸多历史和现实的原因,目前巴西面临着贫困人口递增、国民收入分配不均和两极分化越来越严重等多种严峻的社会问题,加之在卫生基础设施方面存在巨大的城乡差异,导致了传染病的流行,严重影响了巴西经济的可持续发展和社会稳定,对巴西的卫生保健制度本身也提出了更为艰巨的挑战。

第二节 巴西卫生保健的伦理价值和政治环境

一、卫生保健系统的目标和策略

1986 年在巴西新宪法中,明确了“全民覆盖、公平、连续性、一体化”的医疗卫生系统改革理念,确立“分权化”、“以州、市政府为主体”的改革原则,创建了国家统一卫生体系(The Unified Health System, UHS or Sistema Unico de Saúde, SUS,文献常见其葡萄牙语缩写 SUS,本书中也使用该缩写)。

巴西政府确立了五项卫生改革的指导方针:①重视改革,抓住机遇,通过改革让服务变得更公正;②在公共政策中建立社会融入机制;③采纳合理配置资金的机制,减少费用支出;④围绕健康促进的理念,重新定位卫生体系与卫生服务;

笔记

⑤加强服务模式的改革，努力实现卫生服务的公平化、一体化和有效性。

同时政府确立了建设卫生服务系统的四条基本原则：

全覆盖(universal)：在统一卫生服务系统下，健康被定义为一种公民权，而不仅仅是主流经济体中的雇员所享受的特权。无论性别、种族、收入、职业或者其他社会和个人特征，在这个系统里，大家都有权享受同样的待遇和服务。

一体化(integration)：这里的一体化强调服务对象的整体性，要求服务体系要视服务对象为整体的人，满足其所需要的各种服务，在此基础上，更要求卫生与其他公共政策领域必须在整体上协调，甚至通过跨部门行动，将健康促进、疾病预防、治疗和康复等各类服务有机地结合成一体。

公平性(equity)：公平是减少不平等现象，体现社会公正，但公平并不等同于平等化。尽管每个人都拥有享受服务的权利，但由于个体差异和诸多影响因素的存在，个人层面所表现出来的卫生需要并不相同，应该根据人们的需要配置服务资源。

社会控制与社会参与(social control and participation)：对于公共事业管理，公民同时享有权利和承担义务。为了确保大众的健康与福利，卫生服务提供者和使用者都有义务积极探讨健康问题及其管理过程，以保证结果的客观有效性。

在这些原则指导下，新宪法调整了公共服务方针，将改革主要聚焦于主流经济活动之外的弱势人群身上。宪法规定，健康是每个人的权利，政府与公共事业单位有责任创造必要的条件，让人们公平地享受健康，这里的"健康"由一系列因素所决定，包括社会层面的经济、文化、自然环境、基础设施和基本卫生服务的提供和可及等因素以及个人层面的消费、营养、住房、生活方式等。国家和政府在卫生领域的责任就是保障公民健康，具体定义为每一个公民提供免费的医疗服务。

在宪法规定的框架之下，巴西政府对于"保障初级卫生保健的关键策略"的选择决定了SUS的成就，这个选择具体体现在：

1. 公共医疗卫生事业的资金来源以政府财政为主　自1988年新宪法颁布实施后，巴西开始建立了SUS服务系统，所建立的医疗机构网络包括公立医院和诊所，同时还包括公私合作型(由公共部门出资、私人部门运营)的私立医院，所有经费来源主要依靠中央政府的一般性资金与专项资金转移，州政府也出资一部分，具体运营管理由当地政府负责，用于SUS的经费支出占巴西整个公共医疗费的一半左右。

除了服务提供体系的建设，政府还将全部人口纳入公共医疗卫生服务的保障范围，大多数人(特别是贫困人口和农村人口)所需要的医疗卫生服务几乎完全依靠政府出资兴办的公共医疗服务体系来提供。

2. 公共医疗卫生支出及其管理更多地依赖于高层级政府　关于卫生服务提供的职责分工，巴西各级政府之间建立了一个清晰明确的框架：中央政府主要负责公共医疗服务的大部分出资与制定全国性卫生政策，州政府承担卫生经费的剩余部分并负责本地区卫生服务的规划、管理与监管，市政府主要负责卫生医疗服务的具体提供，而各级卫生理事会(Health Councils)作为独立监管组织负责监

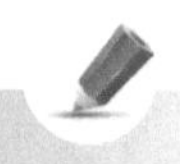

督政府卫生支出的使用与分配。不难看出，巴西公共医疗卫生支出及管理更多地依赖于高层级政府。

3. 通过改革财政转移支付，增强地区间卫生经费分配的公平性　在改革前相当长一段时期里，巴西中央政府在对地方划拨卫生经费时，主要考虑各地区现有设施与服务规模，这一点与中国的卫生经费分配方式有些相似，而这种分配方式，往往造成转移支付更多地流向现有卫生设施与服务规模较大、水准较高的富裕地区，而本身资源匮乏的欠发达地区的卫生经费分配比例较低，从而在客观上造成富裕地区与贫困地区在资源占有量上的差距越来越大。

从20世纪90年代末开始，巴西政府开始改革中央对地方的卫生经费转移方式，将相当大一部分卫生经费按照各地初级医疗与预防性医疗的实际需求来分配，从而对现有不平等的服务供给结构进行一定的调节，明显改善了地区间卫生资源配置的公平性。

4. 严格执行分区分级的治疗原则和双向转诊流程，引导资源合理分配　巴西卫生部的目标是让卫生站解决80%的常见病，二级医院解决15%的专科疾病，三级医院解决其余5%的疑难重症。

“分区分级”是SUS的治疗原则。在巴西，病人就医有一套严格的就诊流程规定，并且根据病情实行双向转诊。

患者首诊必须到社区卫生服务机构看病并需要预约。由社区卫生服务机构根据病情程度确定去留，对需要转院治疗的患者，社区卫生服务机构直接与转诊办公室联系，并由后者联系并安排适当的医院就诊；如果接收的大医院认为该病人不符合重症的要求，能够在小医院或社区卫生服务机构治疗，大医院可以把病人退回到小医院或社区。

为了减少大医院的压力，把病人留在社区，许多大医院的医生都到小医院和社区兼职管理病人，以减少病人在医院的住院时间。

每个城市均设专门的转诊办公室，负责收集并分析全市每所医院每天病床等资源使用信息，并据此指挥调度全市每所医疗机构、每个病人的就医流程。

实行“分区”原则的好处是便于医疗机构及时了解当地居民的健康状况，及时防治传染病和流行病，控制病源，开展健康教育。“分级”的好处是可以合理配置人力和医疗设备，节约开支，避免患者不管病大病小都到大医院就诊。

严格的就医流程和转诊制度使巴西的卫生资源得到了充分合理的利用。

二、卫生保健的伦理价值

卫生政策的核心价值标准应定位于卫生公正和健康共享，公正是卫生政策的基本理念依据。缺少了公正理念，卫生政策便成了无本之木、无源之水。但从另一个层面看，公正毕竟只是社会安排的一种基本价值取向和基本规则，仍然需要一定的载体在现实卫生服务当中将其体现出来。

巴西卫生保健的伦理价值突出体现在通过立法，明确保障所有公民的卫生公正和健康共享。巴西宪法中明确规定：①人人享有卫生服务，每一位巴西公民，不论种族、地区、宗教信仰和社会经济状况，都有权得到政府举办的各级医疗

笔记

机构的免费治疗；②在“统一医疗系统”面前，人人平等，按需要进行治疗，同时要满足不同地区、不同人群的特殊医疗服务需要（妇女、土著人、老年人），因地制宜、因人而治；③强调医疗卫生服务的全面性和系统性，防治结合，医疗、预防和健康教育三位一体；④确立“分级管理”、“权力下放”和“社会参与”的组织原则，联邦、州、市三级政府职责清晰、责任明确，区域内居民参与本地区“统一医疗系统”管理委员会的管理。

宪法为卫生政策的伦理价值实现提供了载体和制度的保障，更为具体的制度设计则充分体现为初级卫生保健体系和卫生资源分配体系的安排。

讨论“人人健康”的伦理问题包括公平、正义、平等和人权，这正是巴西提供初级卫生保健服务时首先考虑的。为了扭转卫生服务不公平、弱势人群卫生服务可及性差的局面，巴西政府将“人人享有初级卫生保健”作为改革的重点，在全国推广公立性质、免费可及的家庭健康服务。

尽管巴西政府不补贴医疗保险，继续着公立（服务普通民众）与私立（服务商业保险覆盖的小康富裕阶层）并存的二元医院服务体系，但是，由于加强了预防性质的初级卫生保健服务，加之政府对医院服务的补贴，居民医疗费用负担不公平的现状有所缓解。近年来，巴西医疗保险消费支出的增幅快于政府卫生预算支出，说明弱势人群依然是公立医疗卫生服务的重点对象。

从这些政策实践的效果来看，当今巴西卫生保健在资源有限的前提下，正是在健康公平、卫生公正、福利共享、服务机会均等等价值基础上，创造出令人瞩目的卫生体制改革成就。

三、卫生保健的政治环境与政策

20 世纪前，巴西的卫生政策仅关注解决饮水和污水处理，以及控制传染病方面，在 20 世纪初至 30 年代以后，巴西进入以预防为主的发展阶段，开始重视公民，尤其是贫困人口的公共卫生。

20 世纪 60 年代，巴西发生军事政变后的 10 年内，一直保持着几乎全世界最高的经济增长率，创造了令世人瞩目的“巴西经济奇迹”。然而好景不长，由于实行军政府所推崇的民粹主义和福利赶超政策，巴西经历了漫长的经济停滞甚至衰退。这期间，军政府以经济发展为核心目标，对民生问题的关注度大为降低。卫生服务体系的发展十分凌乱，卫生部主要负责提供公立卫生服务，政府建立公立医院服务农民和穷人，各个行业开始分别建立自己的行业医院和诊所等医疗服务机构。一方面政府对主流经济体中的雇员实施了强制性的医疗保险，另一方面却把大量的城乡普通与贫困居民排除在保障体系外，医疗保险体系相对半独立，大量支出用于支付私立医疗机构为参保者提供的医疗服务，导致这一阶段私立医疗机构发展迅速，尽管按照宪法规定，公立医疗机构向每个巴西公民免费提供医疗卫生服务，但由于政府的卫生经费投入严重不足，贫困人口和农村地区基本没有医疗卫生设施，医疗服务的公平性和可及性非常差，这期间整个医疗服务体系的效率低下，整体国民的健康水平也很差。又由于社会福利制度向富者倾斜，使得富者愈富而贫者愈贫，贫富差距进一步拉大，这就是典型的二元制医

笔记

疗服务体系，其不公平性显而易见。所以，巴西的卫生改革从一开始，就被当做是一场争取公民基本权利的社会改革运动。

知识拓展

推动改革的动力机制

在体制改革问题上，毋庸置疑，政府与市场是推动体制转型的两大主力。其中，政府是制度变迁的决定性力量，在发展中国家的体制转轨过程中，通常由政府主导进行制度变迁，而且政府往往是最核心的变革因素。在改革过程中，由政府主导采用各种方式进行制度变革，而旧有体制和既得利益集团又往往成为变革的障碍，在此情况下，另一种推动体制转型的力量就显得尤为重要，那就是市场。市场及其利益集团和市民社会在制度的变迁过程中起到非同一般的作用。那么，分析一个国家医疗卫生体制转型与制度变迁的过程，也就需要重点了解和厘清政府、市民社会与利益集团三个力量之间的复杂关系，才能对一个国家的医疗卫生体制的转型作出全面的了解和判断。

始于1985年春天的"新结构主义改革"，既反对新自由主义过分排斥国家干预，也反对结构主义过分依赖国家干预，主张"一种战略性的、选择性的新型国家干预模式，是市场机制下起补充作用的新型干预"，也就是适当增加国家干预，规范发展市场经济的模式。同时新结构主义谨慎处理国家干预的程度，广泛重视和采用经济手段而不是通过政府的政策调控来影响国民经济，推动国家的对外开放进程。

与经济改革相对应，1986年，巴西政府为改变医疗卫生领域的不公平状况，明确把保障所有公民的健康权作为各级政府的责任，提出建立SUS，并写入了新宪法，还在1988年修订宪法，明确了SUS的一系列目标、原则和实施策略，从而开启了巴西卫生保健的新时代。

SUS的实施使得巴西的卫生制度改革取得了很大进展，公共服务体系以初级卫生保健为主，筹资制度以一般税收为基础，而非世界银行所建议的建立以社会医疗保险为基础的筹资体系，这也是区别于多数拉美国家的最大特点。

第三节　巴西卫生保健的筹资

一、卫生总费用

在过去十几年里，巴西卫生总费用占GDP的比重一直呈上升趋势，2004年为7%，其中公共筹资占GDP的比重为3.4%，私人筹资占GDP的比重为3.6%。2009年，卫生总费用占GDP的比重增加到9%，其中政府支出占总费用的45.7%。2010年，低收入国家卫生总费用占GDP的平均比重为6.2%，高收入国家该比重平均为8.1%。金砖国家中巴西和印度该比重分别为9%和8.9%，中

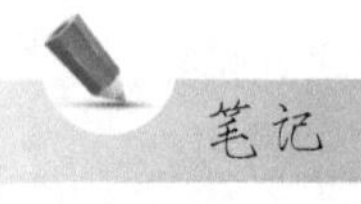

国目前卫生总费用占GDP的比重仅为5.1%。

同期,巴西卫生总费用中政府支出占总费用支出的比例从40.3%上升到2010年的47%,私人支出的比例从59.7%下降为53%。

二、卫生保健系统的筹资

医改前,巴西联邦政府实施"全国社会保险医疗救助制度",凡有固定收入者只要交纳一定比例的医疗保险费,就可以享有免费医疗。事实是,由于大部分人没有固定收入,全国有约一半的人口享受不到免费医疗。

巴西医疗保障制度的筹资形式为公共筹资,即由联邦、州和地区三级政府共同筹集卫生财政资金,共同向巴西公民提供基本的医疗保健服务,其中特别强调了市政府在医疗卫生管理方面的职能。巴西三级政府均设卫生基金,资金主要来源于一般税收,包括企业所得税、营业税、消费税、社会保险税(包括特设的财务交易税和利润税)等。国家《预算指导法》规定:联邦、各州和各市政府财政预算中,卫生经费分别不少于15%、12%和15%。

联邦政府很少直接插手医疗服务,除了制定国家卫生政策、主持重大卫生项目之外,大量卫生经费直接下拨给市政府。市政府在接受联邦政府卫生拨款的基础上,按规定还必须将不低于15%的市财政支出用于卫生事业。州政府从联邦政府得到的卫生经费十分有限,但是也很少下拨卫生经费给市政府。州政府的卫生基金主要来源于自己的收入,按规定必须将不低于12%的州财政支出用于卫生事业,主要用于州属卫生机构的管理和州卫生规划,以及卫生服务的评价、监督与协调等。同时,州政府可能掌管部分联邦卫生基金,扶助市政府的卫生工作。尽管由于各州经济发展水平并不均衡,有17个州没能够支付规定的比例。但这些措施仍然有力地保证了政府支出占卫生总费用的比例得以迅速提升。

医疗保险方面,巴西于1967年成立了社会医疗保险管理机构(ENAPES),负责管理就业人员的医疗保险。1988年以后,该项职能从社会保障部门分离出来,纳入了SUS。私人医疗保险作为SUS的补充,通过私人医疗保险公司向参保人提供各类医疗保险项目,以满足多元化的社会需要。私人医疗保险实行市场化运作,按照疾病风险收取保费、重点覆盖SUS没有的项目,成为免费医疗项目以外的有益补充。巴西有2000多家私人医疗保险公司,参保人数超过3700万人,年保费收入约190亿美元。目前,巴西私人医疗保险的覆盖率为19.7%,其中经济比较发达地区的覆盖率达到31%,落后地区只有7%。尽管私人医疗保险的覆盖率不低,但在服务提供方面,由于民营医院的服务能力有限,46%的私人医疗保险参保人仍然选择到公立医院就诊。2005年巴西卫生总费用为1550亿里尔,其中公共部门经费占46.5%,私人医疗保险占24.5%,自费支出占29%,自费药费占12.9%。

三、卫生经费的分配

巴西通过立法规定政府必须承担国民卫生财政支出的全部责任,其中联邦政府的卫生支出最大,占全部政府卫生支出的65%以上,市的支出高于州的支

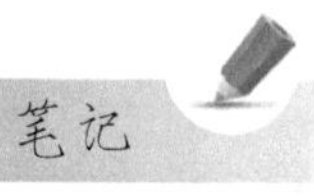

出，个人的开支主要集中在支付私立机构服务方面。

联邦政府通过三种方式向州和市拨付资金：一种是按照一定标准，定期通过国家健康基金向州和市健康基金拨款；第二种是直接付款给卫生服务的提供者，包括公立机构和定有特殊合同的私立机构；第三种是就某些特殊项目与联邦、州、市属机构或 NGO 订立特别合同，按合同支付款项。

联邦政府向市政府下拨的款项，依各市政府的能力而定。更重要的是，联邦政府制定了统一的计算方法，均按服务量和标准价格计算，包括购买私立卫生服务的价位，也由联邦政府制定。联邦政府在下拨初级保健经费时，将其分割成两个组成部分：一是固定经费，按人头数计算，用于健康教育、计划免疫、营养保健、基本医疗咨询、基本牙科服务、护士或社区卫生员家访、基本急救、小手术，以及家庭医生提供的产前保健、计划生育和家庭接生等服务；二是变动经费，主要覆盖社区卫生和家庭健康服务，鼓励各市根据本地居民的健康需要设计综合性的服务内容，可以用于药品治疗、营养治疗、流行病学调查、环境控制措施等。固定经费的增幅长期低于变动经费的增幅。近年来，变动经费的总额已经远远超出了固定经费的总额。

第四节 巴西卫生保健的提供与监管

一、巴西卫生资源

（一）卫生人力资源

根据世界卫生组织发布的数据显示，2008 年，巴西拥有医师 341,849 人，口腔医师 227,141 人，药师 104,098 人，实验技术人员 89,677 人，环境和公共卫生人员 167,080 人，护理人员 1,243,804 人，卫生管理和辅助人员 839,376 人，以及其他卫生人员 214,858 人。每千人口拥有医师 1.76 人，护士 6.42 人。

（二）卫生机构与床位

巴西医院 73% 为公立，27% 为民营，其中民营医院的 22.7% 是教会等公益性组织举办的慈善性质的医院，其他占到全国医院总数 37.7% 的是营利性医院，另外还有一小部分约 200 所是工会、基金会等举办的医院。

截至到 2005 年，巴西有 5864 所公立医院（或大学附属医院），44 万张病床，每万人口拥有病床 24 张，每年出院病人约 1200 万人；63662 所社区卫生服务机构。

二、卫生保健服务的提供

巴西医疗卫生服务网络由两大子系统构成：一是 SUS 体系内政府举办的医疗机构；二是私立医院、诊所等补充医疗系统。

（一）SUS 卫生服务网络构成

政府举办的医疗卫生机构分为三级：社区卫生服务机构、小医院、大型医院，以及承担公共卫生工作的实验室、制药厂、血库、医疗科研机构等组成，分别由卫

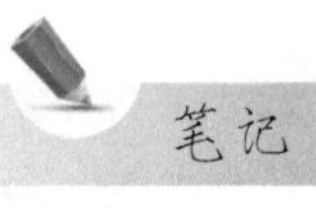
笔记

生部、州卫生厅和市卫生局领导。2005 年 1 ~ 10 月,SUS 接待门急诊病人 20 亿人次;各种检疫检查 114 万次;为 1630 万名 5 岁以下儿童开展了计划免疫;1310 万名 60 岁以上的老年人打各类预防针;政府为公立医疗机构就诊病人免费提供了 32 亿美元的药品,包括对艾滋病病人治疗的药品。

尽管有一系列政策的安排作为保障,"资源有限"仍然是巴西人民及时获取卫生服务的最大障碍。

1. 社区卫生服务机构——SUS 的基础　居民看病必须首先到所在社区卫生服务站就诊,社区卫生服务站医生看不了的病,才能转到设备和医疗水平较好的上一级医院。社区卫生服务站的主要职责和功能包括:一是门、急诊和首诊服务,承担常见病、多发病治疗任务,对老年人慢性疾病进行随访治疗和分发药品。二是转诊服务和临床观察,对于病情较为严重的病人,及时报告给市转诊办公室,由转诊办公室安排上级医院就诊,对临时转不走的病人,留在社区卫生服务站进行临床观察治疗。三是公共卫生和预防保健服务。巴西十分重视疾病预防和妇幼保健,社区卫生服务站配备专职人员,按照规定对 0 ~ 10 岁儿童、11 ~ 19 岁青少年、20 岁以上的成年人和 60 岁以上的老年人进行接种和打预防针;预防和控制传染病,对一些重大传染病(如艾滋病、结核病等)进行随访治疗等。四是孕产妇和儿童保健服务。孕产妇登记、产前检查、分娩和新生儿护理、产后访视等。五是开展健康教育、疾病康复等。巴西的社区卫生服务机构一般覆盖几万人口,每天接诊上百人,承担了大量的医疗服务。患者第一次到卫生站看病需要办理医疗卡,每次看病需要预约。在卫生站和医院挂号、看病、拿药、做各种化验、检查和手术完全免费,住院患者还免费享受一日三餐。

案例12-1

巴西老百姓不一样的"看病难"

路易斯·弗朗西斯奇尼是巴西南马托格罗索州唐加拉·达·特拉市的一位电工师傅。在执行公共电路维护时,他不幸被 3 万 4 千伏的高压电线击中的,造成双臂严重烧伤。由于他所在的城市没有专门治疗烧伤的医院,家人只好把他送到临州戈亚斯州的首府戈伊亚尼亚的一家公立医院就诊。入院当天,医生就建议他必须立刻接受手术治疗。然而苦等了 10 天之后,该医院的烧伤科依然没有对弗朗西斯奇尼进行手术,原因是没有床位。目前弗朗西斯奇尼面临失去双臂的危险,家人更是心急如焚。他们也没办法把弗拉西斯奇尼送往私立医院接受及时的治疗,因为他们无力支付 8 万雷亚尔(约合 32 万元人民币)的手术费用。

对于巴西普通民众,这样的故事并不陌生。公立医院的开销都是免费的,但由于看病的人太多,医疗条件和质量,以及医护人员的数量都不能满足需要,很多病人往往在漫长的等待中贻误了病情。

笔记

私立医院的医疗条件较好，但是花费不菲。看一次医生需要300雷亚尔（约合1200元人民币）。这个价格比国内特需专家的门诊费还要高很多。做一次胃镜检查需要600雷亚尔（约合2400元人民币）。另外，由于私立医院多数是专科门诊，而非综合性医院，不同的检查项目要去不同的私立医院才能完成，所以看病的过程非常复杂，如同在北京的海淀区找大夫治疗胃病，然后拿他开出的单据，去朝阳区做胃镜检查，去丰台区验血……最后又拿着所有的化验结果回到海淀区找这个大夫确诊。然而，还可能在经历了如此颇费周折的诊断过程以及将近7000元人民币的看病费用之后，依然无法得到明确的诊断结果。

2. 公立医院——SUS的支柱　巴西公立医院的主要职责和功能：一是接受社区或下级医院需要住院和手术治疗的转诊病人，进行急诊急救服务（包括脏器移植、肿瘤、心脏病、出生缺陷等大手术）。二是承担国家医学科研任务。公立大医院拥有CT、核磁共振等大型医疗设备、ICU、CCU、中心实验室等设施，国家许多医学研究和临床实验放在大型公立医院进行。三是承担教学与进修任务。巴西政府规定每个医学生在医学院毕业后，先到公立医院实习，做住院医生。巴西的公立医院由政府全额投入，联邦政府负责房屋等基础设施和购买设备的支出；而当地市政府负责日常运营经费，其中30%用于医护人员的工资，其余约三分之二用于日常运营和药品支出。由于实行全额预算制，医院没有增加医疗收入的逐利趋势。医院的全职医生每周工作40小时，专科医生每周工作20小时〔其余时间则在私立的诊所或医院工作〕，因此专科医生的收入比公立医院的全职医生高得多，这也导致巴西初级卫生保健机构全科医生严重短缺。

3. 家庭健康服务——SUS的重要组成部分　在全国建立家庭卫生工作队（family health team，FHT）。家庭卫生工作队的医务人员根据服务人口配备，一般有2~3名全科医生，护士和助产士若干名，65%的团队还配有牙医、助理牙医和牙科保健员。另外还有高中毕业，经过短期培训的社会工作者，他们主要进行家庭健康状况调查，每个小组要服务600~1000个家庭，其主要工作包括计划免疫、孕产妇保健、健康教育等，80%的经费来源于联邦政府，15%来源于市政府，小部分经费来源于州政府，不到5%，这一项目先在较贫困的地区，特别是SUS还没有正式覆盖的地区开始实施，使得巴西国民在疾病的预防、治疗、健康促进方面的可及性达到几乎完全覆盖的效果。此外，巴西政府还启动了“Programa Agentes Comunitários de Saúde”计划，该计划主要是在广大基层社区推广母婴护理等社区医疗服务。该计划由国家卫生部负责出资，由市一级政府负责具体管理与实施，目前已覆盖9400万人口。在这两项计划已实施的地区，主要卫生绩效指标（如婴儿死亡率、糖尿病、肺结核等主要疾病发病率等）都有比较明显的改善。

笔记

家庭卫生工作队的成员之间必须保持经常的交流与合作，必须通过社区代理人与社区密切联系，了解社区的社会特征与社会机制，并上门提供服务。在工作时,首先根据流行病学标准,将辖区内的人群健康问题根据其复杂程度分出级别,明确界定服务人群及其对应的服务内容。然后在分级管理的基础上,加强以区域为基础的服务衔接。

显然,社区代理人在家庭健康服务中扮演着非常关键的角色。在一些尚未组建家庭卫生工作队的地区,社区代理人负责社区与传统的初级保健提供者之间的联络。社区代理人通常由护士或者社区督导员担任。一旦建立了家庭卫生工作队,他们就会成为该团队的一员。截至 2009 年 4 月,巴西全国有 227170 名社区代理人,他们遍布巴西城乡各个角落(一个家庭卫生工作队配备 4 ~ 12 名社区代理人)。

家庭健康服务是一项全新的举措,旨在彻底改造市一级的卫生体系结构,取代传统的初级保健服务模式。家庭健康服务不仅直接向居民提供免费的初级保健服务,而且纠正高层次卫生服务的不合理利用。卫生部非常重视家庭健康服务人员的专业素质,将其视为落实国家卫生政策的重要环节。不同于传统的医疗服务,家庭健康服务除了要求专业人员增强业务的独立性、提高技能外,还要求专业人员管理好复杂的日程与服务场所的更迭,与用户更有效地开展互动、勇于创新,并时刻关注服务的质量与伦理学后果。

到 2008 年,家庭健康服务覆盖了全国总人口的一半以上。而相比同期的中国,城市社区卫生服务仅占总诊疗人次的 8.6%。由于服务便捷、可及性高,巴西居民非常乐意使用社区和初级保健机构的医疗服务,使得医疗资源的有效利用率也不断提高,与 1981 年相比,巴西 2005 年的总住院人数下降了 14%,平均住院率下降了 56%,门诊诊疗人次增长了 2 倍以上。巴西的家庭健康服务已经积极改善了国民的健康指标。

(二)私立医院——SUS 的有力补充

虽然人人都可以到公立医院免费看病、拿药,但是由于公立医院的资源有限,看病要排长队,因此经济条件好的人都自掏腰包买私人医疗保险,到私立医院看病。巴西有 2000 多家经营医疗保险的公司,3700 万人接受私人医疗保险服务。市场上有各种不同内容、价格的医疗保险,消费者可以自由选择。由于历史的原因,巴西私立医疗服务势力强大。尽管家庭健康服务模式正在巴西得到全面推广,公立机构逐渐成为了初级保健的主体,但医院服务依然以私立为主,私立医院占医院总数的 63%。由政府购买的住院服务中,58% 的床位来自于签约的私立医院。个别市甚至基本被私立医疗机构垄断。鉴于此,联邦政府虽然将公立卫生服务经费全额下拨给市政府,但是用于购买私立医疗服务的经费,却仅仅下拨给经济相对比较发达、行政能力比较强的市政府,至于未掌管私立服务购买经费的市,联邦卫生基金直接付款购买私立服务。当然,还有一些市虽然没有掌管私立服务购买经费,但是对私立机构却拥有一定的签约控制权。1993 ~ 1996 年,在已经开展权力下放改革的 3127 个市中,仅有 4.6% 的市被赋予了全面掌管公立服务经费和私立服务购买经费的权力,75% 以上的市政府仅仅掌管公立服务经费,私立服务则直接由联邦卫生基金购买。按规定,市政府在公立服务可得的情况下,不得与私立机构签约购买服务。私立服务只能作为公立服务的

笔记

补充，购买额不得超过基金的10%。

（三）其他可及的服务提供

1. 独特的急救体系　政府将消防队与急救队结合起来，组建应急车队，形成了处理紧急刑事、交通和急诊的应急小组。联邦政府负责救护车等设备投资，救护车50%的运行经费也由联邦政府承担，其余50%的运行费用主要由市政府和州政府承担。

2. 低价药品　为减轻患者的药费负担，2004年，巴西政府决定开办出售低价药品的大众药店，卫生部与市政府和慈善机构合作，在全国各大城市建立了100家大众药店，以成本价供应96种治疗巴西常见病、多发病和慢性病的基本药品，可治疗80%的常见病，药品价格比市场价低40%～85%。患者购买这些药品需要出示医院或卫生站的处方，以避免这些低价药品流入不法商贩手中，并防止患者因为盲目服药对身体造成危害。同时为减轻患者的药费负担，巴西政府还推广使用许多国产的仿制药，其价格比正牌药品平均低40%左右。

3. 采取有效措施提高土著民居住区的医疗卫生条件　从20世纪80年代开始，巴西开始采取一系列措施加强对边远少数民族地区的医疗卫生投入。这些措施主要包括由国家卫生部直接负责全国少数民族地区的卫生防疫、传染病控制及公共卫生设施建设；在某些土著民人口密度大的地区成立专门的卫生区，统筹管理对当地土著人口的医疗服务；1996年实施的土著居民环卫设施工程（包括新建、改建了481个简易供水系统），帮助39,000名土著人口改善了居住地的环境卫生条件；培养面向少数民族的特殊医疗服务人员，目前共有2306名医疗人员接受了这样的培训，其中有1322名来自土著民社区。

三、卫生保健系统的监管

根据新宪法的规定，巴西制订了两个联邦法令，从组织形式上和管理方式上制定SUS的标准和规范，同时把医疗机构的管理权力下放，控制SUS财务支出，规范和控制民营医疗机构医疗费用。SUS由卫生部、州卫生厅和市卫生局统一领导，共同承担公共医疗卫生事业的责任，由公民代表参与组成的医疗卫生委员会，有权参与到政府医疗卫生政策的制定，监督SUS的执行。

1. 民主参与制度为监管提供了制度保障　公众参与卫生政策和卫生体制改革的机制在巴西已经制度化、正规化，主要的组织形式包括卫生代表大会和卫生理事会。

巴西有三级政府——联邦、州（26）个和市（5562）个。三级政府均设卫生理事会和卫生代表大会。

卫生代表大会广泛吸收各利益集团的代表，开展卫生状况评估，制定政策开发指南。卫生理事会则是由政府、卫生服务提供者和消费者代表组成的常设政策审查监督机构（主要审批由卫生行政主管部门上报的政策举措）。在国家级的卫生理事会中，有来自州卫生大臣联席会和市卫生局长联席会的代表，消费者代表大约占席位的50%。全国卫生代表大会每四年举办一届，参会者在4000～5000人，由各州、市卫生代表大会选举产生。各级卫生代表大会的代表合计人数

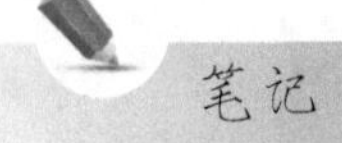
笔记

高达10万人以上,充分体现了政策的全民参与。

对于卫生服务系统内部的管理,如工作协调和人员管理等,也同样采取民主参与制度。此外,联邦政府和州政府还分别设立了旨在协调政府间关系的跨政府委员会。

2. 权力下放是针对服务监管的重要策略　在卫生服务的职责划分方面,巴西各级政府之间形成了较为明确的分工:中央政府主要负责公共医疗服务的大部分出资与全国性卫生政策的制定,州政府承担卫生经费的剩余部分并负责本地区卫生服务的规划、管理与监管,市政府主要负责卫生医疗服务的具体提供,通过分权,将权力与责任在三级政府之间重新分配。卫生权的下放,旨在改进服务质量,确保公民对服务的控制与监督。巴西政府认为,公众离决策层越近,决策就越可能正确。决策权应该由实施政策的人掌握,尽可能接近问题的发生地。在SUS中,卫生事务的管理、行政和财务等决策权被下放到了市政府。各级卫生理事会(Health Councils)作为独立监管组织负责监督政府卫生支出的使用与分配。

巴西的医疗管理体系是垂直管理方式,有社区—市镇—州三级。联邦政府对公立医疗机构采取绩效考核的形式,财政补贴完全根据医疗任务的完成数量和技术等级程度来决定。对家庭健康小组除了执行内部管理规范外,当地社区代表组成的监督委员会、投诉委员会也同时实施外部监管。

权力下放是一个缓慢的过程,受到多方面因素的制约,其中主要包括市政府的行政执行能力以及卫生资源的性质与配置等。鉴于各州经济发展和资源配置上的巨大差异,巴西的权力下放过程并未采取步调一致的模式。

3. 及时可靠的信息是实现有效监管的依据　为加强SUS的管理,巴西卫生部1999年开始引进信息技术,建立市、地区、州和联邦四级计算机网络。患者原来的纸质医疗卡换成名为“全国医疗卡”的磁卡。通过这套系统,卫生主管部门可以准确了解各地和各医院接诊的病人数量,药品的使用和需求,每位医生的业务水平和工作量,以便更合理地分配资金、采购药品和培训医务人员。该系统还便于对各地的资金使用进行审计,及时打击贪污舞弊行为。而且这套信息系统还可以监控流行病,实现流行病通报自动化,便于确定流行病的发源地,及时采取控制措施。

第五节　巴西卫生保健的挑战与改革

尽管自1986年以来的改革在建立SUS和加强初级卫生保健等方面有了突出的成就,有效地提高了巴西卫生保健的公平性,但由于卫生资源的约束、不平等的二元制体系的继续存在和SUS自身的缺陷,巴西卫生保健体系的整体绩效仍不尽如人意,根据2000年WHO的评估结果,巴西按照购买力平价测算的人均卫生总费用排名第54名(中国139位),卫生系统的总体绩效排名第125位(中国144位),健康结果排名第112位(中国82位),反应性排名第130位(中国88位),卫生服务筹资公平性则为全球倒数第三。

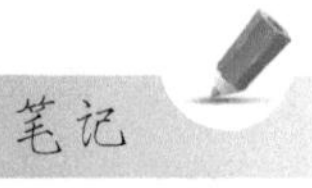

一、巴西卫生保健系统所面临的主要挑战

1. 严峻的社会问题和卫生问题是卫生保健系统未来面临的最大挑战　除了前文中提到两极分化和贫富差距加剧，目前在巴西，吸食可卡因是一个迅速增长的问题，这一问题在2014年世界杯及2016年奥运会召开前几年，就使巴西直接成为国际毒品贸易中心。由吸毒所带来的一系列包括艾滋病在内的卫生问题，对巴西卫生保健系统提出了巨大的挑战。

2. 全民医疗保障制度面临的资金压力很大　历史上的“巴西奇迹”时代，全民医疗保障制度运行良好，到了80年代中期，巴西经济陷入严重衰退，国内生产总值下降，全民医疗制度面临严重的挑战，资金不足，医务人员工作懈怠等问题表现突出。虽然经济状况自90年代开始有了一定的好转，但全民医疗保障问题没有从根本上得到解决，资金的压力仍然很大。政府很难将全民免费医疗有效地维持下去，但对宪法所做出的规定政府不能随意更改，目前只能勉强维持。

3. 公立医疗机构低效率、低质量　公立医疗机构承担着免费医疗服务的主要任务，但这一服务系统远远不能满足免费医疗的需求，门诊看病、取药排长队，住院需要排号等候的现象普遍存在。巴西的公立医疗机构医护人员劳动纪律松散，普遍存在旷工率高、应诊时间不足、工作时间短等问题，由此造成服务质量低，一些患者开始对公立医疗结构不满，转到私人医疗部门就医。

4. 大量公立医疗机构的医护人员流向私人医疗系统　工资收入较低是公立医疗机构医护人员（主要是医生）外流的主要原因。他们的工资收入通常是由学历和资历决定的，而工作表现对收入的影响很小，甚至没有影响。为了增加收入，许多医护人员除在公立医疗机构工作外，还通过私人性质的营业来获得额外收入，或离开公立医院转向私立医院。公立医疗机构医护人员向私人部门的流动加剧了公立医疗机构服务的萎缩。

二、改革举措

为了有效地应对这些挑战，巴西政府曾经做出了许多尝试，也取得了一定的成效，这些措施包括：

1. 改革公共卫生管理体制，提高公立医疗机构经营的灵活性　巴西全国公共卫生原来由联邦政府直接管理，后来联邦政府将权力下放给州政府。1992年，联邦政府卫生部决定，管理权限进一步下放，将过去由州卫生厅统办统管的医疗机构下放给所在地市政府管理。这样看上去分散了的医疗机构仍是医疗服务的核心组成部分，但这样的分散，给予医疗承办者以更大的独立性，使承办者在高层次管理上享有完全的自主权，在财政预算、合同、支出等领域的管理上拥有较大的灵活性。这对于改善医疗服务的质量，提高公立医疗结构管理水平起到了非常重要的作用。

2. 积极发展私立医疗机构，并让其承担免费的医疗任务　为了缓解供不应求的矛盾，政府采取让私立医疗机构和社会慈善组织办的医疗机构参与全民医疗保障系统，承担一定数量的免费医疗任务。政府对私立医疗机构承担的免费

笔记

医疗给予一定数额的补助，并给予一定的免税政策，如免除营业所得税、医疗设备进口税等。再有就是支持社会慈善组织或教会举办的医疗机构，帮助其维修房屋、装备设备，使其有能力承担免费的医疗服务。

3. 发展私人医疗保险机构，鼓励有条件的人购买私人医疗保险　巴西对私人医疗保险机构进行扶持，规定雇主和雇员购买私人医疗保险的费用可以从税前列支，鼓励发展私人医疗保险作为对现有医疗保险制度的补充，满足国民的多层次医疗需求。

尽管这些措施仍不足以遏制日益上涨的卫生费用和充分满足伴随经济增长日渐多元化的卫生需求，但巴西卫生保健的实践在实现公平可及、建立和完善初级卫生保健体系方面仍不失为一个范例，他们创新性的家庭健康服务计划和一系列保障初级卫生保健的举措极具参考和分析价值。

本章小结

巴西卫生保健体系的特点，突出表现在从制度，也就是从宪法的层面保证全体国民享有免费医疗卫生服务的权利，充分地体现了公平性和卫生事业的公益性；在卫生事业投入方面，坚持政府投入为主，积极进行多渠道筹资，各级政府卫生事权和财权划分明确，公共卫生机构和大型综合医院基本都是公立；在服务提供方面，卫生服务网络遍及城乡，依靠严格的就诊流程和良好的双向转诊制度，尽可能地保证医疗资源的合理使用，尤其是在基层工作中，疾病的预防控制和医疗保健较好地实现了结合和统一。

关键术语

全民覆盖（universal）
一体化（integration）
公平性（equity）
社会控制与社会参与（social control and participation）

讨论题

巴西卫生保健体系的实践对我国卫生体制改革有怎样的启示？

思考题

1. 1986年巴西新宪法规定“统一医疗体系”的内容主要包括什么？
2. 如何认识家庭健康计划的重大意义？
3. 巴西医疗卫生体制改革在引导卫生资源合理配置方面都有哪些举措？

（岳　琳）

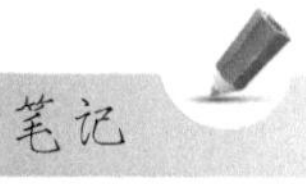

第十三章

墨西哥卫生保健

学习目标

通过本章的学习，你应该能够：

掌握：墨西哥卫生保健系统的特征和筹资。

熟悉：墨西哥卫生保健系统的提供与监管。

了解：墨西哥居民健康状况、卫生保健系统的政治环境和伦理价值、墨西哥卫生保健改革的演进和展望。

章前案例

安娜是一位单亲妈妈，独自抚养着两个孩子。她们住在墨西哥的一个偏远小镇里，全家每天的收入约为5美元。

一天安娜的大儿子埃德蒙生病了。因为安娜全家人都没有社会保险，安娜必须要做出一个抉择：①公立儿童医院的诊费比较低，但候诊时间长误工损失较多；②私立儿科医师诊所的诊费比较高，但候诊时间短误工损失较少。埃德蒙经诊断罹患的是普通的呼吸道感染，但最廉价的抗生素的价格也约为4美元。埃德蒙需要在家休息几天，安娜如果自己亲自照顾又要误工；如果雇人照顾，雇工价格最低为4美元/天，这又是一笔不小的损失。

两天后安娜的小儿子帕特也出现了相似的症状。为了避免再次就诊和误工，安娜决定给帕特服用和埃德蒙同样的药。这次很幸运，药对帕特非常有效，否则安娜可能会面临更复杂和昂贵的治疗。

即便乘坐最经济的交通工具，去政府设立的公立儿童医院就诊并购买价格最低的药品，治疗和照顾一个普通的儿童呼吸道感染的费用也需要30多美元，数倍于安娜全家的日收入，成为这个家庭灾难性的卫生服务费用支出。事实上，这种情况是处于贫困线以下的墨西哥居民常会遭遇的困境。

那么，正在致力于实现全民健康覆盖的墨西哥卫生保健系统将如何解决这类问题呢？通过本章内容的介绍，大家将会了解墨西哥卫生保健系统的现状和改革发展趋势，并从中总结出对于发展中国家卫生保健系统改革可借鉴的经验。

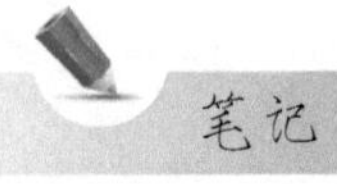

笔记

第一节　墨西哥居民健康状况

健康作为人类全面发展的基础，既是经济发展和社会进步的根本目标，也是实现经济社会发展的基本条件。将国民（尤其是妇女、儿童等特殊人群和脆弱人群）的健康指标作为衡量一个国家或地区社会、经济和人类发展的敏感指标，已成为国际社会的共识。

一、墨西哥人口与经济状况

墨西哥合众国（以下简称“墨西哥”）位于北美洲南部，拉丁美洲西北端。墨西哥北部与美国毗邻，南部与危地马拉和伯利兹接壤，东部是加勒比海和墨西哥湾，西部是太平洋和加利福尼亚湾，素有美洲“陆上桥梁”之称。

墨西哥独立于1810年，首都为墨西哥城。墨西哥拥有196.4万平方公里的领土面积，在拉丁美洲仅居于巴西和阿根廷之后，位列第三。墨西哥共设有31个州和1个联邦区（墨西哥城），在州政府之下设有市和村两级政府机构。按照世界银行的划分标准，墨西哥属于中高等收入国家。2011年国民生产总值（以下简称GDP）超过了1.15万亿美元，人均GDP为13245美元。但是墨西哥国内的贫富分化比较严重，达到国家贫困线的人口占总人口的51.3%。

墨西哥第13次人口的普查结果显示：截至2010年7月，墨西哥全国总人口已经超过了1.12亿，人口总数居世界第11位。从性别结构上看，女性人口占了全国总人口的51.2%。从年龄结构上看，15～64岁的劳动年龄人口占全国总人口的65%，全国人口平均年龄为29岁。从地域分布上看，墨西哥的城镇化程度较高，其中约1/3人口集中居住在几个主要的大城市群，另约有1/4人口散居在经济和社会条件比较落后的中南部地区。

墨西哥的经济发展水平与人口增加速度之间存在明显的不平衡，为其国内的卫生保健系统发展带来了严峻的考验。因此墨西哥从2000年起实施了第三轮卫生体制改革，通过对卫生改革的政策、目标和策略的不断调整，使得卫生保健系统中各利益相关方的利益分配趋于均衡，从而改善了人群健康的不公平性。

二、墨西哥居民的健康状况

自墨西哥现代卫生保健系统建立以来，由于推行了一系列的减贫和改善健康项目，人群健康状况得到了较大的改善。

（一）人群的死亡率

15～60岁成年人的死亡率在1990年时，男性为215‰，女性为120‰。到2009年，分别下降为157‰和88‰。在死因构成上来看，2008年的前三位死因分为非传染性疾病（493/10万人）、传染病性疾病（68/10万人）、伤害（57/10万人）。传染性疾病不再居于主要地位，非传染性疾病成为了首要死因。以缺血性心脏病为例，1970年死亡率女性为44.7/10万人，男性为63.7/10万人；2009年

笔记

则上升到女性为65/10万人,男性为103/10万人。

(二)人群的期望寿命

人群出生期望寿命2011年到达了75.6岁,较1930年的35岁增长了1.16倍。其中女性的出生期望寿命为78岁,男性为73岁。同时65岁人群的期望寿命也在过去的几十年中呈现了增长趋势,由此引发了老年人口占总人口比例不断上升的态势。目前65岁以上的老龄人口占总人口的比例接近6%,老龄化问题正悄然走近"年轻的墨西哥",为墨西哥的卫生保健系统带来新的挑战(表13-1)。

表13-1 1930~2011年墨西哥居民期望寿命的变化趋势(岁)

年份	出生期望寿命(岁)	65岁期望寿命(岁)
1930	35	—
1960	57.5	14.6
1970	60.9	15.6
1980	67.2	17
1990	71.2	18
2000	74.1	18.3
2005	75.5	18.7
2011	75.6	—

(三)妇幼健康状况

2000年9月通过的旨在消除贫困的《联合国千年宣言》中提出了八项"千年发展目标",其中发展目标之四是"降低儿童死亡率";发展目标之五是"改善产妇保健"。以1990年为基准,到2015年5岁以下儿童的死亡率降低三分之二;产妇死亡率降低四分之三。墨西哥在做出承诺后,也致力于此项工作,使妇女和儿童健康状况有了较大的改善,尤其是儿童的死亡率下降明显。

墨西哥新生儿死亡率2010年为7‰,较1990的17‰下降了59%。婴儿死亡率2010年为14‰,较1990年的38‰下降了63%。5岁以下儿童死亡率2010年为17‰,较1990年的49‰下降了65%。预计到2015年墨西哥可以实现降低儿童死亡率的发展目标。从死因分析来看,2010年5岁儿童死因的前三位分别为先天性异常、其他疾病和早产。因此,对于出生缺陷和先天性异常的预防和控制应当成为墨西哥未来改善儿童健康工作的重点。

墨西哥孕产妇死亡率2010年为50/10万人,较1990年的92/10万人下降了46%。到2015年墨西哥实现改善产妇保健目标还存在一定距离(表13-2、表13-3)。

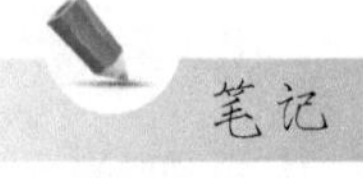

表 13-2 墨西哥婴幼儿死亡率和孕产妇死亡率的变化趋势

	1990 年	2000 年	2010 年
新生儿死亡率(‰)	17	-	7
婴儿死亡率(‰)	38	24	14
5 岁以下儿童死亡率(‰)	49	29	17
孕产妇死亡率(1/10 万)	92	82	50

表 13-3 2000 年与 2010 年墨西哥 5 岁儿童死因构成的比较

	2000 年		2010 年	
死因顺位	死因	构成比(%)	死因	构成比(%)
1	其他疾病	20	先天性异常	23
2	先天性异常	19	其他疾病	22
3	早产	16	早产	17
4	肺炎	15	肺炎	12
5	伤害	9	伤害	9
6	腹泻	8	出生窒息	6
7	出生窒息	7	新生儿败血症	6
8	新生儿败血症	5	腹泻	4

(四) 健康危险因素

危及墨西哥成年人健康的影响因素既包括经济收入、教育、暴力、伤害和社会环境等宏观因素，也包括吸烟、饮酒、肥胖、高血脂、高血压等个体因素。以吸烟和饮酒为例，2009 年墨西哥 15 岁以上成年人女性每天都吸烟的比例为 7%，男性为 22%；而墨西哥成人年人均饮酒量为 5.9 升。此外，近年来心理问题和精神障碍也成为一个影响墨西哥居民健康的危险因素，精神疾病的发病率不断增高。

知识链接

"年轻"的墨西哥正走向老龄化

多年以来，墨西哥一直以其人口年龄结构年轻化为傲，在全球竞争中具有巨大的劳动力优势。但墨西哥人口委员会通过调查发现，由于人群期望寿命持续增加而死亡率明显下降，墨西哥的老龄化问题已经悄然来临。预计到 2050 年，墨西哥 60 岁以上的老年人将从 2008 年的 800 多万(占全国人口 7.7%)增加到 3600 万(占全国人口的 28%)。

笔记

墨西哥的人口老龄化发展速度迅猛，在今后的几十年中无疑会为其卫生保健领域带来严峻的挑战。墨西哥全国医学研究院的统计显示，全国范围内得到墨西哥专业疾病委员会认证的老年病专家仅300余人，难以满足未来老年人口的卫生保健需求。

为此墨西哥的卫生保健系统制定了一些应对措施。通过健康教育来普及健康的老年生活方式，提高老年人的生活质量。在社区医院积极培训医护人员掌握有关老年常见疾病的基本护理和治疗知识，储备相应的人力资源。

第二节 墨西哥卫生保健的伦理价值

社会的发展和人类的进步离不开卫生保健对人群健康的维护和保障，而卫生保健系统的发展与改革则离不开技术进步、伦理价值和政治环境（详见第三节的论述）这三个支柱相互支撑。其中伦理价值的取向将对卫生保健改革目标和政策的形成、制定和实施具有指导意义。墨西哥卫生保健的伦理价值主要表现在以下的几个方面。

一、以“健康的民主化”理念指导国内卫生保健系统改革

合理地配置卫生保健资源，公平地享有卫生保健保护，正当地利用卫生保健服务，是各国普遍接受的卫生保健伦理标准和价值观。这种价值观既有利于协调稀缺的卫生保健资源与人们增长的卫生保健服务需求之间的矛盾，又有利于促进人人享有健康这一长远利益目标的实现。因此任何卫生保健政策都应当以符合最大多数人的健康利益为伦理假设前提。

墨西哥基于对公平、正当等现代卫生保健伦理价值的认可，对其保护居民公平享有健康和卫生保健的觉醒是比较早的，并将此种理念体现在卫生政策和法律的制定上。在早期颁布的《社会保障法》中加入了特别条款，要求医疗保障覆盖所有的临时工和农业工人，由政府负责筹资并交由墨西哥社会保险局（The Mexican Social Security Institution，西班牙语为 Instituto Mexicano del Seguro Social，按西班牙语简写为 IMSS）负责运营管理。1983 年通过了《宪法》的修正案，将“人人享有医疗保障”正式写入宪法条文，由此表明了墨西哥政府的态度。修正后的宪法明确指出了享有卫生保健不是一项特权，而是墨西哥公民的一种社会权，国家具有保护公民获得卫生保健服务的义务。2003 年通过的《卫生基本法》（General Health Law）正是沿袭了这一伦理价值。

但是墨西哥作为一个发展中国家，囿于历史原因和国情条件的限制，其卫生保健系统自建立之初就形成了割裂式的纵向一体化格局。各类卫生保健服务的管理部门和提供机构所采用的指导思想、资金来源、服务对象、服务类型及技术设备都相互有所区别。在 2003 年的卫生保健改革以前，国民的健康保护上明显存在内部的地理性差异和人群性差异。在墨西哥，包括个体业主、临

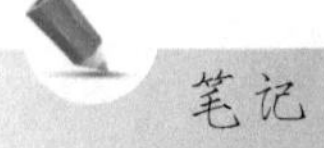
笔记

时工和失业者在内的2000万家庭约5000万人口没有医疗保险，灾难性卫生保健支出和致贫性卫生保健支出在这部分家庭频频发生，墨西哥卫生保健系统不但没有减轻贫困反而加重了贫困。为此为了缩小地区间和人群间的卫生保健不公平，墨西哥的新一轮卫生保健结构性改革的指导理念为“健康的民主化”，改革的目标为让所有的墨西哥人能够真正意义上享有宪法赋予的健康保护权利。

二、以促进人权保护理念推动的国际公约出台

墨西哥在国际人权保护和健康促进的舞台上一直比较活跃。1945年墨西哥与巴拿马、智利、古巴等拉丁美洲国家一道在旧金山会议上积极争取，为将获得工作权、健康保障权和社会保障权等基本人权内容列入《联合国宪章》而不懈努力。最终包括墨西哥在内的拉丁美洲国家通过与新独立国家（如菲律宾、黎巴嫩等）的代表，以及以观察员身份出席的宗教团体（如天主教、基督教、犹太教等）、民间团体、工会组织等共同努力，成功地确保了《联合国宪章》郑重承诺会出台保护人权的规定。在之后出台的《世界人权宣言》（1948年）、《2000年人人享有卫生保健》（1997年）、《世界生命伦理与人权宣言》（2005年）等公约中墨西哥也起到了积极作用。

知识拓展

国际上保障人人享有健康社会权的部分公约

国际社会高度重视人群的健康公平，高度重视卫生保健资源的公正配置，高度重视各国政府在卫生保健工作中的社会责任。为此通过了很多的公约和决定。

《世界人权宣言》于1948年出台。其第25条规定，人人有权享受为维持他本人和家属的健康与福利所需的生活水准，包括食物、衣着、住房、医疗和必要的社会服务；在遭到失业、疾病、残废、守寡、衰老或在其他不能控制的情况下丧失谋生能力时，有权享受保障。

第30届世界卫生大会在1997年通过《2000年人人享有卫生保健》，再次强调健康是一项人类基本权利，应当使全体公民获得最高可能的健康水平。2005年，联合国教科文组织通过《世界生命伦理与人权宣言》。第14条“社会责任和健康”包括两个方面：第一，各国政府促进其民众的健康和社会发展是一项根本任务，这是社会各界的共识。第二，享有最高可能的健康水平是所有人的一项基本权利，不论其种族、宗教、政治信仰、经济和社会条件。科学技术的发展应当有助于：①提供高质量的医疗服务和必要的药品，尤其是为了妇女和儿童的健康，必须将健康视为社会和人类的福祉；②提供充足的营养和水；③改进生活的条件和环境；④消除基于任何理由对人的歧视和排斥；⑤减少贫困，降低文盲率。

笔记

三、宗教伦理价值的深远影响

在中世纪时期，天主教在欧洲国家的政治和世俗社会生活中是唯一合法的意识形态。当1521年墨西哥沦为西班牙的殖民地之后，天主教进入了墨西哥。随着教会教育在墨西哥领域的广泛开展，墨西哥的土著印第安人和黑人也皈依成为天主教徒。天主教作为一种占有绝对优势的意识形态，在墨西哥各个社会阶层的生活中都占据了中心的地位，直到现在墨西哥约89%的居民仍然信奉天主教。人们的思想观念和行为方式受到了天主教教义内容的重大影响，其教义伦理价值和其中蕴含的道德常识渗透到了墨西哥社会的各个方面和领域。

在卫生保健领域中，天主教伦理价值也具有深远的影响。16世纪，天主教宗教服务组织秉承仁爱、慈善的价值理念在墨西哥城设立了教会医院，这是墨西哥最早的医院，也是拉丁美洲最古老的医院。此后，在墨西哥城、瓜达拉哈拉、普埃布拉、蒙特雷、莫雷利亚和瓜纳哈托等一些主要的人口聚集地区，又设立了许多宗教形式的医疗机构，使得天主教的宗教服务组织与卫生服务机构之间产生了密切的联系。卫生保健体系发展的指导理念无可避免地受到天主教伦理价值的左右。但天主教伦理观在保守性方面表现得非常明显，缺乏革新的动机。因此在20世纪墨西哥进行的卫生保健改革中，部分卫生政策决策者和医务人员比较守旧，不愿意彻底改变现存的卫生保健体系，在一定程度上阻碍了卫生保健体系的发展。

第三节　墨西哥卫生保健的政治环境

相对于拉丁美洲多数国家的政局动荡，墨西哥属于少数政局长期基本稳定的国家，这得益于墨西哥选择了切合其历史和国情的党政制度。尽管近些年墨西哥也遭遇了频发的经济不良发展，影响了国家的财政投资政策制定。但在国际组织大力倡导改善人群健康，实现健康全覆盖的大背景下，墨西哥积极参加了国际公约之中，致力于减贫和促进人类的健康，为墨西哥的卫生保健系统发展及改革营造了较好的政治环境。

一、联邦制的国家结构

墨西哥自1821年摆脱西班牙殖民统治宣告独立之后，于1824年正式成立墨西哥联邦共和国，在颁布的第一部宪法中就明确指出墨西哥实行联邦代议制共和政体。

1917年墨西哥资产阶级革命胜利，由各阶层人士参加制宪会议，制定了强化国家与政府权力的“1917年宪法”，巩固和确定了资产阶级的统治地位，并再次明确了墨西哥的国家结构为联邦制。宪法中规定墨西哥是一个“由自主组织其内政的自由、主权州所组成，但又根据本基本法而团结在一个稳定的联邦国家中的代议制、民主和联邦共和国。”同时宪法中规定各州制定本州宪法，但州政府的权力受国家根本法（即宪法）的约束。“1917年宪法”是墨西哥的现行宪法，在近

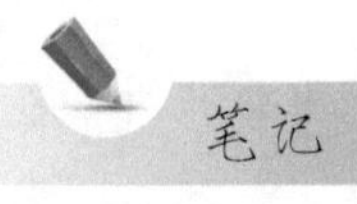

一个世纪的时间里，经过近200次的修改，其很多内容和条款都已经随社会发展进行了变动和修正，但联邦制却一直没有改变，为各州服从联邦政府的中央领导提供了制度上的支持。因此墨西哥关于人人享有健康保护权利的规定不仅联邦政府要贯彻执行，各州政府也必须承担起相应的责任。

二、总统集权的强行政体制

墨西哥虽然实行了民主共和的制度国体，但并不恪守西方议会民主制的“权力平衡”原则，而是实行了行政权高于一切的总统集权制。通过推行强行政体制，使得总统在政治生活中占据绝对的强势地位。依据墨西哥现行宪法规定，总统既是国家元首，又是政府首脑和武装部队总司令，集军政大权于一身。墨西哥设总统一人，不设副总统。总统由直接普选产生，任期6年，终身不得再任。总统权力主要包括：①任命内阁成员；②拥有海军、陆军和空军的最高指挥权；③与外国协定条约权；④颁布法令；⑤否决法律；⑥向国会提交法案等。因而总统对于卫生保健系统发展的重视程度和执政态度必然会影响到卫生保健系统的发展。

20世纪80年代，基于解决墨西哥卫生保健系统存在问题的负责态度，由总统主持“卫生内阁”来为医疗卫生制度改革提供政治支持，并负责协调各相关部门的行动；同时还制定了国民医疗服务制度，由卫生与救助部负责国民医疗卫生政策的制定和协调，推动了卫生保健系统改革的深入。

2012年，革命制度党的总统候选人涅托竞选墨西哥第66任总统。涅托在竞选纲领中承诺在其任期内将要建立一个新的、全覆盖的、无歧视的社会保障体系，保障和促进所有墨西哥人的健康权；并且整合分散的卫生系统，确保每个墨西哥人获得医疗卫生保健。为此，他建议实施新的公共筹资机制，建立全面的全民医疗保计划，为墨西哥人提供没有任何附加条件的、安全的医疗保健服务；确保药品的供应；提供合格的医务人员，使每千名居民所拥有的医生、护士和医院病床的数量提高了一倍。涅托曾任墨西哥州长，在任时他曾在公证处签署了608项竞选期间的承诺。结果6年任期内完成了790个工程和63项活动，在医疗卫生领域其中建立了196家医院和医疗中心，为偏远地区提供的流动医疗点也翻了一番，离任时兑现了诺言。正是由于其敢于承诺和信守承诺的态度为他在大选中获得了公众的支持，以超过38%的得票率当选新一任总统。2012年12月1日，涅托宣誓就任墨西哥总统，墨西哥的卫生保健系统改革将迎来新的契机。

三、从一党独大向政党轮替转化的政党政治模式

墨西哥的政党政治是比较独特的，不仅在拉丁美洲地区是独一无二的，在世界上也是比较少见的。从1929年至2000年的71年间，墨西哥革命制度党长期执政。革命制度党对于其意识形态特质的界定既不是“左”也不是“右”，而是在任何时候都以革命的代言人的形象出现，取得了一种由墨西哥历史和社会状况所给予的不容置疑的合法性，并且革命制度党同墨西哥执政政府的关系也非常独特。早在建党之初，波特斯·希尔总统对“该党是政府统治的政治工具”的主

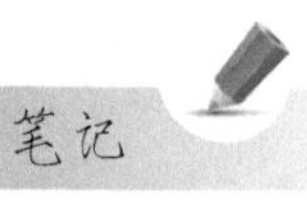

张就为革命制度党和墨西哥政府之间的关系定下了基调。因此革命制度党不是把主席视为党的最高领袖，而是把国家总统视为党的实际最高领袖。维护总统的政治权威是革命制度党的追求目标，由总统来领导政党，突出总统的一元化领导。

墨西哥的这种政党政治模式曾创造了两个奇迹。一个是政治奇迹。在多数国家都政局动荡、政变频发的拉美地区，墨西哥一直保持政局相对稳定，每 6 年能够比较平稳地实现一次政府更替。另一个是经济奇迹。自 20 世纪 40 年代起约 40 年的时间内，墨西哥的国内经济一直保持高速的增长。恰恰是在这两个奇迹之下，墨西哥有实力能推进改善民生和保护健康的改革，并取得了一定成就。

但历史潮流总是不断向前推动的，革命制度党在 2000 年总统大选中落败，由右翼的国家行动党接替，实现了墨西哥历史上第一次政党轮替。时隔 12 年，革命制度党在 2012 年大选中再次赢得总统一职，又一次实现了政党轮替。从而标志着墨西哥的政党政治告别了一党独大制，多党竞争制基本得到巩固。

知识链接

墨西哥的革命制度党

1929 成立的墨西哥国民革命党（墨西哥革命制度党的前身）是由时任国家总统的卡列斯联合了全国 1800 个党派、团体共同创建的。该政党代表了当时墨西哥多阶级、多社会阶层的利益，并顺应历史潮流的发展，适时提出了建立民主政体、发展民族经济、实行土改、保护工农群众的纲领。为此该党赢得了社会各阶层的广泛支持，使得墨西哥政权完成了从“考迪罗主义”向政党政治的过渡。

随着墨西哥国内形势的变化，国民革命党认为国内革命的任务已从群众性政治斗争转变为维护和完善现行制度，遂于 1946 年正式更名为革命制度党。其政党理论纲领的核心是“民族主义与主权”、“自由与民主”、“正义与社会公正”。在执政理念上革命制度党采取了一条能够为各阶级和广大民众普遍接受的资产阶级改良主义路线。

革命制度党自 1929 年成立起就成为墨西哥执政党，直到在 2000 年总统大选中沦为在野党。在长达 71 年的执政期间里革命制度党占据了墨西哥政坛的绝对优势，成为世界上连续执政时间最长的资产阶级政党。

四、良好的卫生部部长选任模式

随着墨西哥卫生保健体制改革的不断深入，墨西哥的卫生部职能也发生了较大的改变，管理者的职能特征不断凸显。在制定新的卫生保健项目或是完善现存的卫生政策，墨西哥卫生部需要设计和开展大规模的调查，从而获取政策制定的依据。为此，墨西哥适时地改变了卫生部部长的选任标准。根据卫生部部长这个职位应当具备的胜任力，将具有管理能力和评估技术的专家选任为部长，

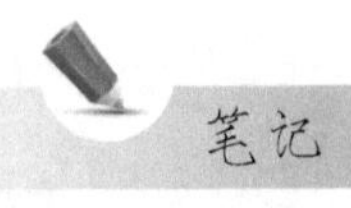

不再仅仅考虑是不是政治上的同盟者。墨西哥这种卫生部部长的选任模式能够对其卫生保健系统的改革统筹规划和方案设计提供技术保证。

此外,墨西哥每届内阁政府的任期为6年。自20世纪40年代起,在过去的60年里墨西哥的每一届卫生部部长都任满了6年的任期,为每届总统在竞选纲领中陈述的卫生保健发展思路落实提供了稳定的领导保证。

五、非政府组织对于政治管理的参与

自1910年革命结束以来,在墨西哥国内以代表职业者利益的劳资协会制度已经普及,它反映了一种政治制度上的社团主义倾向。在劳资协会制度下,各行业的团体具备了实力同政府进行谈判,从而来保护其行业内的职业者和其家属的福利和待遇。在卫生保健领域的直接影响就是率先成立了墨西哥保险局,保障了职业者和其家属的卫生保健服务需求。之后又陆续建立了具有行业特征的多种行业人员保险制度。由于城市内有组织的劳动人口对于国家的政治稳定和经济发展作用举足轻重,因此国家政府在卫生资源投入方面有明显的倾向性。

在农村地区也存在同样的情况,例如参加出口商品生产的劳动者,通常会联合成一定的组织,在政治上表现活跃,因此其成为了首先获得服务的农村居民。那些没有参加联合的人口往往既没有社会保障,也享受不到服务。

六、墨西哥金融政策和投资计划的转变

墨西哥自20世纪70年中期开始,国内陆续出现了多次的经济危机,社会和经济发展也受到了沉重的打击,国家财力也被削弱。由此严重影响了墨西哥金融政策和投资规划的制定,曾在一段时期内导致了政府财政在卫生保健领域的投资不足,公共卫生支出占GDP的比例偏低。

但是墨西哥政府随后认识到,经济发展衰退所带来的居民生活困顿和贫富差距加大等问题极易成为社会不稳定事件发生的诱因。因此各级政府必须要以更加积极的态度介入到改善民生的社会事务当中,调整政府的金融政策和投资计划,而其中加强公共医疗卫生制度的建设首当其冲。20世纪90年代墨西哥开展的卫生扶贫项目,在一定程度上满足了农村地区人口的卫生保健需要,增加了基本卫生服务的可及性,减轻了经济不良发展对于特困人口的影响。

进入到2003年,墨西哥引入了新的财政方案,使得公共卫生支出的年增长速度增加到10%左右,并以这种增长速率保持到2010年。卫生部的预算已经较改革前增加了一倍多,扣除通货膨胀的影响,其实际增长了约70%。

第四节 墨西哥卫生保健的筹资

筹资是卫生保健的重要组成部分,其功能的发挥对于提高卫生系统绩效具有重要作用。墨西哥作为一个发展中国家,与多数发展中国家一样在卫生保健筹资中面临着双重的困境。一方面是政府财力有限,公共卫生投入不足,地区间

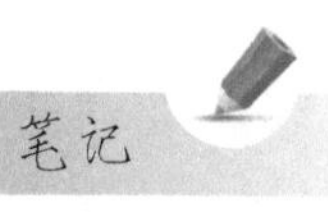

筹资水平存在较大差距。另一方面是卫生系统的筹资过度依赖个人的现金支出,居民陷入“因病致贫,因病返贫”循环的风险较高。因此墨西哥在2003年卫生体制结构性改革中将筹资系统改革作为重点,制定了一揽子改善筹资公平性的实施方案。

一、墨西哥卫生保健筹资的来源

目前全球范围关于卫生保健筹资来源的分析统计口径不尽相同,有倡导三分类,包括政府的税收(即狭义的政府出资)、社会保险和个人支出与私人保险。也有采用两分类,包括政府的一般性支出和个人支出。本章采用了三分类方式。

(1)联邦政府的税收出资:墨西哥联邦政府设立了三种公共卫生基金:一是社区卫生服务基金;二是个人基本卫生服务基金;三是预防大病支出的专项基金。这三项基金主要用于卫生部的管理监督、社区卫生服务、非大病个人服务和大病昂贵的个人服务这四个方面。

(2)是社会医疗保险制度:墨西哥的社会医疗保险制度主要有五种。最早的一种是1943年建立的IMSS保险计划,覆盖了城市正规行业的职工及其家属,由雇主、雇员及政府的出资构成基金池。第二种是公务员保障和社会服务制(institute for social security and services for state workers;西班牙语为Instituto de Seguridad y Servicios Sociales de los Trabajadores del Estado,西班牙语简写为ISSSTE)。ISSSTE保险计划,覆盖了政府公务职员及国有企业职工,基金主要来源于政府财政补贴。第三种是2000年推出的大众医疗保险计划(popular health insurance,简写为PHI)。PHI主要覆盖低收入群体,包括广大农村和无固定工作的人口,政府对这部分群体补助力度很大,保障资金来源主要是联邦和州政府,平均为每个家庭每年补助230美元,约占筹集资金的95%,家庭只需缴费5%。第四种是为军人建立的医疗保障制度,由联邦政府出资建立。第五种是行业性保险制度,例如石油行业从业人员的医疗保险计划,由雇主和雇员共同出资。

(3)个人卫生支出与私人保险:尽管近些年来个人卫生支出占卫生总费用的比例持续下降,但其仍在墨西哥的卫生保健筹资中占有非常重要的作用。私人保险虽然所占比例较低,但却是社会医疗保障制度的有益补充。

二、墨西哥卫生保健系统筹资的改善

墨西哥2000年推行PHI后,在卫生保健系统筹资上进行了创新。它打破了传统筹资系统内的资金自由支配,以有效利用卫生预算为目标,构塑了一个以需求为驱动的筹资模式。在卫生筹资从“补供方”转变为“补需方”的过程中,实现了“钱能跟人走”的州政府的预算激励模式。

伴随着卫生体制改革的不断深入,墨西哥的卫生筹资情况得到了一定的改善。人均卫生费用和人均公共基金投入的卫生费用均有了较大的增加,2009年人均卫生费用为918美元,人均公共基金投入的卫生费用为455元,较2000年增加了一倍以上。卫生费用占国内生产总值的比例也不断增加,除了2007年受全球金融危机的影响外,卫生费用均已经占到国内生产总值的6%

笔记

以上(表13-4、表13-5)。

表13-4 墨西哥卫生保健系统筹资的变化趋势

年份	人均卫生费用(美元)	人均公共基金投入的卫生费用(美元)	卫生费用占国内生产总值的百分比(%)
1990	293	119	4.5
2000	499	232	5.6
2001	545	244	6.6
2002	559	251	6.0
2003	583	270	6.2
2004	655	304	6.5
2005	675	307	6.4
2007	823	372	5.9
2009	918	455	6.4

从筹资结构来看,政府的出资比例逐年增加,体现了墨西哥政府在卫生保健体制改革和卫生保健事业发展中的积极态度,以及在资金上的扶持。但是应当看到墨西哥个人支付的比例仍然较高,2009年墨西哥居民的个人自付(OOP)仍然占到卫生总费用的48%。

表13-5 1990~2009年墨西哥卫生费用的构成情况(卫生总费用=100)

年份	政府出资比例	社会保障出资比例	OOP比例	私人保险比例
1990	8	35	57	0
2000	16	32	52	1
2005	17	28	51	3
2009	22	26	48	4

三、墨西哥卫生保健系统的补偿

墨西哥卫生保健系统的补偿方式经历着"补供方"向"补需方"的转变,卫生部把疾病分为三类。其中一类和二类主要是常见病、多发病,总共有254种。第一类和第二类疾病采取国家制定的诊疗方案治疗,所需费用基本全部可以得到补偿。第三类主要是由卫生部筛选出的部分大病。大病的病种必须经过审慎的遴选,并定期进行调整,主要是指一些治疗成本高、发病率比较低、需要到三级专科医院治疗的疾病。目前确定的大病病种有18种,包括癌症和艾滋病等。对这些大病专门建立了基金,其来源主要是从政府为大众健康保险计划(PHI)计划提供补助的资金中支出。基金实行全国统筹,由联邦卫生部统一管理使用,每年现

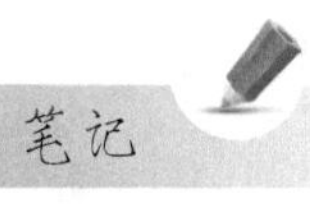

收现支。第三类疾病所发生的医疗费用也基本全部可以得到补偿。

第五节　墨西哥卫生保健的提供

一、卫生保健服务机构

（一）卫生保健服务机构的分类

墨西哥卫生保健机构按举办机构的不同，可分为三类。第一类由政府举办，以体现卫生保健服务的公平性和正义性为宗旨。第二类由社会保险机构举办，往往追求效率和效益的最大化。第三类由个人举办，既有公益慈善性质的，也有营利性的。

墨西哥卫生保健机构按所有制性质的不同，可分为两类。第一类是公立卫生机构。在墨西哥公立卫生机构为主体，占到了卫生机构总数的90%左右，形成了辐射城乡的三级服务网络。第二类是私立卫生机构。墨西哥私立卫生机构占卫生机构总数的10%左右，包括私立医院和个人开业诊所。私立卫生机构一般集中在较为富裕的较大城市，其中近一半的私立医院集中在了墨西哥城。私立卫生机构的服务能力相差很大，部分机构甚至不具备开业行医的资格。

（二）公立卫生保健服务机构的级别

墨西哥公立卫生机构分为三级。第一级为基层健康中心或初级保健诊所，主要提供初级保健服务，包括牙科，计划生育服务和药品提供等。基层健康中心（初级保健诊所）一般建在1.5万人口以上的集镇和0.5万～1.5万人口的居民点。在人口稀少的地方，基层健康中心（初级保健诊所）则建在人口相对集中的地方。每个基层健康中心（初级保健诊所）大约为300～500个家庭提供服务。第二级为地区综合医院、区域性医院、妇产医院、儿童医院、心理医院、创伤医院、精神卫生中心等，提供包括急救、儿科、产科、精神疾病服务在内的基本专科服务。第三级为各州的专科医院及国家医学研究院所属的专科医院，联邦转诊医院等，提供高水平的专科服务。

二、卫生人力资源和床位

墨西哥的卫生人力资源还是比较稀缺的，尽管2009年较1990年已经有了较多的改善。2009年墨西哥千人口医师数仍仅为2人，注册护士数为2.5人。卫生设施短缺，床位数为1.6张，与OECD的其他成员比较仍然比较少。并且墨西哥的卫生保健资源地区间配置不平衡。城市已经表现出了卫生人员过剩，部分个人开业诊所面临倒闭或濒临倒闭。而边远地区的卫生保健资源非常短缺（表13-6）。

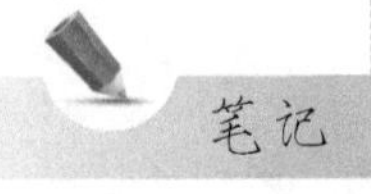

表 13-6　墨西哥卫生资源情况（每千人口）

年份	医师数(人)	注册护士数(人)	床位数(张)
1990	0.8	1.5	1
2000	1.6	2.2	1
2003	1.5	2.1	1
2005	1.8	2.2	1
2007	2	2.4	1
2009	2	2.5	1.6

三、卫生保健服务包

从卫生保健服务的性质来分，墨西哥的卫生保健系统主要向居民提供两类服务。第一类卫生保健服务是具有公共产品或准公共产品特质的社会卫生服务项目，例如健康教育与促进、传染病防控、流行病监测、环境卫生服务、建立健康社区和灾难或疾病流行时的医疗救援等。在该类服务中还包括明显具有外部性的部分个人卫生保健服务项目，例如生殖健康和保健、宫颈癌筛查、乳腺癌筛查、结核病防治、艾滋病防治和糖尿病防治等。第二类卫生保健服务是一般的个人医疗卫生服务项目，主要包括居民疾病的诊断、治疗和康复等。

四、药品的提供

墨西哥的药品供应形成了一整套的运作流程，各个机构和组织各司其职。首先是药品采购目录的制订。全国设有 35 个专门的办公室，负责收集全国的医院和诊所的药品使用信息。卫生部据此来科学地制定药品采购目录。目前目录中约有 900 余种药品。

其次是药品的采购。墨西哥药品采购采取了招标的方式。药品生产企业到政府的药品招标网上填写申报材料及药品报价。经过认真的考核，在生产企业的技术、药品质量以及是否符合有关法律规定等项目都符合要求的药品企业中，选择报价最低企业的药品中标。如果有多家符合要求并且报价相同的药品企业，就采取抽签的办法来确定中标企业。对一些专利药品的价格，墨西哥三大医疗保险机构会共同组成一个委员会，然后由委员会与药品生产企业谈判来确定。

最后是药品的配送。墨西哥的药品配送企业也是经过招标来决定的，每隔三年签订一次合同。药品配送企业必须在 48 小时内把药品及时送到医院。如果配送企业没有按时限要求完成配送任务，使得药品通过其他途径另行配送，其发生的一切费用由中标的药品配送企业承担。为了保证药品能够及时得到配送，墨西哥专门建立了药品配送监控信息系统，对运输车辆进行动态跟踪。目前药品的供应率已经从配送初期的65%提高到约98%。墨西哥中标药品的配送费用既不是由中标的药品生产企业支付，也不是由销售和使用机构进行加价，而是

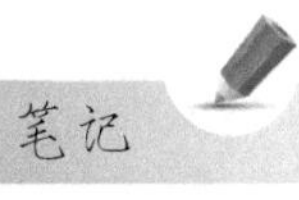

由政府财政埋单。所以墨西哥医院药品销售价格就是采购价。

五、卫生保健服务的可及性

墨西哥卫生保健系统的可及性还存在一定的不足，有调查数据表明，墨西哥在最贫困的人口中约有60%报告其没有及时获得其所需要的服务。影响墨西哥卫生保健系统的可及性主要包括三个方面的原因。第一，卫生保健服务项目的收费水平较高。在专科医院中虽然服务水平较高，但是其收费水平往往令部分收入水平较低，并未被医疗保障制度覆盖的居民无法获得该类服务。第二，卫生服务机构与居民居住地之间距离较远。部分居住在人口比较分散地区的居民必须要经过长途跋涉，花费较长时间和较多的交通费用，才能到达卫生保健服务机构。第三，居民对于部分的基层卫生保健服务机构的服务水平缺乏信任。

第六节　墨西哥卫生保健的监管

墨西哥政府和社会对卫生保健的监管是比较严格的，对医疗机构、医务人员的医疗行为、药品生产流通、医保支付等各个环节建立了严格的监管制度，并从法律上赋予了监管部门执法的权利，明晰了相应的法律责任。

一、卫生保健的监管部门

墨西哥从卫生制度建立伊始，就构建了专门的卫生保健监管部门，明确了监管部门的职能定位，强化监管部门的管理职能，并随着时间的推移，情势的变更，墨西哥适时地调整了卫生监督管理机构。

墨西哥最早成立的卫生保健监督机构是健康委员会。它是作为卫生部门的最高政策制定主体而建立的常设机构，其主席是由卫生部部长担任的。健康委员会承担的职能包括卫生保健服务包的界定工作；以及确定“灾难性支出保护基金”资助的治疗方法和药物的范围。

2001年，墨西哥建立了联邦国家疾病风险防护委员会。该委员会的职能包括三个方面。第一，是在卫生部的职能机构之间，以及涉及卫生保健系统的其他政府部门之间进行协调。第二，是负责监督公共卫生、食品安全和与健康相关的广告等。第三，是规定和监督医院和门诊的工作。这是该委员会最重要的职能，因此该委员会有权命令不符合基本质量要求的卫生服务提供者停业。

在2003年实施新一轮卫生体制改革后，卫生部成立“健康保护与监督局”。其职能包括原来药品监督局承担的医疗器械、药品、血液制品、器官移植等审批工作；还包括对于各种与居民健康产品的卫生监管工作，例如食品、化妆品、生物制品等的监督审查工作。同时还整合了分散于联邦政府不同职能部门的监管职能，形成了“综合性卫生执法”。

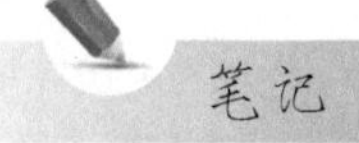

知识链接

墨西哥联邦公共卫生风险防范委员会

墨西哥联邦公共卫生风险防范委员会(以下简称为委员会)是卫生部的一个半独立机构。在技术、行政管理和运作方面具有自主性。

委员会是食品药品的监管机构和环境卫生的保护机构,负责监管那些可能产生卫生灾难的产品和服务。委员会接管了以前由全国输血中心、全国移植中心和全国健康质量和教育理事会所行使的部分职能。

委员会有权设立与产品和活动有关的一切官方准则,如健康风险评估和卫生和安全法则的实施等。这个新的实体单位的功能和州的运行机制结合,便于联邦政府与州政府在卫生保健监管中的行动协调一致。

二、卫生保健服务安全的监管

墨西哥为了加强卫生保健服务的安全,政府逐渐建立了一系列认证和鉴定制度,全国医疗委员会目前还在协调一项全国鉴定机制。墨西哥的认证制度主要包括三种。第一是医学院校的认证体系。医学院校是培养高素质和高水平卫生人才的基地,政府对于通过认证的医学院校给予扶植。第二是医院的认证体系。医院的认证开始于 1999 年。由全国卫生协会通过医院认证委员会负责实施。目前进行认证的主要是公立医疗机构,对私立医疗机构的监管比较薄弱。第三是专科医生认证体系。专科医生的鉴定由与全国药学学术委员会和外科委员会相关的一些专业委员会负责。在政府的认证和鉴定体系之外,卫生保健服务人员和供方机构形成了自律机制,通过自我监督来保证行医行为的安全。

三、药品的监管

墨西哥的药品监督和管理比较特殊。墨西哥将学名药品分为两类:第一类是可替代学名药。包括通过了临床测试,并且具有同样通过了临床测试的替代品的药品。第二类是仿制药。包括缺乏安全性和功效测试的药品。为了改善药品的安全性和有效性,墨西哥当局设计了一个监管框架及药品注册体系。议会通过了一项立法议案,即将学名药的注册有效期改为 5 年。并将定期检查可替代学名药产品的质量和功效,逐渐淘汰质量低劣的仿制药品。此外,在药品监管中保持药品信息的公开和透明,医生、药剂师和消费者均能获得相关的信息。

四、卫生保健系统监管的技术手段

墨西哥社会保障局与卫生保健系统之间建立了信息网络链接。通过信息网络平台实时动态收集全国的卫生总费用等相关信息,实现跟踪式比较分析。采用循证的评估工具,科学、客观地评价卫生保健系统改革政策的实施情况。从而及时发现卫生保健政策的不足,总结政策实施的经验和教训。

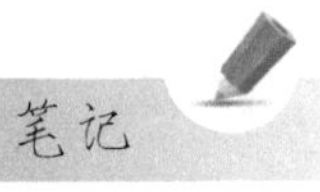

五、卫生保健监管的保障措施

墨西哥在卫生保健监管中从意识形态上采用了突出政府职能、强化法律手段的保障措施。

一方面各级政府有实施和规划公共卫生服务项目的职责。墨西哥联邦政府有责任通过立法来应对条块分割、纵向一体化卫生保健系统格局下的监管不畅；同时也有责任选择卫生保健政策的重点和提供技术支持。州政府有责任确定地方的卫生保健发展目标，并负责实施本地区的居民卫生保健服务项目。

另一方面由国家强制调整卫生保健监督活动中形成的法律关系，进一步完善法律责任。1983 年，墨西哥通过了《宪法修正案》和《卫生基本法》，赋予每个公民获得健康保护的基本权利。从法治的层面监管了卫生保健系统的运行，规定了联邦政府、州政府以及其他机构的卫生职责。在后来的墨西哥卫生改革过程中，墨西哥国会于 2003 年将《卫生基本法》进行了修订。将全民的卫生保障制度方案予以法律化，明确规定了"所有墨西哥人都有权利加入卫生社会保障制度。在公民有需要的时候，国家向公民无歧视地提供免费、有效、快速、优质的卫生服务以完全满足其卫生需要。"同时也在法律条文中规定了卫生保健系统中违规行为的法律责任，预防和减少了卫生保健机构、人员和其他利益相关方的一些逐利行为，有效控制了卫生费用，减轻了居民的疾病负担。

第七节　墨西哥卫生保健的演进和展望

一、墨西哥卫生保健的演进

自 1943 年开始，墨西哥的卫生保健政策为了应对不断出现的挑战，在此后的几十年间进行了三个阶段的改革。

第一阶段改革，建立了国家卫生保健系统。

1943 年墨西哥创立了三个重要机构：卫生部、社会保险局和儿童医院，这标志着第一个阶段的卫生保健改革拉开了序幕。第一个阶段卫生保健改革的目的是利用技术进步和经济发展的契机来满足工业从业者的需求。然而墨西哥的卫生保健系统自建立伊始就在有保险的正规部门从业人员和无保险的贫困人口之间形成了组织割裂。到了 20 世纪 60 年代后期，墨西哥的医院和专科医疗服务模式在满足人们卫生保健服务需要方面几乎没有发展空间了，同时伴随医疗技术的日益复杂化和人们卫生保险需求的扩大化，医疗成本快速上涨。进而导致了农村地区的贫困人口不得不自己花钱到服务质量差，缺少管理监督的私立服务机构购买服务。

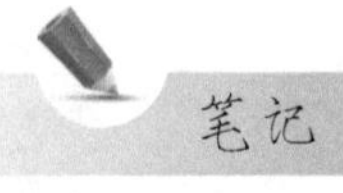

第二阶段改革，扩大卫生保健服务的覆盖面。

20 世纪 70 年代后期，墨西哥联邦政府意识到由于卫生保健资源在地区间和人群间的分布不均衡，由此所带来的健康公平性问题已经威胁到了社会的安定团结和政策的有效性。因此第二阶段改革开始致力于向农村人口和城市贫困人口提供基本卫生保健服务，扩大卫生保健服务的覆盖面。在这个阶段的改革，卫生保健政策和计划项目的设计采取了循证的方式，进行了一系列大规模的卫生调查。1982 年的债务危机使墨西哥联邦政府实施了紧缩财政政策，卫生总费用占 GDP 的 5.7%，低于拉美国家的平均水平 6.1%，并且公共卫生支出仅占 GDP 的 2.7%。1983 年通过的宪法修正案，将“人人享有医疗保障”正式写入宪法，后来以此为依据制定了《卫生基本法》，新的卫生基本法取代了过时的卫生法律条文。在这个阶段通过卫生服务职能的下放，初级卫生保健服务模式得以初步建立，使得居民收入的不公平性虽然有所增加，但健康的不公平性却得到改善。当然由于一些利益团体为了保护自身的利益，对于卫生保健职能下放的政策予以抵制，在 32 个州中仅有 14 个州实施了这项政策。

第三阶段改革，进行结构性调整。

20 世纪 90 年代早期世界范围的卫生改革浪潮带动了墨西哥第三阶段改革的开始。未参保人员的卫生保健服务完全下放到州政府，卫生部集中行使管理职权。社会保险局的筹资基础得到加强，同时其提供的服务质量也得到了提高。基本卫生保健干预服务包覆盖到农村地区的贫困人口。一个以激励为基础的福利项目——教育、卫生、营养项目开始实施，该项目为贫困人口提供了现金补助，从而使其获得教育、卫生和营养的干预。

二、墨西哥卫生保健的展望

（一）墨西哥现阶段改革的目标

2000 年墨西哥总统大选结束之后，新任的卫生部部长力主通过制度和体制层面上的改革来推动墨西哥的卫生保健事业发展。为了保护家庭避免遭受卫生保健服务灾难性支出和致贫性支出的不利后果，2003 年墨西哥国会通过了法制化的改革方案，明确了改革的总体目标和主要手段。此次改革的最终目标是为了建立覆盖全民的卫生保健制度。

改革具体目标包括四个方面。第一是建立一个渐进的、可预测的和可持续的筹资方式，增加公共卫生支出。第二是提高卫生保健资源的配置效率，将资金投入到成本效益好的社区干预项目中。第三是通过集体机制有效的管理风险，使家庭避免在卫生支出上的过多花费。第四是转变卫生系统的激励机制。从补供方转变为补需方，提高卫生保健服务的质量、效率和对病患需求的敏感性。

（二）卫生保健系统改革采取的策略

墨西哥政府为了能够向居民提供高质量的卫生保健服务，到 2010 年能够预期实现改革目标，已经采取了一些保障措施加以应对，并通过坚持“先投入，再加强，然后免费服务”的基本原则，预防性地控制了医药费用上涨和人群医药负担加重的发生。墨西哥卫生保健服务提供领域的主要改革措施包括了卫生保健服务基础建设、药品和医疗设备提供和人力资源发展等。

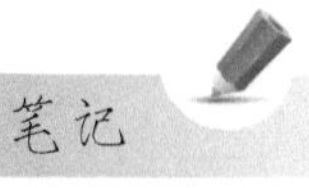

1. 建立一个覆盖全民的医疗保障制度　为了将5000万没有保险的人员纳入医疗保险制度内，由政府提供带补贴性质的公立医疗保险来增进筹资公平性。因此墨西哥建立了一个覆盖全民的医疗保障制度——社会健康保护制度(system of social protection in health，SSPH)。这是改革中最重要的实施策略。社会健康保障制度是墨西哥当局为从纵向一体化保险/供方制度体系向横向管理、筹资与提供服务功能一体化以及全民可及的卫生服务体系转化所做不懈努力的一部分。首先，该制度强化了联邦卫生部的管理角色。其次，创造了一个基于试点中PHI计划。该计划确保所有人口，尤其是贫困人口能够享受到能负担起的医疗保险。再次，尝试将新资源投入到当前资金不足的公共卫生体系来矫正联邦向各州拨付专项资金所带来的各州之间的不平等状况，保证筹资的可持续性。最后，该制度是自愿性体系。"钱跟着人走"的机制能够较好地激励州卫生服务体系的改善，成为消费者驱动型体系。

2. 确定基本卫生保健服务包　世界各国的改革经验表明，将供需双方联系在一起的有效工具是确定适合国情和满足人们卫生保健服务需求的基本卫生保健服务包。墨西哥的基本卫生保健服务由法律来界定，主要包括急救服务和基本的专科住院服务(如口服药、一般外科手术、妇产科、儿科和老年医学)。到2006年，基本卫生保健服务包里包括246个干预项目，涵盖了社区卫生100%的服务内容和95%的综合医院服务内容。

3. 横向整合墨西哥现行的纵向一体化卫生保健体系　依据功能分为管理者、筹资者和提供者。图13-1、图13-2比较了墨西哥原有的卫生保健系统的模式和重组后卫生保健机构模式。

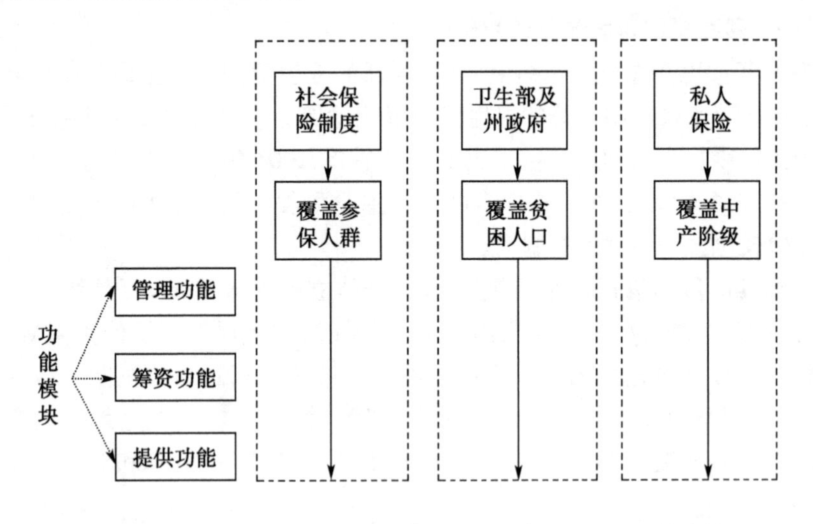

图13-1　20世纪90年代前墨西哥纵向一体化的卫生保健系统

4. 加强卫生保健基础设施建设　墨西哥联邦政府将加强卫生保健基础设施的权力下放给各州政府，由州政府对卫生保健机构组织需求评估。对于评估效果优秀的卫生保健机构，将增加公共投资，提高基层卫生保健服务机构的积极性，增强基层卫生保健服务设施的有效性和服务能力。药品和医疗设备的投资

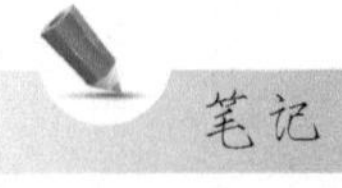

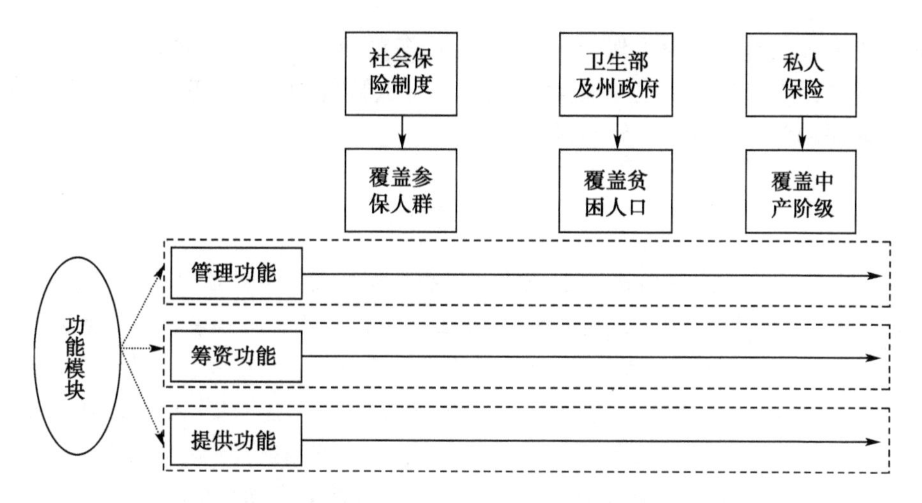

图 13-2 2003 年改革方案设计的墨西哥横向整合的卫生保健系统

计划由新的墨西哥国家卫生先进技术中心负责设计并实施，作为对卫生保健基础设施建设投资的补充。一方面建立基本药物制度，由政府确定了 265 种基本药物目录由政府，统一向国内外生产厂家直接公开竞标采购并进行配送，控制药品费用，保证用药安全。另一方面在进行大型设备和高端技术使用以前，必须进行循证评估，以此来论证新技术使用的合理性，控制医疗设备管理和维修的成本，提高其规模效益。

5. 卫生保健人力资源的投资　人力资源投资是极其复杂的问题，墨西哥在总体改革规划中，动态地深入分析公立机构的医生、护士和其他卫生工作人员的配置情况，及时发布人力资源发展建议。从而使得墨西哥的卫生保健人力资源的培养数量和质量既能够满足疾病谱转变所引起的卫生保健需求变化；又能够平衡卫生保健人力合理配置的问题，有效避免了多数国家已经出现的城市人力过剩而农村医疗人力不足现象。

（三）问题与挑战

随着改革的推进，墨西哥的卫生保健事业取得了很大的成就，卫生费用支出占 GDP 的比例逐渐增加，贫困人口的医疗保障覆盖率得到增加，卫生服务的可及性大大提高。但也必须客观地看到，墨西哥的卫生保健系统改革也面临着一系列的问题和挑战。

首先是可持续性筹资的问题。社会健康保障制度由于覆盖的主要是贫困人口，参保人群中 98% 以上为墨西哥收入最低的 20% 人口。其筹资主要来自政府财政。因此墨西哥经济增长速度放缓后，带来了墨西哥财政能力减弱，极可能导致政府对社会健康保障制度的财政支持难以为继。

其次是各个医疗保障之间衔接存在障碍。同为医疗保障制度，墨西哥政府对社会健康保障制度的资助力度与 IMSS 和 ISSSTE 相比，仍有较大的差异。鉴于各制度之间筹资水平和受益程度差距较大，相互之间的衔接存在困难，卫生服务公平性差异依然巨大。

最后是社会健康保障制度的服务能力和服务质量急需提高。社会健康保障

笔记

制度主要提供基本的卫生保健服务，并且服务质量不高。虽然能够在一定程度上满足贫困人口的基本卫生保健需求，但参保人群的满意度不高。长此以往，将影响居民的参保积极性，降低参保率。

本章小结

墨西哥的居民健康状况已经获得了较大的改善，人群死亡率下降，期望寿命增加。但作为一个发展中国家，其卫生保健系统正面临着传染性疾病和非传染性疾病的双重挑战。墨西哥卫生保健系统以“健康民主化”的伦理价值理念为引导进行了横向整合的、结构型的改革。通过建立社会健康保障制度来改善筹资的公平性，实现全民健康覆盖的最终目标。创设综合执法的监管机构，制定一系列的认证制度，以法律的强制力保障卫生保健服务和药品的提供。墨西哥的卫生保健系统改革虽然遭遇了诸多困难和挑战，但其改革的经验和模式值得其他发展中国家借鉴。

关键术语

社会保险局西班牙语为 Instituto Mexicano del Seguro Social（IMSS）；英语为 Mexican Social Security Institute

公务员保障和社会服务制度　西班牙语为 Instituto de Seguridad y Servicios Sociales de los Trabajadores del Estado（ISSSTE）；英语为 institute for social security and services for state workers

未参保人 open population

大众健康保险计划 popular health insurance，PHI

社会健康保护制度 system of social protection in health，SSPH

健康民主化 democratisation of Health

《卫生基本法》General Health Law

讨论题

1. 发展中国家的卫生保健可持续性筹资的困难和对策有哪些？
2. 墨西哥卫生保健改革策略对于发展中国家卫生保健改革的借鉴意义是什么？

思考题

1. 墨西哥卫生保健系统的筹资来源。
2. 墨西哥卫生保健的监管经验。
3. 简述墨西哥三轮卫生保健改革。

（宁　岩）

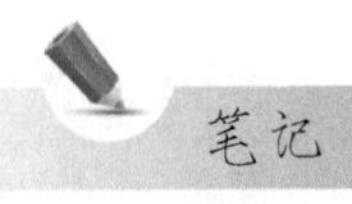
笔记

第十四章

印度卫生保健

学习目标

通过本章的学习，你应该能够：

掌握：印度卫生保健目标、服务的提供及其特点。

熟悉：印度卫生系统筹资机制及监管。

了解：印度卫生保健系统的历史演变及背景。

章前案例

印度公立医院的“看病难”

2012年6月15日印度最大的媒体节目供应商Zee TV播报了一则关于印度大型公立医院患者“看病难”的焦点新闻。在位于印度首都新德里的全印度最大的政府公立医院A医院门口，一位名叫夏姆的老人坐在轮椅上，其妻子拿着一张核磁共振检查单，看着申请单上医生填写的预约日期：2013年12月3日，茫然不知所措。“我丈夫反反复复头痛多年，前前后后已经在我们当地公立医院看病4年了，每次服用一些医生开的止痛药，头痛会减轻一些，但一直不知道头痛的原因，现在病情越来越严重，所以今天才到大医院来……”夏姆的妻子说，今天经A医院医生初步诊断后，决定给夏姆做进一步的脑部核磁共振成像，但是却被告知，这项检查要排队等到一年半之后才能做……

根据印度的医疗制度，印度国民到公立医院看病，享受免费的基础医疗，但是如果病情比较严重的患者，则需要自己支付一定的费用。夏姆到私立医院进行脑部核磁共振检查的费用大概需要6000卢比（约合人民币1200元），而在公立医院检查费用则只需要约3000卢比。记者评论道：当初政府建A医院的初衷就是为了让那些没钱到私立医院的患者可以来这里就医，然而现在病人得等上几年时间才能轮到医院的检查，如此遥远的检查究竟还有几分意义呢？但院方表示，由于医院接待的病人太多，他们也确实无能为力，普通病人要在A医院进行核磁共振扫描、CT扫描检查或者择期手术，需要等一年半到两年的时间，即便做X线检查也需要等3～6个月。

本章将带你了解印度的卫生保健系统，体验印度免费医疗的成功与不足。

第一节 印度居民健康状况

一、人口与经济状况

印度共和国(Republic of India),简称印度,位于亚洲南部,国土面积约298万平方公里,是南亚次大陆最大的国家,国土面积居世界第七位。不包括非法占有的中国藏南地区,印度全国分为27个邦(state)和6个联合属地(joint possession)。印度目前拥有人口12.1亿(2011年),占世界人口的17%,是仅次于中国的世界第二人口大国。人口密度369.9人/平方公里(2011年)。据2008年的统计结果,人口性别构成为男/女1.064,预期寿命男/女为63/66岁,出生率为22.8‰,人口增长率16.09‰。预计到2050年人口将超过中国达到15.9亿,成为全球人口第一大国。印度是一个多种族、多宗教的国家,主要族群包括印度雅利安人,达罗毗荼人,蒙古人和其他人种。黑人占80%左右(2011年)。联合国2011年人类发展指数报告中,印度位列第134位。

20世纪90年代以来,印度经济得到快速发展,农业由严重缺粮到基本自给,工业已形成较为完整的体系,尤其是服务业发展迅速,占GDP的比重逐年上升。目前,印度已成为全球软件、金融等服务业重要的出口国。在天体物理、空间技术、分子生物、电子技术等高科技领域已达到较高水平。2007～2011年印度“十一五”期间,年均经济增长约8%,人均GDP从2007年的965美元达到2011年的1389美元,印度是目前“金砖国家”之一。

印度国内不同地区之间在资源、环境、文化、教育、医疗等社会经济生活领域发展很不平衡。12亿人口中72%生活在乡村,29%的人口还生活在贫困线以下,这些贫困人口分布在广大农村及城市的贫民窟。15岁以上有读写能力人口比例总计61%,其中男73.4%,女47.8%(2001年普查)。因此,印度也是当今全球社会分化严重、贫富悬殊巨大的国家之一。

二、居民健康状况

印度人口庞大,增长迅速。人口出生率1995年28.3‰,1988年26.4‰,2008年22.8‰,每名妇女平均生育2.76婴儿(2008年估计)。人口死亡率近年虽逐年降低,但在发展中国家仍处于较高水平,尤其是5岁以下婴幼儿死亡率仍位居全球首位。2007年5岁以下婴幼儿死亡率57‰,2009年为30.15‰。据联合国儿童基金会的报告,2011年印度有165.5万名5岁以下儿童死亡,差不多是中国的6倍,位居全球之首。15～60岁成人死亡率,男/女为250‰比169‰(2009年)。孕产妇死亡率408/10万(2007年)。在婴幼儿死亡的性别比方面,女孩比男孩的死亡率高出75%。

目前,饮食不健康、室内空气污染、吸烟以及恶劣的环境卫生条件,对印度居民健康威胁较为严重。登革热、腹泻(痢疾等感染性腹泻)、结核、疟疾、肝炎、伤寒、霍乱、脑炎、艾滋病等传染性疾病虽逐渐得到控制,但仍然相对高发。随着印

笔记

度经济的较快发展，人们生活方式的改变，心血管疾病、癌症、失明、精神疾病等非传染性疾病和慢性病也日益增多。据2010年资料，印度居民十大死因中，心脏病、肺病（肺炎、哮喘）、中风位居前三，之后依次为腹泻、胸腔感染、肺结核、早产并发症、自杀、道路伤害、糖尿病。另外，性别暴力对妇女健康造成的伤害近年日益突出，15～49岁年轻女性自杀比率自1990年的5%增至2010年的10%，翻了一番。

由于经济状况、自然环境以及种族、宗教、文化等差异，印度居民健康状况城乡之间和地区之间存在着极大差异。城乡婴儿死亡率分别为44.0%和75.0%，农村较城市高70.5%；城乡5岁以下儿童死亡率分别为63.1‰和103.7‰，农村较城市高64.3%。地区差异以卫生绩效比较好的克拉拉邦与较差的拉贾斯坦邦为例，克拉拉邦婴儿死亡率为14.0‰，拉贾斯坦邦则高达81.0‰，二者相差4.8倍；孕产妇死亡率则分别为87.0/10万和607.0/10万，二者相差近6.9倍。农村尤其是贫困偏远地区以及城市贫困人口的健康状况堪忧。

第二节　印度卫生保健的伦理价值和政治背景

一、印度卫生保健的目标和战略

1946年印度"波尔委员会报告"确立了一项重要原则，"获得基础医疗服务是所有人的基本权利，无关个人的社会经济状况。"1949年，印度通过的第一部宪法中明确规定："所有国民都享有免费医疗"。宪法还要求每一个行政区必须"把提升人民的营养水平和生活标准，并改善公众健康纳入自己的基本职责。"据此，免费的基础卫生医疗被确立为印度国家卫生系统的根基。在之后长达半个多世纪的时间里，印度政府逐步建立了一个全民覆盖的三级免费公共医疗体系，从农村基层的保健站到公立性医院，遍布全国的政府医疗机构为人们提供了最基本的医疗保障。在这一体系中，国民从挂号、诊疗、住院、用药等或者免费，或者只收取少量费用。因此，全民覆盖的免费基础医疗是印度卫生保健的目标。但是，在制定卫生保健战略时，印度政府偏重于对疾病的治疗，而对疾病预防控制和民众健康教育则一度较为忽视。

二、印度卫生保健的伦理价值

印度宪法明确了人人公平公正获得基础医疗，享有免费健康服务的基本权利，为卫生政策提供了最根本的制度保障，也为其伦理价值提供了实现的法理载体。人人享受免费医疗成为印度卫生保健核心价值取向。公共卫生医疗保障体系的建立，是印度政府遵守和执行宪法的具体体现，是印度国民享受最低卫生医疗服务的基本保证，这一体系具有以下伦理价值特点：

1. 覆盖全民的基本公平性　印度卫生医疗政策具有良好的连续性，政府主导的公共卫生体系一直针对全体国民。无论是城市公立医院还是农村的三级卫生保健网络都是公共卫生体系的组成部分，均由政府主导。在公共卫生体

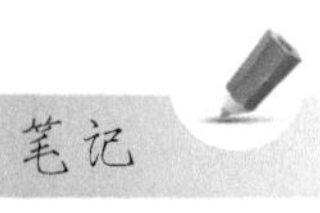

系范畴，不论是政府公务员，还是企事业单位工作人员甚至无业人员，也不论是城市居民，还是农村人口，不论经济状况和宗教信仰如何，都有享受健康服务的权利。虽然公共卫生体系提供的医疗水平参差不齐，尤其在农村地区水平还十分低下，但是其覆盖面广泛，惠及全民，体现了公平的伦理价值观。2002 年修订的“国家卫生医疗政策”，进一步明确了政府在公共卫生服务中遵循的一般原则，同时强调要把“公平性”作为一个独立的目标和衡量政府卫生政策成败的重要标准。

2. 基本免费的社会公益性　印度国家层面的公共卫生体系主要涉及国民的基础免疫、重大疾病的预防和公共卫生事件以及基础疾病的治疗。在基础免疫及公共健康，均由中央或地方政府出资。而在疾病治疗，除一些较为严重的疾病，仍需要收取一定的费用外，从挂号、诊疗、住院、基本用药等几乎是免费的，体现了公共卫生保健的公益性。

3. 重视弱势人群的指向性　公共卫生医疗保障体系除了广泛的覆盖性，另一个特点是通过一些公共卫生专项，指向弱势群体和特定人群，这些项目的目标人群定位非常明确。过去十余年间，印度推出了一系列由政府主导、多方参与、针对全民，尤其是妇女儿童、弱势群体和贫困人口的大型公益健康计划，如“妇女和儿童健康计划”(maternity & child health programme，MCHP)、“全国农村健康计划”(national rural health mission，NHRM)、“抗艾滋病计划”(national AIDS control programme)等专项计划。目前印度有十余个这样的大型健康计划在运行中。这些计划的实施，使弱势群体以及广大农村地区特别是边远地区的贫困人口平等享受宪法规定的权利成为可能，尤其是“全国农村健康计划”，使贫困农民的卫生资源变得“可及”、“可利用”，疾病的治疗变得“可支付”。虽然一些项目在实施过程中受到挫折或者落实并不到位，但对弱势群体的关注，体现了扶弱济贫的伦理价值和政府促进及保证社会公平的执政理念。

4. 兼顾不同阶层利益的平衡性　印度卫生保健体系，坚持“两条腿”走路，这一战略也是一贯性的。政府始终扶持公立医疗机构的稳定运转，保证了居民享受最低卫生医疗服务，同时也鼓励私立机构的发展，以满足社会中高层的卫生医疗需求。虽然目前印度的私人医院人员和规模事实上已超过公立医院，但政府一直在竭力避免卫生医疗的完全商业化和市场化运作。因此，这种体系构架理论上使得印度的富人和穷人患者各有所依，各得其所。兼顾了社会各阶层的利益平衡，既照顾公平而又因人而异，因地制宜，在客观上也促进了印度整体的社会安定和发展，具有一定的合理性。

三、印度卫生保健系统产生及演变的历史政治背景

1947 年，印度脱离英国的殖民统治获得独立，成为一个联邦议会制共和国。中央政府和邦政府依据选举产生，各邦(地区)享有高度自治权。印度现行的卫生政策起源体现在 1946 年的《卫生调查与发展委员会报告》(一般称为《波尔委员会报告》)中。该报告认为，印度落后的卫生状况是由于卫生条件恶劣、营养不良、医疗机构缺乏，以及卫生教育缺失造成的。因此，委员会提出建议，将医务人

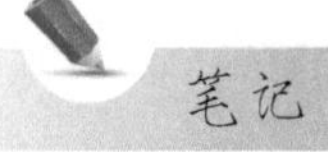

员纳入公共支薪编制，抑制人们对私人医生的需求，同时还强调传染病的威胁和疾病预防手段。建议在区级建立三级卫生系统的基础计划，为城乡居民提供防治兼具的医疗服务。前文已提到，波尔委员会确立了一项基本原则，即“获得基础医疗服务是所有人的基本权利，无关个人的社会经济状况”。1949 年印度通过的第一部宪法，并于 1950 年 1 月开始实施，宪法中明确规定所有国民都享有免费医疗。宪法不仅体现了维护国民基本健康权的伦理价值，还明确了政府在提供国民健康保护中的责任。

但是，印度刚刚独立后的近 20 年间，由于政局动荡、政策指导上的保守，经济发展一直比较缓慢。1966 年英迪拉·甘地执政，1969 年执政党分裂，1971 年大选甘地率领国大党重新获胜，掀起了大规模的国有化运动，过多的指令性干预对经济产生严重冲击。之后执政党再次分裂，再经历两次印巴战争，更使印度面临国家即将破产的危急状态。虽然中央政府承认人民有接受医疗的权利以及优先发展公共医疗服务，期间政府也建立了一个覆盖范围非常小的公共医疗体系，但几乎仅限于政府公务人员及一些企事业单位的人员。波尔委员会提出的建议在相当长一段时期，大多没有落到实处，在很多地区尤其是边远地区的贫困人口中，免费医疗仅仅停留在纸面上。

1978 年受世界卫生组织和联合国儿童基金会《阿拉木图宣言》——“到 2000 年实现人人享有卫生保健”的影响，印度政府开始着手建立农村三级卫生保健网，从提供基本的医疗护理、疾病预防和卫生教育的最低一级的保健站，提供一般公共医疗卫生服务的初级卫生中心，到能提供一些专科服务的最高一级是社区卫生中心和区级医院。这一公共卫生体系由中央政府和邦（或直辖区）政府主导，并为全体农村居民提供医疗卫生保障。但在实际的运作中，邦政府艰难维持和管理医疗设施，在防控疾病方面非常依赖中央政府提供财政和项目支持。这一阶段，总体而言，政府在公共医疗体系的经费投入很少，免费医疗体系建设水平十分低下。

1983 年印度议会通过了《国家卫生政策》，支持以分散管理的基层卫生服务为基础，建立稳健的全国公共卫生服务系统，至 80 年代末，基本建立起广泛的医疗服务基础设施。这期间，疾病发生了趋势变化，传染病成为头号杀手，肺结核和疟疾等一度被认为已得到控制的传染病死灰复燃，艾滋病猖獗地成为严峻的公共卫生问题。基层特别是农村公立卫生机构条件艰苦，缺医少药现象十分严重，初级卫生中心遭受严重的挫折。

1991 年 7 月，拉奥政府公布“新工业政策”（new industrial policy），推行所谓“经济自由化”，减少国家对企业的控制，从指令性计划向指导性计划转型。2004 年有印度“经济改革之父”之称的曼莫汉·辛格出任总理，着手开展一系列大胆的改革，开启了印度经济发展的新时代。印度经济在其后的十余年间高速发展，国民收入、财政收支状况和基础设施建设显著改善，经济每年以 8% 左右的速度增长。近十年经济的历史性增长，印度领导人开始认识到要想成为全球经济大国，就必须大量投资改善教育、卫生医疗等社会体系。

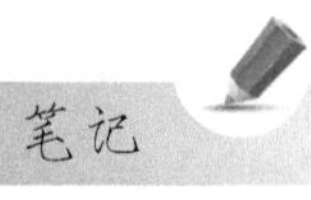

2004 年印度政府推出大规模的“全国农村健康计划”，加强农村地区特别是

贫困落后地区的公共医疗体系，在原有基础上加大投资，完善农村三级卫生保健网，着力对原有公立医院进行现代化改造、设备购置、人员培训等。这一计划被一些发展中国家视为农村医疗改革的典范和印度医疗改革的“里程碑”。最近，印度政府推出一项雄心勃勃的“全民药物免费”计划，从2012年10月开始向在全国公立医疗机构就诊的所有病患提供免费药物。全民药物免费计划受到了辛格总理的大力支持，有媒体更将政府的这一计划称为“颠覆性计划”。

第三节　印度卫生保健的筹资

一、卫生总费用

2008年，印度的公共卫生支出占GDP的0.9%，占卫生总费用的17.9%，在世界上属于公共卫生支出比例最低的国家之一，排全世界的倒数第13位。近年来，印度政府对卫生的总投入逐年增加。据世界卫生组织“世界卫生统计”的资料，2012年印度卫生总支出占GDP的4.2%（中国5.1%），政府总的卫生支出占卫生总费用的30.3%（中国52.5%），私人卫生支出占总体卫生支出的69.7%（中国47.5%），政府总的卫生支出占GDP的1.27%（中国2.68%），而占政府总支出的3.7%（中国12.1%）。印度政府计划在“十二五”规划的五年内，将政府总的卫生支出增至2.5%。最近，印度政府推出雄心勃勃的全民药物免费计划，提供免费药物的资金大部分来自中央政府，比例高达75%，其余资金由各邦自行筹措。此外，5%的地区资金将获准用来购买基础药物目录以外的药品。目前，印度计划委员会已经投入第一笔财政拨款(2012～2013年)，共计10亿卢比(约合1800万美元)。预计2012～2017年的第12个五年计划期间，免费药物计划将耗资2856亿卢比(约合50亿美元)。

二、卫生保健的筹资

根据印度宪法，政府对医疗卫生服务的责任分为三个目录，即联邦中央政府目录、邦目录和共同目录，据此界定中央政府和邦政府各自的责任。印度的中央政府负责制定政策、提供国家层面的卫生战略框架、财务资源和医疗教育。邦政府承担大部分的医疗服务责任，负责向居民提供医疗卫生服务，并对中央确定的项目进行因地制宜的修改和完善，并负责项目的实施。共同目录描述了各级政府分担的责任，包括预防传染病和家庭规划。目前邦政府提供75%～90%的医疗卫生公共经费，但其中大部分都用在工资和薪金上，药品和设备等非薪资项目基本依靠中央政府拨款。印度通过五年规划来确定一段时期内的国家目标和优先任务。在医疗卫生领域，由五年规划确立优先任务和统一资助的纵向疾病控制项目，制定医疗卫生人员和设施发展规划。中央政府制定的五年规划，将卫生医疗自上而下的制度化，但也加深了邦政府对中央政府的依赖，邦政府艰难地维持和管理医疗设施，在防控疾病方面更多的是依赖中央政府提供财政和项目支持。

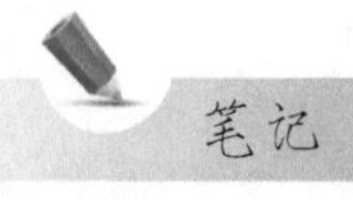

三、筹资补偿方式及水平

印度的公立卫生医疗系统的筹资主要通过中央及各邦(地区)政府的税收、非税收收益以及社会医疗卫生保险费三种形式筹集。税收是政府卫生财政投入的主要来源。政府的非税收收益主要来自一些慈善机构、企事业团体的捐赠以及世界银行贷款或一些专门的基金,如"印度公共卫生基金"(public health foundation of India,PHFI)和发起"印度抗艾滋病计划"的比尔和梅林达·盖茨基金等。社会医疗卫生保险覆盖面较小,仍不完善。

1. 政府卫生财政投入

(1)政府财政投入的方向及基本功能:印度的卫生筹资体制沿袭和借鉴了英国体系,政府税收作为主要筹资形式。公共卫生筹资由中央、邦(地方)两级政府分担,而以邦政府为主,邦(地区)政府一般负担公共卫生费用的75% ~90%不等。中央政府的卫生财政投入重点是保障全国居民获得基本的、均等化的卫生服务,其重要的作用是通过邦政府的二次分配,保证基本卫生服务的可及性和公平性。中央财政的基本功能是保证全国性公共产品的提供,即国家层面的一些大型项目,如重大灾难性疾病、重大公共健康问题、针对特定疾病或特定人群的重大专项。使政府能把有限的投入公平地配置到最需要卫生医疗服务的地方,正如前文所言,这一点至关重要。据2011年世界卫生组织成员国"卫生筹资与分配公平性评估"排行榜显示,印度在全世界居第43位,位于发展中国家的前列。在经济领域被认为分配极不公平的印度,在医疗服务领域却十分重视对卫生医疗资源的公平性。中央政府卫生经费保证了全国性重大疾病控制项目的实施,保证了面向广大农村的三级卫生保健网络的运行,保证了主要面向穷人的公立医院的运行,因此被认为发挥了"雪中送炭"的作用。而邦(地区)政府的卫生经费绝大部分用于卫生人员的工资支出。

(2)政府财政投入的水平:目前,印度全国总的卫生医疗费用居发展中国家的中上水平。1990年政府的卫生支出占GDP的比重为1.3%。1991年实行自由主义的经济改革政策以后,政府减少了部分对公共卫生的支出。2004 ~2005年财政年度政府的卫生支出占GDP的比重为0.9%;当年度印度的卫生总费用占GDP的比重为5.2%,处于发展中国家的中等偏上的水平;政府的卫生支出约占卫生总费用的17.3%,处于发展中国家的较低水平,这意味着82.7%的医疗费用来自政府财政以外,大部分为居民自费,从这点看印度也是全球自费比例最高的国家之一。"十一五"期间,政府将公共卫生医疗支出从占GDP比重的0.9%提高到2% ~3%,各邦对公共医疗的预算投入至少每年提高10%,用以支持"全国农村健康计划"的各项支出。

2. 医疗保险

(1)不同阶层人员的医疗保险情况:目前印度公务人员医疗保险一般由"中央政府健康计划"来保障。这个计划中,政府从每人每月的工资中扣除一定数额作为医疗基金。扣除比例一般约为工资收入的1%,如最低级别的公务员工资收入在4000卢比左右,每月缴纳35卢比。持有这种保险,患者可以到

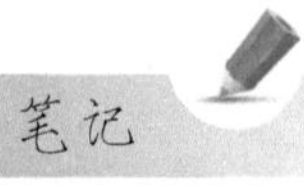

政府医院去接受免费的治疗，一些不在免费范围的治疗也只需要负担其中一小部分；在没有政府医院的地方，则可以到指定的私立医院就医，相关费用最终会由政府承担。

而在私营企业工作的人员，政府要求雇主必须要为员工办理相应的医疗保险。印度医疗保险的险种多种多样，而且针对私营医疗服务中的医疗保险种类远多于公共医疗。这些保险主要由私营医疗机构、雇主和非政府组织提供，大多遵循自愿购买原则。目前印度主要的医疗保险包括：中央政府雇员及其家属的医疗保险计划（central covemment health scheme，CGHS），它覆盖了440万人群；邦社会医疗保险，覆盖3530万人群；社区卫生保险计划，覆盖3000万人群；以雇用为基础的医疗保险计划，覆盖3000万人群；私人健康保险计划覆盖760万人群。就人口总体而言，覆盖率仍较低。

对于农村弱势群体而言，长期以来医疗保险都是遥不可及的。近年，印度政府积极探索医疗保障制度的创新，为农户推出了三种形式的农村医疗保险：一是农产品加工企业组织的合同农户向保险公司集体投保；二是非政府组织为成员设计保险项目，集体向保险公司投保；三是非正规经济产业工会的健康福利项目。印度非政府部门举办这些保险项目一定程度上有利于成员的健康安全和收入安全。这些非政府部门提供的保险往往是针对贫困人群设计的，不以营利为目的，支付范围也主要在预防性保健，仅包括少数的诊疗、住院治疗，资金来源于患者的共同筹集、政府资助和慈善捐助。

2008年，印度政府发起了一项针对贫困人口的“国民健康保险计划”，穷人只要在专门的医疗卡上存上1美元，就可以得到700美元的医疗保费，在公立医院和私营医院都可以使用。家庭只要支付1美元就可以得到至少100美元的医疗保费。目前，上述针对农户的保险覆盖了300万～500万人口。

（2）医疗保险的总体筹资补偿水平：虽然险种繁多，但这些保险都非强制购买，覆盖非常有限。一项评估研究结果显示，只有30%的穷人愿意用最多2%的家庭年收入来支付健康保险的保费。另一资料显示，2003年只有约3%的印度人获得私人预付计划保障。

印度工商联合会2009年7月的一份报告指出：当今印度不足15%的人口具有某种类型的卫生保健保险，包括社区保险、雇主付款、社会保险等。目前各种医疗保险制度只覆盖到13.8%的人口。其中，5%是非政府组织（如慈善机构）针对贫困人群提供的社区医疗保险；5%是国有企业为员工提供的团体自保计划；3.4%是私营企业员工的社会保险，由政府、雇主和个人三方共同筹资；只有0.4%的人口拥有商业健康保险。医疗保险只覆盖11.1%的居民，其中主要是政府部门的雇员及其家属，占人口的7.0%。因此，虽然印度的医疗保险市场虽高度市场化并逐渐私有化，但覆盖面仍较低。医疗保险在总体融资来源中所占比例仍然很小，大约占印度医疗卫生总支出的1%。

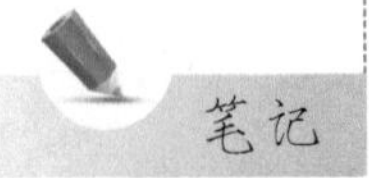

第四节　印度卫生保健的提供与监管

一、印度卫生资源

1. 卫生人力资源　印度的卫生人力资源相对于庞大的人口而言，十分短缺。据资料统计，印度2006年约有医生67万人，平均每千人口有0.6名医生。至2011年7月31日，印度全国共有85.6万名在册医生，107万护理人员，每2000人口中有1名医生，每1000人中有0.8个护士，医护之比约为1∶1.5，而全球平均为1∶3。据印度联邦卫生部的实际调查，上述数据也只是纸面上的，有近27%的注册医生和63%的护士并未真正执业。目前全球医护人员平均配备水平是每1,000人1.2名医生和2.6名护士。另外，2009～2011年印度新建医学院校46所。全国269所护士学校，每年招收约20,000名护士。

2. 卫生机构及床位　印度医疗机构分为政府公立医院及私人医院。目前有大小医疗机构约2.8万家，其中政府医疗机构1.2万，私人机构1.6万。印度每1,000人只有1.5个病床位，显著低于巴西、中国、南非和泰国等发展中国家。每1,000人3～4个病床位的平均水平，与美国和西欧等发达地区每1,000人4～8个病床位的平均水平差距甚大。

二、印度卫生保健服务的提供及特点

印度卫生保健系统分为两大部分，政府主导的公共卫生保健系统和私人医疗机构。前者由城镇公立医院及农村初级医疗保健网构成。

（一）公共卫生保健系统

1. 公立医院　公共卫生医疗系统的各级卫生保健机构，包括国家级公立医学院（central medical colleges）、邦级（state level）及地区级公立医院（district level hospitals）。城镇中的各级公立医院和农村的卫生保健站—初级卫生中心—社区卫生中心构成的三级卫生保健网络构成公共卫生医疗服务系统（service delivery system）。政府开设的公立医院也是普通百姓和城市贫民、流动人口看病的首选。这些城镇公立医院、职业教育医院以及为国防、交通、铁路、邮政、电信、煤矿等特殊群体提供公共卫生医疗服务的机构构成了印度公共卫生医疗体系的重要组成部分，使城镇居民最低的卫生医疗服务得以保障。但是，就总体而言，公立医院水平参差不齐，而且一个普遍的现象是公立医院不盈利，医生积极性不高，一些小的公立医院，医术较高的医生不愿意留在公立医院，或在私立医院兼职，而私立医院医生受益较高，造成底层百姓“不花钱的病治不好，能治好的治不起”现象。而在一些城市公立医院，常常人满为患，条件较好的大型公立医院，如章前案例中的A医院，有时一名医生甚至一天要接待百余名患者，普通看病就诊也可能需要排队2～3小时。

2. 农村三级卫生保健网

（1）农村三级卫生保健网的构成：由社区卫生中心（community health cen-

笔记

tres)、初级卫生中心(primary health centres)和最为底层的保健站(sub-centre)构成的三级卫生保健网是印度农村公共卫生医疗保健网的重要基础和载体，也是边远地区农民和贫困人口得到最基本医疗保健服务的主要途径。每个社区卫生中心下辖大约4个初级卫生中心；每个初级卫生中心覆盖约3万人口(农村和偏远地区约2万)，下辖5~6个卫生保健站；每个卫生保健站覆盖3~4个村，负责3000~5000人的保健服务。卫生保健站拥有1~2名经过18个月培训的乡村卫生指导员，提供基础的门诊诊疗、预防免疫和转诊服务；初级卫生中心提供预防性和诊疗性服务和简单的住院治疗，不同的地区设置有所差异，通常拥有5~30张床位、1~2名医生、10名左右护理人员的小型保健医疗机构，也负责向社区卫生中心转诊病人；社区卫生中心是农村初级卫生保健网络中的最上级医院，有数十名专业医生护士，开展化验、体健、内科、外科、妇产等，提供包括外科手术在内的医疗保健服务，拥有30~50张床位以及一定规模和数量的卫生诊疗器材。

(2)"全民农村健康计划"：2005年，印度政府针对农村地区医疗卫生事业的落后现状，提出了规模宏大的2005~2012年"全民农村健康计划"(national rural health mission，NRHM)，该计划投资670亿卢比，决定将公共医疗支出从占印度国内生产总值的0.9%提高到2%~3%，各邦(地区)对公共医疗的预算投入至少每年提高10%，用以支持国家农村健康计划的各项活动。中央政府的资金直接下放到各邦(地区)政府，政策还向一些重点扶植的落后邦(地区)倾斜。全国28个邦里有18个被列为重点执行的对象，其目的是努力消除邦之间和地区之间卫生医疗保健计划发展的不均衡，达到公共保健基础设施相对健全的目标；增强农村医院的治疗效率；整合以垂直管理方式(vertical implementation structure)进行的保健和家庭福利项目(vertical health and family welfare programme)和基金(funds)，达到基金、基础设施的最优化利用，增强初级卫生保健功能，提高人们获得优质医疗保健的可能性和途径。为确保农村医疗人员的数量，将医生的退休年龄提高到65岁，将录取医生的权力下放到邦或地区级政府，提高农村医生待遇，农村医院可以高薪雇用医生，让城市初级和高级的住院医生到"初级卫生中心"和"社区卫生中心"任职一定时间，以提高农村的医疗技术水平。向"初级卫生中心"和"社区卫生中心"的医生和主要工作人员提供住宅设施和充足的住房补贴。在农村服务的医生，子女在各级学校上学都可以优先录取，并且为在"初级卫生中心"服务的医生提供持续的医学课程。

"全民农村健康计划"特别重视女性在农村医疗服务中的作用，发动在村镇设置30万~40万名"合格的社会卫生积极分子"(accredited social health activist，ASHAs)负责协调村民与公立医疗机构之间的关系。这些妇女不领薪水，但将根据表现获得奖励。平均每位积极分子负责1000名村民，以提高卫生保健的可利用性和可及性。这些积极分子是经过培训的社区志愿工作者，由村务委员会选出并对之负责。他们都将在第一线工作，主要任务是加强社区机构医疗供给、生育服务和婴儿照料、预防饮水传染病和别的传染病、营养和卫生设施建设等。

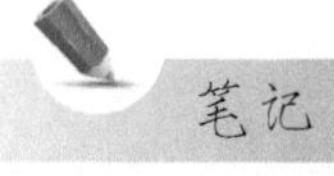

在这一计划中，病人可以免费得到医生的诊治和基本的常用药品，即便遇到重大疾病需要输血或手术，患者也只需担负5%左右的费用。如果病人生活在规定的

贫困线以下，还可以获得“全国健康优惠基金”的全免费治疗。各级医院还努力发挥印度传统医药的作用，积极提倡使用当地的印药，在农村建立草药中心，对那些医院不能免费提供的药物，鼓励病人使用印度草药替代，以降低穷人的治疗费用。

该项计划同时出台了一系列加强已有的农村基层医疗机构的措施。政府将为每个村保健站(sub-central)开设一个专门的银行账户，每年存入1万卢比(约合2000元人民币)的资金，保证保健站的运营；“初级卫生中心”则通过增加设备投入和解决人员紧缺的问题，努力做到24小时服务；已有的“社区卫生中心”都将改造成24小时服务的乡村医院，提供住院治疗并且能够做急诊手术。同时，根据人口的增长将增设更多的“社区卫生中心”。在邦和地区，“全民农村健康计划”要求邦和地区政府制定相应的“邦(地区)健康计划”，包括医疗、卫生、供水和营养等各个方面的内容并具体实施。

(二) 私营卫生保健机构

1. 私营卫生机构的发展　印度独立初期，私人医院就已经存在，但数量较少，不到印度国内医疗机构的10%。20世纪80年代，印度卫生医疗服务体系发生重大转变。虽然政府推行了免费的公共卫生医疗制度，建立了公立医院，但数量较少，相对于印度庞大的人口，可谓杯水车薪，覆盖面十分有限，因此医院常常人满为患，百姓就医仍十分困难。加之经济的不景气，政府在公共卫生医疗的投入严重不足，公立医院的环境、硬件设施简陋、缺医少药现象严重，公立医院远远不能满足老百姓尤其是社会中上层的医疗需求。

在1992年印度第八个五年计划，政府明确指出，要鼓励私人创业、私人医院、诊所，并给予他们税收等方面的优惠；第九个、第十个五年计划也要求对建设初级医疗保障体系投入更多，但也鼓励私营企业和个人对卫生医疗的投资。2002年的国民健康计划鼓励私人部门参与到初级和高级医疗保障体系。近十余年来，私人医疗在印度快速发展。目前，印度私立医疗卫生服务无论是在机构数量，还是其提供服务所占的市场份额，以及医生队伍都超过了公立医院(不包括农村初级保健站)，发展成为印度卫生医疗市场的重要力量。

2. 私立医院提供卫生医疗服务的特点及水平　大部分私立医院都是营利性机构，非营利性机构占的比例非常低。私立医院的医疗服务费用一般较高，门诊和住院服务的费用大多是公立医院的4～5倍，由于印度的商业医疗保险并不发达且覆盖率很低，费用主要由患者用现金支付。

不同的私立医院相互之间服务水平差别很大，农村和普通城镇的私立医院，大多由个人独资成立的，规模都比较小，设备少；一般开设的专业科室包括了全科、内科、普通外科、妇产科、儿科等常见科室，提供了大量的门诊医疗服务和中、高级专科医疗服务；部分私立医院没有自己的全职医生，医疗人力资源的主要来源是公立医院的兼职医生。

在印度一些大城市中心地带的大型私立医院，其所提供的专科医疗服务水平并不逊色于美欧的一些大医院。不仅医疗技术水平高、环境优美、设施先进齐全，而且收费相对比欧美等西方国家低廉。宾馆式的医院环境、一流的硬件设施、高水平的医疗人员、高超的医疗技术、相对低廉的费用，这些大型医院在为印

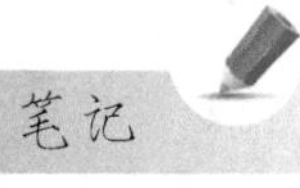

度本国国民提供高端医疗服务的同时，也吸引了世界各地，特别是欧美以及印度邻国的人士纷纷前往印度就医，使印度"医疗旅游"(medical tourism)业日益兴盛，极大地促进了印度整体医疗服务行业的发展。目前医疗服务已成为印度整个服务行业中的支柱产业，占印度GDP的8%。

另外，还有一些农村的私人医疗机构，在农村地区和城市郊区提供医疗救治服务。调查显示，不到1%的农村私人医疗机构设有床位，87%的医护人员都只有高中学历。这些人员常常是流动性的，每周在1~2个村之间流动。由于几乎是全天候待诊，又能为老年人和丧失行动力的人提供上门服务，无法及时支付的患者可以暂时赊账，他们在边远的农村有一定的市场。

知识链接

印度的医疗旅游

医疗旅游(medical tourism)是指以医疗、护理、康复与休养为主题的新型旅游服务，旅游者可以根据自己的病情、医生的建议，选择合适的地区，在旅游的同时享受健康管理专家的服务。目前全球医疗旅游市场近1000亿美元，已成长为全球服务行业中增长最快的一个新兴产业之一。

印度的医疗旅游在亚洲乃至全球均占有重要地位。印度工业联盟的一份研究报告称，2005年以前印度的医疗旅游大约为15万人。但近几年增长快速，以每年将近20%~30%的速度增长，发展势头惊人。据2012年福布斯杂志统计，2012年印度的旅游医疗产值将超过30亿美元。按这个速度，预计到2015年将达到320万人，产值接近50亿美元。印度医疗旅游人口分布中，大约22%为印度非常住外来人口，18%来自非洲，16%~17%来自中东地区、孟加拉国、斯里兰卡、尼泊尔，8%~9%来自阿富汗、伊朗，4%~6%来自欧美国家，其余来自全球多个国家。

印度具有世界一流的医疗水平，冠脉搭桥、减肥、关节置换、整形美容等专业以及儿科、牙科在全球享有盛誉。在一些新兴私立医院，先进的医疗设备一应俱全。与一些欧美国家相比，印度医疗价格相对低廉。印度的大部分医护人员都会讲英语，这为他们与来自世界各地的患者语言沟通提供了方便。这些优势被一些人士称为医疗旅游的三大"法宝"。另外，印度的藏药以及印度传统医学阿育吠陀、顺势疗法、尤纳尼、瑜伽等传统治疗以其神奇的魅力和低廉的费用，对国外医疗旅游者也具有很大的吸引力。

三、印度卫生保健服务的监管

1. 卫生行政部门及人员　印度卫生行政部门根据行政职责，按联邦/中央卫生部(Central)和邦/地区(State/District)两级划分。联邦卫生部主要负责全国卫生医疗及计划生育，下辖国家卫生和家庭福利管理局(Department of Health & Family Welfare)和印度传统医药管理(Department of AYUSH)两个局。印度中央

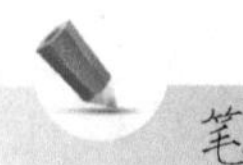
笔记

卫生部负责全国的卫生服务和计划生育工作。各邦(省)或者地区的卫生行政管理部门在组织结构上大体与中央卫生部组织结构平行。卫生行政人员均由政治家、文职官员和技术官员三类人员组成。

2. 卫生监管范围　印度中央及邦政府制定并颁布了若干法律以维护患者的健康权益,这些法律大致分为三类:规范药物及其使用的法律、规范医疗服务经营行为的法律、规范机构设置的法律。目前,印度政府对医疗市场的监管侧重从医疗机构设置许可、医疗服务质量等方面进行管理,从立法角度对机构区域设置、市场竞争秩序进行规范与监管还十分缺乏。

3. 卫生监管方式　在国家层面,对公共卫生体系,印度政府多采取垂直管理方式(vertical implementation structure)。项目由中央政府直接制定启动,直接到各地区实施执行。这种垂直管理的方式能够保证非常明确的职责范围,有一套独立的权力体系,有专门的服务供给系统(service delivery system),针对某一种具体或者特殊疾病的控制效率较高,适合于在短期内能有显著预期成效的疾病控制项目。

4. 卫生监管中的问题　中央政府的垂直管理方式,运行成本高昂,容易导致多个项目之间各自为政,资源浪费,效率低下。特别是在农村地区,由中央垂直管理实施的项目容易落实,而其他公共服务项目由于被排除在垂直管理系统之外,常常没有清晰明确的服务供给系统。因此,该组织架构一直被指责"效率低下"。2004 年,在世界银行对印度卫生部门高官进行的调查中,受访者对卫生和家庭福利部在监督立法、执行法律法规、与邦政府合作等方面的能力深感忧虑。卫生监管和执法是排在第二差的基础公共卫生职能。近年,印度政府在公共卫生保健管理体制方面尽量克服和避免垂直管理带来的弊端,放权地方,仅在涉及重大公共卫生项目、重大疾病的控制方面采取这种管理方式。因此,一些邦(地区)政府,把各个项目的人员和资源统一起来,成立当地的健康委员会负责所有卫生医疗事务管理实施,降低了管理成本。

在卫生监管中的另一个突出问题是对于私营医疗机构和保险公司监管的严重缺失。私人医疗收费并没有统一标准,由医院自行决定,医院会根据同行的定价、医院条件、病情的复杂程度,甚至病人的经济情况来确定收费标准;在很多医疗行为中,政府没有制定统一的规范性和标准;私立医院的医疗水平和医疗质量参差不齐,一些私立医院的医疗服务质量没有保证;一些农村的私人医疗机构大多是未经认证的,在边远农村地区较为常见,而且很多农村私人医生仅接受过简单的印度传统医学培训,但他们却经常给患者使用西药;一些私立医院所开展的手术往往未经批准,所拥有的技术力量不够,医疗事故时有发生。

在没有任何形式的公共监管、强制注册、定期服务评价、质量控制甚至自我监督之下,私营部门的快速发展引发了各种担忧,其中大部分集中于服务质量。尽管少数邦政府或地方政府颁布了私营医疗行业的监管规定,例如德里和孟买的《疗养院法案》,但大多数邦政府都没有此类立法或者没有全面实施

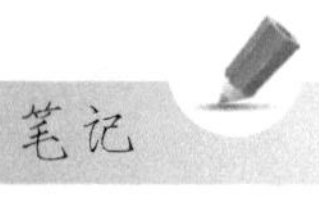

现有的监管规定，私人医院很多医疗行为缺乏较为统一的标准。虽然一些专业机构，如印度医学委员会，通过制定执业人员行为准则对医疗专业人员加以管理，可以影响到服务提供方的行为。但是，很多私营机构并不参加行业协会，因此未必会遵守协会指南。另外，印度医生直接（如在公立医学院）或间接（如享受许多政府优惠政策的私立医学院）地接受公费教育，却没有关于监管医生移民的相关规定。

第五节 印度卫生保健的挑战和改革

一、卫生保健的挑战

20 世纪 90 年代以来，中央和各邦政府制定的一系列积极的公共卫生健康政策，印度居民健康状况得到了很大改善。一些传染病发展势头初步控制，死于腹泻、肺部感染、麻疹、营养不良和脑膜炎的 1～4 岁儿童数量从 1990 年的 80 万人，降为 2010 年的 30 万人。儿童体重不足是 1990 年十大死因中的第三位，而 2010 年它是印度人死因的第 11 位，显示更多的儿童摄取了更好的饮食。如 2012 年印度在其历史上首次消灭了脊髓灰质炎。

但是由于经济相对落后，人口数量庞大，地区经济不平衡，卫生资源分配方面也存在事实上的不公平性，加之政府的宏观卫生医疗政策长期以来偏于疾病治疗而忽视健康宣教，目前印度在公众卫生领域方面还存在诸多挑战，许多重大公共卫生问题尚待解决。

（1）营养不良：大约 47% 的印度 3 岁以下的儿童因营养不良发生缺铁性贫血，几乎两倍于撒哈拉以南非洲地区 28% 的统计数据。据世界银行的估计，这个数字约为 6000 万，而全球估计总共是 1.46 亿人。37% 的人口处于长期营养不良状态。营养不良会阻碍孩子对社会和认知能力的发展。印度成人中约 30% 的文盲，一定程度上导致了生产力的低下。

（2）传染性和感染性疾病：如登革热，肝炎，肺结核，疟疾，腹泻和肺炎等疾病仍然困扰着印度。2011 年，印度出现了一种完全耐药性的结核病。目前有超过 500 万人的 HIV 感染，在艾滋病病毒感染人数最多的国家中排名第三。腹泻和呼吸道感染是导致婴幼儿死亡率的首要原因。

（3）恶劣的卫生条件：目前仍有 33% 的人口约 1.22 亿个家庭没有厕所，超过 50% 的人口(6.38 亿)在露天便溺。只有约 11% 的印度农村家庭安全地处理孩子的粪便，而 80% 以上的人口没有遮挡地把粪便直接扔到垃圾里。粪便对环境的污染导致寄生虫和细菌感染的高发。

（4）安全饮用水不足：1990 年 68% 的人口可以用到受保护的饮用水水源，到了 2008 年这一比例提高到 88%。然而，只有 26% 的贫民窟人口获得安全饮用水，25% 的人口在自己家里有可以喝的水。超过 60% 的废水未经处理而直接排出。水源周围环境保护的不足，地下水污染严重，过量的砷和饮水里的氟对公众

笔记

健康构成严重的威胁。

（5）非传染性疾病和慢性病：随着经济的较快发展，人们生活方式的改变，心血管疾病、癌症、失明、精神疾病等非传染性疾病和慢性病也日益增多，给印度居民健康带来进一步的挑战。截至2000年，印度有3%的人口患有糖尿病，高于2.8%的全球患病率。预计至2030年，印度糖尿病患者将达到约8,000万人。印度贫民区男性和女性的肥胖率分别为1%和4%，在中产阶级分别是32.3%和50%。

二、卫生保健的改革

1. 调整卫生政策战略，改革监管模式　2005年，以"农村健康计划"实施为契机，进一步落实农村三级保健网络，同时印度政府开始致力于改革中央政府垂直管理模式，放权地方，减少地方政府对中央的财政依赖。强化中央—地方—民间多层次责任，政府主导，全民动员，多方参与卫生保健服务工作。同时采取措施，稳定公立医院，特别是基层医务人员队伍，加大人员培训力度。适当调整卫生战略，在注重疾病治疗的同时，加强对卫生环境的综合治理，强调疾病的预防控制及居民健康宣教及素质的提高，减少传染病、早婚早孕、近亲婚姻等。

2. 加大政府投入，扶持公立医院　2008年，印度政府宣布，要在未来10年中斥资9000亿卢比（约合180多亿美元），用于医疗基础设施建设和购买医疗卫生器械，确保未来10年印度各大医院的医生和床位数量增加一倍，护理人员增加两倍。

印度政府一直担心如果将医疗行业完全市场化和商业化，这对一个发展中国家是一场巨大的灾难：它会极大地抬高医疗价格、增加社会支出，而这一切都最终要转嫁到病人的头上。印度人均医疗支出2005年为41.83卢比，2010年上升至68.63卢比。印度家庭收入的10%花在医疗上。印度人均医疗支出占整体医疗支出比例从2005年的29.77%上升至2010年的46.86%。印度计划委员会称，每年有3900万印度人因为疾病而陷入贫困。2004年，印度农村地区大约30%的人口因为经济原因而不去看病，20%的印度城市人口也因为经济不宽裕而不接受治疗。在印度农村和城市地区，各有47%和31%的住院患者分别依靠贷款和变卖家产来支付医疗费。因此，政府制订的理想目标是，将来私立医院、合资医院和外资医院在整个医疗市场的比例为60%，而公立医院的比例要从现在的20%提高到40%。以平衡公立医院和私立医院、合资医院和外资医院的比例关系。

3. 开放医疗行业，扩大医疗规模　在加大公立医疗投入的同时，印度将进一步开放医疗行业，让私人公司能更方便地从银行获得贷款，而外国资本也能更方便地在医疗行业投资。通过这些政策，印度政府希望医疗企业能提供更广泛的医疗服务，同时能向更偏远的地区渗透。事实上，不断扩大的印度中产阶级也让医疗市场的规模进一步扩大。2008年，印度医疗市场的规模大约为400亿美元，到2023年，将扩大到3220亿美元。同时，政府开始加强对私立医院的监管，并让

笔记

私立卫生保健单位承担部分公共卫生医疗保健责任。

4. 制定基本药物标准,推动“全民免费药物”计划 目前,印度的所有医疗开支中,78%是个人自付,其中仅购买药物一项就占到了个人自付费用的72%,药品是最大的支出。印度计划委员会的统计数据,1996年至2006年,印度药价陡升了40%。因此,为了实现“免费拿药”的目标,印度卫生和家庭福利部制定了详尽的标准。印度政府已经把2011年的“国家基本药物目录”下发至各邦以供参考,该目录共列出348种药物,占据印度药品市场28%的份额,其中包括抗艾滋病药物、镇痛药、抗溃疡药物、镇静剂和类固醇等药物。同时,印度各邦将根据当地易发疾病种类,自行制定基本药物目录。印度卫生和家庭福利部将成立一个科学委员会参与制定各邦的基本药物目录,以避免医生进行过度医疗。据印度卫生和家庭福利部预计,一旦印度国内各级医疗机构及医院开始免费提供药物,那么到2017年将有52%的民众会选择到公共医疗机构就诊。

本章小结

印度人口庞大,卫生条件相对落后。但卫生保健系统,以宪法的形式保证全体国民享有免费医疗卫生服务的基本权利,体现了卫生保健的公益性和公平性。建立了面向全民的公共卫生保健体系,并随着经济发展逐渐得到完善。在卫生投入方面,坚持政府投入为主,把有限的资源配置到最需要的地方。中央政府和地方政府虽有分工,但地方政府对中央的依赖性较强。除政府财政外,医疗保险覆盖人群少、普及面窄,近年正积极进行多渠道筹资,降低居民治病成本及卫生医疗风险。在服务提供方面,公立医院及农村三级卫生保健网络提供基本的免费卫生保健服务,但水平相对较低,由于监管相对缺失,部分措施落实不到位,农村地区缺医少药仍较突出。私立医院目前占据大部分医疗市场及服务,私有化有加剧趋势。近年,政府对公共卫生的投入力度持续加大,并不断尝试卫生医疗改革。

关键术语

“全国农村健康计划”(national rural health mission)

社区卫生中心(community health centres)

初级卫生中心(primary health centres)

保健站(sub-centre)

服务系统(service delivery system)

垂直管理方式(vertical implementation structure)

“医疗旅游”(medical tourism)

讨论题

印度的卫生医疗对我国医疗制度改革有何启示?

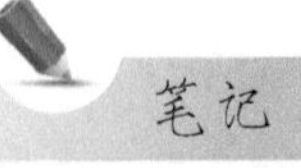

笔记

思考题

1. 印度的卫生保健系统由哪几部分构成？
2. 印度农村卫生保健服务系统及其特点是什么？
3. 印度对卫生保健的筹资和监管有何特点,还存在哪些不足？
4. 印度目前面临哪些主要公共卫生挑战？有哪些改革举措？

（徐晓阳　苏　立）

笔记

第十五章

肯尼亚卫生保健

学习目标

通过本章的学习，你应该能够：

掌握：肯尼亚卫生保健系统的结构和特征。

熟悉：肯尼亚卫生保健的筹资方式。

了解：肯尼亚卫生保健的伦理价值与政治环境。

章前案例

约翰的故事

和大多数肯尼亚男孩一样，16 岁的约翰就开始有性生活。由于商业避孕套价钱较贵，而免费领取避孕套又不是十分方便，而且年轻的约翰尚未意识到使用避孕套对于预防艾滋病传播的重要性。开始性生活不久，约翰很快就感染了艾滋病病毒。在一些艾滋病病毒携带者的帮助和支持下，他鼓起勇气战胜了疾病的恐惧和家庭的误解。为了避免熟人的非议和歧视，约翰搬了家。搬到纳库鲁后，他加入了肯尼亚家庭健康选择协会（FHOK）的支持小组，并通过培训成为了一名年轻的同伴教育者。在这里，他认识到个人行为方式及安全性行为对于健康的重要意义。他积极投身于向肯尼亚青年宣传和倡导改变个人行为方式和安全性行为的有关活动，并在工作中邂逅了一名同样感染了艾滋病病毒的曾经是性工作者的女性，并与其结婚。

婚后，约翰和他妻子曾经聊过艾滋病病毒携带者需要采取更安全的性行为以避免再次感染。在仔细地向"肯尼亚家庭健康选择协会"咨询了有关怀孕以及如何防止母婴传播的事情之后，他们做出了一个十分大胆的决定——要一个属于他俩的孩子。不幸的是，婴儿早产两个月，而且在当地医院接生时约翰忘记了采取抗逆转录病毒预防措施。夫妻二人非常担心，不敢让一岁的女儿去作艾滋病病毒检测。

经过长时间的治疗，约翰已不再需要进行抗逆转录病毒疗法了，但他的妻子却还需要。他们两人努力赚钱，以便能在当地的全面护理中心接受治疗—— 每个月仅药物就得花费 500 先令（折合约 6.50 美元）。幸运的是，自 2005 年 12 月起，政府开始提供免费的治疗。

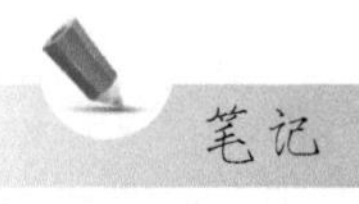

笔记

但是在肯尼亚，并不是每个艾滋病患者都像约翰和他妻子这么幸运。由于受到资金和医疗条件的限制，很多艾滋病患者无法及时接受抗逆转录病毒疗法和享受免费医疗。

第一节　肯尼亚居民健康状况

一、肯尼亚概况

肯尼亚共和国(The Republic of Kenya)位于非洲东部，国土面积582,646平方公里，地形复杂多样，大部分地区干燥少雨。全国分为7个省和1个省级特区，省以下设区、乡、村。7个省为中央省、裂谷省、尼安萨省、西部省、东部省、东北省、滨海省。1个省级特区为内罗毕特区。

2010年肯尼亚全国人口4051万。其中，农村人口占77.8%，城市人口占22.2%。肯尼亚全国共有40多个部族。其中，基库尤族为最大部族，约占全国总人口的21%，卢亚族和卡伦金族分别位列第二和第三，其他较大的部族包括卢奥族、坎巴族、基西族、梅鲁族、米肯达族等。此外，还有少数印度人、阿拉伯人和欧洲人。全国人口的38%信奉基督教新教，28%信奉天主教，6%信奉伊斯兰教，其余信奉原始宗教和印度教。

肯尼亚是撒哈拉以南非洲经济基础较好的国家之一，农业、服务业和工业是国民经济三大支柱。茶叶、咖啡和花卉是农业三大创汇项目。肯尼亚是非洲著名的旅游国家，旅游业是仅次于农业的第二大创汇行业。工业在东非地区相对发达，工业门类齐全，日用消费品基本自给。肯尼亚是东非第一大经济体，近年来经济增速明显加快。2011年国内生产总值341亿美元，人均国内生产总值883美元，经济增长率4.4%。据估计，2012年和2013年肯尼亚的增长率达5%。世界银行近期发表的《2012年度国别政策和体制评估报告》认为，肯尼亚是经济改革成效较为显著的非洲国家之一，并有望在2016年成为中等收入国家。目前肯尼亚的社会发展水平属于低等，2007年联合国人类发展报告中将肯尼亚人类发展指数列为世界177个国家中的第148位。

二、肯尼亚居民健康状况

从全球范围来看，肯尼亚普通民众的就医条件较差，居民健康水平属于低等水平。近年来，肯尼亚的主要健康指标对比如下(表15-1)：婴儿死亡率(每1000名活产婴儿)从1998年的71到2005年的67再下降到2010年的63；5岁以下儿童死亡率(每1000名活产婴儿)从1998年的112到2005年的104再下降到2010年的98；孕产妇死亡率(每10万个活产婴儿)从1998年的590到2005年的230再下降到2010年的170；粗死亡率(每1000个人口)从2000年的12到2005年的10再下降到2010的9；平均寿命从1995年的58岁下降到2010年的53岁。

笔记

近年来肯尼亚人口增长过快，生态和环境受到严重威胁。2008年肯尼亚人口出生率为4.92%，远高于2.54的全球人口出生率；年人口增长率为2.7%，远高于2.1%的全球人口增长率。为了防止人口增长过快，肯尼亚政府筹集资金，大力推行计划生育政策。

表15-1 1998年2005年2010年肯尼亚主要健康指标的对比

卫生指标	1998年	2005年	2010年
婴儿死亡率(每1000个活产婴儿)	71	67	63
5岁以下儿童死亡率(每1000个活产婴儿)	112	104	98
孕产妇死亡率(每10万个活产婴儿)	590	230	170
粗死亡率(每1000人口)	12(2000年)	10	9
平均寿命	58(1995年)		53

肯尼亚是艾滋病高发国家。肯尼亚全国的艾滋病感染者约140万，其中儿童约10万。2007年15~49岁的成人艾滋病感染率为7.8%，2009和2010年略有下降，分别为7.4%和6.3%。妇女是艾滋病的最大受害者，占了全部感染者的65%。15岁至24岁之间的年轻女性感染者的比例大约是同年龄段男性的两倍。目前，肯尼亚大约有30万人在接受抗反转录病毒治疗，其中包括2.8万名儿童。

除了艾滋病之外，肺结核、疟疾、急性呼吸道感染、腹泻病等传染病也严重威胁着肯尼亚人们的健康（表15-2）。在全球22个肺结核高负担的国家当中，肯尼亚排名第13位，在非洲排名第5位。肯尼亚很多地区疟疾的发病率居高不下。2006年肯尼亚报告疟疾病例1500万例。儿童、孕妇、艾滋病病毒感染者及极度贫困者是疟疾的四大主要感染人群。

表15-2 2006年肯尼亚居民的十大死亡原因

死亡原因排名	疾病名称	百分比(%)
1	HIV/AIDS	38
2	下呼吸道感染	10
3	腹泻病	7
4	肺结核	5
5	疟疾	5
6	脑血管疾病	4
7	缺血性心脏病	4
8	围产期条件(产妇)	4
9	公路交通意外	2
10	慢性阻塞性肺疾病	2
总计		81

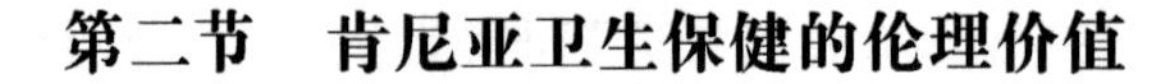

第二节 肯尼亚卫生保健的伦理价值

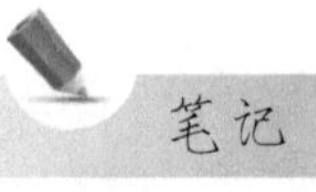

自1963年独立以来，肯尼亚政府十分重视改善肯尼亚居民的健康状况，认

识到良好的健康是社会经济发展的先决条件。为了切实改善肯尼亚居民的健康状况,肯尼亚历届政府出台了大量政策文件和连续的国家卫生发展规划,进行医疗体制的改革。尽管由于受到国内外多重因素的影响,肯尼亚的医疗体制改革并没有完全实现预期目标,但追求公平、方便、人人负担得起的卫生保健服务,一直是肯尼亚政府及其全体人民的共同目标。从这些卫生政策文件和国际卫生发展规划中,我们概括出肯尼亚卫生保健的如下伦理价值。

(一)健康权与健康公平

2010年新宪法规定,"每个人都享有能达到最高标准的健康权利。"新宪法还规定,"任何人不应被剥夺紧急医疗的权利,国家应该给无法养活自己及其家属的人提供适当的社会保障。"新宪法引入了以权力下放为特征的新制度,规定了人权法案,承诺将保障所有肯尼亚人平等地获得各种服务(包括卫生保健服务),特别是农村人口和生活在偏远地区的人群。新宪法还特别关注儿童和残疾人等特殊群体的卫生保健,重视适当的住房、安全的食品、清洁安全的水以及社会保障、教育等健康的社会决定因素。新宪法第五章第三部分分别对儿童、残疾人、青少年、少数民族及边缘人群、老年人等特殊群体的权利进行了特别规定。此外,新宪法十分重视消除对妇女的歧视,包括在国籍、工作、教育等多方面尽量取消性别歧视。新宪法还专门设立了一个"平等基金",帮助边缘化社区改善基本生存条件。目前,肯尼亚卫生政策旨在使所有肯尼亚人的健康权变成客观的现实。

(二)以人为本,重视社区参与

"以人为本"意味着保健服务和健康干预必须从人民群众的内在需求出发,并尽可能满足这些需求。人民群众的内在需求不仅包括对医疗软硬件设施的服务提供能力、医疗质量和医疗服务态度是否满意,还包括医疗费用是否适度(即绝大多数患者是否负担得起)、医疗流程是否方便、医患沟通是否通畅等诸多方面。"以人为本"要求实现三个方面的转变,即转变传统的从卫生服务提供为出发点为从老百姓的卫生服务需求为出发点,转变传统以疾病为中心的治疗模式为以病人或病人的健康利益为中心的治疗模式,转变传统的卫生行政部门单独决策为社区介入、参与、决定、执行和监督保健服务和健康干预措施。

在《扭转趋势:肯尼亚第二个国家卫生部门战略规划(2005—2010年)》(NHSSP II)中,肯尼亚卫生部明确了医疗卫生体制改革的目标是"提供方便、所有肯尼亚人(特别是穷人)负担得起的、高质量的医疗保健服务"。首先,NHSSP II将提高人均卫生费用和人权保障置于保健服务和健康干预措施的核心地位。具体措施包括增加卫生费用的政府预算,加大卫生投入,在农村和偏远地区兴建乡村医院和诊所等医疗设施,方便当地居民求医。例如2004年,政府主动发起政策倡议,建立"选民发展基金"(Constituency Development Fund),旨在通过实施各种社会发展项目,如学校,道路和卫生设施建设以减少贫穷和不平等。在这项政策倡议下,2007年肯尼亚建造了额外的995个卫生保健设施。其次,NHSSP II把工作重点从疾病负担转变为促进个人和社区的健康。它通过引入"肯尼亚基本健康包"(Kenya Essential Package for Health,KEPH),把所有的健康方案集成到单一健康包中,专注于提高人生命周期的不同阶段的健康。最后,NHSSP II十分

笔记

强调社区参与卫生保健。它鼓励社区以各种形式参与保健服务和健康干预措施的决策、实施与监督。

事实上，肯尼亚一直有社区参与国家建设(包括卫生事业建设)的传统。20世纪70年代的“哈拉姆贝”运动就是肯尼亚政府发动社区广泛参与教育、卫生设施建设的一个成功典范。肯尼亚也因“哈拉姆贝”运动而长期保留了社区参与国家建设的优良传统。时至今日，社区参与国家建设的精神依然在肯尼亚社会具有重大影响力和渗透力。近20年以来，肯尼亚的社区运动开展得热火朝天。以社区为基础的非政府组织、以社区为基础的自助保险等多样化的组织形式，正是肯尼亚社区参与国家政治、社会、经济生活的鲜明写照。

知识链接

“哈拉姆贝”运动

“哈拉姆贝”(harambee)字面上的意思是“齐心协力”，它是肯尼亚一项传统的社区自助活动，即群众性爱国捐款运动。基本原则是自愿贡献，量力而行，有钱出钱，有力出力，为国家建设尽义务。“哈拉姆贝”运动捐款列入国家财政收入，专设“哈拉姆贝”基金。“哈拉姆贝”资金由专门委员会负责监督使用，主要用于当地修建最急需的社会设施的费用。肯尼亚靠“哈拉姆贝”基金，修建学校，加盖医院，修桥铺路，向生活困难的儿童提供助学金，资助穷人就医等，不同程度地缓解了肯尼亚国民入学难、就业难、看病难等社会问题，有力地推动了社会救助、社会服务的完善与发展。

(三)坚持可及性原则和效率原则，以满足肯尼亚人的基本医疗需求

可及性和效率原则是肯尼亚卫生体制改革的基本原则之一。可及性和效率原则要求最大限度地利用现有资源，包括传统医学资源；它要求医学技术的选择和应用是适当的，解决卫生问题的方案必须是老百姓可负担得起的，在经济上是可行的，在文化上是可以接受的。

早在20世纪80年代，肯尼亚就率先发起基本药物计划，制定与研究政策改善药品供应保障体系，并一直成为基本药物政策的先行者。1981年，肯尼亚制定了《国家基本药物目录》，该目录是非洲最早的类似目录之一。1985年，肯尼亚主办了WHO关于合理用药的研讨会，它拓展并丰富了基本药物概念的内涵，此贡献被国际社会公认为“内罗毕精神”。1994年《肯尼亚国家药物政策》(The Kenya National Drug Policy)最终版本出台并实施，成为训练农村医药工作者和指导他们合理用药的先驱，并被许多国家借鉴。最值得称道的是，肯尼亚专门成立了一个专业委员会，即国家药事医疗委员会来负责基本药物的遴选。国家药事医疗委员会遴选基本药物的标准包括：药品的质量、安全性、有效性和价格，药物的预期医疗水平和流行病学特征。为了提高药品的可获得性，国家药事医疗委员会多次修订国家基本药物目录(EDL)，为更合理、经济、有效地选择药品提供了指导。基本药物制度让更多的肯尼亚人用很少的钱就看得起病，节省了肯尼

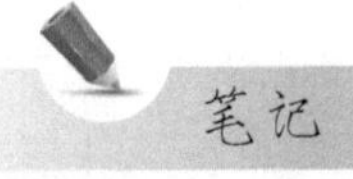
笔记

亚人的医疗支出，保障了肯尼亚人的健康。

本世纪初，大量穷人因为高昂的医疗费用看不起病。成千上万的艾滋病患者不得不放弃治疗，回到自己的家乡等死，在那里只有少数传统巫医给他们提供一些基本的护理服务。为了扭转肯尼亚居民健康状况不断恶化的局面，卫生部开始对成本分担制度进行改革，逐步降低患者自付医疗费用的比例，并推出“10先令-20先令计划”。所谓“10先令-20先令计划”是指在肯尼亚卫生保健系统的最低层药房和诊所就医，一次门诊费用不得超过10先令；在上一层的医疗中心就医，一次门诊费用不得超过20先令。该计划的推行，在一定程度上缓解了广大居民因高昂的医疗费用而看不起病的矛盾，对满足和改善肯尼亚居民的基本医疗保健起了一定作用。

（四）提倡“多部门合作方法”，鼓励私立卫生部门的发展

“多部门合作方法”（sector wide approaches，SWAP）是世界卫生组织提倡的卫生工作基本方法。“多部门合作方法”是基于认识健康能否得到改善，不仅要求医疗卫生部门专注于健康服务的干预，而且必须跟其他相关部门通力合作，推动整体健康目标的实现。跟健康相关的部门包括农业（包括粮食安全）、教育（如增加女性受教育的机会）、道路（解决很难访问、就医的群体）、房屋（体面的住房条件，干净的厕所等）、环境因素（管理使用肮脏的燃料）等。

在肯尼亚，“多部门合作方法”是指导卫生体制改革的一个基本方法。卫生领域的“多部门合作方法”作为一股新兴力量，推动所有利益相关者坐在一起，为卫生保健发展的共同愿景而团结合作。利用“多部门合作方法”，《扭转趋势：肯尼亚第二个国家卫生部门战略规划（2005—2010年）》为所有的利益攸关者共同制定政策、共同实施政策、共同监督与评估政策落实的效果提供了多样化的工具，具体包括：《工作和筹资联合计划》（The Joint Program of Work and Financing，简称JPWF）、《行为准则》、《年度业务规划过程》（The Annual Operations Planning Process，简称AOP）、《联合监测与评估》（Joint Monitoring and Review，简称JMR）等。

尤为值得注意的是，肯尼亚十分重视私立卫生部门在改善健康中的重要作用。连续的《国家卫生部门战略计划》为促进非政府组织参与卫生保健服务提供了法律原则和有利的宏观环境。不仅医疗服务部和公共健康与卫生部（由原来的卫生部分裂而成两个独立的部门）在其2008—2012年的中期发展规划中，规定有发展私人医疗机构的相关政策，肯尼亚政府也在其《2030年远景规划》中制定了鼓励私人医疗机构发展的战略计划。目前，肯尼亚的私人卫生部门是沙哈拉沙漠以南非洲国家中最发达和最有活力的。私立医疗机构长期拥有和管理接近50%的卫生基础设施，雇佣大量的卫生保健专业人员，并在公立医疗机构覆盖不到的广大农村、城市郊区和偏远地区提供医疗保健服务。

（五）坚持“减贫”战略，努力发展经济，改善健康的社会决定因素

贫困是阻碍肯尼亚居民享受可获得之最高标准的健康权利的最大敌人。正是因为贫困，许多城市贫民、农村居民和艾滋病患者无力支付高昂的治疗费用而无法获得基本的医疗保健服务，只能忍受疾病的折磨或者等待死亡的降临；因为

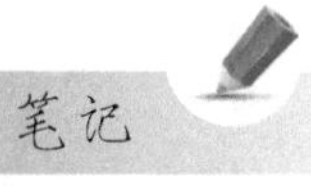

贫困,许多饥饿的妇女明知存在被感染艾滋病的危险却不得不通过性交易换取食物;因为贫困,大量儿童缺乏足够的食物而导致营养不良;因为贫困,国家严重匮乏医疗人员和设备,难以为病人提供必要的咨询和治疗。

自独立以来,肯尼亚历届政府采取多种途径与措施,努力发展经济,努力克服贫困落后的局面,改善健康的社会决定因素。90 年代肯尼亚迫于国内外的经济压力,不得不接受世界银行和国际货币基金组织的“结构性调整方案”,意图通过发展经济来改变肯尼亚贫困与落后的局面,并改善居民健康状况。但是,“结构性调整方案”在卫生领域实施的结果却事与愿违,成本分担制度的引进和财政预算的大幅度缩减,严重阻碍了居民健康的提高,反而使得肯尼亚居民健康主要指标全面下滑。2000 年,肯尼亚政府与国际货币基金组织(IMF)、世界银行(WB)签署《减贫与设施增长》(Poverty Reduction and Growth Facility 简称 PRGF),开始实施《中期支出框架/减贫战略文件》(Medium Term Expenditure Framework/Poverty Reduction Strategy Paper,MTEF/PRSP)。随后,肯尼亚政府又签署了全球性的、有时间限制和同行监测的千年发展目标(MDGs)政治倡议。目前,千年发展目标的有关指标已经被纳入肯尼亚政府的主要经济政策文件《创造财富和就业的经济复苏战略 2003 ~2007 年》和卫生部的《扭转趋势:肯尼亚第二个国家卫生部门战略规划(2005 ~2010 年)》及《2030 年远景规划》之中。近年来,肯尼亚在恢复和发展经济的基础之上,不断增加对卫生领域的投入,兴建医疗设施,招聘和培训医务人员,提高卫生服务的可及性,促进人人享有基本医疗保健服务。

综上所述,肯尼亚在卫生保健资源十分有限的前提下,坚持追求人人负担得起的、公平的、可实现的卫生保健服务目标,其价值和意义值得肯定。正是在此正确的卫生保健价值体系指引之下,肯尼亚在非洲经济普遍不好、卫生健康状况普遍糟糕的大环境之中,依然能够在一定程度上改善和提高肯尼亚居民的健康水平,取得一些对于撒哈拉沙漠以南非洲国家来说难得的卫生成就。

第三节 肯尼亚卫生保健的政治环境

肯尼亚自 1963 年独立以来政局一直保持稳定,经济发展也较快,是非洲撒哈拉以南地区政局较稳定、经济状况较好的国家之一。尽管自 1992 年实施多党制以来,每逢总统大选前后必定发生一些或大或小的社会暴乱事件,但这并没有真正对肯尼亚的政治稳定大局造成严重影响。近年来,肯尼亚的宪政改革与公民运动已经取得重要进展,社会改革进一步得以深化,为保障人权开拓了道路,也为肯尼亚的卫生保健营造了比较良好的外部环境。与此同时,肯尼亚的卫生保健也面临部族政治、腐败问题严重、高度依赖国际援助等诸多挑战与不利因素。

一、政治体制演变与宪政改革

自 1963 年独立以来,肯尼亚的政治体制经历了从“多党制——一党制——多党制”的马鞍形发展。独立之初,肯尼亚在政权建设上基本继承了宗主国英国的政治模式,实行议会内阁制,并颁布独立宪法,成立议会,建立竞争性的选举制

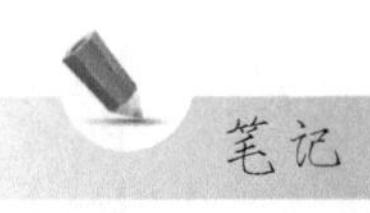

度，允许反对党合法存在。1964 年肯尼亚通过宪法修正案，改议会内阁制为总统共和制。1969 年，执政党“肯尼亚非洲民族联盟”取缔在野党“人民联盟”并逮捕其领导人，从此不再允许在执政党外建立新政党，标志着肯尼亚从建国之初的多党制转变为事实上的一党制国家。1982 年肯尼亚议会通过了第十九条宪法修正案，明确规定肯尼亚实行“肯尼亚非洲民族联盟”领导下的一党制，禁止成立其他政党，肯尼亚由事实上一党制转变为法律上一党制。1991 年，肯尼亚再次通过宪法修正案，删去了 1982 年宪法中关于肯尼亚为一党制国家的条文，允许反对党合法存在，即肯尼亚的政治制度从一党制又转变为多党制。

自实行多党制以来，肯尼亚人民开启了风起云涌、波澜壮阔的宪政改革运动，历经 20 多年，终于在 2010 年 8 月 27 日全民公投通过了 2010 年肯尼亚新宪法。新宪法是肯尼亚民主运动的伟大成果。针对长期存在的总统权力高度集中问题，新宪法规定了半总统制，即由总统和总理之间分享行政权；立法权归属于政府和国民议会；司法机关独立于行政机关和立法机关，独立行使司法权。新宪法权利法案规定，所有肯尼亚人应该有获得清洁水、体面的住房、基本卫生设施和优质食品等基本人权。为了保障基本人权的实现，新宪法规定了一系列的具体政治、经济和文化制度与干预措施。

对肯尼亚人民来说，实行多党制有利也有弊。一方面多党制由各党派轮流执政，更有利于以各党派为代表的民众利益的表达；另一方面多党制也容易引发政治暴乱和社会不稳定。1992 年、1997 年和 2007 年的总统大选引发了大规模的政治动乱就是明证。政治暴乱导致大量人口死亡和受伤，扰乱医疗设施的正常运行，大量专业医务人员逃离他乡，大批难民无法寻求医疗帮助。

二、活跃的公民社会与非政府组织

公民社会对于国家权力的运行起着关键的制约作用。在肯尼亚的宪政改革中，警觉的公民社会和活跃的新闻媒体发挥了十分关键和举足轻重的作用，扮演着发人深省的公众参与和辩论的基础性作用，保持压力，促进政府行为透明度的提高和问责制的形成。“华盛顿时报”曾这样评价，“肯尼亚拥有得天独厚的、充满活力和自由的新闻媒体与警觉的公民社会，无情地把活动的各个角落照亮，这将大大提高有关公共财政和资源利用在行政机关和立法机关审议的透明度。”

公民社会的核心力量是非政府组织。肯尼亚的非政府组织兴起于 20 世纪 70 年代。1975 年肯尼亚注册的非政府组织为 124 个，1990 年已增加到 500 个。这些非政府组织的业务范围十分广泛，从环境保护、妇女和儿童权益、教育到医疗保健和社会救助等。非政府组织不仅广泛参与肯尼亚的国家建设和社会服务，还积极投身肯尼亚各项政治议题的讨论和法律与政策的制定。面对非政府组织的蓬勃发展和政治挑战，肯尼亚政府于 1990 年 12 月通过了《非政府组织协调法》(NGO Coordination Act)，正式承认了非政府组织的法律地位，并为非政府组织的运行提供了一个制度框架。

肯尼亚的非政府组织在卫生保健中发挥着重要作用。由于政府投资不足，公立卫生部门的医疗设施得不到资金补偿而设备陈旧、药品短缺、卫生服务质量

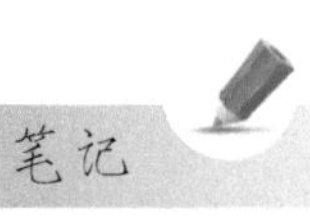

降低。而非政府组织拥有大量国际援助资金，它们购买和经营医疗设施，在农村建立乡村医院和诊所，在城市经营大型医院和福利机构，开展社区卫生服务等，为肯尼亚人民的健康事业作出贡献。

三、高度依赖国际援助

由于经济落后和自身发展资金不足，肯尼亚对国际发展援助的依赖很深，接受发达国家发展援助比例较高。1980 年，肯尼亚共接受国际援助 3.934 亿美元，1990 年达到历史最高点 11.2 亿美元，1999 年则下降至 3.09 亿美元。肯尼亚的卫生筹资过分依赖外国捐赠，对外国捐赠者的依赖度高达 40% 左右。尤其是对艾滋病、疟疾和肺结核等疾病的治疗，依赖度高达 90% 。

俗话说，世上没有免费的午餐。自 20 世纪 70 年代中期以后，西方援助国先是给发展援助附加了所谓的"经济条件"，即要求受援国进行以市场化和私有化为方向的经济体制改革。冷战结束后，又在"经济条件"之外增加了"政治条件"，即要求受援国进行政治改革，在民主、人权、法制等方面取得进展。必要时，以停止外援拨款来压迫受援国接受难以接受的条件。

90 年代末，由于经济不景气，许多捐赠者冻结了对肯尼亚的援助，肯尼亚的国际援助大大缩水。为了恢复国际捐助者对肯尼亚的信心，齐贝吉政府采取种种刺激经济发展的干预措施，并进行宪政改革，这一方面是为了满足国内民众的需求，另一方面也是受到西方国家的压力所致。对国际援助的高度依赖，使得肯尼亚的卫生政策难以保持持续性，一旦遇到国际援助信心不足的情况，肯尼亚的卫生保健投资就失去保障，进而严重影响肯尼亚居民的健康状况。

四、部族政治与腐败问题

由于建立在落后生产力基础上的传统大家庭式的村社生产关系始终没有打破，加之肯尼亚国内民族、部族繁多，语言和文化迥异，部族问题不可避免地成为影响肯尼亚政治的一个十分重要的因素。在肯尼亚，社会结构不是以阶级或阶层为基础的横向划分，而是以部族或地域为基础的纵向断裂。政党往往需要依托某个或某几个部族才能存在和活动，从而使得原本属于文化和社会实体范畴的部族被赋予了浓重的政治含义，政治斗争变成了部族较量。部族意识的根深蒂固和广泛存在，以及统一民族意识的淡薄，使得部族冲突容易发生，造成大量流血冲突事件。部族冲突往往使大量人口暴露在恶劣的、易感疾病的生存环境之中，恶化了居民的健康状况。

肯尼亚被认为是世界上腐败现象最严重的国家之一。公职人员的腐败是肯尼亚最严重的社会毒瘤。在"透明国际"发布的 2003 年腐败洞察指数榜(corruption perception index)上，得分仅为 1.9(从 0～10 依次为最腐败到不腐败的等级)，位列 133 个调查对象国中的 122 位。在非洲国家中则仅次于尼日利亚、安哥拉，位列腐败最严重国家的第三名。腐败使卫生不平等问题进一步恶化。医疗设施和药品通常由不规则的采购程序主导，其支出又往往受到各种政治因素的干扰，结果常常导致"医疗设施和药品的无辜消失"。这种情形对很多公共医

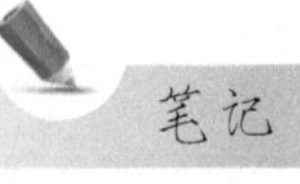
笔记

疗机构产生消极影响,肯尼亚的很多公共医疗机构经常处于持续性的药品短缺状态。齐贝吉就任总统以来,领导执政党和肯尼亚政府采取了一些打击腐败的政治措施,但是由于腐败现象在肯尼亚已经根深蒂固,党派斗争错综复杂,齐贝吉政府的反腐败行动并没有取得突破性的进展,社会效果也不是十分理想。

第四节　肯尼亚卫生保健系统

一、肯尼亚卫生保健系统的结构

肯尼亚的卫生保健系统是金字塔结构。从金字塔的底部到顶部分别是药房和私人诊所、医疗中心、地区医院、省级总医院和肯雅塔国家医院。2004 年,肯尼亚共有医疗设施 4767 家,其中医院 562 家,健康中心 692 家,药房和诊所 3514 家,病床总数 65971 张,每 10 万人口平均拥有 18.1 张病床。

越往金字塔的顶端走,医疗设施、医学人才和医疗技术越集中,越能进行复杂而疑难的疾病诊断与治疗。医疗设备、药品和其他用品的供应与卫生投入的资金也是沿着这样的等级结构进行分配的。例如肯雅塔国立医院和莫伊中心医院处于卫生保健系统金字塔的顶端,每年从卫生部得到的卫生资金投入占肯尼亚卫生总费用的份额最大。金字塔结构的卫生保健系统也影响卫生保健人力资源的分配,金字塔结构的分配方式意味着处于顶部的转诊医院/中心医院可以分配到更多的医务人员,而处于金字塔底部的乡镇医疗中心、药房只能分配到较少的卫生保健人员(图 15-1)。

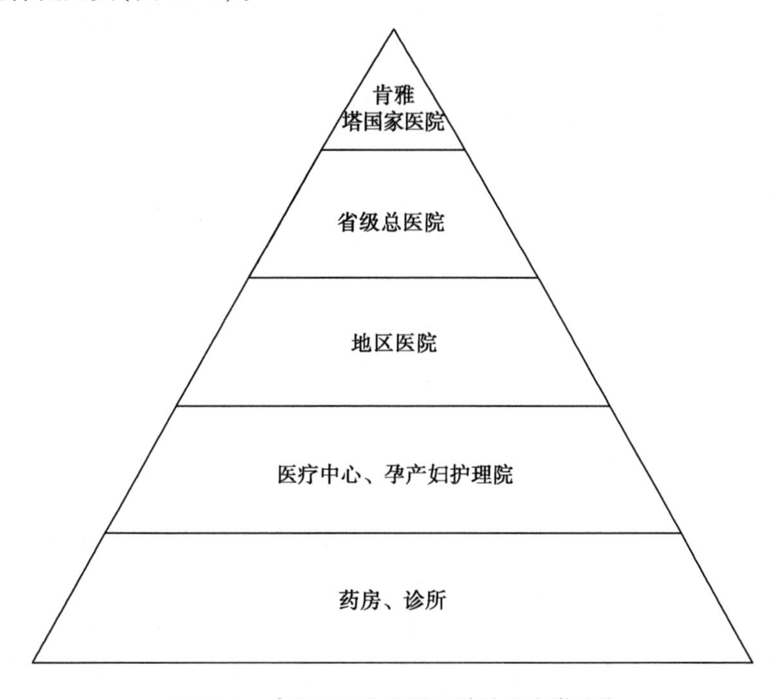

图 15-1　肯尼亚卫生保健系统的金字塔结构

笔记

二、肯尼亚卫生保健系统的所有权构成

从所有权来划分，肯尼亚的卫生保健系统分为公立医疗机构和私立医疗机构两大块。

(一) 公立医疗机构

肯尼亚的公立医疗机构是指由卫生部(Ministry of Health, MOH)管辖的各级医疗机构，具体包括药房、医疗中心、地区级医院、省级医院和国家教学中心医院等几级医疗机构。

1. 药房　药房处于肯尼亚公共医疗系统的最底层，是肯尼亚居民寻求卫生保健服务的前沿阵地。药房往往由登记护士、公共卫生技术人员和医务助理组成。

2. 医疗中心　医疗中心一般都配备助产士或护士、临床人员，偶尔配备有专科医生。医疗中心提供的卫生服务比较广泛，如成年人和儿童的基本治疗和预防服务，以及生殖健康服务。医疗中心也提供一些小型的外科手术服务和上门医疗服务。如果遇到比较复杂或严重的病例，医疗中心会把病人转诊到地区医院。

3. 地区医院　地区医院是第一级的转诊医院，在地区一级向所辖地区的居民提供门诊服务和住院治疗服务。地区医院提供的临床科目包括：产科、妇科、儿科、内科、外科、急救、临床支持服务及转诊服务，同时负责地区内的医疗信息采集，卫生服务方案的规划、实施和评估。地区医院一般提供24小时连续服务。

4. 省级医院　省级医院是公立医疗机构的第二层级的转诊医院。省级医院面向全省居民提供门诊服务和住院治疗服务。省级医院除了提供常规的医疗服务之外，还提供一些地区医院没有能力提供的特色专科诊疗与护理服务。省级医院接受地区医院的转诊病人。省级医院提供的卫生保健服务包括：内科、外科、麻醉科、儿科、妇科、产科、牙科、精神病科、急救、耳鼻喉科、眼科、皮肤科、重症监护(ICU)等。此外，省级医院还提供实验室和诊断技术、教学与培训、技术支持等服务，并对地区医院的活动进行监管与指导。

5. 国家级医院　莫伊转诊与教学医院和肯雅塔医院是肯尼亚的国家级医院，处于卫生保健系统的最顶端。这两家医院汇集了肯尼亚最优秀的医疗专业人才、最先进的医学技术和医疗设备，运行成本相对也较高。它们承担着教学、治疗和科研三大基本任务：为肯尼亚的所有医务人员提供就职前的规范化职业培训和在职的继续医学教育；并面向肯尼亚全体居民提供优质而专业的临床医疗服务；还为肯尼亚的各种卫生问题提供科学研究与解决方案，并为国家制定科学有效的卫生政策贡献力量。

(二) 私立医疗机构

私人医疗机构往往被定义为除了公立医疗机构之外的其他所有的卫生保健服务供应商。私人医疗机构又分为营利性私人医疗机构和非营利性私人医疗机构。非营利性私人医疗机构往往由宗教组织(faith based organizations, FBOs)和非政府组织运营并管理，组织形式包括教会医院、乡村医院、卫生所、诊所以及药房、药店等。大型营利性私人医疗机构往往由大医药公司或投资公司运营并管理，其中很多是由跨国公司或外国公司所有和管理，而且往往采用私立综合医院

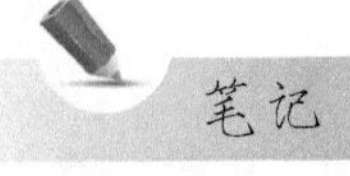

或专科医院的组织形式。营利性私人医疗机构也包括一些规模较小的私人诊所、妇产科护理院及自愿咨询与检测中心。这些私人医疗机构往往由肯尼亚居民运营与管理,也有一些私人医疗机构由肯尼亚人和外国人共同投资、共同运营和共同管理。

近年来,肯尼亚的私立医疗机构发展十分迅猛。1992 年私立医疗机构拥有和管理不到一半(47%)的所有卫生设施;到 2006 年,私立医疗机构的所有权就增加到了 58.7%。根据世界银行的最新统计数据,肯尼亚全境内私人卫生保健服务的市场规模高达207 亿肯尼亚先令;私立医疗机构拥有和管理肯尼亚国内将近2/3 的卫生设施;私立医疗机构已经成为肯尼亚专业医务人员的最大雇主(表 15-3)。

表 15-3 肯尼亚 2006 卫生设施的类型与所有权机构

卫生设施类型	卫生部	基于宗教信仰的医疗机构	私人医疗机构(非政府组织 + 营利性私人医疗机构)	总计
医院	158	74	68	300
孕产妇护理院、疗养院	—	—	191	191
卫生所	459	172	21	652
药房	1,503	546	203	2,252
诊所	—	—	1734	1734
总计	2,120	792	2,217	5,129

三、肯尼亚卫生保健系统的人力资源

公立医疗机构的人力资源构成包括专科医生、临床人员、注册护士、登记护士、药剂师、药剂技师、实验室技师、实验室技术员、放射技师、医学咨询专业人员、卫生行政官员、公共卫生官员、公共卫生技术人员、营养师、社工等。私立医疗机构的人力资源构成与公立卫生部门差不多,主要包括医生、护士、助产士、临床人员和药剂师。目前,肯尼亚全国约有 5000 名医生,相当于平均每 7000 人中只有 1 名医生。由于高级专科医生十分缺乏,导致了很多富裕的肯尼亚居民不得不到国外寻求医治(表 15-4)。

表 15-4 2005 年肯尼亚公立医疗机构的人力资源构成

公立医疗机构的人力资源种类	数量(人)
专科医生	1,486
临床人员	2,316
注册护士	4,553
登记护士	13,773
药剂师	225

笔记

续表

公立医疗机构的人力资源种类	数量(人)
药剂技师	330
实验室技师	1,453
实验室技术员	580
放射技师	348
医学咨询专业人员	120
卫生行政官员	194
公共卫生官员/公共卫生技术人员	4,283
营养师	450
社工	74
总计	42,390

另外,肯尼亚卫生人力资源的数量和质量城乡差别很大。90%以上的医疗设施和专业医务人员集中在城市,而农村地区和偏远地区则只有很少的医疗设施和医务人员留守,而且留守农村的医务人员学历普遍不高,很多是传统医学的民间郎中和巫医。各省之间专业医务人员的地理分布也很不均衡。例如2003年人力资源调查发现,中部省每10万人平均享有2874名护士,而东北省每10万人平均才享有349名护士,两者相差8倍多。医生和其他医务人员的地理分布也是如此。

第五节 肯尼亚卫生保健的筹资

一、肯尼亚卫生保健的筹资

概括来说,肯尼亚的卫生筹资来源包括三大块:公立卫生部门(肯尼亚政府)、私人卫生部门(私人公司和家庭)和捐助者(图15-2)。

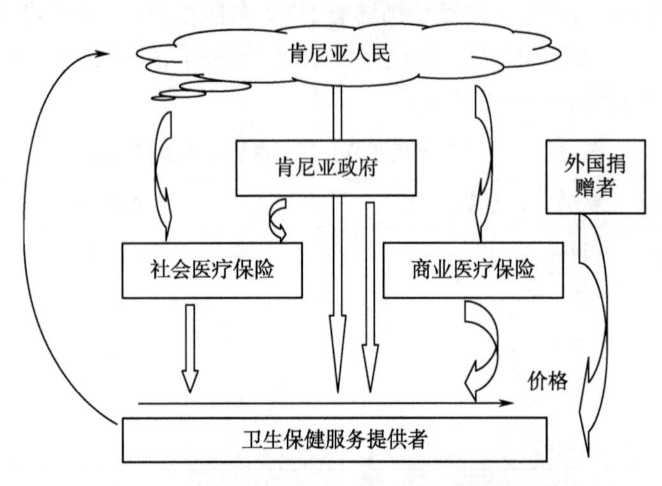

图15-2 肯尼亚多样化的卫生筹资渠道示意图

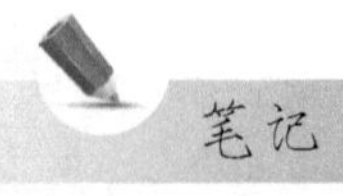
笔记

2001～2002年度肯尼亚国家健康账户的统计数据显示，在卫生资金的来源上，私人卫生部门（包括家庭的自付医疗费用）占卫生总费用的54%，公立卫生部门30%，捐赠者16%（表15-5）。其中，家庭的医疗服务付费是卫生费用的最大来源，占了总卫生费用的一半以上，即51%。

表15-5 2001/2002年肯尼亚国家健康账户摘要统计数据

主要指标	价值
卫生总费用（单位：百万肯尼亚先令）	46,989
卫生总费用（单位：百万美元）	598
卫生总费用占GDP的比例（%）	5.10
人均卫生费用（单位：肯尼亚先令）	1,506
人均卫生费用（单位：美元）	19.20
公共部门卫生费用占政府总费用的百分比（%）	8
资金来源构成	%
公共卫生部门占卫生总费用的百分比	30
私人卫生部门占卫生总费用的百分比	54
捐赠者占卫生总费用的百分比	16
家庭支出	
家庭总支出占卫生总费用的百分比（%）	51
现金支出占卫生总费用的百分比（%）	45
人均现金支出	8.58美元/674先令
卫生服务供应商构成	%
公立卫生部门费用	60
私人卫生部门费用	39
其他	1
资金去向（占卫生总费用的百分比）	%
门诊治疗服务	45.20
住院治疗服务	32.10
预防与公共卫生服务	9.10
药物	7.40
卫生行政管理费用	5.00
其他（卫生保健机构的贷款利息）	1.30

2005～2006年肯尼亚国民健康账户的统计数据显示，私人卫生部门（包括家庭的自付医疗费用）占总卫生费用的39.2%（其中家庭自付医疗费用占卫生总费用的35.9%），然后依次是捐赠者，占31%和公立卫生部门，占29.3%。

笔记

2009～2010年肯尼亚国民健康账户的统计数据显示，私人卫生部门（包括家庭的自付医疗费用）对卫生总费用的贡献份额下降到37%，公共卫生部门的融资比例基本不变，占29%，捐助者的贡献则增加到卫生总费用的35%。

二、肯尼亚卫生保健系统的筹资方式

肯尼亚卫生保健系统的筹资方式包括：政府直接拨款、医疗保险、服务收费、国际捐赠（国际医疗援助）和社区集资等。

（一）政府直接拨款

根据肯尼亚国家健康账户的统计数据显示，2001～2002年肯尼亚政府（通过卫生部）卫生总费用为15.2亿肯尼亚先令（折合1970万美元），卫生总费用占GDP的比例为5.1%，卫生总费用占肯尼亚政府总费用的9%。从肯尼亚政府拨款的绝对数量来看，10年来处于持续增长之中，从2002/2003年卫生总费用1.99亿美元增加到2008～2009年卫生总费用4.466亿美元和2009～2010年的5.88亿美元。而同时期肯尼亚卫生总费用占肯尼亚政府的总费用比例却持续下降，从2001/2002年的9%和2002/2003年的8.33%下降到2008/2009年的6%和2009/2010年的6.9%。虽然远远低于世界卫生组织人均卫生费用34美元的最低标准，但是肯尼亚的人均卫生费用近年来增长势头仍然不错，2000～2001年人均卫生费用为5美元，2006～2007年人均卫生费用13.8美元，2007/2008年人均卫生费用为10.6美元，2008/2009年人均卫生费用为11美元。

2001年，肯尼亚政府签署了《阿布贾宣言》承诺将增加政府对卫生部门的投入，最少将政府总费用的15%以上用于卫生总费用。在过去的10年中，肯尼亚政府的卫生总费用在绝对数量上有所增加，这已转化为肯尼亚居民更好的健康结果，这一点在2008/2009年肯尼亚人口健康的调查报告（KDHS，2008年）中已经显示出来。据乐观估计，2010/2011年和2011/2012年的卫生总费用将高达6140亿肯尼亚先令和6739亿肯尼亚先令。但是在相对数量上，远没有达到肯尼亚政府在《阿布贾宣言》宣言中承诺的15%，而仅仅保持在6%～10%。目前，肯尼亚政府已经在《2030年远景规划》中做出了承诺，将在经济复苏战略中优先考虑公共健康问题，提高卫生总费用占政府总费用的比例（表15-6）。

表15-6 2001～2009年肯尼亚中央政府的卫生拨款情况

	2001/2002	2004/2005	2005/2006	2006/2007	2007/2008	2008/2009（年）
卫生总费用（百万肯尼亚先令）	15,200	19,158	23,007	36,321	26,565	32,944
卫生总费用的年增长率		17%	21%	57%	27%	24%
卫生总费用占政府总费用的比例	9.0%	6.1%	5.7%	7.6%	6.4%	6.0%
卫生总费用占GDP的比例	5.1%	1.6%	1.5%	1.5%	1.7%	1.4%

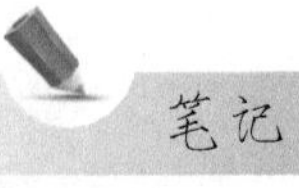
笔记

（二）医疗保险

肯尼亚的医疗保险包括三大类型:社会医疗保险、商业医疗保险和以社区为基础的互助保险。其中,前者是强制性的,后两者是自愿性的。总的来说,肯尼亚的医疗保险覆盖率比较低,大约10%的人口能享受医疗保险(包括强制性和自愿性保险计划),其中城镇人口比农村居民投保医疗保险的比例要相对较高,富人比穷人投保医疗保险的比例相对较高。根据卫生部的统计数据,2008年15～49岁男性居民的保险覆盖率为11%,同龄女性仅为7%。

1. 社会医疗保险　肯尼亚的社会医疗保险全称为国立医院保险基金(The National Hospital Insurance Fund,NHIF)。它是1966年由议会通过《国立医院保险基金法》而建立的,属于卫生部的一个下属部门。40多年来,国立医院保险基金经历了一系列的重组。例如它最初只对正规部门的雇员提供医疗保险,1972年议会通过《国立医院保险基金法修正案》之后,国立医院保险基金开始接受自愿入会的会员。尽管如此,在实践中,国立医院保险基金仅在2005年接受自愿入会的会员。1990年,《国立医院保险基金法》引进累进保险率,即针对不同阶段的工资水平收取不同费率的保险费。1998年,国立医院保险基金转制为一家国有公司,从卫生部脱钩。《国立医院保险基金法》还规定,医疗机构可以从国立医院保险基金里获得贷款,以提高卫生服务的能力与质量。国立医院保险基金的会员包括公立或私营的正规部门雇员和自愿的非正规部门雇员。月薪超过1500肯尼亚先令的会员交纳的保险金从30肯尼亚先令(折合0.4美元)到300肯尼亚先令(折合3.8美元)不等。

2. 商业医疗保险　除了强制性的社会医疗保险之外,商业医疗保险也是各国实现卫生筹资的有效手段之一。如同许多非洲国家一样,肯尼亚利用各种商业医疗保险计划,提高卫生资源的分配效率,并减少高昂的医疗费用对穷人的财政障碍,提高肯尼亚居民的医疗保健服务水平。目前,肯尼亚的私人保险业相当发达。2009年,肯尼亚境内有44家持牌保险公司向肯尼亚居民提供人寿保险和一般保险业务。其中,有21家保险公司向肯尼亚居民提供医疗保险服务(Kenya National Health Account,2009/2010年)。

3. 以社区为基础的互助医疗保险　考虑到低收入国家的政府调动资源的能力有限,很多发展中国家和外国捐助者已经将注意力转向非正规部门的保险机制,如以社区为基础的健康保险(community based health insurance,CBHI),作为一种改善卫生筹资、调动资源、提高现金支付的使用效率的有效方式。

一般情况下,以社区为基础的健康保险计划是一种非营利的卫生筹资方案。它主要面向非正规部门的职员和低收入群体,在社区的基础上形成道德互助,以集中抵抗健康风险。不同于商业医疗保险的是,以社区为基础的医疗保险是建立在团结互助和社会和谐的基础之上的。以社区为基础的健康保险计划一般实行自愿入会原则,并由其成员参与管理。

（三）医疗服务收费(medical service fee)

1989年,迫于世界银行和国际货币基金组织的压力,肯尼亚不得不进行经济结构性调整。在卫生领域,结构性调整的结果就是引入了成本分担制度,也叫医疗服务收费制度,改医疗服务提供完全由政府包办,为就诊者分担大部分费用。

笔记

尽管经历了一些小的曲折,医疗服务收费制度仍被保留至今,对肯尼亚的卫生保健系统影响深远,且褒贬不一。

在肯尼亚,无论是公立医疗机构还是私人医疗机构,医疗服务收费都是补偿医疗服务供应商的主要方式。成本分担制度所得收益处于持续的增长之中。2001~2009年,家庭自付费用对卫生总费用的比例保持在50%~70%之间。高昂的医疗费用把很多肯尼亚人拒之医疗机构的门外。无力支付医疗费用已经成为肯尼亚人民获得卫生保健服务的一个主要障碍,特别对穷人和弱势群体尤其如此。医疗收费带来的财政障碍每年阻止成千上万的肯尼亚居民寻求和接受实际存在医疗保健服务需求。2004年,在卫生保健系统最底层的药房和医疗中心,医疗服务收费被取消,取而代之的注册费分别为10肯尼亚先令和20肯尼亚先令。5岁以下的儿童,特别是贫困者和疟疾、肺结核等特殊疾病的治疗免收注册费。但各级医院的医疗服务收费仍然予以保留。从2007年开始,各级医院的医疗服务收费被彻底废除。2010年新宪法实施之后,设立了卫生部门服务基金(The Health Sector Services Fund,HSSF),对医疗机构废除医疗服务收费的财政损失进行补偿。财政部直接将国库资金划拨到药房和医疗中心的银行账户上。

案例15-1

肯尼亚公立医院的悲情补偿

由于无法支付治疗费用,一些贫穷的肯尼亚人被公立医院拘禁,有时长达数月。

2009年4月,一位患有肾病的1岁女孩的父母请求公众帮助他向医院偿还2000美元的医疗费。这个女孩当年1月已经痊愈,自那时起就被关押在肯雅塔国立医院。该医院位于肯尼亚首都内罗毕市中心。

6月,这家医院被一家电视台记者偷拍到44名新妈妈被关押在一间破旧的房间里,原因是这些新妈妈没有支付分娩的医疗费用。

除了拘禁病人,在医院去世的欠费者尸体也会被市太平间扣押。

肯雅塔国立医院发言人George Ojuondo认为,医院采取拘禁病人式催缴医药费实在是无奈之举。作为一家政府举办的公立医院,肯尼亚塔医院接受了大量城市贫民以及没有保险的病人,这其中包括交通事故的受害人以及弃婴。与私立医院可以要求先付费后治疗不一样,肯尼亚塔医院必须来者不拒。长期以来,肯尼亚政府财政对公立医院的补偿不足,医院必须想方设法谋求生存。20世纪80年代末,肯尼亚政府大力削减了对公立医院的资助,并对此前无需付费的患者实行"成本分摊"策略。从那时起,政府只向医院员工支付薪水,但医院必须从患者那里挣钱以购买设备与药品。"我们只能通过向患者收费来维持医院的运营。"Ojuondo说:"如果人们来了又不付费,我靠什么给下一个病人进行治疗呢?"

值得注意的是,这种情况并非肯尼亚所独有,非洲很多国家的公立医院都存在这种拘禁病人以催缴欠费的做法。

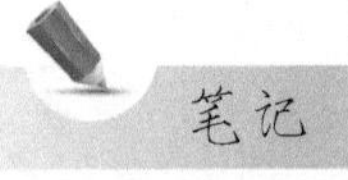

（四）国际捐赠

肯尼亚的卫生保健系统在很大程度上依赖于发展伙伴的技术支持和财政支持。从2001年至2009年，捐赠者对肯尼亚卫生总费用的贡献率从16%上升到35%，增加了一倍多。肯尼亚卫生保健系统的主要捐赠者包括：非洲开发银行、克林顿基金会、丹麦国际开发署、英国国际发展部、欧盟、意大利合作社、日本国际协力事业团、联合国艾滋病规划署、联合国人口基金、联合国儿童基金会、世界粮食计划署、世界卫生组织和世界银行。国际组织和西方国家的国际援助资金和物质以及技术支持很多用于预防和治疗艾滋病、疟疾、肺结核等传染病性疾病，以及保障母婴安全的生殖健康等重点领域。这种一般通过项目的方式进行的援助，对肯尼亚卫生系统的发展与能力建设是缺乏长远规划的。

近年来，中国对肯尼亚的国际援助日益增多，很多医疗机构由中国援助资金设立，中国还援助肯尼亚很多中国生产的医疗设备、药品和医用物质。此外，中国每年派遣医疗队去肯尼亚各地开展多样化的义诊活动。

（五）肯尼亚的其他卫生筹资方式

肯尼亚的其他卫生筹资方式包括：商业银行贷款、社会集资等。

第六节 肯尼亚卫生保健的监管

一、医疗卫生部和公共健康与卫生部

2008年总统大选之后肯尼亚成立了新的联合政府，执政党与反对党政治斗争与妥协的结果是总统与总理分享行政权。在卫生领域，卫生部被分裂为两个独立的部门，即医疗服务部（Ministry of Medical Services，MOMS）和公共健康与卫生部（Ministry of Public Health & Sanitation，MPHS），其中，医疗服务部的主要职责是投资和管理医疗服务，公共健康与卫生部的主要职责是预防保健和健康促进。

为了协调医疗服务部、公共健康与卫生部和其发展伙伴与执行伙伴的关系及利益，肯尼亚卫生保健系统确立了新的治理结构与协调框架。

二、三个统一原则与共同协调管理原则

目前，肯尼亚卫生部门的监管与协调是在“多部门合作方法”的指导下遵循三个统一与共同协调管理原则（The Principle of Three Interagency and Coordination Management），以确保和加强政府领导与各利益相关方的持久伙伴关系。所谓三个统一原则是指统一计划和统一预算、统一监管系统、统一协调框架；所谓共同协调管理就是指各利益相关者共同参与管理，相互协调利益。

新的治理结构包括联合协调委员会（Joint Interagency Coordinating Committee，简称JICC）、卫生部门协调委员会（Health Sector Coordinating Committee，简称HSCC）、省利益相关者论坛（Provincial Health Stakeholder Forum）、地区相关利益相关者论坛（District Health Stakeholder Forum）、卫生设施（The Health Facility）和村卫生委员会（Village Health Committees）。其中，联合协调委员会负责在国家层

笔记

面协调卫生部门与其他部门的政策与利益，卫生部门协调委员会负责协调全国范围内卫生部门内部（如省与省之间）的政策和利益，省利益相关者论坛和地区相关利益者论坛分别在省和地区层面表达和协调利益相关者的主张与利益，村卫生设施和卫生委员会负责协调和监督村里的卫生事务。

另外，在该协调框架内设立若干机构间协调委员会作为联合协调委员会的咨询委员会，为联合协调委员会的决策提供专业咨询，旨在为卫生部门内的具体投资项目协调提供平台和论坛，以协调捐赠者的利益（图 15-3）。

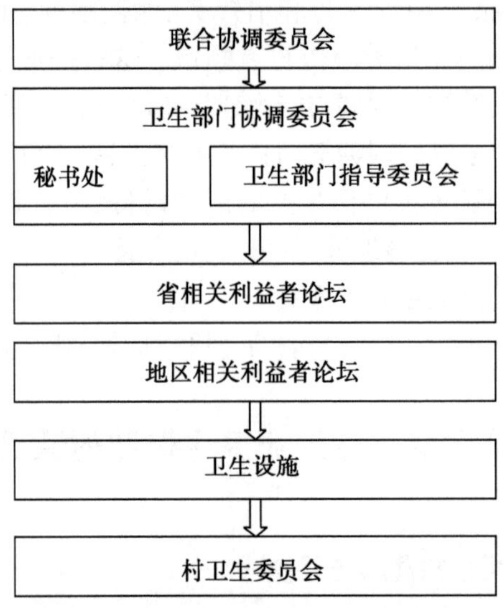

图 15-3 2008 年后肯尼亚卫生部门的新治理结构与协调框架

本章小结

肯尼亚卫生保健系统有成功的一方面，也有失败的一方面。成功经验包括：第一，2010 年新宪法明确保障全体肯尼亚居民的健康权。《权利法案》为肯尼亚人民健康权的实现提供了法律框架。第二，肯尼亚政府一直比较重视社区参与和私人部门在国家卫生事业建设中的重要作用。肯尼亚的私人卫生部门十分活跃，在提高卫生服务质量，改善医疗服务的可获得性方面发挥了重要作用。失败教训包括：第一，医疗体制改革多为外力迫使与驱动，缺乏一致目标和持之以恒的内在动力。无论是八九十年代结构性调整方案的改革和成本分担机制的引入，还是本世纪初扭转趋势的新一轮医疗卫生体制改革，都是迫于世界银行、国际货币基金组织及美国等发达国家等的主要捐助者的外在压力而不得不进行的政策调整，甚至直接由世界银行牵头进行改革。政府在商讨支持医疗保健系统的改善上的余地委实可怜。这使得这些医疗体制改革之间缺乏一致的目标和内在的动力，一旦改革遇到挫折和障碍，就无法持续下去。第二，过分依赖外国捐赠，导致改革目标难以持续。一方面外国捐赠者会利用其地位对肯尼亚的卫生体制改革多加干涉，提出种

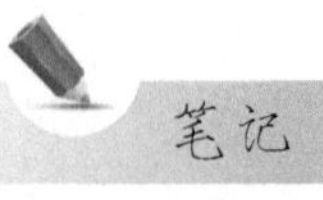
笔记

种条件,使肯尼亚的卫生体制改革偏离正确的目标。表现之一是捐款者所引导的医疗改革对地方团体,尤其是对穷人的需要缺乏反应。另一方面一旦外国捐赠者因为种种原因减少捐赠,肯尼亚的卫生政策与健康促进项目就无法继续实施,从而导致其居民的健康指标立即恶化。第三,在权力下放过程中,利益分配不平衡,使得改革难以实现预期的目标。肯尼亚两次医疗卫生体制改革的重要目标与措施是权力下放,把权力下放给地区自治政府和地区医疗机构,由他们进行自治管理。在权力下降的过程中,诸多利益相关者的利益需要协调,如何处理好中央政府、地方自治政府、捐助者、公立医疗机构、私人医疗机构、家庭相互之间的利益关系,对于改革能否成功十分关键。但是,在肯尼亚两次重大的医疗体制改革过程中,这些利益相关者之间的利益分配并不平衡,这是导致医疗改革无法实现预期目标的主要原因之一。而且权力下放过程大部分仍需依靠国外捐助机构的帮助,在这样的形势下要保证中央放权的做法持续不变是存在问题的。另外,资金的分配局限于机构,实际不直接针对人民的医疗需要。尽管人民穷困至极,并指望着能依赖捐款者,但事与愿违,所设想的医疗系统的中央放权以改善医疗保健,并改进人民的健康状况犹如水中月影。

关键术语

“哈拉姆贝运动”(Harambee)

《肯尼亚国家药物政策》(The Kenya National Drug Policy, KNDP)

“肯尼亚基本健康包”(Kenya Essential Package for Health, KEPH)

私立卫生部门(private health sector)

医疗服务收费(medical service fee)

三个统一与共同协调管理原则(The principle of three unity and coordination management)

讨论题

肯尼亚医疗卫生体制改革对我国卫生体制改革有怎样的启示?

思考题

1. 肯尼亚卫生保健的伦理价值有哪些?
2. 简述肯尼亚医疗卫生保障系统的特征。
3. 肯尼亚卫生保健系统的筹资方式有哪些?

(张彩霞)

笔记

第十六章

古巴卫生保健

学习目标

通过本章的学习，你应该能够：
掌握：古巴医疗卫生保健筹资与服务提供的特点。
熟悉：古巴医疗卫生保健的水平。
了解：古巴医疗卫生保健对发展中国家的借鉴意义。

章前案例

委内瑞拉总统查韦斯为何去古巴看病

近两年来，委内瑞拉总统查韦斯从反美英雄变身抗癌斗士，他四度前往古巴进行手术。2012年12月8日，委内瑞拉总统查韦斯公开承认先前手术部位发现新的恶性细胞，定于9日赴古巴接受手术。据路透社报道，每次查韦斯都住在同一家医院——哈瓦那内外科研究中心(CIMEQ)，这是一家由古巴内政部运营的精英医院，坐落在哈瓦那西部的高档社区锡沃内区，距离菲德尔·卡斯特罗的住所仅数分钟路程。

除了查韦斯总统外，古巴也是拉美地区政治家和名流治病的首选地。哈瓦那矫形外科医院的院长坎布拉斯不无骄傲地说过，他曾接诊过13位外国总统。

人们不禁产生好奇：身为一国总统，为何舍西方医疗大国不用，偏偏跑到深受美国封锁之苦的古巴去治疗？古巴的医疗卫生有哪些魅力吸引着世界上许多人的目光？让我们揭开古巴神秘的面纱，看看古巴医疗卫生保健的神奇魅力。

第一节 古巴居民健康状况

一、古巴人口与经济概况

古巴的正式名称为古巴共和国，是美洲加勒比海北部的一个群岛国家。它位于美国佛罗里达州以南，墨西哥尤卡坦半岛以东，牙买加和开曼群岛以北，以及海地和特克斯与凯科斯群岛以西，国土面积为109,884平方公里。古巴是一个美丽的岛国，素有“加勒比海明珠”之称，一年四季气候温暖，物产丰富，是蔗糖

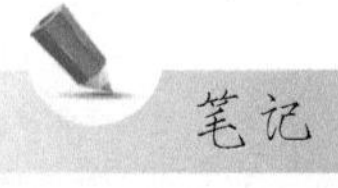

大国,它的朗姆酒和雪茄更是闻名世界。同时,古巴又是受超级大国美国长期敌视和封锁的小国,也是目前世界上唯一不在亚洲地区的社会主义国家。

古巴全国划为14个省,1个特区,省下设168个市。2010年,古巴人口约1125.8万人,其中75%以上的人口居住在城市地区,60岁及以上老年人口占总人口的比例为17%。古巴是一个发展中的社会主义国家,长期遭受美国的严密封锁,经济发展缓慢,物质资源匮乏,人均月收入只有20美元。

二、古巴居民的健康状况

作为低收入国家,古巴的居民健康状况达到了发达国家的水平。目前,古巴是世界上艾滋病传播最慢的国家之一,拥有最高的由专业医疗卫生工作者监护的婴儿生产,还是高血压治疗和控制最好的国家。此外,古巴从1962年就实施了全民免疫,相继根除了脊髓灰质炎、新生儿破伤风、白喉、麻疹、风疹等传染病,传染病不再是其国民死亡的主要原因。

早在1988年,古巴就实现了世界卫生组织关于发展中国家"2000年人人享有卫生保健"的所有指标;2000年,古巴凭其人均76岁的预期寿命雄居拉美列国之首;古巴的婴幼儿死亡率和人均预期寿命等卫生指标均与美国等发达国家不相上下;即使在由于美国的封锁而陷入经济困难时期的20世纪90年代,古巴居民的健康状况依然良好。WHO的卫生统计资料显示,2010年古巴居民的平均期望寿命达到78岁(男女平均预期寿命分别为76岁和80岁),高于拉美地区相关国家的平均水平(76岁),更高于全球的平均期望寿命(68岁);古巴5岁以下儿童死亡率为6‰,15~49岁成人HIV感染率为1‰,结核病患病率为13/10万,均低于拉美国家和全球的平均水平(表16-1)。

表16-1 2010年古巴居民的健康状况指标

指标	古巴	所在地区平均水平	全球平均水平
人均期望寿命(岁)	78	76	68
5岁以下儿童死亡率(‰)	6	18	57
孕产妇死亡率(1/10万)	73	63	210
15~49岁成人HIV感染率(‰)	1	5	8
结核病患病率(1/10万)	13	36	178

近些年,古巴在医疗卫生保健方面取得了显著成就,所有的古巴人,不论社会经济地位如何全部享受免费医疗,较好地满足了国民的医疗卫生需求。古巴的医疗卫生工作以人的健康为中心,加强疾病预防、健康保护与促进,而不是以疾病治疗和控制为中心。通过卫生防疫、妇幼保健、地方病控制以及卫生检验检疫等部门,以及与医疗机构之间的良好协作关系,古巴强化了健康保护和健康促进活动,相继推行并完成了疾病预防、饮用水和食品安全、母婴保健、艾滋病防治、推进健康锻炼等各种计划和项目,纠正了居民的不良生活习惯,消除和控制

笔记

了危害健康的因素，提高了居民自我保健的意识和责任感，降低了患病率。古巴在全民医疗保健方面作出了非常成功的努力，效果广泛且有效，使之成为世界上为数不多的医疗强国之一。

第二节　古巴卫生保健的伦理价值和政治环境

一、古巴卫生保健的伦理价值

古巴政府认为，社会公平是古巴革命的本质特征之一，社会整体公平是医疗体制公平的基础。古巴领导人卡斯特罗认为，社会主义就是“争取使人们过较好的生活，使人民获得更为幸福的生活，使人民过更为自由的生活，用这种生活来代替一个阶级进行压迫、一个阶级对劳动人民进行剥削的制度，争取实现工人的民主。“1997 年卡斯特罗在古巴共产党“五大”上说，消灭剥削、为真正的平等和正义而斗争，现在是，将来也是古巴革命的目标。

在此社会伦理价值观的指导下，古巴建立了全面的社会保障制度，体现了“社会公正”和社会主义制度的“优越性”，社会保障制度成为古巴引以为自豪的社会主义成就。作为社会保障制度的重要组成部分，古巴把提高全体国民的健康水平作为社会主义建设的一项重要的战略任务，提出“让人人享有健康”的奋斗目标。古巴宪法规定，“保障全体公民享有医疗卫生的权利是国家的责任”；“所有古巴人都享有免费接受教育和免费住院接受治疗的权利”；“享受公费医疗的不仅包括在职的和退休的职工，而且包括全部职工家属、全体农民（无论是农业工人、合作社社员还是小农）和个体劳动者。”正是在这种信念的推动下，古巴政府进行了“医疗制度的革命”，在全国范围内建立了公费医疗制度。

另外，基于公平的理念，30 多年来，古巴政府努力缩小收入差距。在古巴，最高收入者的收入仅是最低收入者收入的 4 倍。对于卫生服务，机会公平的目标是保证医疗服务供给能达到医疗需求的最低标准。由于医疗资源的稀缺性导致医疗供给无法满足需求，因此就需要根据付款能力，尽量保证每个人公平地获得最低标准的医疗服务，古巴相对充足的医护人员，特别是家庭医生的供给，避免了因收入差距造成的享受医疗方面的不公平。而根据人口划分的健康社区，也消除了城乡地区差距可能造成的医疗获得的不公平。结果公平是根据最终收益原则，在富人与穷人之间重新分配医疗资源。医疗费用的自付方式是累退的，而国家税收融资则是最有累进性质的支付方式，古巴的医疗筹资主要来自于税收，有限的自费被安排在少量的共付设计中，从受益情况上达到了结果的公平。

因此，古巴的基本医疗政策遵循两大原则：一是医疗待遇人人平等；二是全民免费，一切由国家负担。同时，古巴给这一医疗制度制定了四个很理性化的目标：一是“预防”，患者得了小病，家庭医生及时就近治疗，预防大病发生；二是“康复”，为慢性病患者、重病或创伤后患者提供及时和持久的康复治疗；三是“关注”，计划未来，促进未来的健康；四是“促进”，强调社区参与，讨论社区医疗健康状况并提出解决问题的建议。

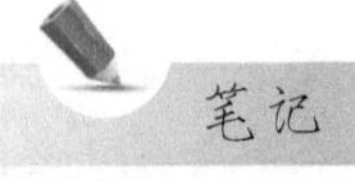

二、古巴卫生保健的政治环境

古巴虽然实现了令世人瞩目的免费医疗，但这都建立在其特殊国情上，有其独特的政治环境。

1. 内部政治环境 古巴的医疗卫生系统改革是其社会主义革命的一个重要部分。古巴核心领导人卡斯特罗将卫生指标的领先作为国民幸福和社会主义优越性的体现，将在医疗卫生上的成就与国际地位作为与帝国主义对抗胜利的标志。这种压倒性的意识形态控制，使得医疗系统发生深刻激烈的变革成为可能。

提供全民医疗保障，迅速改善卫生指标和提升国民健康水平是古巴革命政府的一个重要目标。1976 年，古巴的医疗卫生规划被写入修订的古巴宪法，指明："每一个人都享有健康保护和护理的权利。本国通过建立农村医疗服务网络、综合诊所、医院、预防和特殊治疗中心，提供免费的医疗和住院护理。"

从政治体制上看，古巴政府高度的中央集权与计划经济使之能够充分调动社会资源来配合医疗体制改革的推行，政府对医疗卫生领域有足够的重视和大量的投入，并敢于大刀阔斧地改革。

在 1959 年革命胜利前，古巴卫生资源的分配极不平衡，广大农村缺医少药。只占全国人口 22% 的首都哈瓦那却集中了全国 60% 以上的卫生保健资源。1959 年革命后，国家宣布免费医疗是公民的基本权利，保证每个人公平地获得医疗服务。国家开始大幅度降低医药价格，将私人诊所和制药公司国有化。到 20 世纪 60 年代，医疗体系建立并覆盖了整个国家，成立了公共卫生部，主要是集中医疗资源和开展疾病预防；通过实施"社会和农村医疗服务"计划，将医生送到了很多过去没有医疗服务的地区；与此同时，国家成功地开展了扫盲运动、改造饮用水、清洁环境的工作。

1970 年后，医务工作者的目的是更好地服务社会，把病人的满意成为最终目标。整个医疗体系强调基础医疗服务的重要性，具体措施包括增加基础医疗的人力培训，特别是家庭医生的培养。古巴医疗体系的一般原则是统一计划，从需求与供给的角度统一组织医疗服务，依靠行政力量进行安排。到 1976 年，古巴 14 个省被分为 169 个健康地区，每个地区有自己的综合医院或者联合诊所，医疗体制权限被分权到地市一级。

20 世纪 80 年代，为全体人民提供预防和治疗的健康服务活动在全国推开，现代设备被广泛引入，生物制药研究也开始进行。社会主义和中央计划的制度推动了家庭医生这项改革的快速完成。这个时期全国培训了将近 2 万名家庭医生，为各个社区的居民提供全面的基本医疗服务。1984 年，全国 10 个医学院的毕业生作为家庭医生在首都哈瓦那工作，后来更多的毕业生作为家庭医生开始到全国其他地区工作，如今 97% 的医学院学生在接受 3 年的家庭医学训练后，成为了家庭医生。1987 年，22% 的古巴人拥有家庭医生，1990 年提高到 47%，1995 年激增到 95%，现在则达到了全面覆盖。

1990 年国际形势发生了巨大变化，苏联和东欧社会主义国家解体，古巴的对外贸易几乎下降了 80%。与此同时，美国协同其他国家进一步加紧了对古巴的

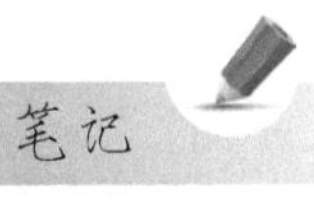

经济封锁政策。然而，古巴坚定地走自己的道路，国家对医疗的投入比例不仅没有下降，反而在持续增加，同时医疗设备和药品的价格下降了1/3。2000年至今，古巴的医疗体制进入了逐步完善、持续发展的阶段。

2. 外部政治环境　从古巴宣布实行社会主义以来就一直遭受美国的封锁与扼杀。1960年起，美国对古巴实行禁运。半个多世纪以来，美国在医疗卫生技术上通过多种途径对古巴进行封锁：不准两国进行经验与学术交流；古巴医生得不到美国的医学图书资料，影响他们在技术上的进一步提高；禁运的另一个打击使古巴买不到必不可少的药物、医疗设备及维修设备用的配件；再者，美国的禁运使得古巴居民的生活水平和医疗照顾水平下降，住院人数增多；性病、痢疾、甲种肝炎发病人数上升；孕妇患贫血的人数增多，低体重出生婴儿的百分率上升；疫苗短缺、个人与公共卫生状况恶化。

面对这种困境，古巴政府继续增加政府投入，大力发展公共医疗，努力培养医护人员。鼓励民众有病先看家庭医生，床位留给最需要的病人，少做不必要的检查（如X线），提早出院，出院后医生多进行家访等；紧缺药物用电话与国外医院进行院际求援并运用草药、针灸代替一些西医措施。同时，在药品供应严重短缺的情况下，古巴政府下决心大力发展草药产业和生物制药行业，在全岛建立了169个"草药治疗中心"。目前，古巴在生物行业处于世界领先地位，有能力生产一些在世界上独一无二的新药，如治疗肺癌的疫苗、治疗糖尿病的新药等等。

为打破围绕在古巴周围的政治僵局，古巴政府从20世纪60年代开始了极具特色的"医疗外交"，古巴利用其具有优势的医疗资源，积极地向他国提供医疗援助和开展医疗合作，积极地向第三世界赠送药物和设备、协助救灾、控制流行病、援建医疗机构、给予技术指导、帮助科学研究、交流信息等。从1960年古巴向发生地震的智利派遣了第一支自然灾害医疗救援队起，到目前为止，古巴与100多个国家签署了医疗合作协议，至少向101个国家派出了10万名医务人员。同时，自2004年起，古巴启动了"奇迹手术"（operation milagrosa）即"视力复明计划"，已在包括中国在内的29个国家，为55万名患者进行了治疗，使不少人重见光明。

古巴医务人员不但在许多受援国组织了医疗专业培训，同时为专门培养外国医务人员，古巴成立了拉美医学院。仅2005~2006年，就有来自拉美及加勒比、非洲、亚太地区等29个国家的10611名学生在拉美医学院学习。古巴这种"授人以渔"的做法，不仅确立了古巴对外医疗合作的长效机制，而且也提高了古巴对外医疗援助的可持续性。

东欧剧变后，古巴政府面临财政崩溃的危险，加之国际金融危机、国际市场上油价和粮价的飙升和严重自然灾害的影响，古巴的经济增长缓慢，经济困难加剧，外汇短缺，难以进口药品和先进的医疗设备。古巴的"免费对外医疗服务"开始逐步转向发展"医疗旅游业"和"医疗出口换汇"。同时，通过"医疗换石油计划"，古巴提供医疗等方面的专业技术，换取以较低价格从委内瑞拉购买石油。古巴通过医疗外交取得了可观的外汇收入，但不可否认的是，古巴的"医疗外交"不但为他国人民带来了健康和福利，也打开了古巴的外交空间。截至2007年4月，古巴与181个国家建立了外交关系，与2个国家有领事关系。

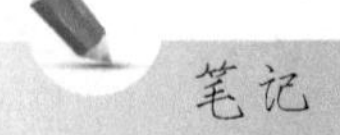

虽然处于内忧外患的恶劣政治环境，古巴的医疗水平仍然得到了其头号敌人美国的承认。古巴的医疗体系不仅超越了其他发展中国家，甚至还可以与很多发达国家一比高下。现在，古巴已经成为了拉美国家领导人以及明星外出就医的首选之地，古巴的医疗卫生以其独特的魅力吸引着世界上许多人的目光。

第三节　古巴卫生保健的筹资

在古巴，国民健康水平被视为政府效率的晴雨表，政府非常重视对健康的投入，古巴的财政卫生投资处于优先位置。为突出卫生工作的重要性，古巴各省（市）的卫生厅（局）长均由所在地的副省（市）长兼任。所有医疗卫生机构的目标只有一个，即保护和促进国民健康，不用考虑盈利和谋生问题。医疗费用几乎全部由政府资金支付，医疗供给禁止私人进入，所有医务人员都是政府雇员，所有医疗、预防、保健、康复等行为以及医疗卫生工作者的薪金等均由国家财政承担，由税收支撑的国家财政投入是古巴卫生保健系统筹资的主要来源。

近年来，尽管古巴进行了大幅度的经济改革，尤其是东欧剧变后古巴的经济状况一度恶化，但是古巴对医疗卫生领域的投入却没有动摇，尤其是近10年来，古巴的卫生总费用总体上呈现上涨的趋势。

WHO的统计资料显示，按平价购买力计算，2010年古巴的人均卫生总费用为431.23美元，政府支出人均卫生总费用为394.46美元，分别是2000年的2.91倍和2.94倍。从相对数看，2010年古巴卫生总费用占GDP的比例为10.63%，远高于2000年的6.11%（表16-2）。

表16-2　古巴的卫生总费用情况

指标	2000年	2010年
人均卫生总费用（PPP int. $）	148.00	431.23
卫生总费用占国民生产总值比例（%）	6.11	10.63
人均政府卫生支出（PPP int. $）	134.00	394.46

1990年，古巴将20.08%的GDP用于健康和教育等社会计划，高于日本、澳大利亚、美国等高收入国家。即使在20世纪90年代经济处于困难时期，古巴仍坚持通过税收支持医疗融资，包括支付医务人员的工资。东欧剧变后，古巴医疗卫生投资由1989年2.27亿美元骤降到1993年0.56亿美元，但没有一家医院被关闭。为优先发展医疗卫生工作，古巴甚至不惜削减了国防经费开支。从1990年起出现了私人负担少量医疗费用的现象，主要用于支付门诊处方药，以及用于支付听力、牙科、整形外科、轮椅、拐杖等的医疗设备。1994年后，古巴卫生投资恢复增长，国民健康水平日益提高。

表16-3的数据显示，尽管古巴卫生总费用占GDP的比例略有波动，但总体上呈现出升高的趋势，2010年卫生总费用占GDP的比例为10.63%；2000～2010年，政府卫生支出占卫生总费用的比例一直在88%以上，2010年为91.47%，政

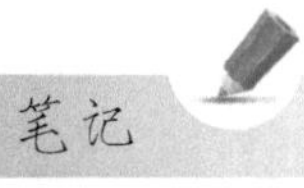

府卫生投入是古巴卫生筹资的主要渠道。另外,政府卫生支出占政府总支出的比例由2000年的10.80%,增长到2010年的13.87%,政府对卫生事业的支持力度在不断提高。由税收支持的医疗筹资体制保证了古巴医疗体系的全民覆盖、免费和公平,也是古巴居民高水平健康状况的保障。

表16-3 2000~2010年古巴卫生投入指标

年份	政府卫生支出占卫生总费用比例(%)	政府卫生支出占政府总支出比例(%)	卫生总费用占GDP比例(%)
2000	90.10	10.80	6.11
2001	89.62	11.39	6.33
2002	88.14	11.18	6.50
2003	89.45	10.89	6.31
2004	90.25	10.32	6.06
2005	93.46	11.67	7.95
2006	92.77	11.21	7.63
2007	95.00	14.48	10.40
2008	95.28	13.18	10.80
2009	92.72	14.93	12.13
2010	91.47	13.87	10.63

第四节 古巴卫生保健的提供

一、卫生人力资源

古巴作为世界上最贫穷的国家之一,在医疗卫生保健方面却有如此的成就,其原因在于其基础医疗制度和卫生人力培养制度。古巴医疗制度的一个优先重点是把资源主要投入雇用基础医疗的医务人员方面,而不是购置昂贵的药物和设备。古巴大量培养医生,将医疗服务业成为高科技的“劳动力密集行业”。

2010年,古巴全国共有7.65万名医生,每万人口拥有医生数为67.2人,是1958年(9.2人/万人)的7.3倍;2010年古巴的牙科医师数为18575人,每万人口拥有牙科医师16.3人;古巴的护理及助产人员数达到10.3万人,平均每万人口拥有90.5人;2010年,全国共有公共卫生医师2794人,平均每万人口为2.5人;全国药剂师数量为4656人,平均每万人口药剂师数为4.1人。古巴实行家庭医生(family doctor)制度,目前全国的家庭医生数量达到36478人,家庭医生覆盖面基本达到了100%。古巴的家庭医生诊所设在社区里,每120至150个家庭就有1名家庭医生和至少1名护士,是世界上家庭医生最多的国家之一(表16-4)。

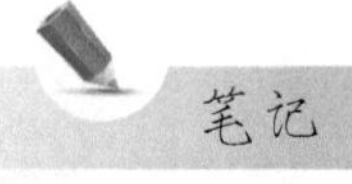

表16-4 2010年古巴的卫生人力资源概况

指标	人力总数(人)	每万人口拥有量(人)
医师数	76506	67.2
护理及助产人员数	103014	90.5
公共卫生人员数	2794	2.5
药剂师	4656	4.1
牙科医师	18575	16.3

二、卫生机构与床位

在古巴,医疗服务的供给禁止私人进入,古巴的卫生机构全部归国家所有,从基础医疗服务到药品进出口都由国家供给。截至2007年,古巴有215家医院(其中综合性医院82家),498家综合门诊部和14708家社区医疗站,综合门诊部和社区医疗站构成了古巴的初级医疗体系。另外,全国还有165所牙医诊所,289所妇科医院,143所老年医院,38所为残疾人服务的医院,27家血液中心和13所研究机构。

2010年,古巴拥有医院床位数约6.64万张,平均每万人口拥有医院床位数59张,是居民拥有医院床位数较多的国家之一,远高于全球平均水平(29张/万人),也高于美国(30张/万人)和中国(42张/万人)。

三、古巴卫生保健的提供

近50年来,古巴政府对全民医疗制度形式进行了长期的探索,最终在全国建立起"三级卫生服务系统"。

所谓的"三级卫生服务系统",就是按照卫生服务系统的功能与层次,把卫生服务机构分为以社区为基础的初级医疗卫生服务机构,提供专科医疗服务的中级医疗服务机构和高级医疗服务机构。一般市(县)以下的小医院和综合诊所为初级医疗网,各省会和重要城市的中心医院为二级医疗网,首都的全国性医院属三级医疗网。初、中、高三个不同等级的服务网构成了三级医疗卫生服务体系。初级医疗网是三级网络服务系统的基础和建设的重点,负责疾病的综合防治和卫生保健知识的社区宣传,其主要组织形式是"综合诊所"和家庭医生,即政府把每个市(县)辖区划分为若干个卫生区,要求每个区成立综合诊所,担负初级医疗卫生网的服务职责。一级卫生网络负责常见病和多发病的初诊与治疗,如果疾病较为严重,则转入二级网络治疗,如果仍不能解决,则转入三级网络,当病情缓解之后可再转回社区诊所做康复治疗。古巴的三级卫生网络能够实现社区首诊和双向转诊,有赖于家庭医生系统的有效运行。社区一级的初级医疗投资对健康的贡献率最大,家庭医生和社区联合诊所组成的基础医疗是医疗体系的核心。

初级医疗单位主要由综合门诊部和建立于乡村、街道及某个地区的医疗站(家庭医生)两部分构成。1984年起,古巴建立了家庭医生计划(family doctor

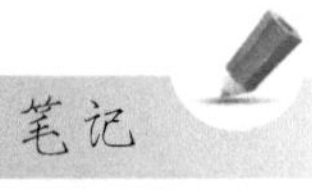

program)。在古巴,每个地市按照平均 3 万人的规模划分成若干个健康社区,每个区域对应 1 个社区综合诊所,一般由 10 ~ 12 名家庭医生组成。每个家庭医生负责 120 个家庭,大约 600 ~ 800 个居民的疾病预防(疫苗注射)、药物治疗、康复训练及健康宣教、协助解决影响居民健康的问题等工作。家庭医生有固定诊所,每人配备 1 名护士,家庭医生和护士通常住在诊所驻地或附近,提供全天候服务。他们一般上午坐诊、下午访视。除非紧急情况,病人通常都在固定的家庭医生处首诊,居民步行 20 分钟就能得到家庭医生的服务,居民 80% 的"小病小灾"都能够在社区得到及时、安全的服务,有效地减少了"小病变大病"的可能性。社区综合诊所是若干家庭医生诊所的组织和管理机构,配有 X 线机、超声仪等专业医疗设备,为辖区内居民提供各种专科诊治以及透视、化验、康复等辅助服务,并负责地方病防治等工作。以上两种医疗机构的执业者均为接受过 6 年制医科大学教育的全科医生,他们守护着全国 99% 居民的身体健康。家庭医生计划极大地提高了医疗服务获取的公平性和便利性,如今 45% 的医生都是家庭医生。

对于疑难杂症或危重患者,家庭医生则会及时将其转往更高级的综合诊所、综合或专科医院,并参与患者的治疗及康复等工作。高级的综合医院与专科医院,主要负责疑难杂症等的治疗等工作。

家庭医生计划实现了古巴国内的全面覆盖,政府会根据各地城乡的医疗服务需求和发展状况来调配人员,缩小区域差异,使全国基本处于平衡状态。这样,古巴不仅实现了健康教育、疾病预防、诊断治疗以及康复保健等服务在社区内的统一,而且实现了各级医疗单位间的有机联系,使其构成了一个全国性的疾病监督和控制体系,既保证了居民的身体健康,又有效地控制了不必要的住院服务,同样有利于医疗资源利用率的提高与公平分配。仅 1985 ~ 1990 年间,古巴住院人数就减少了 15%。此外,家庭医生与综合诊所在古巴政府大量投入的"母亲与儿童"健康计划中处于重要地位,在孕妇体检、育儿知识宣传、孕产妇和胎儿死亡原因调查等方面都发挥了很大作用,使得孕产妇和新生儿死亡率大大降低。

从卫生服务需方的角度看,居民就医首先去找指定的家庭医生,只有在需要的情况下,他们才被自己的家庭医生指引去第二级医院或者第三级医院接受专门治疗。由于大部分病人在前两级医疗机构已经分流和治愈,因此古巴的大医院从来不会出现中国医院人头涌动的景象,病房中甚至经常有些床位是空的。候诊大厅整洁安静,候诊病人不多,也不用挂号,直接去接待处即可。

由于古巴实行的是真正的免费医疗,因此医院里也没有在中国医院常见的划价处和收费处。在古巴的医院,小至检查视力,大到核磁共振、超声波等,都是免费的。如需住院治疗,不仅治疗费、手术费和药费不用个人承担,而且病床和饮食也是免费的。医院还根据病人的特殊情况准备了专门的饭菜,家属陪住也有休息的地方。不过在古巴,外国人看病和本国人看病是严格分开的,外国人在古巴看病不能免费。古巴还实行医药分离的制度,医生对病人进行了一系列检查后,开好处方。病人并不是在医院里拿药,而是持处方到所在社区的药店拿药。古巴人一提到医生,就觉得很亲切:"医生就像朋友,我们很愿意和医生聊家常。"古巴人没有给医生"送红包"的现象,也没有"号贩子"现象。

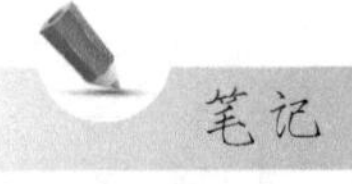

目前，三级医疗体制已覆盖整个古巴。作为古巴免费医疗的基础，“社区医疗模式（community medical treatment mode）”在古巴逐步完善。但是，免费医疗在给古巴人民带来福音的同时也带来诸多问题。古巴领导人和一些学者承认，在实施全民免费医疗制度的过程中，存在着“浪费、挪用资金和盗窃的现象”。相关研究已经指出，全民免费医疗开支大、浪费大，已成为古巴政府沉重的经济负担。早在2009年12月，古巴国务委员会主席劳尔·卡斯特罗在古巴全国人大一次讲话中强调，要保证医疗和教育质量的前提下，尽可能地削减或取消不合理的开支。同时，古巴日益加重的人口老龄化问题，使得未来古巴政府的财政负担将更加沉重，原本脆弱的古巴经济是否能承受住全民医保的重压，值得关注。

第五节　古巴卫生保健的监管

古巴的医疗服务系统建立在国家、省和市三级基础上，与国家行政体系一致。公共卫生部是国家医疗卫生工作的代理机构，提供基础、二级和三级的医疗服务，开展公共卫生和疾病预防工作，促进医学教学和研究；同时选举产生的人民权利机构负责监督医疗体系的运转。绝对禁止私人提供医疗服务，从基础医疗服务到药品进出口都由国家供给，整个医疗配送体系保持了严格的公立性。

1. 管理体系　在1959年古巴革命之前，医生可以同时为公立和私立医疗机构工作，所有的医生都是全国或地方的医师协会成员，遵守协会的规定并接受协会的管理与监督，协会采取民主运行机制，成员可以参与决策。这种行业自律的管理形式随着医疗体系被国家集中接管而解体。从1961年起，全国的卫生资源与卫生机构收归国有，由公共卫生部集中分配，古巴逐步建立了大量的公立医院，所有的医疗卫生人员都成为政府的雇员，且不允许私自开设诊所营业。公共卫生部是整个体系的中央管理部门，负责规则的拟定、机构的设置和人员的分配等。它根据国家的行政体制，将医疗卫生服务机构也划分为相应的国家、省、市三级，地方医疗卫生工作则由地方行政部门来管理，这成为三级卫生服务网依托的行政基础。

卫生资源统一管理的优势在于可以保障资源公平分配和结构最优化配置。对人事的强制调配，使全国各地城市农村都有医院和医生，极大地提高了医疗服务的公平性和可及性；集中处理医疗器械的购买与医疗项目的审批，可以减少自由重复立项的浪费，并使资源流向最需要和最有效的地方。

2. 监督体系　古巴的人民权力代表大会具有监督权和决策权，是选举产生的国家权力机构，分为中央与地方各级代表大会。市级医院和联合诊所直接对市级人大负责。省级人大由各个市级人大选举代表产生，并制定省级医院和教育培训中心的政策。在中央层面，公共卫生部和国家级医疗机构受全国人大的领导和监督。人大有权制定和修改卫生计划，或对本级医疗卫生机构实行人事调整。为保证监督执行体系的反馈灵敏与责任到位，群众组织和卫生委员会协助完成医疗服务工作的监督与决策。

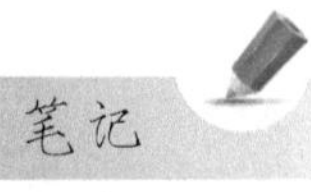

1959年革命胜利之后，群众政治组织大量涌现。其中影响最大的革命保护

委员会，最初成立的目的是负责内部安全警戒与打击反革命行为，到1963年它已成为政治决策与执行中最主要的参与代表，后来在医疗卫生领域起到了非常活跃的作用。其他重要的组织还有古巴妇女联盟、小农场主协会、人民健康委员会、工会、地方/省级/全国的人民权力组织等。人民健康委员会具体负责协助实施预防免疫、传染病控制、母婴照料、职业卫生监督等工作，并对医疗服务机构的管理与医务人员的优先任务和不足之处提出意见和建议，而上述其他群众组织则是通过选举代表到地方人民健康委员会，参与医疗卫生工作的监督和管理。

各地方的人民代表及群众组织具有了解当地和本社区医疗卫生工作的方便条件，可以充分发挥监督作用，促进医疗卫生计划的实施和服务质量的提高。这些群众组织不具有充分的独立性，它们的实质是政治组织，功能是通过对医疗服务工作的监督和对决策的参与来保护革命成果。古巴卫生体系的分散监督机制从一定程度上满足了统一管理机制的部分前提要求。依靠基层群众组织使得监督工作具有广泛的群众基础和畅通的信息渠道，不仅在日常医疗卫生服务中起到直接的激励和约束作用，而且为中央决策管理提供了适当的信息反馈。

第六节 古巴卫生保健对发展中国家的启示

一、古巴卫生保健的基本经验

古巴作为一个经济落后、资源匮乏、政治环境紧张，并遭受美国封锁制裁半个多世纪的国家，在医疗卫生方面却曾被世界卫生组织奉为典范。它是世界上单位人口占有医生数量最多的国家之一，其婴幼儿死亡率和人均预期寿命等卫生指标均与美国等发达国家不相上下。通过本章内容的学习，我们可以将古巴医疗卫生事业发展的基本经验归纳为：

1. 古巴把提高全体国民的健康水平作为社会主义建设的一项重要的战略任务

古巴宪法规定，保障全体公民享有医疗卫生的权利是国家的责任，明确了“让人人享有健康”的奋斗目标，并始终贯彻执行这一卫生目标，是古巴卫生事业成功的关键。

2. 古巴提出了一系列正确的卫生政策和措施，在医疗上，坚持标本兼治，以治本为主；在卫生工作重点上，坚持防治并举，以防为主；着眼于长远利益和全局的均衡发展。因此，古巴的卫生工作从薄弱环节抓起，把重点放在基层、农村和山区。其效果是既为不断提高国民的健康水平打下了坚实基础，又体现了社会的公平性，使医疗制度成为社会主义建设的重要成果之一。由于基层的医疗工作得到充分发展，全社会的医疗资源得到合理的利用。

3. 坚持探索精神，努力寻求适合古巴国情的医疗制度，不断进行改革和创新 古巴的医疗事业克服重重困难，逐步建立起三级医疗体系。政府采取抓两头（初级网和三级网）、带中间（二级网）的策略，既解决了居民的实际问题，又提高了医疗水平。在初级网的建设中，几十年来经历了从综合诊所到家庭医生、再到这两者并重的探索过程。由于始终坚持探索的原则，古巴的医疗服务水平不断提高。

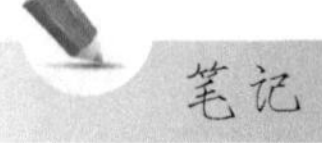

4. 动员社会力量广泛参与医疗卫生工作 无论是社区的日常医疗工作还是

消灭流行性疾病的紧急行动,古巴政府都积极争取群众组织和民众的参与和支持。群众也关心医疗事业,为其发展献计献策,政府则充分尊重群众的意见。英国医学专家说,古巴经验有两点值得英国借鉴,一是注重预防;二是社会参与,因此能做到效率高,成本低。

5. 造就了一支医德高尚和医术精湛的医务大军　古巴拥有一支高素质的医务大军,每一名医生都"对革命忠心耿耿"(菲德尔·卡斯特罗语)。古巴对医生的政治思想和业务水平历来高度重视,要求医生"为人民的幸福而奉献"(切·格瓦拉语),凡在业务技能和政治思想上不合格者不能从医。同时,早在1960年古巴政府就颁布法令,规定医学院校的毕业生必须到农村从医1年至2年,使他们获得锻炼。同时,又要求公共卫生部门保证所有的医生都走向专业化,并为护士和技术人员制定进修制度,以便系统地提高其专业水平。

6. 在抓根本和源头的方针指导下,古巴医疗事业形成了业内外的良性互动,促进了整个国家经济和社会的发展　在行业之内,由于着眼于提高国民的健康水平,医疗同制药、环境卫生、妇幼和老年保健等形成了相互促进的局面。在行业之外,医疗事业的发展,一是促进了妇女的就业;二是改善了国民体质,促进了体育事业的发展;三是开办了保健旅游,丰富了旅游项目;四是向国外派出了大量医务人员,支援了国际合作。

7. 古巴所建立起来的较完善的医疗服务体系,还在不断地进行自我革新　以家庭医生制度为例,古巴是世界上人均家庭医生最多的国家,但古巴并没有就此止步。为了更好地发挥家庭医生的作用,古巴政府在新世纪之初又提出要加强综合诊所的工作,使更多的病症能在初级网得到治疗,使为国民的医疗服务再上一个新台阶。这种不断进取的精神,是古巴医疗事业取得成功的根本原因。

二、古巴卫生保健对发展中国家的启示

古巴取得的医疗成就是在明确的政治目标指导下的卫生系统成功实施的结果,不仅对全球处于贫穷或者对卫生系统投入不足的发展中国家有着示范意义,对正在进行深化医疗卫生体制改革探索的中国同样具有借鉴意义。

从历史背景看,古巴也处于长期缺医少药的困难时期。另外,经济发展决定公共卫生体系的发展,而古巴却有着不同的结果。因此,发展中国家如果要借鉴古巴的做法,必须充分考虑本国与古巴在政治、经济、社会、历史、人口等方面的差异,认识到古巴医疗体制背后社会承担的隐性成本,充分考虑制度运行的各个前提条件,提取符合医疗卫生发展普遍规律的要素,并批判性地借鉴其中符合本国国情的特色经验。

1. 明确政府对保障广大居民健康的责任,并将保障健康纳入社会发展目标　古巴一贯坚持卫生体系在整个国家政策体系中的优先地位,把保障居民健康作为社会发展的重要目标之一,并从宪法的角度予以明确。同时,在对医疗制度的设计和实施方面,国家财政给予坚定的支撑。古巴的经验使人们更清楚地认识到:直接决定国民健康水平的因素并非是社会财富的多寡,而是政府及时、

笔记

有效、平等、合理的医疗卫生制度的安排。因此，发展中国家应将保障公民健康权视为政府应有的责任和社会发展的目标，强化政府在制度设计、规划、筹资、服务、监管等方面的职责。通过评估经济发展水平所能支撑的合理医疗卫生水平，进行合理的制度安排，补足相关的卫生投入，发展中国家完全可以拥有与发达国家相媲美的国民健康水平。

2. 加大政府卫生投入是发展中国家卫生事业发展的根本前提 在明确的卫生事业发展目标指导下，即使半个世纪以来面临美国的严重封锁，也经历了经济困难时期，但是古巴政府依然保持对卫生事业进行较大力度的财政投入，保证了古巴医疗制度的顺利实施。

发展中国家应当随着国民经济的发展，逐步加大对卫生事业的投入，提高政府卫生投入占卫生总费用的比重，使居民个人卫生费用负担明显减轻；通过加大对医疗服务供方（医院、社区医院等）的投入，减轻人民群众的医疗负担，使医务人员的收入和医疗机构的经济效益真正分开，使广大居民以较低的卫生费用负担获得最大的医疗和健康保障。

3. 医疗体制的公平性是发展中国家卫生事业发展的首要目标 医疗体制改革不能没有指导思想，更不能离开国民平等、公平的根本宗旨。古巴政府把社会保障事业放在第一位，在很长时期内保障资金几乎由政府独立承担，这虽在一定程度上加重了国家的财政负担，但却从总体上保证了保障事业的顺利发展。古巴在克服医疗服务获得的资金和地域障碍方面作出了巨大努力，根据不同的地区和人群对资金和服务进行积极的再分配，保证医疗体系的机会公平。同时实现全面免费医疗、孕产妇免费产前检查和专业接生以及儿童免费疫苗注射等措施，保证结果公平。同时，古巴坚持了公立的医疗配送和医疗融资体系，虽然它的医疗体制也存在着低效率的问题，但保持了医疗体制的完整和统一，在重视公平的基础上，也同样有效地兼顾了效率。

发展中国家应当把卫生公平作为保证社会公平的重要组成部分，在医疗保健制度设计上，首先要保证机会公平，确保广大居民对卫生服务的有效利用，才能最终达到结果公平。例如优先发展农村和偏远落后地区的医疗保障制度，更多地关注弱势群体等；还要逐步统一基本医疗保障的标准，不断缩小甚至消除城乡、地区以及不同人群之间医疗卫生服务保障的差距，建立一体化的国家社会医疗保险制度，从根本上保证人人享有及时、有效、平等、便捷的医疗服务。

4. 基层卫生服务系统的建设和发展是发展中国家卫生事业发展的基础 古巴注重对人的服务，特别是在医疗体制上，以家庭医生和社区联合诊所为核心的基础医疗是古巴医疗体制成功的基石，数量众多的家庭医生和遍布社区的联合诊所在古巴三级医疗体系中起着极其重要的作用。基础医疗是古巴高水平国民健康的保证，同时具有广泛的可获得性和社会公益的正外部性。这样的体制保证了国民对一个国家医疗体系的信心。

发展中国家应通过建立高效运行的基层卫生服务体系，大力培养全科医师或家庭医生，提高基层医务人员的技术水平、服务水平，使基层卫生服务机构成

笔记

为居民的第一道健康防线，减少传染性疾病的发生，有效地预防慢性病，及时医治一般常见病、多发病，使其真正承担起居民健康“守门人”的职责。同时，探索和建立基层医疗机构与上级医院的协作机制，建立有效的双向转诊制度，合理分流患者，从而保证医疗卫生体系的低成本和高效率。

5. 医药卫生人才队伍建设是发展中国家卫生事业可持续发展的重要保障　古巴在面临卫生人力奇缺的背景下，不断加大卫生人力培养的力度，强化其为人民健康服务的思想，鼓励卫生人力到基层卫生机构工作。卫生人力队伍的建设，不但使其三级医疗网的建设得到迅速发展，有效地保障了广大居民的健康，也促进了古巴“医疗外交”的顺利实施。

随着医疗卫生事业的快速发展，发展中国家需要大量的医药卫生人才，特别是基层地区需要大量的高水平医务人员。政府应加大对医学教育的投入，不断提高适宜卫生人力的培养力度，提高教育质量，努力培养一支服务基层、医术精湛、医德高尚的卫生人员队伍。同时，政府应采取行之有效的政策，鼓励卫生人才到农村、城市社区和落后地区服务，以提高全民医疗卫生保障水平。

本章小结

2010 年古巴居民平均期望寿命 78 岁；古巴 5 岁以下儿童死亡率为 6‰，15～49 岁成人 HIV 感染率为 1‰，结核病患病率为 13/10 万。古巴居民健康状况处于发达国家水平。

2010 年，古巴每万人口拥有医生数为 67.2 人、护理及助产人员数 90.5 人、公共卫生医师为 2.5 人；家庭医生覆盖面达到 100%；每万人口拥有医院床位数 59 张；人均卫生总费用为 431.23 美元，卫生总费用占 GDP 的比例为 10.63%；政府支出人均卫生总费用为 394.46 美元，占卫生总费用的比例为 91.47%。古巴卫生资源配置上政府计划程度高，政府投入力度大。

在卫生保健伦理价值方面，古巴强调社会公平，宪法规定保障全体公民享有医疗卫生的权利是国家的责任；提出“让人人享有健康”的奋斗目标。

古巴卫生保健的政治环境，内部表现为高度的中央集权与计划经济，政府对卫生事业的高度重视。在外部，则面临美国严厉的经济封锁。在此背景下，古巴积极推行医疗外交策略。

古巴居民的医疗费用几乎全部由政府资金支付，医疗供给禁止私人进入，医务人员均为政府雇员，所有卫生工作费用以及医疗卫生工作者的薪金等均由国家财政承担。

在服务提供方面，古巴实行“三级卫生服务系统”，全面推行家庭医生制度，全民免费接受卫生服务。

对于卫生系统的监管，实行国家、省、市三级统一管理的管理体系，形成集中与分散相结合的监督体系。

最后，归纳了古巴医疗卫生制度的基本经验，提出了可供发展中国家卫生事业发展的借鉴之处。

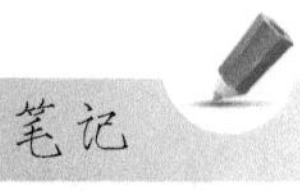

关键术语

奇迹手术(视力复明计划)(operation milagros)

人人享有卫生保健(Health For All)

家庭医生(family doctor)

社区医疗模式(community medical treatment mode)

讨论题

我国正在建立覆盖全民的基本医疗卫生制度。通过本章内容的学习,你认为古巴卫生保健制度中有哪些经验是值得我们学习的?

思考题

1. 古巴卫生保健系统筹资的特点是什么?
2. 古巴卫生服务提供特点及范围有哪些?
3. 古巴的经验对发展中国家有哪些借鉴意义?

(李向云)

笔记

第十七章

中国台湾地区卫生保健

学习目标

通过本章的学习，你应该能够：

掌握：全民健保制度的价值理念、全民健保制度的筹资和支付体系、全民健保制度支付制度。

熟悉：全民健保制度产生的历史背景、行政体系，以及与二代健保制度的区别。

了解：台湾居民的健康状况、全民健保体系的基本框架。

章前案例

金卡绿卡不如健保卡

"在异乡为儿女辛苦了一辈子，老了当然要回到自己熟悉的地方生活"，自芝加哥搬回台湾定居两年多的高玉玲如此表示。

除了对于环境、语言适应外，返台定居不到一年，高玉玲在一次体检中，发现罹患乳癌，在台湾全民健保福利下，完成所有疗程，总共只自付不到500美元，"真的很庆幸自己搬回台湾定居，对于上了年纪的人来说，什么金卡绿卡，都不如一张台湾健保卡来得重要与贴心"，高玉玲非常庆幸自己移民回台的明智决定。

2008年，高玉玲满55岁，已经在芝加哥华埠一家礼品零售店工作10多年后，决定跟随在芝加哥任职中餐馆厨师的先生，一起从职场退休，并搬回台湾定居。

返台不到一年的时间，高玉玲在一次体检中，意外地发现胸部长有异物，经诊断为乳腺癌后，立即进行手术与化疗，生病期间，台湾兄弟姐妹帮着她的先生照料她，再加上有全民健保几乎全额付医疗费用，让她感觉到无后顾之忧，术后恢复得较好。

高玉玲说，其实生病后才真正体会美国一位70多岁的长辈为何说"不要绿卡，要健保卡"。身体恢复健康之后，高玉玲决定从台中搬到桃园，跟哥哥住在附近，"大家有个照应"，今年暑假还跟另一半飞回芝加哥探望他们的小孙女，日子过得非常惬意。

高玉玲的老同事黄太太说，因为一直在华人公司上班，来了美国一二十

笔记

年了,英语根本不通,尤其是前阵子突然感冒、感染住院,10天下来,虽然有公司的健康保险,但是还得自己支付3000多美元的医疗费。她计划过几年退休后,也跟丈夫搬回台湾定居,现在已开始在台湾物色房子了,希望能够很快实现"台湾梦"。

通过这则案例,你想知道为什么台湾健康保险制度能以较低廉的价格满足广大患者的需要吗?希望通过本章学习,你能从中有所了解,并从中得到启示。

第一节　台湾地区居民健康状况

一、台湾地区的基本情况

台湾是我国的第一大岛,位于祖国大陆架的东南缘。北临东海,东北接琉球群岛;东滨太平洋;南界巴士海峡,与菲律宾相邻;西隔台湾海峡与福建省相望,最近处仅130公里。台湾省恰扼西太平洋航道的中心,在战略上,素有我国"七省藩篱"之称。台湾省包括台湾本岛及兰屿、绿岛、钓鱼岛等21个附属岛屿,澎湖列岛64个岛屿。目前所称的台湾地区还包括台湾当局控制的福建省的金门、马祖等岛屿,总面积为36,188平方公里。汉族约占总人口的98%,少数民族占2%。少数民族主要有阿美、泰雅、排湾、布农、卑南、鲁凯、曹、雅美和赛夏9个民族,分布全岛各地。

20世纪80年代以来,台湾一方面着重发展资本密集型和高附加值工业,另一方面将越来越多的资本投入高技术部门。经过40年的发展,整个台湾经济结构已从一种农业经济过渡到工业化经济。台湾经济发展迅速,为世界所瞩目,被列为"亚洲四小龙"之一。根据台湾方面的统计,截至2013年3月。台湾人口为2332万人,人口密度为每平方公里644.44人;人口主要集中在西部平原,东部人口仅占全部人口的4%左右。全民健康保险被保险人数为2325万人,劳工保险被保险人数为971万人。

二、台湾居民基本健康状况

2000年台湾人口粗死亡率为5.7‰,婴儿死亡率为7.0‰,男性期望寿命为72.6岁,女性期望寿命为78.4岁。到了2005年,人口粗死亡率增加到6.1‰,婴儿死亡率下降为6.0‰,男性期望寿命上升为73.8岁,女性期望寿命上升为79.9岁。孕产妇死亡率从1994年的每10万人8.05人降至2008年的6.5人。婴儿死亡率从1994年每千名5.07人死产降至2008年的4.5人。一方面说明台湾老龄化社会日趋突显;另一方面说明随着医疗卫生条件的改善,台湾基本健康指数在不断提升。据OECD2012年最新统计数据显示,台湾2010年用占GDP6%的卫生经费投入和人均医疗费用1260美元的开支,保持了相对较高的平均预期寿命。与之相对照,美国则用占国内生产总值17.6%的卫生经费投入和人均医疗

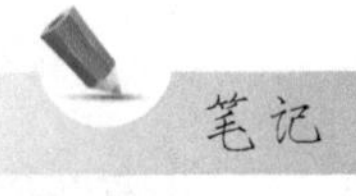

费用8233美元的开支,维持了和台湾同样的平均预期寿命。

对重大疾病治疗取得新成效。2006年,台湾的乳腺癌5年相对存活率达到82.17%,和发达国家(日本83.1%,美国88.9%)的数值已非常接近,台湾子宫颈癌5年相对存活率达到75.51%,和发达国家(日本70.5%,美国72.0%)的数值已非常接近。大肠直肠癌5年相对存活率达到56.23%,和发达国家(日本67.5%,美国64.4%)的数值已非常接近。为挽救重要器官衰竭患者生命,提升器官移植医疗水平,将肾脏、心脏、肝脏等移植医疗纳入健保给付,部分手术服务已经达到发达国家水平。这些医疗技术和医疗品质,成功解救了许多生命垂危患者并让他们重新回归正常生活。

三、台湾地区医疗卫生资源配置

与此同时,台湾地区的医疗服务资源呈增长趋势,为民众就医提供了更多的实惠和方便。从医疗产业各种执业人员的统计来看,台湾地区平均每千人拥有医师数从1960年的0.5人发展到2008年的1.6人;平均每千人医院病床数从1961年的0.7张发展到2008年的6.8张。被保险人口比例从1960年的6.3%增长到2010年的99.6%(表17-1),同样呈现出不断增加的趋势。这些进展大大增加了台湾地区民众就医的便利性。

表17-1 台湾地区医疗保健基本指标

	1960年	1970年	1980年	1990年	2000年	2008年	2010年
人口(百万)	10.8	14.7	17.8	20.4	22.2	22.9	23.2
人均国民生产总值(美元)	156	393	2394	8325	14721	17576	19155
粗死亡率(千分之一)	7.0	4.9	4.8	5.2	5.7	6.3	6.3
平均寿命							
男性	61.8	66.8	69.8	71.7	73.8	75.5	75.9*
女性	67.1	71.7	74.7	77.0	79.5	82.0	82.5*
65岁以上人口	2.5	2.9	4.3	6.2	8.6	10.4	10.7
医疗资源指标							
每千人医师数	0.5	0.4	0.7	1.0	1.3	1.6	Na
每千人医院病床数	0.7**	2.4***	3.2****	4.1	5.1	5.8	6.8
公立医院病床比例(%)	71.3**	60.8***	53.3****	42.7	35.1	34.2	na
医疗财源筹措指标							
被保险人口比例(%)	6.3	7.9	16.0	47.3	96.5	99.5	99.6
人均医疗费用(美元)	na	na	78	330	835	1087	1260
占国内生产总值百分比	na	na	3.3	4.2	5.8	6.4	6.0

注:* 2009;** 1961;*** 1971;**** 1982。

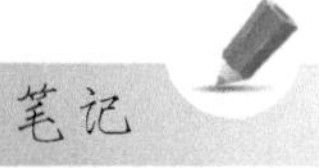

虽然台湾地区的医疗资源有了长足的增长,但医疗资源分布不均的状况比较突出。大医院和知名医生均集中在大都市地区,尤其是大台北地区。尽管"荣民"总医院建立了台中、高雄分院,然而台大、荣总、长庚、新光、中山等大型医院都位于台北。而离岛偏远山区,不仅医疗设施差,而且医生也非常匮乏。在台湾地区实施全民健保制度以后,这些地区的居民就会面临虽然同等缴纳保险费,但却得不到同等的医疗服务。

第二节　台湾地区卫生保健的伦理价值

一、全民健保制度的总目标

全民健康保险从开办以来,一直以以下三项为总目标:①全民纳保,平等就医;②财务平衡,永续经营;③ 提升医疗质量,促进健康。当被保险人及其眷属发生生育、疾病及伤害事故时,全民健康保险能适时提供医疗给付,以保障全体居民都能获得适当的医疗服务。

全民健保的设计规范了台湾医疗保健资源的分配,是台湾社会安全体系中极重要的一环。台湾居民将健保卡视为同身份证一样重要,牵动着每一位居民的生命历程。全民健康保险对于台湾医疗院所的服务行为与民众健康的影响,也十分深远。

二、卫生保健制度的伦理价值

全民健保其精神是以社会集体的力量,通过"互助"这样的组织设计,让全体居民形成一种风险连带、同舟共济的社会安全机制。其伦理价值主要体现在公正性、平等性和人本性三个方面。

(一) 公正性

罗尔斯是公平正义理论流派的核心代表,他提出了两个重要正义原则:①自由平等原则;②机会平等原则和差异原则。两者都满足才是一个公正的社会,而且在第一原则满足的条件下,才允许考虑第二原则。此外,差异原则也是该理论的重点,即只有在处于社会最底层群体的地位得到改善的条件下,由于先天或者后天等偶然造成的外在因素造成的不平等才被允许。因此,从这个角度来看,公平正义的理念更多的是人道主义关怀,体现了对社会最底层的照顾与同情。这就要求政府对资源的分配进行有效的干预和调节。

知识链接

约翰·罗尔斯(John Rawls,1921 年 2 月 21 日—2002 年 11 月 24 日)是一位美国政治哲学家。普林斯顿大学哲学博士,曾在哈佛大学任哲学教授,著有《正义论》、《政治自由主义》、《作为公平的正义:正义新论》、《万民法》等名著,是 20 世纪英语世界最著名的政治哲学家之一。

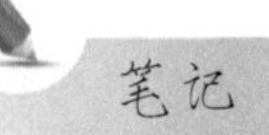

笔记

代表作《正义论》，前后三易其稿，于 1971 年正式出版发行，随即在学术界引起巨大反响。由于第一版的《正义论》封面为绿色，当时一些哈佛学子以“绿魔”来形容这本书的影响力。据后来统计显示，自 1971 年以来，全球共有 5000 余部论著专门对其进行研究讨论。

第一，建立法律准则，将享有平等的就医机会作为全民健保制度设计的首要目标。罗尔斯所指的基本权利自由在这里体现为每个人的生命权都是平等的，都应该获得平等的对待和保护。在全民健保制度范围内同样如此，人人都均等地享受和获得由于健康损害而得到的就医机会，而不论经济条件和职业类型的差异，不论社会地位和经济条件的差异。从法律层面保障人人享有均等的生命权是全民健保的基本要义，而健康权是生命权的核心体现，建立全民健保制度有效地避免了因为经济条件等方面的能力不足而造成的健康权的损失或消失。根据台湾“全民健康保险法”，全民健保的政策目标在于提供全民医疗保健服务，不分性别、年龄、收入和健康状况，都有参加全民健保的权利和义务。可见，健保制度从法律最高层面在形式上规定了全体居民的基本就医权，更大幅度地提高被保险人的医疗获取权利。在“全民健康保险法”中，规定了全民必须强制投保，主要目的是为了使每位国民都能获得平等的医疗权利。这个角度来看，人人投保实现了就医的机会平等原则。

第二，保障弱势群体的就医利益，充分体现了公平正义理念中的差异原则。首先，通过扩大全体居民的保障范围增加健保基金，弱势群体在获得医疗服务的过程中可以更有效地减少自己承担的费用，从而体现出人文关怀和人本价值。其次，政府还设计了一系列配套方案：例如帮困贷款、分期缴纳或爱心转介，以及医疗保障等协助措施等，协助弱势民众持续加保、安心就医。2011 年伊始，台湾“中央健保局”开始设计二代健保制度，对于有经济困难或遭受家庭暴力受保护的民众，健保将不会暂停给付；民众若在医疗资源缺乏地区就医，还予以减免部分负担；居家照护服务的部分负担费用比率，则由 10% 降为 5%。此外，政府对于第五类低收入户的投保人给予 100% 的保费补助及对于第六类投保人中的荣民、荣民遗眷分别给予 100%、70% 的保费补助（详见下文）。就保费补助而言，政府对于“最弱势的人给予最大的照顾”，以上各种措施，体现了保障弱势民众权益的差异原则。

二代健保制度对投保金额所做出的调整体现了“量能负担”原则，也体现了对弱势民众的支持和关爱。相对于第一代健保制度按职业性质和身份来分组交纳投保金额来说，第二代健保制度按薪资计保费更加公平，因为相比起来薪资水平更能反映被保险人的支付能力。

为了更好地满足民众的医疗需求，通过整合有限的资源，促进资源合理分配，从而使健保更贴近民众的生活，更符合民众的需要，维护并增进全体民众的健康。无论是现行健保或是二代健保，通过持久的卓越服务，例如继续推动正确就医及用药、门诊整合性照护试办计划、论人计酬试办计划、山地离岛偏远地区

笔记

医疗在地化等,更好地体现了政府服务的公平主义立场。全民健保实施后,许多贫病弱势的民众因此获得适当的医疗照护,健保制度已经成为台湾社会安全的重要支柱。

(二)平等性

就台湾"宪法"所体现出的精神来看,是希望每位民众在发生医疗需求时都能获得平等的医疗服务和医疗待遇。因此,这是从法律层面保障了每位民众的就医平等权利。全民健保的基本精髓就是,社会上每个成员不论贫富,都可以获得所需的医疗服务。而且全民健保对于具有投保资格的人,均视为其保障对象,不得拒绝。像"山地离岛地区医疗给付效益提升计划"所关心的居民,社区医疗群家医计划所关心的社区民众,以及多种慢性病整合照护计划所关心的弱势老人,都是健保照护的对象。

这种强制性充分体现了平等主义精神,体现了人们在基本权利方面的绝对平等精神。之所以强调基本权利的绝对平等,就是因为看重社会的团结与和谐,了解"只有基本权利得到保障了,人们才会有真正的人格平等,才会在交往中彼此尊重和团结一致"的社会意义。就医疗收支情况来看,台湾99%的居民都从法律上强制性地缴纳医疗保险,除个别贫穷或特殊情况以外,绝大多数都为健保基金作出了贡献。全民健保的给付项目均是基础项目,若民众想要获得额外的医疗服务或是较好的医疗质量,必须额外购买或是给付差额。充分体现了全民健保面前人人平等,不会因为权力大小或财富多少而有所照顾和倾斜,既体现了强制性所带来的优越性,又保障了需要保障的群体的合法利益。

平等所关注的既可以是绝对平等,也可以是相对平等。绝对平等强调每个对象都获得同样的物品或服务,相对平等只要求在某些方面而不是所有方面的平等。在全民健保费用的筹集方面,对于薪资所得者,其中一个很重要的决定因素是投保金额,根据投保金额分级表,薪资和其他收入越高者,其投保金额也越大,一方面体现了量能负担的原则,另一方面又实现了收入的重新分配,使健保制度的相对平等得到体现。虽然一定程度上让贡献越大者缴纳的保费越多,但提高了总的健保基金。此外,对于部分高收入者,按照边际效益递减法则,收入越高其财富给他带来的好处影响越小。政府为了社会的和谐稳定,调节彼此的利益,有必要采取一定的手段对不同收入群体的利益进行干预和调节,从而实现社会效益的最大化。在全民健保提供的过程中,其中,西医门诊基本部分负担按"未转诊"及"转诊"两种方式计收。民众若未经转诊直接到医学中心、区域医院、地区医院就医,就会付比较高的部分负担。此外,高收入者还可以购买其他补充商业保险。转诊制度和部分负担设置目的,是从医疗需求者的角度来控制医疗费用的支出,是从"成本极小化"的角度进行的考虑,体现了相对平等的原则。

台湾政府通过强制居民参与全民健保计划来照顾居民的健康,防止疾病风险对个人及家庭带来的负面冲击,有效地保障了社会安全。为了体现出健保计划的优越性,二代健保的修正法还将受刑人纳入健保范围,有效地保障了

笔记

受刑人的基本健康权，增加了平等主义关怀。此外，放宽低收入户界定标准，重新界定了全民健保制度中弱势群体的范围，可以有效地化解中低收入户的交纳能力不足问题。二代健保制度规定中低收入户的健保费由“中央”主管机关补助二分之一；另外按二代“健保法”的规定，低收入户的家庭成员健保费由政府全额负担。关于补充保险费的扣取方面，若为低收入户，是不必缴交补充保险费的，而中低收入户中缴纳补充保险费若每次给付在一定金额以下者，是不需要被扣缴的。

（三）人本性

全民健保制度的初始设计和规划充分体现了以人为本的思想，而且一直延续到后来的一系列制度改进和完善上。从设计之初，制度的安排和考虑都强调在公平和效率之间权衡。一方面保障全体居民看病就医的基本权利，另一方面又要实现永续经营，拥有足够的健保基金。这种“劫富济贫”的制度设计思想一方面体现了以人为本的思想，另一方面又增强了高收入社会阶层的社会责任感，体现了奉献的道德品质。

台湾的健保保费低，保障范围却非常宽，在实施的过程中也只是调整了两次费率，不断通过各种方法解决医药浪费、药价黑洞和院所弊端等问题，为保障台湾居民在低保费的情况下顺利看病就医提供了良好的保障，充分体现了人本关怀精神。健保开始实行的是论量计酬，由于医师 PF 制（指兼顾保障底薪与绩效奖金制度）的冲击，导致了论量计酬的恶性循环，既影响了医疗品质，也危及到健保的财务基础。面对这种情形，施政者提出总额支付制度，以提升医疗品质。为了更好地贯彻逐级转诊制度，方便居民就近就地治疗，模仿英国的家庭医师（GP）守门员制，推出了本土特色的社区医疗群家庭计划。

台湾还根据美国发展而来的诊断关联群（diagnosis related groups，DRGs）计划，推出台湾本土特色的 DRGs 计划，以进一步控制医疗费用，提升医疗品质。除此之外，为方便山地离岛地区居民的看病就医，及时灵活地推出了“山地离岛地区医疗给付效益提升计划”，充分利用协办医院、山地离岛卫生所与诊所之间的分工合作，为山地离岛居民提供及时的医疗服务。总之，一系列医疗政策的改变均是为了更好地满足居民对高品质医疗服务的需求，都是更好地在有限健保资金的基础上更好地集中利用资源优势，为大众提供及时、可及、灵活的医疗服务。

第三节　台湾地区卫生保健的政治环境

一、全民健保制度的政治环境

面临老龄化社会的逐渐来临，医疗费用的日益高涨，个人和家庭承担高额医疗费用和医疗照护费用的负担越来越重，尤其是如何有效地保障低收入家庭的健康权利不受损害成为政府为民服务的重要议题。此外，民众要求权益保护的意识也日益明显，对健康权为基本人权的观念也笃信不疑。全社会逐渐形成要求政府集体办理社会医疗健保保险的共识。

笔记

全民健保制度的核心是希望能够通过全民缴纳保险实现疾病负担的公平分摊，避免因病致贫、因病返贫的发生。但在健保基金的筹集过程中，难免会受到经济发展和利益团体的影响。在全民健保实施的初期，健保基金可以平衡支付各项给付。但近年来，欠缴或未按时缴交的情形相当严重，而且连主管的“卫生署”也曾发生过欠费的情况，各地政府欠费现象非常突出，成为健保可持续发展的一个重要困境。自2010年4月起，险费率上调为5.17%，以适应经济增长的水平。

自全民健保开办以来，各类被保险人和各利益团体，利用各种渠道要求减低他们的保险费等负担，相反地，医疗团体则认为支付标准偏低要求调高，双方都给予主管机关很大的压力，最后不得不加以调整，并且不顾法律上的规定，常常用行政命令变更。调整的后果往往对财务造成强烈的冲击。另外在政治选举中，参政者往往把反对费率的调整作为竞选手段，政治绑架政策，形成民众对费率的调整反映强烈，从而使全民健保在财务收入改革上难以取得有效的进展。

二、全民健保制度困境与二代健保制度立法

早在本世纪初，台湾就于“行政院”下成立“二代健保规划小组”，主要针对财务收支失衡、费基收入僵化、保费分担不公等问题进行改革。

全民健保财务失衡严重。2000年之后，健保支出开始超过健保收入，导致健保财政赤字一直持续。在财务结构与现金流量欠佳的情况下，健保制度可持续经营面临很大困境。之所以出现健保财务失衡的情况，除健保医疗给付成长外，也和健保费率僵化，不能随GDP和医疗费用不断增长而没有增长有关。再加上各经济活动部门负担比例僵化，在近年来台湾经济不景气的情况下，企业所缴纳的保费均会不同程度地受到影响，导致总的健保基金池不断萎缩。第一，地方政府及部分单位欠费情况严重，对现收现付的全民健保形成了很大冲击。第二，老龄化程度越来越高，对健保的利用将会逐步增加。第三，医疗科技在不断进步，医疗服务成本将不断增加。第四，药品的种类和品质越来越好，要从以往的维持生命到提高医疗照护水平，也将增加全民健保的支出。

全民健保的社会安全角色受到一定冲击。由于台湾近年经济增长放慢，失业率居高不下，收入差距不断扩大，再加上医疗院所自费诊疗项目增加，需要患者承担自付和自费的比例不断增加，影响了低收入家庭的就医机会和选择。由于低收入家庭经济困难而无法缴纳保费导致锁卡现象比较频繁，严重损害了健保制度的公平性。此外，民众对于健保的医疗浪费、药价黑洞、自费负担、政府欠费、院所弊端、医疗品质等问题表现出不满，如何扭转劣势，是二代健保改革另一个主要的驱动力。

医疗院所经营困境增加，医疗服务质量堪忧。主要表现为医疗院所对支付标准偏低、总额点值浮动、医疗费用核减、医院经营困难、医疗生态扭曲等问题颇多怨言。各医疗院所在向健保机构申报费用点数时，往往与核付费用点

笔记

数常有2%～4%不等的差距，再加上总额支付制度的实施，每点支付金额也会低于1元。这样，医疗院所在成本压力与经营困境下，也常常相应地会减少服务量，使得医疗服务质量受到一定程度的影响。同样，全民健保延续以往原有各类社会保险给付制度，对各医疗服务项目给予一定的支付标准，而这些标准却潜在引导医疗院所服务提供的模式，导致部分过度使用或部分服务不足的情况，例如体外震波碎石机的过度使用；麻醉、手术费用与其风险没有直接挂钩，导致相应医师人力资源分布的不均衡。由于全民健保缺乏有效的质量管控与考核措施，导致医疗、患者与保险者（“中央健康保险局”）之间关系紧张。

知识链接

为了实现各支付项目标准之间的平衡，参考美国医疗资源耗用相对值的制订框架，以固定的某个项目（基准项）为基础，制订出各相关专科诊疗项目的合理点数，即“相对值”。官方发布的第一版《支付标准相对值表》，一共涉及了3400项医疗服务项目和6000多项医用特殊材料的支付标准。

2001年台湾当局开始策划健保制度改革，经过10年的讨论与修改二代健保法案终于出台。二代健保制度立法的重点有：一是节制资源使用，减少不当医疗；二是提升政府对全民健保的财务责任；三是建立全民健保保险财务收支联动机制；四是确保稳定财务收入、扩大保险费费基、强化量能负担精神、减轻受薪阶层负担；五是纳入多元计酬支付方式，为民众购买健康；六是重要资讯公开透明，扩大民众参与；七是保障弱势群体权益，减轻就医部分负担；八是从严规定久居海外或新住民参加全民健保的条件；九是受刑人纳入全民健保。二代健保制度是总结一代健保制度实践中的经验教训而来的，它修正了原来不合理的规定，对弱势群体的保护程度也更高了。

第四节　台湾地区卫生保健的筹资

一、卫生保健系统的筹资

全民健保系统的财务制度一般可以归纳为筹资和补偿两个方面，筹资主要是被保险人、投保单位及政府补助所构成的保险费，以及补充性保险收入，包括保险费滞纳金、公益彩券分配收入、烟品健康福利券等补充性财源。补偿主要是指对患者提供医疗服务的医事服务成本的补偿。全民健保系统以财务自给自足、自负盈亏为基本原则，通过随收随付来维持短期财务平衡，保持横向的财务转移支付，不以盈余为目的。

（一）保险费的计算

全民健保保险费由被保险人、投保单位及政府共同分担。第1～3类保险对

笔记

象等有工作者，以被保险人的投保金额为计算基础；第4～6类的保险对象则以每人保险费的平均值为计算基础(表17-2、表17-3、表17-4)。

为确保财务平衡，防止健保财务缺口扩大，2010年4月后，全民健保的保险费率以2年收支平衡为调整基础，调整保险费率至5.17%。针对薪资所得者的缴费，平均眷属人数也经过多次调整，2007年1月1日起为0.7人。

表17-2 全民健保保险费计算公式

薪资所得者	被保险人	投保金额×保险费率×负担比率×(1+眷属人数)
	投保单位或政府	投保金额×保险费率×负担比率×(1+平均眷属人数)
地区人口(无薪资所得者)	被保险人	平均保险费×负担比率×(1+眷属人数)
	政府	平均保险费×负担比率×实际投保人数

表17-3 全民健保保险费负担比率

保险对象类别			负担比率(%)		
			被保险人	投保单位	政府
第1类	公务人员、志愿役军人、公职人员	本人及眷属	30	70	0
	私校教职员	本人及眷属	30	35	35
	公民营事业、机构等有一定雇主的受雇者	本人及眷属	30	60	10
	雇主、自营业主、专门职业及技术人员自行执业者	本人及眷属	100	0	0
第2类	职业工会会员、外雇船员	本人及眷属	60	0	40
第3类	农民、渔民、水利会会员	本人及眷属	30	0	70
第4类	义务役军人、替代役男、军校军费生、在恤遗眷	本人	0	0	100
第5类	低收入户	家户成员	0	0	100
第6类	荣民、荣民遗眷家户代表	本人	0	0	100
		眷属	30	0	70
	其他地区人口	本人及眷属	60	0	40

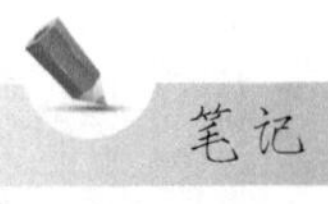
笔记

表 17-4　全民健保投保金额分级表

全民健康保险投保金额分级表							
组别 级距	投保 等级	月投保金额(元)	实际薪资月额(元)	组别 级距	投保 等级	月投保金额(元)	实际薪资月额(元)
第一组 级距 900 元	1	17,880	17,880 以下		17	36,300	34,801 ~ 36,300
	2	18,300	17,881 ~ 18,300	第四组 级距 1900 元	18	38,200	36,301 ~ 38,200
	3	19,200	18,301 ~ 19,200		19	40,100	38,201 ~ 40,100
	4	20,100	19,201 ~ 20,100		20	42,000	40,101 ~ 42,000
	5	21,000	20,101 ~ 21,000		21	43,900	42,001 ~ 43,900
	6	21,900	21,001 ~ 21,900		22	45,800	43,901 ~ 45,800
	7	22,800	21,901 ~ 22,800	第五组 级距 2400 元	23	48,200	45,801 ~ 48,200
第二组 级距 1200 元	8	24,000	22,801 ~ 24,000		24	50,600	48,201 ~ 50,600
	9	25,200	24,001 ~ 25,200		25	53,000	50,601 ~ 53,000
	10	26,400	25,201 ~ 26,400		26	55,400	53,001 ~ 55,400
	11	27,600	26,401 ~ 27,600		27	57,800	55,401 ~ 57,800
	12	28,800	27,601 ~ 28,800	第六组 级距 3000 元	28	60,800	57,801 ~ 60,800
第三组 级距 1500 元	13	30,300	28,801 ~ 30,300		29	63,800	60,801 ~ 63,800
	14	31,800	30,301 ~ 31,800		30	66,800	63,801 ~ 66,800
	15	33,300	31,801 ~ 33,300		31	69,800	66,801 ~ 69,800
	16	34,800	33,301 ~ 34,800		32	72,800	69,801 ~ 72,800

笔记

笔记

续表

全民健康保险投保金额分级表							
组别级距	投保等级	月投保金额(元)	实际薪资月额(元)	组别级距	投保等级	月投保金额(元)	实际薪资月额(元)
第七组	33	76,500	72,801 ~ 76,500		44	126,300	120,901 ~ 126,300
级距 3700 元	34	80,200	76,501 ~ 80,200		45	131,700	126,301 ~ 131,700
	35	83,900	80,201 ~ 83,900		46	137,100	131,701 ~ 137,100
	36	87,600	83,901 ~ 87,600		47	142,500	137,101 ~ 142,500
第八组	37	92,100	87,601 ~ 92,100		48	147,900	142,501 ~ 147,900
级距 4500 元	38	96,600	92,101 ~ 96,600		49	150,000	147,901 ~ 150,000
	39	101,100	96,601 ~ 101,100	第十组	50	156,400	150,001 ~ 156,400
	40	105,600	101,101 ~ 105,600	级距 6400 元	51	162,800	156,401 ~ 162,800
	41	110,100	105,601 ~ 110,100		52	169,200	162,801 ~ 169,200
第九组	42	115,500	110,101 ~ 115,500		53	175,600	169,201 ~ 175,600
级距 5400 元	43	120,900	115,501 ~ 120,900		54	182,000	175,601 以上

备注:第 49 级(含)以下比照劳工退休金月提缴工资分级表订定。

二代健保在保险费的收取方面，比一代健保制度有了较大改进。在一代健保制度的基础上，第1~3类保险对象同样收取，第4~6类改交定额保险费。此外，根据薪资所得缴纳补充保险费。但有保险对象有免扣除补充保险对象的范围：单次给付金额超过新台币1000万元的部分；单次给付金额未达5000元；全年奖金未超过投保金额4倍的部分；依第二十条规定以执行业务所得为投保金额者的执行业务收入（例：自行执业之律师、会计师等）；已列入投保金额计算保险费的股利所得（例：雇主、自营业主）；第2类被保险人的薪资所得；第5类被保险人各类所得。

下面举例计算一代健保和二代健保制度的保险费缴纳办法。

王先生为普通上班族，雇主分担比例为60%，眷属2人，投保金额31,800元，年终奖金10万元，奖金金额10万元未超过当月投保金额31,800元的4倍，故不用扣取补充保费（表17-5）。

表17-5　二代健保费计算

奖金项目	给付日期	当月投保金额(A)	4倍投保金额(B=A×4)	发给奖金金额	累计奖金金额(C)	补充保险费费基	补充保险费金额(D×2%)
年终奖金	2013/2/15	31,800	127,200	100,000	100,000	(D=C-B)	0
小计				100,000	100,000	0	0

注：1. 补充保险费费率以2%计算。

2. 补充保险费费基为奖金累计超过当月投保金额4倍部分。

如果按照当前的一般保险费率5.17%计算，一代健保和二代健保的算法一样：

投保金额×保险费率×负担比率×(1+平均眷属人数)=31,800 ×5.17% ×60% ×(1+2)=2959.308元

（二）投保金额

在投保金额方面，第1~3类被保险人投保金额，由“行政院卫生署”拟订分级表，报请“行政院”核定，自2011年1月1日起共有54级。第1类被保险人的投保金额，由投保单位（雇主）依被保险人每月的薪资所得，对照该表所属的等级申报，第2类职业工会会员最低投保金额应按投保金额分级表第6级21,900元起申报。至于第3类农民、渔民、水利会会员等被保险人的投保金额自2011年4月1日起为21,900元。

（三）安全准备金

为确保“中央健康保险局”能够保持收支平衡，并为避免该局因财务上的短期变动以至于无法给付医疗费用，“全民健康保险法”规定，应按以下途径提列一笔安全准备金：每一保险年度的收支结余；保险费滞纳金；运用全民健康保险安全准备金所得的收益。

“全民健康保险法”第66条规定，安全准备金得以下列方式运用：公债、库券及公司债的投资；就翻修特约医院或扩充特约医院设施而提供贷款；以及其他经“卫生署”核准为有利于全民健保计划的任何其他投资。

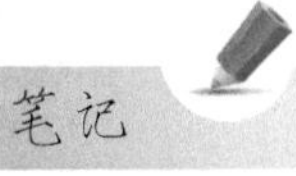

二、卫生保健系统的提供

（一）卫生服务提供概述

医疗机构大致可分为医院与诊所，若以体系及管辖权分，可归纳为公立医学院附属医院，“教育部”管理；“卫生署”所属医院归“卫生署”管理；县市立医院属于各县市政府管理；军事机关附属医院属于“国防部”管理；荣民医院属于“国军退役指导委员会”管理；教会医院属于各教会管理；私立医院有属于财团法人者，有属于社团法人或个人所设立者。

实施全民健保以后，私立医院蓬勃发展，医院数量和设置病床数均有大幅度增加。截至2009年，私立医院数量已经达到434家，公立医院数量由全盛时期的百家以上减少到80家。私立医院的病床数量增加迅速，2009年医院病床数量共134,716张，其中私立医院病床数量为88,803张，大幅度超过公立医院45,913张。其中，属于“卫生署”及县市医院者占15.21%，其他公立医院占18.87%，法人、医学院附属私立医院占45.13%，其他私立医院占20.79%。

（二）卫生保健服务的提供

参加全民健保的保险对象，经缴纳保险费并领取健保卡后，凡发生疾病、伤害、生育事故，皆可凭卡至医院、诊所、特约药局及医事检验机构等特约医事服务机构，接受医疗服务。

全民健保所提供的医疗服务包括：门诊、住院、中医、牙科、分娩、复健、居家照护、慢性精神病复健等项目。治疗照护的范围则包括：诊疗、检查、检验、会诊、手术、药剂、材料、处置治疗、护理及保险病房等。

为鼓励民众小病到当地诊所就医，需要进一步检查或治疗时再转诊到区域医院、医疗中心等大医院，自2005年7月15日起推出配合转诊基本部分负担不加重，如未经转诊则加重支付基本部分负担，增进全民健保资源的有效运用（表17-6）。牙医、中医不分层级一律计收50元。

此外，民众看病时，如药费超过一定金额，则须加收药品部分负担（表17-7）。同一疗程中接受第2次以上的康复物理治疗（中度-复杂、复杂项目除外）或中医伤科治疗，每次只需缴纳50元的部分负担费用。

表17-6 全民健保门诊基本部分负担

类型	基本部分负担				
医院层级	西医门诊		急诊	牙医	中医
	经转诊	未经转诊			
医学中心	210元	360元	450元	50元	50元
区域医院	140元	240元	300元	50元	50元
地区医院	50元	80元	150元	50元	50元
诊所	50元	50元	150元	50元	50元

注：1. 凡领有《身心障碍手册》者，门诊就医时不论医院层级，基本部分负担费用均按诊所层级收取50元。

2. 门诊手术、住院患者出院后30日内及生产后6周内第一次回诊视同转诊，得由医院开证明供患者使用。

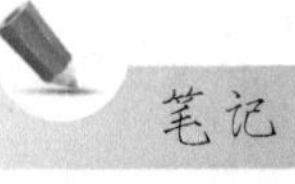

表 17-7 全民健保门诊药品部分负担

每次药费	每次部分负担费用
100 元以下	0 元
101～200 元	20 元
201～300 元	40 元
301～400 元	60 元
401～500 元	80 元
501～600 元	100 元
601～700 元	120 元
701～800 元	140 元
801～900 元	160 元
901～1000 元	180 元
1001 元以上	200 元

表 17-8 全民健保住院医疗费用部分负担

病房别	部分负担比率			
	5%	10%	20%	30%
急性病房	—	30 日内	31～60 日	61 日以后
慢性病房	30 日内	31～90 日	91～180 日	181 日以后

住院部分负担设有上限。急性、慢性疾病患者需要住院时，一般情况下医疗费用部分负担约为 5% 或 10%（表 17-8）；为减轻民众负担，对于急性病房住院 30 日以下、慢性病房住院 180 日以下，由“行政院卫生署”每年依法公告，2011 年以同一疾病每次住院 28,000 元、全年累计住院 47,000 元为上限。

特殊情况免除部分负担。为了不让部分负担影响民众的正常就医，只要符合《全民健康保险法》第 36 条各款情形之一者，如重大伤病、分娩、山地离岛地区就医者免收部分负担，另健保 IC 卡上标记“荣”字的荣民、荣民遗眷的家户代表、低收入户、3 岁以下儿童、登记列管的结核病患者到指定特约医院就医、劳保被保险人因职业伤病就医、多氯联苯中毒的患者等，由相关单位支付者免收部分负担。另外，针对特定项目，如接受门诊论病例计酬项目服务、持慢性病连续处方笺（可连续调剂 2 次以上，且每次在 28 天以上者，包括中医）的民众及接受牙医诊疗服务者，可免除门诊药品的部分负担。

三、健康保险系统支付制度

台湾地区的全民健保制度共经历了四个发展阶段：

第一阶段：1995 年 3 月至 1996 年 12 月，这个阶段主要沿袭了健保制度开设前的公劳保制度的论量计酬（fee for services），部分服务则采用论病例计酬（case

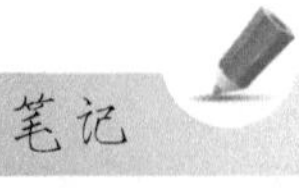

payment)(如生产及手术病例)、论日计酬(per diem)(如慢性精神病、日间住院、精神社区康复)。

第二阶段:1997年1月至1998年12月,这个阶段的主要特征是扩大论病例计酬(case payment)(如生产及手术病例),同时积极推动牙医总额试办计划(1998年7月1日)及区域性小规模论人计酬(capitation payment)。

第三阶段:1999年1月至2001年12月,这个阶段的改革重点是推动总额支付制度试办计划,主要包括中医门诊总额支付制度及西医基层门诊总额支付制度。此外,还包括推动整合性照顾计划。

第四阶段:2002年1月至今,全面实施总额支付制度。总额预算制度实施后,各部门在支付制度方面先后进行过改革,但多数仍采用论量计酬,2010年开始在总额预算制度下实施诊断关联群(diagnosis related groups,DRG)支付方式,现分述如下:

(一)论量计酬

在全民健保实施初期,不论住院或门诊费用支付,均沿用论量计酬制度,依医疗院所提供的医疗服务项目逐项计费申报。此外,加上医师PF制激励与影响,使得医事提供者的医疗服务量大幅度增加,也加速了医疗费用的增长。由于公劳保制度时期医疗项目所订的支付点数,未能反映实际医疗资源耗用情况,导致内外妇儿等四大科萎缩,五官科反倒成了热门。

美国国会为改善内科医师服务费给付标准偏低的问题,1988年委托哈佛大学医疗经济学教授肖庆伦进行设计,根据花费与照顾病人医师所付出的资源价值,制订资源基础相对价值表(resource-based relative-value scale,RBRVS),以相对点数客观评估不同服务投入的资源。台湾健保局参考RBRVS,自2001年7月起推行"全民健康保险医疗费用支付标准相对值表研定计书",依据项目操作困难度、时间、风险等因素而定。即资源耗用投入愈多,相对值愈高,支付点数也会愈高,以便合理反映医疗服务成本投入。

(二)论病例计酬

论病例计酬是根据病例分类(主诊断或主手术)厘定单一支付点数,是一种定额包裹给付方式。台湾实施Tw-DRGs支付制度与论病例计酬同是包裹给付方式,但Tw-DRGs涵盖范围广,给付条件与论病例计酬略有不同。Tw-DRGs支付制度是以住院患者的诊断、手术或处置、年龄、性别、有无合并症或并发症及出院状况等条件,分成不同的群组,同时依各群组医疗资源使用的情况,于事前厘定各群组的包裹支付相对点数。除住院外部分门诊也开始采用相同的支付方式。

(三)论日计酬

论日计酬即根据患者的住院日数确定给付标准。在台湾,精神科慢性病床及日间住院等采取论日计酬。论日计酬制主要假设病人每日的医疗费用呈常态分布,故利用总额费用算出的每日平均费用作为支付标准。论日计酬制优点是行政简化,可提高医疗效率,医院及医师更有较大的自由,选择最有效益的治疗方式,同时也不会刻意提高服务量,但缺点是刺激医院延长病人不必要的住

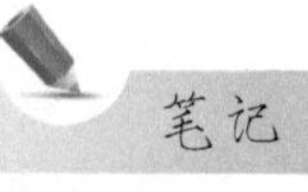

院日。

（四）总额预算

为使医疗服务提供更具成本效益，达到合理控制费用，提升效率、品质和效果，并促使医疗费用结构合理化及公平分配的目标，因此台湾于1998年即分年逐步实施总额预算支付制度，以控制费用的增长。首先于1998年7月实施牙医门诊总额支付制度，2000年7月实施中医门诊总额，2001年7月实施西医基层总额，2002年7月实施医院总额。到此，台湾已全面实施总额支付制度。

知识拓展

总额预算是指健康保险机构（付费者）与医疗服务提供者，就特定范围的医疗服务，预先通过沟通和协商方式，规划未来一段期间范围内（通常为1年）向医疗服务提供者支付的总赔偿金额，以保障缴纳保险的患者得到及时而实惠的医疗服务。通常根据过去1年投保人数的变动、医疗成本和人口结构等因素的变动，来确定向医疗服务提供者所支付的总额费用。上述预算若涵盖所有部门服务，即为健康保险总额预算；若针对部门制订总额预算，即为医师总额预算或医院总额预算；预算若分区，即为区域总额预算。

（五）论质计酬

论质计酬鼓励医疗院所提供连续且完整的照护，主动追踪个案，把医疗资源花在疾病早期和加速治愈，以防止疾病恶化或并发症发生，借此建立疾病管理模式，提升医疗照护品质。为保障医疗品质，“健保局”要求参与的试办医疗院所及医师均须符合一定的资格，并组成医疗团队。同时定期监测个案参与率与治疗指引的依从性，并以品质指标达成率给予加成给付。

（六）论人计酬

论人计酬是根据医师所诊断的病人支付报酬，因为它假设每个病人看病次数是存在正态分布的。自1997年，台湾山地离岛地区陆续试办部分按人数计酬或统包式按人数计酬，以充实山地离岛医疗资源，提高就医的可及性。论人计酬的优点是成本容易控制且支付方式简单，同时也给医师一些经济诱因，使他们注重预防保健而不是治疗疾病。

四、医疗卫生系统的监管

目前台湾的医疗系统监管主要依托于医院评鉴制度的实施，它是由财团法人医院评监和医疗品质策进会主导，该会于2009年由“卫生署”结合岛内相关医疗团体捐助成立，定位为非营利、非政府独立机构，董事会成员包括：“卫生署”、台湾医院协会、台湾私立医疗院所协会、“中华民国医师公会全国联合会”、学者专家及消费者代表等。

主要是针对以往机构运作制度、医疗服务品质做整体性评估，了解医疗机构是否有系统坚持各项作业，并有计划进行改善。其评监目的包括：建立安全、有

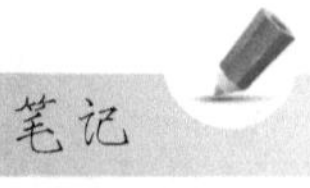

效、以病人为中心、适时、效率、公正优质的医疗服务体制;评核医疗服务品质,提供民众就医参考。医院评监为一外部品质监督的机制,其目的为监督医院加强业务管理,确保医疗服务品质,并奠定分级医疗基础,提供民众就医参考。

在台湾,全民健保制度和医院评监制度是影响医院经营的两大政策。医策会采取定时医疗机构评监(3年1次)、不定时追踪辅导(每年1次)的动态管理制度,医院评监结果会和健保制度的给付比例和确定医院等级挂钩,这样评鉴制度对于提升医疗服务品质和保护患者权益具有重要意义。医策会还通过举办医疗品质指标计划(TQIP)、病人安全通报(TPR)和医疗品质奖(HQIC)等活动,推动医疗机构品质建设。当然,评监制度也存在不少争议,如评鉴基准、评分原则、收费标准或委员代表性等问题。医院评监不是目的,主要是希望医疗工作者和医疗机构能以评促建,更好地根据评监标准满足患者需求,提供高质量的医院服务,做到人尽其才,才尽其用。

第五节 台湾地区卫生保健的组织与管理

台湾地区的卫生保健系统是由医疗卫生管理系统、全民健保计划行政系统、全民健保制度的筹资与补偿、全民健保制度的支付体系、全民健保制度的监管体系等部分所组成。下面分别对台湾的卫生保健制度发展和绩效、组织和管理等方面进行介绍。

一、台湾地区卫生保健制度的发展

到了20世纪80年代,台湾地区经济持续快速发展,医疗卫生事业蓬勃发展,政治民主程度也空前提高,要求提高社会福利和社会保险改革的呼声日益高涨。人口结构的变化和老龄化社会的来临,也促使台湾当局加快社会福利制度,尤其是医疗保健制度的改革。为了获得群众支持,党外人士尤其是1986年成立的民进党,常以政治自由及国民党的社会政策为攻击目标,而提出的政见之一就是提前实施全民健保。1987年11月,台湾"经济建设委员会"负责规划全民健康保险,并于1990年6月完成"全民健康保险制度规划报告",该报告强调全民一律纳入,并以社会保险方式强制全民投保。1990年7月由"行政院卫生署"接手规划,1991年2月成立"全民健康保险规划小组",负责进行全民健保制度的具体设计及草拟"全民健康保险法"。从1988年到1994年期间,完成了"全民健保"的设计和规划。

1995年3月1日,台湾当局宣布正式开始实施"全民健保",使台湾医疗保障进入了一个以社会保险制度为特征的地区。全民健保制度将原来的劳保和公保、农民保险等多种保险统一为全民健康保险,形成了由全民健保制度和私人医疗保险制度组成的医疗保障制度体系,但以全民健保制度为主体。在1995年2月底,有健康保险的人,共有1210万人,占总人口数的59%,换言之,约有800多万人民没有医疗保障,这些人中大部分为14岁以下的小孩及65岁以上的老人。但截至1999年,全民健保的投保比例已达到98.8%,除部分转换工作或旅居海

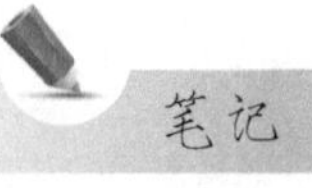

外而无法纳保外，基本可称为全民医保。在后来增加的投保人群中，以小孩与老人居多，其可以获得的医疗资源远高于其所缴纳的保费。根据“中央健康保险局”的统计资料，全民健保的保险对象已于2004年突破2000万人，目前全民健保的实质纳保率也稳定在99%以上。

二、台湾卫生保健的绩效

2000年，英国的《经济学人》在评估世界健康排行榜时，综合各项指标，将台湾地区列为第二名，台湾的“全民健保”一时风光无限。据2006年统计表明，台湾人均寿命与婴儿死亡率达到先进国家水平。而且医疗保健的行政成本也仅占健康保险支出的1.5%，可民众满意度却高达88.6%，使得健康保险成为台湾最为成功的公共政策之一。充分说明，台湾以较低廉的医疗保障费用有效地保证了卫生服务的公平性和可及性。

2000年英国EIU Healthcare International杂志比较27个先进或新兴工业国家发现，台湾在健康指标、医疗保健支出、医疗资源及医疗质量等方面成绩卓越，排名世界第二，仅次于瑞典，主要是台湾地区的全民健保无论在保障范围、就医方便性与医疗费用控制上，均优于其他国家或地区，而台湾全民健保更是效果显著，被誉为世界健保制度的典范。2002年台湾的失能调整平均寿命(disability-adjusted life expectancy, DALE)为69.1岁，在1997年世界卫生组织(WHO)191个会员国或地区中排名第32位。

三、卫生保健管理系统

(一) 医疗卫生服务管理者

全民健保是台湾医疗保险的核心，以台湾“行政院卫生署”为主管单位，下设有全民健康保险监理委员会、全民健康保险争议审议委员会、全民健康保险医疗费用协议委员会及全民健康保险小组等4个机关及单位。其中，“中央健康保险局”为保险人，是全民健保组织的核心。为明确定位组织，“健保局”于2010年1月1日改制为行政机关，原健保局组织条例也修改为“行政院卫生署中央健康保险局组织法”。

为有效推动全民健保各项服务，“健保局”根据各业务专业性质设置了承保组、财务组、医务管理组、医务及药材组、企划组、咨询组、秘书室、人事室、会计室和政风室。“健保局”是实际承担医疗保险义务的单位，也是整个健保体系的中心。由总局管理全局业务，负责业务制度规划、督导、研究发展、人员培训、信息管理等。总局下设有6个分区业务组：台北业务组、北区业务组、中区业务组、南区业务组、高屏业务组和东区业务组(图17-1)。直接办理承保作业、保险费收缴、医疗费用审查核付及特约医事服务机构管理等，同时设置21个联络办公室，分布在各地进行业务服务。

(二) 特约医事服务机构

特约医事服务机构按照其规模及设施，从大到小排列如下：医学中心、区域医院、地区医院及基层诊所。

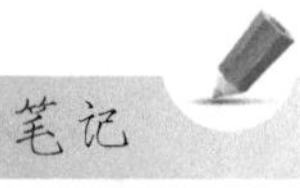

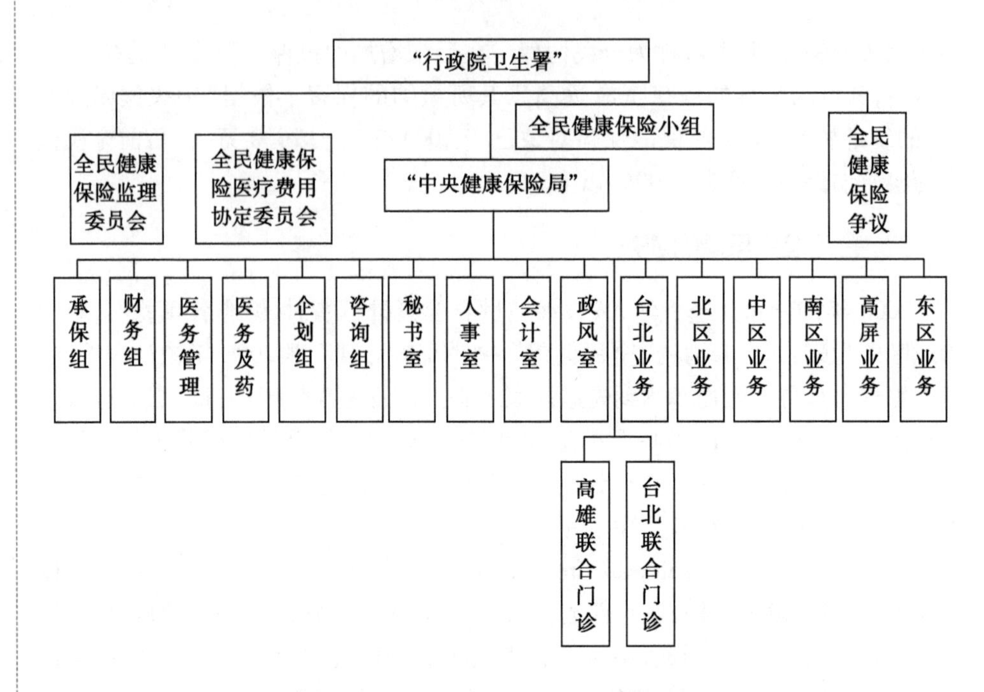

图 17-1 全民健保制度管理组织体系

在台湾的所有医疗院所中,绝大多数为全民健保的特约服务机构。各特约医事服务机构每月需要向"中央健保局"提交申报文件,申请核付每月的医疗开支,"健保局"根据各特约医事服务机构的医疗服务情况进行核准拨付。如果参保患者遇到紧急伤病而需要在位于非特约医事服务机构就医,或在位于海外的合法医疗机构接受紧急治疗,患者则可以在接受治疗后向"中央健康保险局"申请核退医疗费用。

四、全民健保计划的行政架构

(一)"行政院卫生署"

"行政院卫生署"辖下的全民健康保险小组为全民健保计划的主管机关,负责制订全民健康保险的政策,以及处理各项有关全民健康保险的监管、督导及评估事宜。"行政院卫生署"辖下 3 个委员会:全民健康保险监理委员会、全民健康保险争议审议委员会及全民健康保险医疗费用协定委员会。二代健保法"立法"完成后,未来健保费率、给付范围审议及保险医疗给付费用总额协议厘定和分配,"行政院卫生署"都负有重大责任。

1. 全民健康保险监理委员会　依据"全民健康保险法"第 4 条第 1 项规定:为监理本保险业务,并提供保险政策、法规之研究及咨询事宜,应设全民健康保险建立委员会。其主要职能是:就保险政策提出建议;审议保险业务及会计事项;稽核保险财务;就相关法规及学术研究事宜提出建议。

全民健康保险监理委员会主任委员由"行政院卫生署"副署长兼任,委员包括医药保险专家、受保人代表、雇主代表、特约医事服务机构代表及政府代表。所有委员均由"行政院卫生署"委任。

笔记

2. 全民健康保险争议审议委员会　为解决可能发生的大量医疗费用争议案件,考虑到争议案件性质涉及高度医学专业,恐为一般诉讼机构所无法解决,且避免保险人被质疑球员兼裁判,依据“健保法”第5条规定,设置全面健康保险争议审议委员会。其主要职能是审议受保人与特约医事服务机构之间的争议。该委员会由“行政院卫生署”委任一名资深医药专家担任主任委员,其他委员包括保险专家、法学专家、医药专家及“行政院卫生署”代表。

3. 全民健康保险医疗费用协定委员会　依据“健保法”第48条规定:为协定及分配医疗给付费用,应设医疗费用协定委员会。其主要职能是负责厘定及复检医疗给付费用。该委员会由“行政院卫生署”委任的精算师担任主任委员,其他委员包括保险费付款者代表、专家学者及各相关政府机关代表。

(二)“中央健康保险局”

“中央健康保险局”负责办理全民健保计划。雇主须每月从雇员的薪金扣除雇员应付的保险费,连同雇主应缴纳的保险费如数缴付“中央健康保险局”。

“中央健康保险局”总局负责业务规划、督导、研究发展、人力培训、信息管理及稽核工作。各分局则直接办理承保作业、收纳保险费,以及审查核付特约医事服务机构的医疗费用。

第六节　台湾地区卫生保健的问题与挑战

从造福民众的角度来看,台湾全民健保制度确实是用“花阳春面的钱,给牛肉面的服务”,参保人群达到98%以上,民众满意度也在不断提升,被誉为世界健保制度的典范。但正如前面所讲,一代健保制度面临诸多问题,如“健保财务失衡日益严重”、“保险费基僵化、保险费负担不公”、“全民健保扮演社会安全角色受到侵蚀”、“医疗院所经营困境增加”、“全民健保医疗服务品质堪忧”、“政治力不当干涉”等问题都使得健保面临着前所未有的挑战。最初协助设计台湾健保制度的肖庆伦博士,1992年在接受台湾媒体的访问时说,全民健保一年要花掉3200多亿元台币,这中间如果出了差错,健保日后一定成为吃钱的无底洞,造成的财务风暴将拖垮台湾经济。

在一代健保制度存在问题的情况下,二代健保制度的规划已经历经数年,目前已经做了大量的前期论证工作。从有助于增进民众健康、财务负担公平和回应民众期待三大目标出发,二代健保重点围绕以下四个方面进行筹划:强化资讯提供以提升医疗品质;平衡财务且提高服务购买效率;扩大社会多元化参与与健保政策;建构权责相符之健保组织体制。全民健保财务制度改革修法(二代健保)修正案提出后,经台湾“立法院”于2011年1月4日通过,全文共104条。二代健保是在一代健保的基础上,为完善一代健保而精心规划的。这项法案是民进党执政时期提出,但却是在国民党执政时期完成立法的。

全民健保实施以来,台湾社会始终没有正视两大问题:一是公共卫生体系预防功能弱化,无论在人力、经费还是相关资源方面,和医疗体系相比都显不足;二是公共卫生体系医疗部门极度市场化,是的医疗部门不断扩张,预防部门却相形

笔记

见绌。这两大问题造成全民健保支出不断增加，在医疗支出增长的同时却没有给民众带来健康，这就是重医疗轻预防的结果。这是台湾公共卫生当前面临的重要课题，既涉及民众习以为常的健康医疗观念和行为模式的转变，也涉及政府如何主导预防保健网的建立和完善，从而让民众少生病或不生病。

本章小结

全民健康保险制度发端于传统的公保和劳保制度，设立于1995年，也就是一代健保制度，在实施全民健保制度过去17年里，它以被保险人口投保率高、投保费率低、给付范围广，以及就医方便而闻名于国际。全民健保制度是典型的社会保险制度，凡是符合台湾地区“全民健康保险法”投保资格的民众都是全民健保制度的纳保对象，以强制投保为特色，具有公正性、平等性和人本性三大伦理价值。台湾地区全民健保制度的三大目标是：①全民纳保，平等就医；②财务平衡，永续经营；③提升医疗质量，促进健康。

台湾地区的卫生保健系统是由医疗卫生管理系统、全民健保计划行政系统、全民健保制度的筹资与补偿、全民健保制度的支付体系、全民健保制度的监管体系等部分所组成。全民健保制度的资金来源是，以薪资所得计算保险费，由被保险人、雇主和政府共同负担，其他收入为补充来源共同构成。就医给付范围全民平等，但个人需要自付部分费用，逐级转诊自付费用较轻。92%以上的医疗院所均是全民健保特约医疗院所，覆盖台湾各个地区，可及性高。

在全民健保支付制度方面，主要实行总额预算制度下的论量计酬，其他支付制度，如论病例计酬、论日计酬、论质计酬、论人计酬和其他特殊计酬方式为补充。

关键术语

论量计酬(fee for services)
论病例计酬(case payment)
论日计酬(per diem)
论质计酬(pay for performance)
诊断关联群(diagnosis related groups, DRG)
论人计酬(capitation payment)
资源基础相对价值表(resource-based relative-value scale, RBRVS)

讨论题

根据台湾健保制度的设置体系，请论述对我国内地医疗保险制度发展的有益借鉴。

思考题

笔记

1. 罗尔斯是公平正义理论流派的核心代表，他提出了两个重要正义原则：①________；②________和

______________________。

2. 全民健康保险从开办以来，一直以以下三项为总目标：①______________________；②______________________；③______________________。

3. 全民健保系统以财务______________________为基本原则，通过随收随付来维持短期财务平衡，保持横向的财务转移支付，不以盈余为目的。

4. 特约医事服务机构按照其规模及设施，从大到小排列如下：______________________。

5. 凡是符合台湾"全民健康保险法"投保资格的民众都是全民健保制度的纳保对象，以强制投保为特色，具有______________________三大伦理价值。

6. ______________________是根据疾病设计不同支付诱因，鼓励医疗院所提供连续且完整的照护，主动追踪个案，把医疗资源花在疾病早期和加速治愈上，以防止疾病恶化或并发症发生。

7. 另按二代"健保法"的规定，低收入户的家庭成员健保费由________全额负担。

A. 政府　　B. 雇主　　C. 个人　　D. 社会

8. 全民健保制度是何种保险制度？________

A. 国家主义　　B. 商业主义　　C. 社会医疗　　D. 公积金制

9. 在全民健保支付制度方面，主要实行总额预算制度下的何种支付方式？________

A. 论日计酬　　B. 论量计酬　　C. 论质计酬　　D. 论病例计酬

（王培刚）

笔记

教学建议

一、教学目的

掌握国家卫生保健的内涵及外延，知晓卫生系统外部环境、绩效产出及运行规律。学习并了解他国卫生系统的组织、筹资和监管做法，同时注意分析他国做法的特定外部适宜环境，如政治、经济和社会环境等，有针对性地吸收、借鉴，有利于促进我国卫生系统的不断优化。

二、前期需要掌握的课程名称

卫生经济学　卫生事业管理　卫生政策学等。

三、学时建议

教学内容	学习要点	学时安排
第一章	● 掌握国家卫生保健的定义、研究对象 ● 熟悉卫生系统的职能、系统思维以及卫生系统绩效 ● 了解国际卫生保健的发展关键事件	2个学时
第二章	● 了解世界不同国家和地区人口健康和疾病现状 ● 熟悉卫生保健系统及社会经济发展等诸多结构性因素对健康的影响 ● 认识投资健康的重要性	2个学时
第三章	● 掌握与卫生保健系统改革密切相关的伦理价值观 ● 熟悉两大伦理体系，卫生资源配置与正义原则 ● 了解主要的伦理价值观、主要的伦理原则，以及伦理的选择	2个学时
第四章	● 掌握政治在卫生保健系统中的作用，利益相关者分析方法 ● 熟悉卫生保健系统的政治环境及政治环境对卫生政策过程的影响 ● 了解卫生保健系统的利益相关者及其政治博弈	2个学时
第五章	● 了解世界卫生组织定位、组织结构和主要工作任务 ● 掌握卫生筹资的概念及主要模式 ● 掌握卫生服务提供系统的种类以及国外基层卫生服务组织的界定 ● 掌握卫生系统监管的主要内容，政府在卫生领域使用的主要规制措施	2个学时
第六章	● 掌握英国卫生保健系统的基本特点与管理机制，包括筹资与补偿，卫生保健服务的提供以及监管 ● 熟悉英国卫生保健的伦理价值和政治环境 ● 了解英国居民的健康状况、英国卫生保健系统的改革发展历史	2个学时

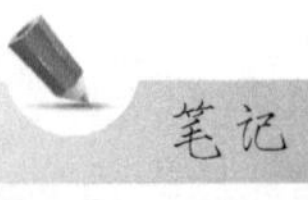

续表

教学内容	学习要点	学时安排
第七章	● 掌握德国卫生保健的筹资,服务的提供与监管 ● 熟悉德国卫生保健的伦理价值和政治环境 ● 了解德国居民的健康状况、德国卫生保健的改革发展	1.5 个学时
第八章	● 掌握日本卫生保健系统的筹资、提供与监管 ● 熟悉日本居民健康状况、日本厚生劳动省、日本医师会 ● 了解日本卫生保健的伦理价值、日本的政治体制和政党	1.5 个学时
第九章	● 掌握新加坡卫生保健系统的筹资、补偿,卫生保健的提供以及规制 ● 熟悉新加坡卫生保健系统的伦理价值和政治环境 ● 了解新加坡居民的健康状况、新加坡卫生保健系统的改革	1.5 个学时
第十章	● 掌握美国伦理价值、政治制度对卫生保健制度的影响 ● 熟悉美国卫生筹资机制与医疗服务监管方法 ● 了解美国医改的原因和目标	2 个学时
第十一章	● 掌握泰国卫生系统的特征与策略 ● 熟悉泰国卫生系统全民覆盖的实施背景与意义 ● 了解泰国卫生系统的目标	2 个学时
第十二章	● 掌握巴西卫生保健体系的主要特征和成就 ● 熟悉巴西卫生保健体系面临的主要挑战和应对策略 ● 了解巴西卫生保健体系的历史沿革	2 个学时
第十三章	● 掌握墨西哥卫生保健系统的特征和筹资 ● 熟悉墨西哥卫生保健系统的提供与监管 ● 了解墨西哥居民健康状况、卫生保健系统的政治环境和伦理价值、墨西哥卫生保健改革的演进和展望	1.5 个学时
第十四章	● 掌握印度卫生保健目标、服务的提供及其特点 ● 熟悉印度卫生系统筹资机制及监管 ● 了解印度卫生保健系统的历史演变及背景	1.5 个学时
第十五章	● 掌握肯尼亚卫生保健系统的结构和特征 ● 熟悉肯尼亚卫生保健的筹资方式 ● 了解肯尼亚卫生保健的伦理价值与政治环境	1.5 个学时
第十六章	● 掌握古巴医疗卫生保健筹资与服务提供的特点 ● 熟悉古巴医疗卫生保健的水平 ● 了解古巴医疗卫生保健对发展中国家的借鉴意义	1.5 个学时
第十七章	● 掌握全民健保制度的价值理念、全民健保制度的筹资和支付体系、全民健保制度支付制度 ● 熟悉全民健保制度产生的历史背景、行政体系及与二代健保制度的区别 ● 了解台湾居民的健康状况、全民健保体系的基本框架	1.5 个学时
总计		30 个学时

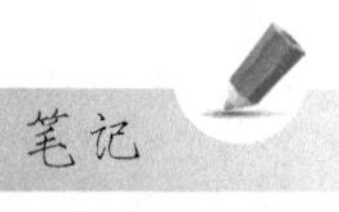

参 考 文 献

1. Arturo Vargas Bustamante. The tradeoff between centralized and decentralized health service: evidence from rural areas in Mexico. Social Science & Medicine, 2010, 71: 925-934.
2. Bhattacharjee J. Indian Public Health Service: A Need of the hour. J. Commun Dis, 2010, 42(4): 235-240.
3. Cesar G. Victora, Mauricio L. Barreto, et al. Health conditions and health-policy innovations in Brazil: the way forward. The Lancet, 2011, 377(9779): 2042-53.
4. Cynthia J. Browna, Jos'e A. Pag'ana, b, Eduardo Rodr'lguez-Oreggiac. The decision-making process of health care utilization in Mexico. Health Policy, 2005, 72: 81-91.
5. Department of ISM & H, Ministry of Health&Family Welfare, Government of India. Usage and Acceptability of India Systems of Medicine Homoeopathy, 2007.
6. Diana N. Kimani, David I. Muthaka, Damiano K. Manda. Healthcare Financing Through Health Insurance in Kenya: The Shift to A National Social Health Insurance Fund. Kenya Institute for Public Policy Research and Analysis(KIPPRA) Discussion Paper No. 42, 2004.
7. Felicia Marie Knaul, Héctor Arreola-Ornelas, Oscar Méndez-Carniado, ect. Evidence is good for your health system: policy reform to remedy catastrophic and impoverishing health spending in Mexico. The Lancet, 2006, 368: 1828-1841.
8. Jane Chuma, Vincent Okungu. Viewing the Kenyan health system through an equity lens: implications for universal coverage. International Journal for Equity in Health, 2011, 10: 22.
9. Jane Chuma, Janet Musimbil, Vincent Okungul. Reducing user fees for primary health care in Kenya: Policy on paper or policy in practice? International Journal for Equity in Health, 2009, 8: 15.
10. John F. Kilner. Ethical Criteria in Patient Selection: Who Lives? Who Dies? New Haven & London: Yale University Press, 1990.
11. Jonas, Kovner. Health Care Delivery in the United States(10 edition). Springer publish company. New York: Springer Publishing Company, 2011.
12. Julio Frenk. Bridging the divide: global lessons from evidence-based health policy in Mexico. The Lancet, 2006, 368: 954-61.
13. Julio Frenk, Eduardo González-Pier, Octavio Gómez-Dantés, ect. Comprehensive reform to improve health system performance in Mexico. The Lancet, 2006, 368: 1524-1533.
14. Julio Frenk, Jaime Sepúlveda, Octavio Gómez-Dantés, ect. Evidence-based health policy: three generation of reform in Mexico. The Lancet, 2003, 362: 1667-71.
15. Kleinert S, Horton R. Brazil: Towards Sustainability and Equity in Health. The Lancet, 2011, 377(9779): 1721-2.
16. Koplan J P, Bond T C, Merson M H, Reddy K S, Rodriguez M H, Sewankambo N K, Wasserheit J N. Towards a common definition of global health. The Lancet, 2009, 373: 1993-1995.
17. Paige R, Sipes-Metzler. Oregon Health Plan: Ration or Reason, J Med Philos, 1994, 19(4): 305-314.
18. Prasanna Hota. National Rural Health Mission. Indian Journal of Pediatrics, 2006, 73: 193.
19. Reinhard Busse, Annette Riesberg. Health care systems in transition, Germany. Copenhagen: Regional Office for Europe on behalf of the European Observatory on Health Systems and Policies, 2004.

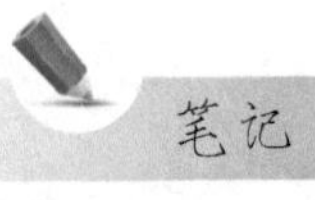
笔记

20. Richard G. WAMAI:The Kenya Health system—Analysis of the situation and enduring challenges. Japan Medical Association Journal,2009,52(2):134-140.
21. Roberts M J,Hsiao W,Berman P,Reich M R. Getting health reform right—A guide to improving performance and equity. USA:Oxford University Press,Inc,2004.
22. Robert T. Francoeur. Biomedical Ethics:A Guide to Decision Making,New York,Chichester,Brisbane,Toronto,Singapore:John Wiley & Sons,Inc. ,1983.
23. Supakorn Buasai,et al. The way forward:experiences of health promotion development in Thailand. Global Health Promotion,2007,14(4):250-253.
24. The Commonwealth Fund. International Profiles of Health Care Systems,2012. New York:The Commonwealth Fund,2012.
25. The Commonwealth Fund. International Profiles of Health Care Systems,2011. New York:The Commonwealth Fund,2011.
26. The World Bank. The World Development Report 1993:Investment to health. Oxford UK:Oxford University Press,1993.
27. Tom L. Beauchamp,James F. Childress,Principles of Biomedical Ethics,Fourth Edition,New York,Oxford:Oxford University Press,1994.
28. United Nations. The Millennium Development Goals Report 2010. New York:United Nations Press,2010.
29. Vijay Gupta,PGDBMa,Poonam Das. Medical Tourism in India. Clin Lab Med,2012,32:321-325.
30. Walshe,K. Regulating Healthcare:A Prescription for Improvement. Philadlephia:Open University Press,2003.
31. World Health Organization. Accelerating progress towards the health-related Millennium Development Goals. Geneva Swizerland:the World Health Organization. 2010.
32. World Health Organization. Closing the gap in a generation:Health equity through action on the social determinants of health. Geneva Swizerland:the World Health Organization. 2009.
33. World Health Organization. Global health risks:Mortality and burden of disease attributable to selected major risks. Geneva Swizerland:the World Health Organization,2009.
34. World Health Organization. The global burden of disease:2004 update. Geneva Swizerland:the World Health Organization. 2008.
35. World Health Organization. The world health report 2000—Health system:improving performance. World Health Organization. 2000.
36. World Health Organization. The world health report 2003—Shaping the future. World Health Organization. 2003.
37. Chan Chee Khoon. 30泰铢治疗所有疾病——泰国医疗保健制度的一种尝试. 医学与哲学(人文社会医学版),2007,28(10):7-9.
38. Mary G. Harris,陈娟,译. 卫生服务管理. 北京:北京大学出版社,2009.
39. 保罗·A·萨巴蒂尔. 彭宗超等,译. 政策过程理论. 北京:三联书店,2004.
40. 陈海峰. 中国卫生保健史. 上海:上海科学技术出版社,1993.
41. 陈令霞,张静芬,沈双. 东非三国——缔造民族国家的里程. 成都:四川人民出版社,2002.
42. 陈宁姗,译. 欧洲基本保健体制改革——基本保健能否驾驭卫生系统. 北京:中国劳动社会保障出版社,2010.
43. 陈清峰,张尔庆. 肯尼亚和乌干达艾滋病防治工作的启迪. 中国艾滋病性病,2006,12(4):

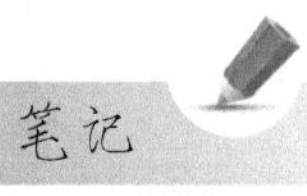

388-389.
44. 陈昱方,林婕,张亮. 新加坡卫生服务体制对我国卫生服务体制改革的启示. 医学与社会,2012,25(1):71-73.
45. 川渊孝一,孟开. 日本国民医疗费用浅析. 中国卫生产业,2005,5:76-77.
46. 丁纯. 世界主要医疗保障制度模式绩效比较. 上海:复旦大学出版社,2009.
47. 方旭飞. 涅托的执政理念及革命制度党的执政前景. 拉丁美洲研究,2012,34(10):23-26.
48. 高晋元. 列国志——肯尼亚. 北京:社会科学文献出版社,2004.
49. 龚文君. 英国 NHS 制度的理念嬗变及对我国新医改的启示. 当代经济管理,2012,9:56-60.
50. 谷里虹. 古巴全民医保见闻. 新视野,2010,7(4):12-15.
51. 国民卫生的动向. 东京:财团法人厚生统计协会,2006.
52. 韩晖. 新加坡医疗保健服务的经验与启示. 医院院长论坛,2010,6:55-58.
53. 郝模. 卫生政策学. 北京:人民卫生出版社,2005.
54. 何怀宏. 伦理学是什么. 北京:北京大学出版社,2008.
55. 黄晓燕,张乐. 印度公共卫生医疗体系,南亚研究季刊,2006,4:8-13.
56. 贾生华,陈宏辉. 利益相关者的界定方法述评. 外国经济与管理,2002,24(5):13-18.
57. 姜相春,徐杰. 巴西医疗卫生体制考察与思考. 中国初级卫生保健,2003,17(7).
58. 雷海潮,钟东波,石光. 墨西哥卫生改革对中国的启示与借鉴. 中国卫生资源,2009,12(5):248-250.
59. 李建梅,曹俊山,龚波,等. 新加坡医疗保健制度改革进展与借鉴. 中国医院管理,2002,22(4):57-58.
60. 李明波. 探究古巴奇迹:全民免费医疗. 看世界,2012,5:47-49.
61. 李筱蕾. 肯尼亚医疗制度改革不成功原因分析. 国外医学(卫生经济分册),2003,20(4):154-159.
62. 李阳,杜萍,杨威,等. 医学伦理精神与医疗保障制度——基于中美的比较研究. 中国医学伦理学,2012,25(8):461-463.
63. 李颖. 基本药物制度先驱——肯尼亚基本药物制度. 医院院长论坛,2011,11(6):55-57.
64. 黎宗剑,王治超,朱铭来. 台湾地区全民健康保险制度研究与借鉴. 北京:中国金融出版社,2007.
65. 刘朝杰,David Legge. 加强初级卫生保健,改进健康的公平性. 中国全科医学,2009,12(11A):1927-1932.
66. 刘冲,赵郁馨,万泉. 墨西哥的卫生服务筹资改革. 卫生软科学,2008,22(2):191-193.
67. 刘潇,仇雨临. 古巴医疗卫生体系再审视:运行机制与经验借鉴. 拉丁美洲研究,2010,32(6):51-56.
68. 刘岩. 巴西医疗保障制度研究及启示. 生产力研究,2009,12:131-133.
69. 毛相麟. 古巴的全民医疗保障制度. 科学决策月刊,2007,8:54-55.
70. 孟开. 日本医师协会介绍及对我国的启示. 医院院长论坛,2012,2:60-63.
71. 孟开,张玲. 日本和中国医师培训制度的比较研究. 中华医院管理杂志,2009,25(10):717-720.
72. 孟开,张玲. 日本老年人医疗保健制度. 中华医院管理杂志,2010,26(10):879-880.
73. 孟开,张玲. 日本医疗法的五次修改与医院管理. 中华医院管理杂志,2010,26(5):397-400.
74. 孟开,张玲. 日本医疗费用审核制度及其启示. 中华医院管理杂志,2010,26(8):637-640.
75. 米切尔·黑尧. 赵成根,译. 现代国家的政策过程. 北京:中国青年出版社,2004.

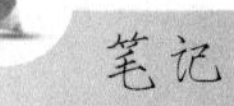
笔记

76. 齐传均.墨西哥医疗卫生制度的变迁与改革.拉丁美洲研究,2010,32(4):43-48.
77. 曲玉国.国外医疗卫生服务提供合作机制的比较研究及借鉴意义.中国医疗前沿,2009,4(7):129-133.
78. 饶克勤,刘新明.国际医疗卫生体制改革与中国.北京:中国协和医科大学出版社,2007.
79. 任苒,黄志强.中国医疗保障制度发展框架与策略.北京:经济科学出版社,2009.
80. 石光,雷海潮.印度卫生保健体制概况.中国卫生经济,2008,27(8):91-94.
81. 石光,雷海潮,钟东波.墨西哥卫生体制及其改革概况.中国卫生资源,2009,12(3):147-150.
82. 孙洪波.古巴的医疗外交.拉丁美洲研究,2007,29(5):52-55.
83. 田中滋,二木立.保健医疗提供制度.日本东京:劲草书房,2006.
84. 王朝君.古巴:家庭医生最多的国家.中共卫生,2008,5:92-93.
85. 王芳,卢祖洵.英国卫生服务提供模式及卫生保健制度的主要特征.国外医学(社会医学分册),2005(4):145-149.
86. 王国平,柯奔.关于卫生资源分配的伦理问题思考.中国医学伦理学,2003,16(3):62-63.
87. 王济东,张文斌,薛亚彤.20世纪全球卫生发展的回顾与展望.医学与哲学,2001,22(2):17-20.
88. 王磊,臧秀玲.战后日本政党体制的转型及制度化.中共济南市委党校学报,2012,1:62-64.
89. 王利军.古巴医疗模式对我国医疗改革的启示.药学教育,2009,25(4):1-3.
90. 王敏,丁杨,张俊华.泰国医疗卫生志愿者体系及其对我国的启示.中国卫生人才,2012,10:84-85.
91. 王诺.古巴医疗体制的评价及其对中国的启示.拉丁美洲研究,2009,31(2):50-66.
92. 王诺,王静.古巴医疗体制发展历程及其启示.中国社会医学杂志,2009,26(1):19-23.
93. 王永莲,杨善发,黄正林.利益相关者分析方法在卫生政策改革中的应用.医学与哲学(人文社会医学版),2006,27(4):23-25.
94. 王泽民,杨振君.墨西哥的医疗保险制度.医学与哲学,2007,28(12):45-47.
95. 汪志宏,赵志广.简述泰国的社区卫生筹资.医学与社会,2002,15(6):11-127.
96. 乌日图.医疗保障制度国际比较.北京:化学工业出版社,2003.
97. 吴瑞华,李鲁,王红妹.英国卫生体制改革及其启示.卫生经济研究,2010,7:21-24.
98. 吴尹中.台湾与OECD国家医药支出之比较.药学杂志,2011,27(2):9-15.
99. 肖月,刘寅.墨西哥卫生体制改革及其启示.卫生软科学,2008,22(2):188-191.
100. 许可辛,刘培龙.从国际经验看卫生筹资和社会健康保障.中国卫生政策研究,2010,3(12):3-7.
101. 徐兰飞,陈伟.美国的医疗服务监管体系.卫生经济研究,2006,3:33-35.
102. 杨善发,程鑫,宋娟.卫生政策的政治分析及一种辅助政治分析软件的应用.中国医院管理,2004,24(9):2-4.
103. 杨舒杰,王淑玲.古巴公共医疗体系建设及其对我国的启示.中国药业,2009,18(14):3-5.
104. 杨志良.健康保险(增订四版).台北:巨流图书有限公司,2004.
105. 尹畅,董四平,梁铭会.台湾医疗质量监管的经验与启示.中国卫生质量管理,2011,18(6):6-8.
106. 于保荣,王维夫,李友卫,等.基本卫生服务提供体系及管理体制的国际经验研究.中国卫生质最管理,2008,15(4):11-13.

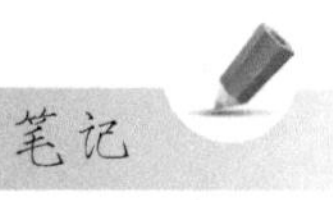

107. 于保荣,王维夫,李友卫,等. 英国、澳大利亚和德国的基本卫生服务提供及管理体制研究. 中国卫生事业管理,2007,231(9):641-644.

108. 张登文. 古巴医疗卫生工作的基本经验及启示. 中共石家庄市委党校学报,2011,13(9):29-32.

109. 张奎力. 印度农村医疗卫生体制,社会主义研究,2008,2:56-60.

110. 张琳,任苒. 泰国健康卡制度的筹资改革. 国外医学(卫生经济分册),2003,4:164-166.

111. 张文镝. 独具特色的印度农村医疗保障体系. 上海党史与党建,2009.

112. 张晓,译. 社会医疗保险体制国际比较. 北京:中国劳动社会保障出版社,2009.

113. 赵斌,严婵. 新加坡的医疗保障体系. 东南亚南亚研究,2009,4:48-52.

114. 赵静,邱家学. 国外基本药物政策解析及借鉴. 中国药业,2010,19(12):1-2.

115. 赵强. 揭秘美国医疗制度及其相关行业. 南京:东南大学出版社,2010.

116. 郑富豪,吴小南. 古巴卫生实践对我国新一轮卫生改革的启发. 医学与社会,2008,21(6):30-31.

117. 钟文菲. 新加坡医疗保健体系的特点与借鉴. 中国热带医学,2011,11(5):554-555.

118. 周令,任苒,王文娟. 墨西哥医疗保障体系改革及其对我国的借鉴. 医学与哲学,2007,28(10):4-6.

119. 朱铭来,龚贻生,吕岩. 论台湾地区全民健康保险财务危机. 保险研究,2010,6:107-117.

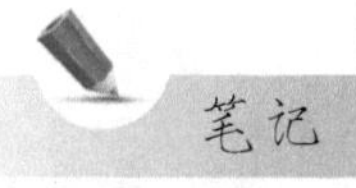

中英文名词对照索引

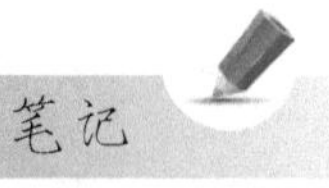

J

K

L

M

N

P

Q

R

S

笔记

T

W

X

Y

Z

笔记

笔记